全国高职高专医药院校护理专业
"十三五"规划教材（临床案例版）

供护理、助产等专业使用

丛书顾问　文历阳　沈彬

外科护理
（临床案例版）

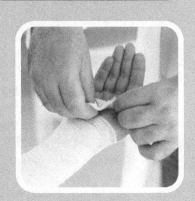

主　编　刚海菊　刘宽浩
副主编　沈开忠　李广霞　卞　倩　范学科
编　者　（以姓氏笔画为序）
　　　　卞　倩　泰州职业技术学院
　　　　石镁虹　四川医科大学
　　　　刚海菊　成都职业技术学院
　　　　朱小霞　四川医科大学
　　　　刘宽浩　黄河科技学院
　　　　李广霞　南阳医学高等专科学校
　　　　沈开忠　宁波卫生职业技术学院
　　　　范炎峰　黄河科技学院
　　　　范学科　乐山职业技术学院
　　　　罗金忠　贵州城市职业学院
　　　　赵春阳　宁波卫生职业技术学院
　　　　夏凡林　上海东海职业技术学院
　　　　郭素红　山西医科大学汾阳学院
　　　　黄贵琴　四川卫生康复职业学院
　　　　崔道亮　皖西卫生职业学院
　　　　潘　燕　四川卫生康复职业学院

华中科技大学出版社
http://press.hust.edu.cn
中国·武汉

内容简介

本书是全国高职高专医药院校护理专业"十三五"规划教材(临床案例版)。

本书内容包括:认识外科护理,颅脑疾病患者的护理,甲状腺、乳腺疾病患者的护理,胸部疾病患者的护理,腹部疾病患者的护理,周围血管疾病患者的护理,泌尿系统疾病患者的护理,骨及关节疾病患者的护理等。

本书可供全国高职高专医药院校护理、助产等专业及相关专业学生使用,也可供相关专业人员学习、参考。

图书在版编目(CIP)数据

外科护理:临床案例版/刚海菊,刘宽浩主编.—武汉:华中科技大学出版社,2015.3(2025.7重印)
全国高职高专医药院校护理专业"十三五"规划教材
ISBN 978-7-5680-0774-0

Ⅰ.①外… Ⅱ.①刚… ②刘… Ⅲ.①外科学-护理学-高等职业教育-教材 Ⅳ.①R473.6

中国版本图书馆 CIP 数据核字(2015)第 064330 号

外科护理(临床案例版)   刚海菊   刘宽浩   主编

策划编辑:周 琳
责任编辑:童 敏   周 琳
封面设计:范翠璇
责任校对:邹 东
责任监印:周治超
出版发行:华中科技大学出版社(中国·武汉)   电话:(027)81321913
      武汉市东湖新技术开发区华工科技园   邮编:430223
录   排:华中科技大学惠友文印中心
印   刷:河北虎彩印刷有限公司
开   本:880mm×1230mm 1/16
印   张:27.5
字   数:842千字
版   次:2025年7月第1版第10次印刷
定   价:78.00元

本书若有印装质量问题,请向出版社营销中心调换
全国免费服务热线:400-6679-118   竭诚为您服务
版权所有   侵权必究

全国高职高专医药院校护理专业"十三五"规划教材（临床案例版）教材编委会

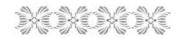

丛书学术顾问　文历阳　沈　彬

委员（按姓氏笔画排序）

付　莉	郑州铁路职业技术学院
冯小君	宁波卫生职业技术学院
朱　红	山西同文职业技术学院
刘义成	汉中职业技术学院
李红梅	山西医科大学汾阳学院
邹金梅	四川卫生康复职业学院
范　真	南阳医学高等专科学校
罗金忠	贵州城市职业学院
金庆跃	上海济光职业技术学院
周　涛	泰州职业技术学院
桑未心	上海东海职业技术学院
黄　涛	黄河科技学院
黄岩松	长沙民政职业技术学院
曹新妹	上海交通大学医学院附属精神卫生中心
章正福	滁州城市职业学院
雷良蓉	随州职业技术学院
谯时文	乐山职业技术学院

目录

项目1 认识外科护理 /1

任务1 外科护理概述 /1
- 任务1-1 外科护理研究范畴及发展 /1
- 任务1-2 学习外科护理的指导思想 /2
- 任务1-3 外科护士的要求 /3

任务2 水、电解质紊乱及酸碱平衡失调患者的护理 /4
- 任务2-1 正常水、电解质及酸碱代谢 /4
- 任务2-2 水、电解质紊乱患者的护理 /6
- 任务2-3 酸碱平衡失调患者的护理 /16

任务3 外科休克患者的护理 /21
- 任务3-1 认识休克 /21
- 任务3-2 外科常见休克患者的护理 /26

任务4 麻醉患者的护理 /32
- 任务4-1 麻醉前患者的护理 /32
- 任务4-2 局部麻醉患者的护理 /35
- 任务4-3 椎管内麻醉患者的护理 /37
- 任务4-4 全身麻醉患者的护理 /40
- 任务4-5 术后镇痛管理 /43

任务5 围手术期患者的护理 /46
- 任务5-1 手术前患者的护理 /46
- 任务5-2 手术室护理工作 /52
- 任务5-3 术后患者的护理 /63

任务6 营养支持患者的护理 /67
- 任务6-1 概述 /68
- 任务6-2 肠内营养支持患者的护理 /69
- 任务6-3 肠外营养支持患者的护理 /72

任务7 外科感染患者的护理 /74
- 任务7-1 认识外科感染 /74
- 任务7-2 浅部软组织的化脓性感染患者的护理 /77
- 任务7-3 手部急性化脓性感染患者的护理 /84
- 任务7-4 全身化脓性感染患者的护理 /89

任务 7-5 特异性感染患者的护理 /92
 任务 8 损伤患者的护理 /98
  任务 8-1 创伤患者的护理 /98
  任务 8-2 烧伤患者的护理 /105
  任务 8-3 蛇咬伤患者的护理 /111
 任务 9 肿瘤患者的护理 /116
  任务 9-1 认识肿瘤 /116
  任务 9-2 肿瘤患者的护理 /121
 任务 10 器官移植患者的护理 /127
  任务 10-1 器官移植概述 /127
  任务 10-2 肝移植患者的护理 /130
  任务 10-3 肾移植患者的护理 /134
  任务 10-4 断肢(指)再植患者的护理 /138

项目 2 颅脑疾病患者的护理 /156
 任务 11 颅脑疾病患者的护理 /156
  任务 11-1 颅内压增高患者的护理 /156
  任务 11-2 颅脑损伤患者的护理 /161
  任务 11-3 颅内肿瘤患者的护理 /170
  任务 11-4 颅内感染患者的护理 /172
  任务 11-5 脑血管疾病外科治疗的护理 /174

项目 3 甲状腺、乳腺疾病患者的护理 /184
 任务 12 甲状腺疾病患者的护理 /184
  任务 12-1 原发性甲状腺功能亢进症患者护理 /185
  任务 12-2 甲状腺肿瘤患者护理 /189
 任务 13 乳房疾病患者的护理 /192
  任务 13-1 急性乳房炎患者的护理 /193
  任务 13-2 乳房肿瘤患者的护理 /195

项目 4 胸部疾病患者的护理 /204
 任务 14 胸部疾病患者的护理 /204
  任务 14-1 胸部损伤患者的护理 /204
  任务 14-2 脓胸患者的护理 /212
  任务 14-3 肺癌患者的护理 /214
  任务 14-4 食管癌患者的护理 /218

项目 5 腹部疾病患者的护理 /226
 任务 15 腹部疾病概述 /226
  任务 15-1 外科急腹症患者的护理 /226
  任务 15-2 急性化脓性腹膜炎患者的护理 /233
  任务 15-3 腹部损伤患者的护理 /237
 任务 16 胃肠道疾病患者的护理 /244
  任务 16-1 腹外疝患者的护理 /244
  任务 16-2 胃、十二指肠疾病患者的护理 /250
  任务 16-3 肠梗阻患者的护理 /259

    任务16-4 阑尾炎患者的护理 /265
    任务16-5 直肠肛管良性疾病患者的护理 /268
    任务16-6 大肠癌患者的护理 /278
  任务17 肝胆胰疾病患者的护理 /293
    任务17-1 门静脉高压症患者的护理 /293
    任务17-2 肝脓肿患者的护理 /297
    任务17-3 原发性肝癌患者的护理 /302
    任务17-4 胆道疾病患者的护理 /307
    任务17-5 胰腺疾病患者的护理 /316

项目6 周围血管疾病患者的护理 /330
  任务18 周围血管疾病患者的护理 /330
    任务18-1 原发性下肢静脉曲张患者的护理 /330
    任务18-2 血栓闭塞性脉管炎患者的护理 /333

项目7 泌尿、男性生殖系统疾病患者的护理 /339
  任务19 泌尿、男性生殖系统疾病患者的护理 /339
    任务19-1 泌尿系统损伤患者的护理 /339
    任务19-2 泌尿系统及男性生殖系统结核患者的护理 /348
    任务19-3 泌尿系统肿瘤患者的护理 /352
    任务19-4 泌尿系统结石患者的护理 /356
    任务19-5 良性前列腺增生症者的护理 /363

项目8 骨及关节疾病患者的护理 /370
  任务20 骨折与关节脱位患者的护理 /370
    任务20-1 认识骨折 /370
    任务20-2 常见骨折和关节损伤患者的护理 /377
  任务21 骨与关节感染患者的护理 /399
    任务21-1 骨和关节化脓性感染患者的护理 /400
    任务21-2 骨与关节结核患者的护理 /404
  任务22 骨肿瘤患者的护理 /407
  任务23 颈肩痛及腰腿痛患者的护理 /410
    任务23-1 颈椎病患者的护理 /411
    任务23-2 腰椎间盘突出症患者的护理 /413

复习思考题参考答案 /422
参考文献 /430

项目 1　认识外科护理

任务 1　外科护理概述

【课程目标】

1. 识记
(1) 能说出外科护理的基本概念。
(2) 能简述外科护理的研究范畴。
(3) 能陈述外科护理的发展过程。

2. 理解
(1) 能比较外科护理发展过程中三个阶段的差异。
(2) 能说明学习外科护理的指导思想。
(3) 能举例阐释外科护士应具备的素质。

任务 1-1　外科护理研究范畴及发展

外科护理是护理学的一个重要组成部分，是基于医学科学的发展而形成的，是在外科学的范畴上建立并不断变化的。外科疾病主要包括损伤、感染、肿瘤、畸形及其他疾病（如梗阻、结石、内分泌、移植、血液循环障碍）等五大类，以手术作为主要的治疗手段。外科护理包含了医学基础理论、外科学基础理论、护理学基础理论及技术，是一门独立的、综合性的、为人类健康服务的应用型学科。随着医学科学的进步，外科护理工作范围与形式不断扩大和变化。在古时候，由于社会生产力等因素的限制，外科学治疗范围主要是排脓、烧伤清创、拔除箭头或异物等限于体表的一些操作，对"护理"几乎没有认识，仅仅做一些器材、辅料的准备，或协助包扎和生活照顾等。

现代外科学奠基于 19 世纪 40 年代，1846 年美国人 Morton 首先使用乙醚进行麻醉；1892 年德国人 Schleich 采用局部麻醉方法；1929 年英国人 Fleming 发现青霉素；止血、输血术也相继开始应用。这些新技术的发明和应用，很好地解决了手术疼痛、失血休克和伤口感染等问题，使外科学有了飞跃性的发展。1854 年克里米亚战争爆发，富裕家庭出身的弗洛伦斯·南丁格尔（1820—1910）带领 38 名妇女奔赴前线救护伤病员，南丁格尔不仅表现出非凡的组织才能，她还协助医生进行手术，将清洁消毒、换药包扎、心理慰藉、改善环境等护理手段成功应用于伤病员的救治工作中，使伤病员的死亡率从 50% 降至 2.2%。南丁格尔在克里米亚的巨大成功和忘我的工作精神，博得了各国公众的赞扬。从此护理工作的重要性为人们所承认，并受到社会的重视。南丁格尔确立了护理工作的社会地位和近代护理学的科学地位，使护理学科成为现代医学的重要组成部分，护理事业从此走上了健康正规的发展之路。

现代医学的发展使各学科彼此促进、交叉和重叠，也大大丰富了外科学和外科护理学的内涵与外延，同时对护理工作者提出了新的、多方面的要求。回顾护理学的临床实践和理论研究，主要经历了从"以疾病为中心""以患者为中心"到"以人的健康为中心"的三个阶段。在"以疾病为中心"阶段，护理对象为患者，护理场所在医院，护理方式是执行医嘱和完成相关护理操作。在 20 世纪 50—70 年代，世界卫生组织（WHO）的"健康"新定义，使公众对健康有了新的认识。护理工作进入"以患者为中心"阶段，除了各项护理技术性操作外，护士还兼具教育者、研究者和管理者的身份,将医护关系的从属地位转为合作关系。

20世纪70年代后期,WHO提出了"2000年人人享有卫生保健"的战略目标,极大地推动了护理事业的发展。"以人的健康为中心"使护理对象扩展到健康人,对健康人进行预防保健,护理场所延伸至社区和家庭,护理方式是以护理程序为框架的整体护理,更能体现护理职能的多功能作用。近年,我国部分大医院也设立了类似的"临床护理专家"岗位、专业知识和技能有特殊要求的岗位,还有专科护士岗位能力培训制度,如ICU护士岗位适任证、手术护士岗位适任证等。

任务1-2 学习外科护理的指导思想

一、树立正确的职业理想

学习外科护理的基本目的是为了掌握知识,更好地为人类健康服务。我们要从思想上端正学习态度,要使自己成为一个能够更好地为人类健康服务、立志献身护理事业的优秀人才。要以南丁格尔为榜样,从内心深处热爱护理工作,把解除疾病对患者造成的痛苦和挽救患者生命看成是一项伟大而神圣的事业。以饱满的学习热情和科学的学习方法来进行学习,将自己所掌握的知识和技能服务于人类,同时体现出自己的人生价值。要关心患者、理解患者,把热心和爱心放到患者身上。

二、以整体护理理念为指导

WHO对健康的定义为"健康是身体上、精神上和社会适应上均处于良好的状态"。美国恩格尔提出的"生物-心理-社会医学模式"为护理专业提出了新的发展方向。1980年美国护士学会提出"护理是诊断和处理人类现存的或潜在的健康问题的反应"。现代护理学把患者看作是生理、心理、社会、精神、文化等多方面因素构成的统一体,其服务宗旨是帮助患者增强应对和适应能力,满足患者的服务需求,使其达到最佳的健康状态。护理工作是帮助和指导患者恢复健康及对健康人群的健康咨询和指导服务,使护士成为护理咨询者、教育者、管理者和保护者。护士工作要体现"以患者为中心",运用所学的护理学知识,鼓励患者消除不良心理情绪,增强患者的信心,使其从被动护理向主动参与的过程转变。对即将出院的患者进行健康教育指导,使其掌握相关知识,增强其自护能力,提高生活质量。总之,外科护士应以现代护理观为指导,遵循护理程序,做好评估,发现现存的和潜在的护理问题,采取有效的护理措施,力求达到预期效果并做好评价。

三、注重理论联系实际

在外科护理的学习过程中,要求认真学习相关理论知识,通过参加课间见习和生活实践,将理论与临床实践结合起来,并用理论指导实践。在学习过程中,应结合解剖学、生理学、病理学及外科学等课程,了解不同手术切除的范围、造口引流管放置的位置、术后护理可能发生的问题、必要的应对措施等,做到理论与实践相结合,锻炼自己独立思考、分析判断和解决实际问题的能力,自觉培养自学能力,感悟所学的知识,加深记忆。同时应结合典型病例,验证和强化书本知识,提高解决护理实践问题的能力。如对同一疾病、不同年龄,或不同心理反应的患者,护理目标也可能迥然不同。应根据所学的相关知识,结合患者年龄、性格特征、社会和文化背景及心理状态等,寻找患者现存的和潜在的护理问题,制订有针对性的护理措施并实施,同时应用与护理有关的自然科学和人文科学理论知识,掌握和运用沟通技巧,学会观察患者心理问题,做好心理疏导,引导其正视现实,增强信心,积极配合治疗与护理,学会自我照顾和康复训练。

在护理实践中,护士应具备整体护理观念和思维方式,如对术后患者,不能只看到局部现存的问题,还应注意由局部病变导致的全身反应,做到仔细观察病情,落实护理措施,及时评价护理效果。

任务 1-3　外科护士的要求

外科的特点是急诊多、手术多、危重患者多、床位周转快，护理工作强度大；外科疾病复杂，且麻醉和手术具有潜在风险，需要护士密切观察并给予紧急或尽快处理。重症加强护理病房（ICU）的建立和专科化发展趋势要求护理人员注重掌握不断更新的理论知识和专业技能，快速熟悉先进现代化设备、仪器的使用；还需要护士具有一定的教学和科研能力，以促进外科护理的发展。由此，对外科护士的综合素质提出了更高的要求。

一、高度的责任心

需要具有高尚的思想品德和崇高的职业道德，热爱护理事业，具有不怕苦、不怕累，为人类健康服务的奉献精神。还需具有一颗善良的心，救死扶伤，忠于职守，廉洁奉公，实行人道主义，急患者之所急，想患者之所想。护理工作是一项非常严谨的工作，它直接涉及人的生命和健康，护理工作者若没有一种强烈的使命感和责任心，就会给患者带来痛苦甚至威胁生命。外科患者的病情瞬息万变，所以外科护士应在工作中严肃认真、一丝不苟、兢兢业业，热爱患者的生命，保护患者的生命，用强烈的职业责任感和使命感完成护士的神圣使命。具有主动勤快、果断敏捷、严谨细致、实事求是的工作作风，严格遵守各项操作规程，保证护理质量。

二、扎实的知识技能

外科护士不仅要掌握丰富的理论知识、娴熟的操作技能及仪器使用方法，还应同时广泛学习内科、儿科、妇产科等各科相关知识，融会贯通，这样才能提高观察力和敏锐的判断能力。此外，还要具有过硬的技术操作能力和应急处理能力，通过评估及时发现患者现存的或潜在的生理、心理和病理问题，协助医生进行有效处理，并能按病情的轻重缓急分清主次，迅速有效地处理各类突发情况。

三、良好的身心素质

在护理工作中，尤其在外科，突如其来的创伤和手术使患者难以适应，从而出现烦躁、沮丧、消沉的心理，产生抵触情绪。护理人员应该学习语言艺术，注重语言修养，尊重患者、爱护患者、鼓励患者，运用文明、礼貌、优美的语言，给患者以更多精神上的支持，以促进他们的治疗和康复；还需具有强健的体魄和健康的心理，乐观、开朗、情绪稳定，有较强的自控能力。由于外科工作强度大，如发生工伤、交通事故等突发事件，工作人员必须加班加点，甚至无时间吃饭、休息；工作负荷加大，护士若不具有强健的体魄、良好的心态和饱满的热情就不能保证工作的顺利进行，甚至出差错，危及到患者的生命。要具有吃苦耐劳、通情达理、甘于奉献、沉着冷静、行动灵敏等素质，并需要具备一定的职业素养。

四、自我学习和科研创新能力

随着医学的快速发展和新诊疗技术的引入，对护士的要求也越来越高。各种新型医疗仪器的引进，要求护士必须学习使用方法，牢记各种仪表显示的数据和图形标识所代表的临床意义以及相关数据的正常值。护士还要善于取长补短，使护理行为方式更适合患者的需要、工作性质的需要，紧跟医学护理事业的发展。外科护理的发展需要一批具有护理教学、护理科研能力的人才开拓创新。通过开展外科护理科研，寻求减轻护理工作量、提高工作效率、减轻患者痛苦及负担、促进患者早日康复的途径和方法。护士应具有开展护理教育与护理科研的基本能力，勇于钻研业务，不断创新，不断更新知识。

五、人际沟通能力和法律法规修养

随着社会的进步和文明程度的提高,人际关系领域的沟通艺术日益引起人们的重视。医院中部门多,治疗疾病不仅是医生、护士的工作,还与药房、化验室、病理科、放射科、辅助检查科、后勤部门的工作分不开,因此,护士应具有良好的人际关系和护患关系,同事间团结友爱,工作中互相协作,对待患者如同亲人,给予他们真切的关怀和照顾。随着人们维权意识的不断提高,牵涉到护理人员的诉讼案件呈上升趋势,由此给护理人员带来一定压力,所以护理人员要认真学习《护士条例》《医疗事故处理条例》《中华人民共和国传染病防治法》《消毒管理办法》等相关法律法规,尊重患者的生命权和健康权,保护患者的隐私权和知情同意权,严格按制度执行,认真履行职责,完善服务体系,树立良好的职业形象。

复习思考题

简答题
1. 外科护理的范畴有哪些?
2. 如何成为一名合格的外科护士?

(刘宽浩)

任务2 水、电解质紊乱及酸碱平衡失调患者的护理

任务2-1 正常水、电解质及酸碱代谢

【课程目标】

1. 知识目标

(1)掌握体液的组成及分布特点;细胞内、外液主要离子的分布;血清钠、钾浓度和血浆 pH 值范围;正常人体渗透压值。

(2)熟悉体液平衡调节中神经-内分泌系统和肾的调节机理。

(3)了解人体酸碱平衡调节中缓冲系统、肺、肾的作用机理。

2. 能力目标 能判断患者水、电解质和酸碱代谢是否正常。

3. 素质目标

(1)在护理过程中,具备基本的护理礼仪规范。

(2)具备良好的护患沟通能力。

(3)在护理过程中,具备爱伤观念,以人的健康为中心,减轻患者的痛苦。

【预习目标】

(1)《病理生理学》中水、电解质紊乱及酸碱平衡失调相关章节的知识。

(2)通读本项目本任务的全部内容,重点注意并找到课程目标中要求掌握的全部知识点。

人体内环境是维系细胞和各器官生理功能的基本保证,内环境的稳定主要由体液、电解质和渗透压所决定。体内水和电解质的动态平衡若因疾病、手术和创伤等因素而遭到破坏,将导致机体水和电解质紊乱,表现为容量、浓度和成分的失调。容量失调是指体液量呈等渗性减少或增加,仅引起细胞外液量的改变,如缺水或水过多;浓度失调是指由于细胞外液量的减少或增加,导致渗透压发生变化,如低血钠或高血钠;成分失调是指细胞外液中的离子成分改变并导致相关的病理变化,如低钾血症或高钾血症、酸中毒、碱中毒等。若体内产生或摄入的酸性或碱性物质超

重难点:
容量失调、浓度失调、成分失调。

过了其缓冲、中和与排除的速度和能力,在体内蓄积,即发生酸碱平衡失调。一旦代谢失衡的程度超过人体的代偿能力,便可影响疾病的转归。因此,掌握水、电解质和酸碱平衡的基本理论及失衡时的临床表现及救护原则,对提高临床监护和诊治水平十分重要。

一、体液组成与分布

人体内液体总量因性别、年龄和胖瘦而异。成年男性体液约占体重的60%;女性因脂肪组织较多,体液约占55%;婴幼儿可高达70%~80%。随着年龄的增长和脂肪组织的增多,体液量逐渐下降,14岁以后少年的体液量占体重的比例和成年人基本相等。体液由细胞内液和细胞外液两部分组成。细胞内液大部分位于骨骼肌内,成年男性因肌肉量较大,细胞内液可达体重的40%;而女性细胞内液约占体重的35%。细胞外液主要由血浆和组织间液两部分组成。组织间液通过与血浆或细胞内液的物质交换达到平衡,其基本成分与血浆相同,但不含红细胞,仅含少量蛋白质。男、女性细胞外液均占体重的20%,其中血浆量约占体重的5%,组织间液量占体重的15%。体液的组成与分布见表2-1-1。

体液的主要成分是水和电解质。细胞外液中的主要阳离子为Na^+,主要阴离子为Cl^-、HCO_3^-和蛋白质。细胞内液中的主要阳离子为K^+和Mg^{2+},主要阴离子为HPO_4^{2-}和蛋白质。细胞内、外液的渗透压(osmotic pressure)相等,正常为290~310 mmol/L。

表2-1-1 体液的组成与分布

		男性/(%)	女性/(%)
细胞内液		40	35
细胞外液	组织间液	15	15
	血浆	5	5
总量		60	55

注:①以上细胞内、外液的数值均为占体重的百分比;②细胞外液称为机体的内环境。

知识链接

溶液渗透压

溶液渗透压是指溶液中溶质微粒对水的吸引力。溶液渗透压的大小取决于单位体积溶液中溶质微粒的数目,即与无机盐、蛋白质的含量有关。溶质微粒越多,即溶液浓度越高,对水的吸引力越大,溶液渗透压越高;反过来,溶质微粒越少,溶液渗透压越低。在组成细胞外液的各种无机盐离子中,含量上占有明显优势的是Na^+和Cl^-,细胞外液渗透压的90%以上来源于Na^+和Cl^-。在37℃时,人的血浆渗透压约为770 kPa,相当于细胞内液的渗透压。

二、体液平衡及调节

(一)水平衡

水是人体的重要组成部分,是生命不可缺少的重要物质,机体在生命过程中发生的各种功能活动(如物质代谢,氧气交换,营养物质的消化、吸收和转运,各种代谢产物的排泄等)都依赖水来进行。人体内环境的稳定有赖于体内水分的恒定,人体每天摄入一定量的水,同时也排出相应的水,达到每天出入液量的相对恒定。正常人体每天水分摄入量和排出量的平衡:摄入量每天为2000~2500 mL,排出量与摄入量基本相等,共排出2000~2500 mL,具体见表2-1-2。

表 2-1-2 一般成人 24 h 出入液量表

每天摄入水量/mL		每天排出水量/mL	
饮水	1000~1500	尿	1000~1500
食物水	700	粪	150
内生水(代谢水)	300	无形失水	呼吸蒸发 350
			皮肤蒸发 500
总入量	2000~2500	总出量	2000~2500

(二) 电解质平衡

电解质维持机体正常内环境的平衡和稳定,同时参与物质代谢,维持神经肌肉和心肌的正常兴奋和活动功能。正常情况下,随饮食摄入的电解质经消化道吸收,并参与体内代谢。细胞外液的主要阳离子成分为 Na^+,主要阴离子为 Cl^-、HCO_3^- 和蛋白质。细胞内液中的主要阳离子是 K^+ 和 Mg^{2+},主要阴离子为 HPO_4^{2-} 和蛋白质。

1. 钠的平衡 钠是细胞外液的主要阳离子,在维持细胞外液渗透压和血容量中起决定性作用。钠减少可引起细胞外液渗透压降低、缺水或血容量不足,钠增多则造成细胞外液渗透压升高、水肿或血容量增加。正常血清钠为 135~150 mmol/L,平均为 142 mmol/L。正常人对钠的日需要量为 6~10 g,相当于 0.9% 的氯化钠溶液(生理盐水)500~1000 mL。肾对钠的调节能力强,多吃多排,少吃少排,不吃不排,即若体内钠不足,尿钠量将明显减少。

2. 钾的平衡 钾是细胞内的主要阳离子,血清钾的正常值为 3.5~5.5 mmol/L,正常人对钾的日需要量为 3~4 g。肾对钾的调节能力较差,多吃多排,少吃少排,不吃也排。即摄入的钾增多,随尿排出的钾也增多;摄入的钾减少,随尿排出的钾也减少;不摄入钾,随尿也会排出钾。故禁食期间不补钾易发生低钾血症。

(三) 酸碱平衡及调节

人体在代谢过程中不断产生酸性和碱性物质,使体液中 H^+ 浓度发生改变。正常人血液的酸碱度(pH 值)维持在 7.35~7.45。pH 值低于 7.35 为酸中毒,高于 7.45 为碱中毒;pH 值在 6.8 以下或 7.8 以上人体不能生存。机体主要通过血液缓冲系统、肺和肾三个途径来维持体液的酸碱平衡。

1. 缓冲系统 血浆中主要的缓冲对为 HCO_3^-/H_2CO_3、$HPO_4^{2-}/H_2PO_4^-$ 和 Pr/HPr,其中以 HCO_3^-/H_2CO_3 最为重要,HCO_3^-、H_2CO_3 浓度比值决定血浆 pH 值,当 HCO_3^-、H_2CO_3 浓度比值保持在 20∶1 时,血浆 pH 值维持在 7.40。

2. 肺 主要通过调节 CO_2 的排出量调节酸碱平衡。动脉血 CO_2 分压($PaCO_2$)降低,呼吸中枢受抑制,呼吸变浅、变慢,CO_2 排出减少,以调节血浆 H_2CO_3 浓度;$PaCO_2$ 升高时,刺激颈动脉窦和主动脉弓的化学感受器,使呼吸中枢兴奋,导致呼吸加深、加快,CO_2 迅速排出,H_2CO_3 浓度降低。

3. 肾 主要通过 Na^+-H^+ 交换、HCO_3^- 重吸收、分泌 NH_4^+ 和排泌有机酸四种方式调节体内酸碱平衡。

任务 2-2 水、电解质紊乱患者的护理

【课程目标】

1. 知识目标

(1)掌握三种缺水患者的临床表现、护理要点和救护注意事项;外科补液的原则和注意事项;钾代谢紊乱患者的护理,低钾血症和高钾血症患者的临床表现及典型心电图特征、处理原则及补钾注意事项。

(2)熟悉三种缺水患者的护理诊断、处理原则；低钾血症和高钾血症的常见病因。

(3)了解三种缺水患者的病理生理及辅助检查；低钾血症和高钾血症的发生机制及辅助检查。

2. 能力目标

(1)能根据相关知识判断缺水的性质和程度，根据缺水性质选择相应的护理措施。

(2)能正确选择补液种类并计算补液量，能对补液过程进行动态的观察，正确调节补液速度。

(3)能初步判断出高钾血症和低钾血症的典型心电图，并能够正确地进行补钾。

3. 素质目标　能对水、电解质紊乱患者做好解释和人文关怀工作。

【预习目标】

《病理生理学》中水、电解质紊乱章节的相关知识。

教学案例 2-2-1

王先生，38岁，体重70 kg。阵发性腹痛2天，伴有频繁呕吐，未排便，口渴，尿少，乏力，拟诊"急性肠梗阻"入院。体格检查：体温38 ℃，脉搏100次/分，血压86/60 mmHg，表情淡漠，呼吸深快，眼窝下陷，口唇干燥，颜面略潮红，腹部见肠型，脐周有广泛的压痛，肠鸣音亢进，膝跳反射减弱。实验室检查：血清钠145 mmol/L，血清钾3.5 mmol/L。入院后又呕吐1次，呕吐液约500 mL。

请问：(1)该患者体液失衡的原因是什么？

(2)该患者当前主要的护理诊断/问题有哪些？

(3)拟定该患者的补液计划。

一、水、钠代谢紊乱

【概述】

水和钠在体液平衡中密切相关，缺水和缺钠常伴存，体液代谢平衡失调分为以失水为主或以缺钠为主，或二者以等比例丧失。故临床因原发疾病的病因不同，水、钠代谢紊乱的类型、代偿机制、临床表现、处理原则和护理措施亦迥然不同。临床将水、钠代谢紊乱分为4种类型。

(一)等渗性缺水

等渗性缺水是指水和钠成比例丧失，血清钠和细胞外液渗透压维持在正常范围；因细胞外液量迅速减少，故又称急性缺水或混合性缺水，为外科患者最常见的缺水类型。

重难点：
等渗性缺水。

1. 病因

(1)消化液急性丧失，如大量呕吐和肠瘘等。

(2)体液丧失于第三间隙，如肠梗阻、急性腹膜炎、腹腔内或腹膜后感染、大面积烧伤等。

2. 病理生理　由于丧失的为等渗性液体，细胞内、外液的渗透压无明显变化，细胞内液无需向细胞外液转移以代偿细胞外液的丧失。但若此类体液失衡持续时间过长，细胞内液将逐渐随细胞外液散失而外移，出现细胞内缺水。

3. 临床表现　患者出现恶心、呕吐、厌食、口唇干燥、眼窝凹陷、皮肤弹性降低和少尿等症状，但不口渴。当短期内体液丧失达体重的5%时，可表现为心率加快、脉搏减弱、血压不稳定或降低、肢端湿冷和组织灌注不良等血容量不足的症状；当体液继续丧失达体重的6%~7%时，休克表现明显，常伴代谢性酸中毒；若因大量胃液丧失导致等渗性缺水，可并发代谢性碱中毒。

4. 辅助检查

(1)实验室检查可见红细胞计数、血红蛋白含量和血细胞比容均明显增高的血液浓缩现象。

(2)血清Na^+、Cl^-等含量一般无明显降低。

(3)尿比重增高。

(4)动脉血气分析可判断是否同时伴有酸(碱)中毒。

5. 处理原则 寻找并消除原发病因,防止或减少水和钠的继续丧失,并积极补充血容量,首选平衡盐溶液。

(二)低渗性缺水

低渗性缺水是指水和钠同时丢失,但失水少于失钠,血清钠低于 135 mmol/L,细胞外液呈低渗状态,又称慢性或继发性缺水。

1. 病因
(1)消化液呈持续性丧失,致大量钠盐丢失,如长期胃肠减压、反复呕吐或慢性肠瘘。
(2)大面积创面的慢性渗液。
(3)排钠过多,如用排钠的利尿剂依他尼酸(利尿酸)、氯噻酮等,能抑制肾小管对 Na^+ 的重吸收,使 Na^+ 和水共同随尿排出。
(4)钠补充不足,如治疗等渗性缺水时过多补充水分而忽略钠的补充等。

2. 病理生理 由于体内失钠多于失水,细胞外液呈低渗状态。严重缺钠时,细胞外液可向渗透压相对高的细胞内转移,造成细胞肿胀和细胞内低渗状态并影响酶系统的活性,脑组织对此改变最为敏感,可出现进行性加重的意识障碍。

3. 临床表现 根据缺钠的程度,低渗性缺水可分为轻、中、重三度,见表 2-2-1。

表 2-2-1 低渗性缺水的分类及临床表现

程 度	身体状况	血清钠/(mmol/L)	缺钠/(g/kg)
轻度	软弱无力、疲乏、头晕、手足麻木;口渴不明显;尿量正常或增多,尿比重低	130~135	0.5
中度	除上述表现外,还伴恶心、呕吐、脉搏细速、血压不稳定或下降、脉压变小、表浅静脉塌陷、视力模糊、站立性晕倒;皮肤弹性减退、眼球凹陷;尿量减少,尿中几乎不含钠和氯(无渗尿)	120~130	0.5~0.75
重度	以上表现加重,出现神志不清、四肢发凉,甚至意识模糊、木僵、惊厥或昏迷;肌肉痉挛性疼痛、腱反射减弱或消失,可出现阳性病理体征;常伴休克	<120	0.75~1.25

4. 辅助检查
(1)尿比重<1.010,尿 Na^+、Cl^- 含量常明显减少。
(2)血清钠<135 mmol/L。
(3)红细胞计数、血红蛋白含量、血细胞比容及血尿素氮均有增高。

5. 处理原则 积极治疗原发病,静脉输入高渗性氯化钠注射液或含氯化钠的溶液。轻、中度缺钠患者,一般补充5%葡萄糖氯化钠注射液;重度缺钠患者,先输注晶体溶液,后输入胶体溶液,以补足血容量,再静脉滴注高渗性氯化钠注射液,以进一步恢复细胞外液的渗透压。低渗性缺水的补钠量可按照下列公式计算:需补钠量(mmol)=[正常血清钠(mmol/L)-测得血清钠(mmol/L)]×体重(kg)×0.6(女性为 0.5)。

(三)高渗性缺水

高渗性缺水是指水和钠同时缺失,但失水多于失钠,血清钠高于正常范围,血清钠高于 150 mmol/L,细胞外液呈高渗状态,又称原发性缺水。

1. 病因
(1)摄入水分不足,如过分控制患者入水量,鼻饲高浓度、含钠高的肠内营养液或静脉注入大量高渗液体。
(2)水分散失过多,如大面积烧伤暴露疗法或大面积开放性损伤经创面蒸发大量水分,高热大量出汗,糖尿病患者因血糖未控制致高渗性利尿等。

2. 病理生理 由于失水量大于失钠量,细胞外液渗透压高于细胞内液,细胞内液向细胞外液转移,导致以细胞内液量减少为主的体液量变化;严重时,脑细胞可因缺水而发生功能障碍。细胞外液的高渗状态刺激视丘下部的口渴中枢,患者出现口渴感而主动饮水,以增加体内水分和降低渗透压。

3. 临床表现 一般依缺水程度将高渗性缺水分为轻、中、重三度,见表2-2-2。

表2-2-2 高渗性缺水的程度及临床表现

程 度	身 体 状 况	缺 水 量
轻度	除口渴外,无其他症状	体重的2%~4%
中度	除极度口渴外,出现缺水体征;伴有乏力、尿少和尿比重增高,常有烦躁现象	体重的4%~6%
重度	除缺水症状和体征外,出现脑功能障碍的症状,如躁狂、幻觉、谵妄,甚至昏迷	体重的6%以上

4. 辅助检查

(1)尿比重增高。

(2)红细胞计数、血红蛋白含量、血细胞比容均有增高。

(3)血清钠>150 mmol/L。

5. 处理原则 一旦发现高渗性缺水需尽早去除病因,防止体液继续丢失。鼓励患者饮水及静脉补充非电解质溶液,如5%葡萄糖溶液或0.45%的低渗盐水。输液过程中,应观察血清钠水平的动态变化,必要时适量补钠。依血清钠浓度计算已经丧失量:补水量=[测得血清钠(mmol/L)-正常血清钠(mmol/L)]×体重(kg)×4。上述三种类型的缺水比较见表2-2-3。

表2-2-3 三种类型缺水比较

分类 表现	等渗性缺水	高渗性缺水	低渗性缺水
失水与失钠	失水=失钠	失水>失钠	失水<失钠
细胞外液渗透压	不变	高	低
主要症状	无力、恶心、口渴	口渴	不渴、乏力、恶心
尿量	少	少	多→少
尿比重	高	高	低
尿Na^+、Cl^-	正常	高	低
血清Na^+	正常	高	低
细胞内变化	正常	脱水	肿胀
补液种类	等渗液(平衡盐溶液、氯化钠溶液)	低渗液(5%葡萄糖溶液)	高渗液(5%葡萄糖氯化钠溶液)

(四)水中毒

总入水量超过排出量,水潴留于体内致血浆渗透压下降和循环血量增多,又称水潴留性低钠血症或稀释性低钠血症。临床上水中毒较少见。

1. 病因

(1)肾功能衰竭,不能有效排出多余水分。

(2)休克、心功能不全等原因引起抗利尿激素(ADH)分泌过多。

(3)大量摄入不含电解质的液体或静脉补充水分过多。

2. 病理生理 因水分摄入过多或排出过少,细胞外液量骤增;血清钠浓度因被稀释而降低,渗透压下降;细胞内液的渗透压高于细胞外液,细胞外液向细胞内转移,使细胞内、外液量都增加而渗透压均降低。

3. 临床表现　依起病的急缓分为两类，其表现迥异。

（1）急性水中毒：起病急；因脑细胞肿胀和脑组织水肿可造成颅内压增高，引起神经、精神症状，如头痛、躁动、谵妄、惊厥甚至昏迷，严重者可发生脑疝，并出现相应的症状和体征。

（2）慢性水中毒：在原发病的基础上逐渐呈现体重增加、软弱无力、呕吐、嗜睡、泪液和涎液增多等现象；一般无凹陷性水肿。

4. 辅助检查　红细胞计数、血红蛋白含量、血细胞比容、血浆蛋白含量均降低；血浆渗透压降低，以及红细胞平均容积增加和平均血红蛋白浓度降低，提示细胞内、外液量均增加。

5. 处理原则　轻者只需限制水摄入；严重者除严禁水摄入外，还需静脉输注高渗盐水，以缓解细胞肿胀和低渗状态。成年患者氯化钠的日补充量不超过 20 g；酌情使用渗透性利尿剂，如 20% 甘露醇 200 mL 快速（20 min 内）静脉滴注。

【护理评估】

（一）健康史

包括一般资料、生活习惯、有无手术史和既往类似发作史。①年龄：老年人常伴有各类慢性疾病和各类药物服用史，对疾病所致内环境失衡的代偿能力相对较弱，易诱发水、电解质紊乱和酸碱平衡失调。②体重：若在短期内迅速增加或减轻，往往提示有水钠潴留或缺失。③生活习惯：包括近期饮食和液体摄入及运动等情况，以助评估液体失衡的原因。④既往史：既往是否存在导致水、钠代谢紊乱的相关因素，如腹泻、糖尿病、肝肾疾病、充血性心力衰竭、消化道梗阻、瘘、严重感染，或易诱发体液失衡的治疗，如快速输注高渗液体、长期胃肠减压、应用利尿剂或强效泻剂等。

（二）身体状况

1. 局部皮肤和黏膜　有无皮肤弹性改变。体液不足时，用手轻捏手背或前臂皮肤，松开后不能立即恢复原状，表示皮肤弹性下降；若轻捏皮肤，松开后 20～30 s 再恢复原状者，常提示严重体液不足。此外，当口腔内颊黏膜或齿龈线区出现干燥，提示体液不足；舌变小且出现纵沟时可能存在严重缺水；体液过多时，可出现肢体肿胀。

2. 全身

（1）生命体征：①体温过高时可因大量出汗导致体液和钠丢失，低血容量可导致体温低于正常；②脉搏增快是体液不足时人体的一种代偿，脉搏微弱可能为血容量不足；③呼吸急促或困难可能为体液过多所致的肺水肿；④血压下降多为体液不足的表现。

（2）神经症状：患者的清醒程度及有无乏力和阳性病理体征；若患者神志淡漠，常提示缺钠。

（3）出入液量：尿量是反映微循环灌注的重要指标，体液缺乏常伴有尿量减少。24 h 尿量少于 400 mL 为少尿，少于 100 mL 为无尿。尿比重的变化对临床判断肾功能衰竭或体液缺乏所致的少尿有重要参考价值。

（三）辅助检查

1. 实验室检查　了解血清钠和渗透压等检查结果有助于判断病情并及时处理。

2. 中心静脉压（CVP）　正常值为 0.49～1.18 kPa（5～12 cmH$_2$O），低于正常值表示可能存在体液不足的危险。

（四）心理-社会状况

主要评估患者及家属对疾病及其伴随症状的认知程度、心理反应和承受能力，以便采取针对性措施，促进适应性反应。

【常见护理诊断/问题】

（1）体液不足　与高热、呕吐、腹泻、胃肠减压、肠梗阻、大面积烧伤等导致的大量体液丢失有关。

(2) 体液过多　与摄入量超过排出量有关。
(3) 有皮肤完整性受损的危险　与水肿和微循环灌注不足有关。
(4) 有受伤的危险　与感觉、意识障碍和低血压等有关。

【护理目标】

(1) 患者体液恢复平衡，无缺水的症状和体征。
(2) 患者体液总量恢复平衡，无水中毒的症状和体征。
(3) 患者皮肤保持完整，未发生溃破和压疮。
(4) 患者对受伤危险程度的认知程度增加，并能采取措施加以预防，未出现受伤现象。

【护理措施】

(一) 维持充足的体液量

1. 去除病因　采取有效措施或遵医嘱积极处理原发病，以减少体液的丢失。

2. 实施液体疗法　对已发生缺水和缺钠的患者，依其生理状况和各项实验室检查的结果，遵医嘱及时补充液体，补充时需严格遵循定量、定性、定时的原则。

(1) 定量（补多少）：包括生理需要量、已丧失量和继续丧失量。①生理需要量：正常需水量（2000～2500 mL/d）。每日生理需要量的简易计算方法：$A(kg) \times 100$ mL/(kg·d)＋$B(kg) \times 50$ mL/(kg·d)＋$C(kg) \times 20$ mL/(kg·d)（表 2-2-4）。②已丧失量：在制订补液计划前已丢失的体液量，可按缺水程度补充。轻度缺水需补充的液体量为体重的 2%～4%，中度为 4%～6%，重度为 6% 以上。③继续丧失量：又称额外丧失量，包括外在性和内在性丧失。外在性丧失液，应按不同部位消化液中所含电解质的特点，尽可能等量和等质补充。内在性丧失液，如腹（胸）腔积液、胃肠道积液等，虽症状严重但并不出现体重减轻，故补液量必须根据病情变化估计。此外，体温每升高 1 ℃，将自皮肤丧失低渗液 3～5 mL/kg，成人体温达 40 ℃时需多补充 600～1000 mL 液体；中度出汗丧失 500～1000 mL 体液（含钠 1.25～2.5 g）；出汗湿透一套衣裤时约丧失体液 1000 mL；气管切开者每日经呼吸道蒸发的水分为 800～1200 mL，上述各类丧失液均应予以补充。

重难点：
生理需要量、已丧失量、继续丧失量。

表 2-2-4　每日生理需要量估计

体　　重	生理需要量
A（第 1 个 10 kg）	100 mL/(kg·d)
B（第 2 个 10 kg）	50 mL/(kg·d)
C（第 3 个 10 kg）	20 mL/(kg·d)

(2) 定性（补什么）：补液的性质取决于水、钠代谢紊乱的类型。高渗性缺水以补充水分为主；低渗性缺水以补充钠盐为主，严重者可补充高渗性溶液；等渗性缺水时补充等渗性盐溶液。

(3) 定时（怎么补）：每日及单位时间内的补液量及速度取决于液体丧失的量、速度及各器官的功能状态，尤其是心、肺、肝、肾的功能状态。若各器官代偿功能良好，应按先快后慢的原则进行分配，即第 1 个 8 h 内补充总量的 1/2，剩余 1/2 在后 16 h 内均匀输入。

(4) 疗效观察（补得怎样）：①准确记录出入液量；②精神状态，如乏力、萎靡、烦躁、嗜睡等症状的改善情况；③缺水征象，如口渴、皮肤弹性下降、眼窝内陷等表现的恢复程度；④生命体征，如血压、脉搏、呼吸的改善情况；⑤辅助检查，如尿量和尿比重等尿常规检查，血常规检查，血清电解质和肝肾功能等血生化检查及 CVP 等指标的变化趋势。

(二) 纠正体液量过多

1. 去除病因和诱因的护理

(1) 停止可能继续增加体液量的各种治疗，如应用大量低渗溶液或清水洗胃、灌肠等。
(2) 对易引起 ADH 分泌过多的高危患者，如疼痛、失血、休克、创伤、大手术或急性肾功能不全等患者，应严格按治疗计划补充液体，切忌过量和过速。

2. 加强观察 严密观察病情变化,及时评估患者脑水肿或肺水肿的进展程度。

3. 配合治疗的护理

(1)严格控制水的摄入量,每日限制摄入量在1000 mL以下。

(2)对重症水中毒者遵医嘱给予高渗溶液和利尿剂,同时注意观察病情的动态变化和尿量。

(3)对需经透析治疗以排除体内过多水分的患者予以透析护理。

(三)维持皮肤和黏膜的完整性

1. 加强观察 定时观察患者皮肤和黏膜状况,若发现异常及时对症护理。

2. 预防压疮 加强生活护理,保持皮肤清洁、干燥和床单位整洁、干净。协助患者翻身和定时按摩骨隆突处,避免局部皮肤长期受压,以促进局部血液循环,防止压疮发生。

3. 预防口腔炎 指导患者养成良好的生活习惯,经常用漱口液清洁口腔;对有严重口腔黏膜炎症者,每2 h进行一次口腔护理,并遵医嘱给予药物治疗。

(四)增加患者活动耐力,减少受伤的危险

1. 监测血压 定时监测血压,告知血压偏低或不稳定者在改变体位时动作宜慢,以免因直立性低血压造成眩晕而跌倒受伤。

2. 建立适当且安全的活动模式 患者因水、电解质紊乱可致骨骼肌收缩乏力、活动无耐力而易发生受伤的危险。护士应与患者及家属共同制订活动的时间、量及形式,如患者除在床上主动活动外,可由他人协助在床上做被动活动,并根据患者肌张力的改善程度,逐渐调整活动内容、时间、形式和幅度,以免长期卧床致失用性肌萎缩。

3. 加强安全防范措施

(1)移去环境中的危险物品,减少意外受伤的可能。

(2)对定向力差和意识障碍者,建立安全保护措施,如加床栏保护、适当约束及加强监护等,以免发生意外。

(五)心理护理

由于患者及家属对疾病和手术治疗的恐惧,易产生紧张、焦虑、烦躁等心理上的变化和反应,护士应做好解释和人文关怀,加强对患者及其家属的心理支持和疏导,最大限度地减轻其不适,以增强其对治疗及护理的信心,以利于早日康复。

【健康教育】

(1)高温环境作业者和进行高强度体育活动者出汗较多时,应及时补充水分且宜饮用含盐饮料。

(2)有进食困难、呕吐、腹泻和出血等易导致体液失衡症状者应及早就诊和治疗。

【护理评价】

(1)患者体液量是否恢复平衡,尿比重是否下降或维持在正常范围,缺水症状和体征有无改善。

(2)患者体液量是否恢复平衡,尿比重是否升高或维持在正常范围,水中毒症状和体征是否改善。

(3)患者皮肤是否完整,有无皮肤溃破或压疮的发生。

(4)患者有无受伤,能否复述和掌握预防受伤的有效措施。

二、钾代谢紊乱

教学案例 2-2-2

周女士,50岁。因急性胰腺炎急诊入院5天,入院后给予禁食及胃肠减压,每天输入10%葡萄糖溶液2000 mL,5%葡萄糖氯化钠溶液1000 mL,现患者主诉乏力、嗜睡、恶心、腹胀。体格检查:体温37 ℃,脉搏110次/分,血压100/60 mmHg,表情淡漠,腹部隆起,全腹无压痛,无移动性浊音,肠鸣音减弱,腱反射减弱。

请问:(1)该患者出现了什么情况?为什么?

(2)需补充什么药物?

(3)请简述补钾的注意事项。

【概述】

细胞内的主要阳离子是K^+,占体内钾总量的98%。钾具有诸多生理功能,如参与和维持细胞的代谢,维持细胞内渗透压、酸碱平衡及神经肌肉组织的兴奋性、心肌的生理功能等。当出现钾代谢改变时,上述生理功能受到影响。钾代谢异常包括低钾血症和高钾血症,以前者多见。

(一)低钾血症

低钾血症:血清钾<3.5 mmol/L。

1. 病因

(1)摄入不足:如长期禁食、少食或经静脉补充钾盐不足。

(2)丧失增加:如呕吐、腹泻、胃肠道引流、醛固酮增多症、急性肾功能衰竭多尿期、应用促使排钾的利尿剂及肾小管酸性中毒。

(3)K^+向细胞内转移:如合成代谢增加或代谢性碱中毒。

2. 临床表现 取决于血清钾的变化程度和速度。

(1)肌无力:最早的表现,一般先出现四肢肌软弱无力,后延及躯干肌和呼吸肌,可出现吞咽困难,甚至食物或饮水呛入呼吸道;累及呼吸肌时出现呼吸困难甚至窒息;严重者可有腱反射减弱、消失或软瘫。

(2)消化道功能障碍:胃肠道蠕动缓慢,有恶心、呕吐、腹胀和肠麻痹等症状。

(3)心脏功能异常:主要为传导阻滞和节律异常。

(4)代谢性碱中毒:血清钾过低时,K^+从细胞内移出,与Na^+和H^+交换增加(每移出3个K^+,即有2个Na^+和1个H^+移入细胞),使细胞外液的H^+浓度下降。肾远曲小管Na^+-K^+交换减少,Na^+-H^+交换增加,排H^+增多,尿液呈酸性(反常性酸性尿)。结果可使患者发生低钾性碱中毒,表现为头晕、躁动、昏迷、面部及四肢肌抽动、手足抽搐、口周及手足麻木,有时可伴有软瘫。

3. 辅助检查 主要检查血清钾水平,心电图检查可作为辅助性诊断手段。

(1)血清钾<3.5 mmol/L。

(2)典型心电图改变为早期T波降低、变平或倒置,随后出现ST段降低、QT间期延长和U波(图2-2-1)。

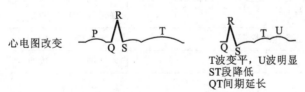

图2-2-1 低钾血症典型心电图

4. 治疗要点 寻找和去除引起低钾血症的原因,减少或中止钾的继续丧失;根据缺钾的程度制订补钾的计划。

(二)高钾血症

高钾血症:血清钾>5.5 mmol/L。

1. 病因

(1)肾功能减退:如急性肾功能衰竭、间质性肾炎等和应用抑制排钾的利尿剂,如螺内酯(安体舒通)、氨苯蝶啶等。

(2)分解代谢增加:如严重挤压伤、大面积烧伤所致的大量细胞内K^+转移至细胞外,输入大量库存血、代谢性酸中毒、洋地黄中毒等。

(3) 静脉补钾过量或(和)过速：此类高钾血症虽罕见，但其常在人体尚未发挥代偿时已产生严重后果，故在治疗过程中尤需加强警惕。

2. 临床表现 取决于血清钾水平的变化程度和速度。因神经、肌肉应激性改变，患者很快由兴奋转入抑制状态，表现为淡漠、感觉异常、乏力、四肢软瘫、腹胀和腹泻等；严重者有微循环障碍的表现，如皮肤苍白、湿冷、青紫及低血压等；亦可有心动过缓、心律不齐，甚至心跳骤停于舒张期。

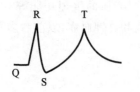

图 2-2-2 高钾血症典型心电图

3. 辅助检查 主要检查血清钾水平，心电图检查可作为辅助性诊断手段。

(1) 血清钾>5.5 mmol/L。

(2) 血清钾>7 mmol/L 时，几乎都有异常心电图表现，即早期 T 波高尖和 QT 间期延长，随后出现 QRS 波群增宽和 PR 间期延长(图 2-2-2)。

4. 治疗要点 高钾血症可致心跳骤停，除积极治疗原发疾病和改善肾功能外，还应采取如下措施。①禁钾：减少钾的摄入，立即停止输注或口服含钾的药物，避免进食含钾量高的食物。②抗钾：对抗心律失常，因 Ca^{2+} 有对抗 K^+ 的作用，能缓解 K^+ 对心肌的毒性作用，故可将 10% 葡萄糖酸钙溶液加入等量 25% 葡萄糖溶液内静脉推注，但其作用持续时间短(<1 h)，必要时可重复推注。③转钾：促使 K^+ 转移入细胞内，如输注 5% 碳酸氢钠溶液以促进 Na^+-K^+ 交换或输注 25% 葡萄糖溶液 100~200 mL(每 5 g 葡萄糖加入胰岛素 1 U)，促使 K^+ 从细胞外转移至细胞内，以暂时降低血清钾浓度。④排钾：促使 K^+ 排泄，如阳离子交换树脂口服或保留灌肠，腹膜透析或血液透析。综上所述，纠正高钾血症的主要原则为禁钾、抗钾、转钾和排钾。

低钾血症与高钾血症的比较见表 2-2-5。

表 2-2-5 低钾血症与高钾血症的比较

项目	低钾血症	高钾血症
血清钾	<3.5 mmol/L	>5.5 mmol/L
病因	①长期禁食；②排钾利尿剂的应用；③K^+ 向细胞内转移：代谢性碱中毒	①输入太多库存血；②抑制排钾的利尿剂、肾排钾功能减退；③K^+ 由细胞内移出：大面积烧伤、严重挤压伤
临床表现	最早出现肌无力，后延及四肢肌—躯干肌—呼吸肌，腱反射下降	无特殊，肢软、神志改变、心动过缓、心律不齐
心电图	T 波降低、变平、倒置，ST 段降低，QT 间期延长，出现 U 波	早期 T 波高尖，QT 间期延长，后出现 QRS 波群增宽，PR 间期延长
合并症	碱中毒、反常性酸性尿	酸中毒、反常性碱性尿
处理原则	补钾	禁钾、抗钾、转钾、排钾

【护理评估】

(一) 健康史和相关因素

主要评估有无导致钾代谢紊乱的各种诱因，如长期禁食、肾功能衰竭、酸碱平衡失调；有无手术史、创伤史；有无周期性钾代谢紊乱的发作史和家族史。

(二) 身体状况

1. 局部 有无神经、肌兴奋性增高或降低的表现；有无肌力的改变，如肌无力或四肢软瘫。

2. 全身 有无消化道功能障碍，如腹胀、便秘、肠麻痹等；有无心功能异常，如传导阻滞和节律异常。

3. 辅助检查 血清电解质和血气分析结果，心电图情况。

(三)心理-社会状况

主要评估患者和家属对疾病及其伴随症状的认知程度、心理反应和承受能力,以便采取针对性措施,促进适应性反应。

【常见护理诊断/问题】

(1)活动无耐力　与钾代谢紊乱和肌无力有关。

(2)有受伤的危险　与软弱无力和意识不清有关。

(3)潜在并发症:心律失常、心跳骤停。

【护理目标】

(1)患者血清钾水平恢复正常,活动耐力增强。

(2)患者对受伤危险的认知程度增加,并能采取有效措施加以预防,未出现受伤现象。

(3)患者未出现心律失常和心跳骤停等并发症。

【护理措施】

(一)恢复血清钾水平,增强活动耐受力

1. 监测　加强对血清钾水平动态变化趋势的监测。

2. 控制诱因或诱因的护理　①对低钾血症患者:按医嘱予以止吐、止泻等,以减少钾的继续丧失;鼓励患者多进食肉类、牛奶、香蕉、橘子汁、番茄汁等含钾丰富的食物。②对高钾血症患者:应告知其禁食含钾高的食物和药物。

3. 控制血清钾于正常水平

(1)对低钾血症患者,遵医嘱补钾,补钾中应遵循以下原则。①尽量口服补钾:常选用10%氯化钾溶液或枸橼酸钾口服,对不能口服者可经静脉滴注。②禁止静脉推注钾:常用针剂为10%氯化钾溶液,应稀释后经静脉滴注,严禁直接经静脉推注,以免血钾突然升高,导致心跳骤停。③见尿补钾:一般以尿量超过40 mL/h或每天500 mL方可补钾。④限制补钾总量:依血清钾水平,补钾量为每天60~80 mmol(以每克氯化钾相当于13.4 mmol钾计算,需每天补充氯化钾4.5~6 g)。⑤控制补液中钾浓度:补液中钾浓度不宜超过40 mmol/L(0.03%)。⑥滴速勿快:补钾速度不宜超过20 mmol/h。

(2)对高钾血症患者,应及时落实促使K^+转移入细胞内或促使K^+排泄的医嘱,如输注5%碳酸氢钠溶液或葡萄糖溶液加胰岛素,给予患者口服阳离子交换树脂或保留灌肠,予以腹膜透析或血液透析。

4. 增加患者活动耐力　依据患者耐受程度,为其制订循序渐进的活动计划,并根据其肌张力的改善程度,逐渐调整活动内容、时间、形式和幅度,且主动协助或鼓励患者实施活动计划,使之逐渐增加活动耐力。

(二)减少受伤的危险

护理措施同水、钠代谢紊乱。

(三)并发症的预防和急救

在加强对患者生命体征观察的同时,严密监测心电图。一旦患者出现心律失常应立即通知医生,积极配合治疗;若出现心跳骤停应做好心肺复苏的急救和复苏后的护理。

【护理评价】

(1)患者血清钾是否恢复正常,能否耐受正常活动,或能否恢复对原活动程度和活动量的耐受性。

(2)患者有无受伤,是否掌握预防受伤的有效措施。

(3)患者有无出现心律失常、心跳骤停等并发症。

【健康教育】

(1)长期禁食者、长期控制饮食摄入者或近期有呕吐、腹泻、胃肠道引流者,应注意及时补钾,以防发生低钾血症。

(2)肾功能减退者和长期使用抑制排钾的利尿剂,如螺内酯(安体舒通)、氨苯蝶啶等的患者,应限制含钾食物和药物的摄入,并定期复诊,监测血清钾浓度,以防发生高钾血症。

案例分析 2-2-1

(1)该患者体液失衡主要有3方面的原因:①中度等渗性缺水;②代谢性酸中毒;③潜在低钾血症(酸中毒时暂未表现为低钾血症)。

(2)该患者当前的主要护理诊断/问题:

①体液不足 与肠梗阻后局部体液潴留以及频繁呕吐有关。

②心排血量减少 与循环血量不足、H^+浓度增高抑制心肌收缩力有关。

③潜在并发症:低钾血症。

(3)该患者的补液计划:

①定量(补多少)。a.已丧失量:中度缺水失水量约占体重的5%,即70×5%L=3.5 L。b.每日生理需要量为2000 mL。c.继续丧失量:呕吐500 mL,发热需补充300 mL(体温每升高1 ℃,每千克体重增加水分损失3~5 mL)。d.总计补液总量:3500 mL+2000 mL+800 mL=6300 mL。

②定性(补什么)。a.因属等渗性缺水,已丧失量3.5 L,水钠补充以1∶1为宜,即5%葡萄糖等渗盐水900 mL,5%~10%葡萄糖溶液900 mL。b.日需量2000 mL,其中5%~10%葡萄糖溶液1500 mL,5%葡萄糖等渗盐水500 mL。c.继续损失量:呕吐500 mL,用等量5%葡萄糖等渗盐水补充;发热需补充300 mL,以5%~10%葡萄糖溶液补充。d.纠正代谢性酸中毒:应静脉滴注碱性溶液,如5%碳酸氢钠溶液:(50-30)×70×0.5 mL=700 mL。先补充1/2的量,即5%碳酸氢钠溶液350 mL(为避免钠离子补充过多,需从总补液量中扣除相当于碱性液量的等渗盐水)。e.纠正低血钾:补充10%氯化钾溶液50 mL或公式计算[(5-3.5)×70×0.6]÷1.34≈47 mL(10%氯化钾溶液);其中5%葡萄糖等渗盐水900 mL+500 mL+500 mL-350 mL=1550 mL,5%~10%葡萄糖溶液900 mL+1500 mL+300 mL=2700 mL,5%碳酸氢钠溶液350 mL,另再加10%氯化钾溶液50 mL。

③定时(怎么补)。注意输液原则:①先盐后糖,先晶后胶,先快后慢,液种交替,见尿补钾;②补液过程中应注意观察病情,适当调整速度及补液量。

案例分析 2-2-2

(1)该患者出现了低钾血症。病因:长时间禁食;持续胃肠减压;每天输10%葡萄糖溶液2000 mL、5%葡萄糖氯化钠溶液1000 mL,而未补充钾盐。临床表现也符合缺钾。

(2)应补充10%氯化钾溶液。

(3)补钾的注意事项:①尽量口服补钾:常选用10%氯化钾溶液或枸橼酸钾口服,对不能口服者可经静脉滴注。②禁止静脉推注钾:常用针剂为10%氯化钾溶液,应稀释后经静脉滴注,严禁直接经静脉推注,以免血钾突然升高,导致心跳骤停。③见尿补钾:一般以尿量超过40 mL/h或每天500 mL方可补钾。④限制补钾总量:依血清钾水平,补钾量为每天60~80 mmol(需每天补充氯化钾4.5~6 g)。⑤控制补液中钾浓度:补液中钾浓度不宜超过40 mmol/L(氯化钾3 g/L)。⑥滴速勿快:补钾速度不宜超过20 mmol/h。

任务2-3 酸碱平衡失调患者的护理

【课程目标】

1.知识目标

(1)掌握代谢性酸中毒、代谢性碱中毒、呼吸性酸中毒、呼吸性碱中毒的概念、临床表现、常见的主要护理诊断及护理措施。

(2)熟悉代谢性酸中毒、代谢性碱中毒、呼吸性酸中毒、呼吸性碱中毒的病因及处理原则。

(3)了解代谢性酸中毒、代谢性碱中毒、呼吸性酸中毒、呼吸性碱中毒的发生机制。

2. 能力目标

(1)能运用整体护理观比较代谢性酸中毒、代谢性碱中毒、呼吸性酸中毒、呼吸性碱中毒的临床表现和处理原则。

(2)能运用相关知识,识别常见的酸碱平衡失调。

(2)能运用护理程序为酸碱平衡失调患者制订护理计划。

3. 素质目标 在护理患者的过程中能够以人的健康为中心做好解释和人文关怀工作。

【预习目标】

预习《病理生理学》中酸碱平衡失调章节相关知识。

教学案例 2-3-1

患者,女,40 岁,体重 50 kg,因肠梗阻入院,血压 85/60 mmHg,脉搏 95 次/分,面部潮红,呼吸深快,实验室检查血液 pH 值为 7.30。

请问:(1)判断该患者酸碱平衡失调的类型是什么?

(2)简述治疗原则。

(3)试述护理措施。

【概述】

pH 值、HCO_3^- 浓度和 $PaCO_2$ 是反映机体酸碱平衡的三个基本要素。其中 pH 值反映的是机体的总酸碱度,其变化既受代谢性因素影响,也受呼吸性因素的影响。HCO_3^- 浓度反映代谢性因素,HCO_3^- 浓度原发性减少或增加可引起代谢性酸中毒或代谢性碱中毒。$PaCO_2$ 反映呼吸性因素,$PaCO_2$ 原发性增加或减少可引起呼吸性酸中毒或呼吸性碱中毒。

临床上常将酸碱平衡失调分为 4 类,即代谢性酸中毒、代谢性碱中毒、呼吸性酸中毒和呼吸性碱中毒。该 4 种类型可以分别单独出现或是两种以上并存,后者称为混合型酸碱平衡失调。

知识链接

二氧化碳分压($PaCO_2$)

$PaCO_2$ 为物理溶解于动脉血浆中的 CO_2 所产生的张力。正常动脉血 $PaCO_2$ 为 35～45 mmHg,平均为 40 mmHg,基本反映了肺泡中的 CO_2 浓度,为呼吸性酸碱平衡的重要指标。$PaCO_2$ 增高表示通气不足,为呼吸性酸中毒;$PaCO_2$ 降低表示换气过度,属呼吸性碱中毒。代谢性因素也可使 $PaCO_2$ 呈代偿性升高或降低,代谢性酸中毒时 $PaCO_2$ 降低,代谢性碱中毒时 $PaCO_2$ 升高。

(一)代谢性酸中毒

代谢性酸中毒是临床最常见的一种酸碱平衡失调,指体内酸性物质积聚或产生过多,或 HCO_3^- 丢失过多。

重难点:
代谢性酸中毒。

1. 病因

(1)酸性物质摄入过多:过多进食酸性食物或输入酸性药物。

(2)代谢产生的酸性物质过多:严重损伤、腹膜炎、高热或休克、分解代谢增加及无氧酵解过程中产生的酸性物质过多,如乳酸、酮酸等。

(3)H^+ 排出减少:肾功能不全、醛固酮缺乏或应用肾毒性药物可影响内源性 H^+ 的排出。

(4)碱性物质丢失过多：腹泻、胆瘘、肠瘘或胰瘘等致大量碱性消化液丧失。

2. 病理生理 代谢性酸中毒时人体通过肺和肾的调节，使之重新达到平衡。体内 H^+ 浓度升高刺激呼吸中枢产生代偿反应，表现为呼吸加快、加深，以加速 CO_2 排出、降低动脉血二氧化碳分压（$PaCO_2$），并使 HCO_3^-、H_2CO_3 浓度比值接近或维持于 20:1，从而维持血液 pH 值于正常范围。同时，肾小管上皮细胞中的碳酸酐酶和谷氨酰胺酶活性增加，促进 H^+ 和 NH_3 生成，二者形成 NH_4^+ 后排出致 H^+ 排出增多。此外，$NaHCO_3$ 重吸收亦增加，但代偿能力有限。

3. 临床表现 轻者症状常被原发病掩盖，重者可有疲乏、眩晕、嗜睡、感觉迟钝或烦躁不安。较典型的症状为呼吸深而快，呼吸频率可增至 50 次/分，呼出气体有酮味；患者面色潮红、心率加快、血压偏低；严重者可出现昏迷、神志不清，伴对称性肌无力、腱反射减弱或消失；患者往往伴有不同程度的缺水症状。由于代谢性酸中毒可影响心肌收缩力和周围血管对儿茶酚胺的敏感性，故患者容易发生休克、心律不齐和急性肾功能不全，尿液检查一般呈酸性反应。

4. 辅助检查 主要做动脉血气分析和血清电解质水平检测。①失代偿期血液 pH 值和 HCO_3^- 浓度明显下降，$PaCO_2$ 正常。②代偿期血液 pH 值、HCO_3^- 浓度和 $PaCO_2$ 有一定程度降低。③可伴有血清钾的升高。

5. 处理原则 积极处理原发病和消除诱因，逐步纠正代谢性酸中毒。轻度酸中毒经消除病因和补液纠正缺水后，基本无需碱剂治疗。病情严重者需立即输液和用碱剂治疗，常用碱剂为 5%碳酸氢钠溶液。此外，在纠正酸中毒的同时因大量 K^+ 转移到细胞内，可致低钾血症，故应注意补充钾。

(二)代谢性碱中毒

代谢性碱中毒为体内 H^+ 丢失过多或 HCO_3^- 增多所致。

1. 病因

(1) H^+ 丢失过多：严重呕吐、长期胃肠减压丢失大量 HCl。

(2) 碱性物质摄入过多：长期服用碱性药物或大量输注库存血，后者所含抗凝剂可转化为 HCO_3^-。

(3) 低钾血症：钾缺乏时，细胞内钾向细胞外转移，K^+-Na^+ 交换增加。

(4) 利尿剂的作用：呋塞米和依他尼酸等可抑制肾近曲小管对 Na^+ 和 Cl^- 的重吸收，以致低氯性碱中毒发生。

2. 病理生理 血浆 H^+ 浓度下降致呼吸中枢受抑制，呼吸变浅、变弱，使 CO_2 排出减少、$PaCO_2$ 升高，使 HCO_3^-、H_2CO_3 浓度比值接近 20:1，从而维持血液 pH 值在正常范围。同时，肾通过排泌 H^+ 和减少 HCO_3^- 重吸收，从而使血浆 HCO_3^- 减少。代谢性碱中毒时，由于氧合血红蛋白解离曲线左移，而致组织缺氧。

3. 临床表现 轻者常无明显表现，且容易被原发病的症状如呕吐等掩盖。有时可有呼吸变浅、变慢或有精神方面的异常，如谵妄、精神错乱或嗜睡等。患者因血钙离子化程度减低，常有面部及四肢肌肉抽动、手足搐搦、口周及手足麻木。因组织缺氧，患者可出现头昏、躁动、谵妄乃至昏迷。伴低钾血症时，表现为软瘫。

4. 辅助检查 主要做动脉血气分析和血清电解质水平检测。①失代偿期血液 pH 值和 HCO_3^- 浓度明显增高，$PaCO_2$ 正常。②代偿期血液 pH 值可基本正常，HCO_3^- 浓度有一定程度增高。③可伴有血清钾和氯的降低。

5. 处理原则 轻、中度者以治疗原发病为主，一般不需要特殊处理。严重代谢性碱中毒者（pH 7.65，血浆 HCO_3^- 浓度为 45~50 mmol/L）可应用稀释的盐酸溶液或盐酸精氨酸溶液，以尽快排除过多的 HCO_3^-。

(三)呼吸性酸中毒

呼吸性酸中毒是指肺泡通气及换气功能减弱，不能充分排出体内生成的 CO_2，致血液中 $PaCO_2$ 增高引起高碳酸血症。

1. 病因 凡能引起肺泡通气不足的疾病均可导致呼吸性酸中毒。如全身麻醉过深、镇静剂过量、呼吸机管理不当、喉或支气管痉挛、急性肺气肿、严重气胸、胸腔积液和心跳骤停等可致急性、暂时性高碳酸血症,或慢性阻塞性肺疾病等可引起持续性高碳酸血症。

2. 病理生理 呼吸性酸中毒时,人体主要通过血液中的缓冲系统进行调节,肾脏也发挥有效的代偿作用。该两种代偿机制使血 HCO_3^-、H_2CO_3 浓度比值接近 20∶1,并保持 pH 值在正常范围。

3. 临床表现 最突出的表现为胸闷、气促和呼吸困难等,因缺氧患者可出现发绀和头痛。严重者可伴血压下降、谵妄、昏迷等。

4. 辅助检查 主要做动脉血气分析和血清电解质水平检测。血液 pH 值降低、$PaCO_2$ 增高,血浆 HCO_3^- 浓度可正常。

5. 处理原则 积极治疗原发疾病和改善通气功能,必要时行气管插管或气管切开术。若因呼吸机使用不当发生的呼吸性酸中毒,应及时调整呼吸机的各项参数,促使体内蓄积的 CO_2 排出。

(四)呼吸性碱中毒

呼吸性碱中毒是由于肺泡通气过度,体内 CO_2 排出过多,致 $PaCO_2$ 降低而引起的低碳酸血症。

重难点:
呼吸性碱中毒。

1. 病因 凡引起过度通气的因素均可导致呼吸性碱中毒。常见于癔症、高热、中枢神经系统疾病、疼痛、创伤、感染、低氧血症、呼吸机辅助通气过度等。

2. 病理生理 $PaCO_2$ 降低可抑制呼吸中枢,使呼吸变浅、变慢,CO_2 排出量减少,致血中 H_2CO_3 代偿性增高。肾的代偿作用表现为肾小管上皮细胞排泌 H^+ 和 $NaHCO_3$ 的重吸收减少。

3. 临床表现 主要表现为换气过度和呼吸加快。可有口唇、四肢发麻,刺痛,肌肉颤动,严重者有眩晕、昏厥、视力模糊、抽搐等。危重患者出现急性呼吸性碱中毒常提示预后不良。

4. 辅助检查 动脉血气分析显示血液 pH 值增高,$PaCO_2$ 和 HCO_3^- 浓度下降。

5. 处理原则 积极治疗原发病的同时对症治疗。用纸袋罩于口鼻使患者吸回呼出的 CO_2 有一定作用;采取短暂强迫闭气法,或含 5% CO_2 的氧气吸入法;精神性过度通气者,可用镇静剂。

【护理评估】

(一)健康史和相关因素

患者有无导致酸碱平衡失调的基础疾病,如腹泻、肠梗阻、肠瘘、高热、严重感染、休克、幽门梗阻、持续胃肠减压等;有无过量应用利尿剂和酸性或碱性药物等;有无钾代谢紊乱;有无手术史和既往类似发作史等。

(二)身体状况

1. 局部 ①有无呼吸节律和频率异常,呼气是否带有烂苹果味。②有无心率和心律异常,有无皮肤、黏膜发绀。③有无头痛、头昏、嗜睡、神志不清或昏迷等。④有无手足抽搐、麻木、疼痛和腱反射亢进等。

2. 全身 有无同时伴有缺水所致体液不足的各项全身症状和代偿表现等。

(三)辅助检查

评估动脉血血气分析、血清 pH 值及血清 K^+、HCO_3^- 浓度和 $PaCO_2$ 检查结果有助于病情的判断。

(四)心理-社会状况

酸碱平衡失调患者往往因起病急,同时伴随严重基础疾病,倍感焦虑和恐惧,故护士须对患者和家属对疾病及其伴随症状的认知程度、心理反应和承受能力进行正确的评估,以便采取针对性措施,促进其适应性反应。

【常见护理诊断/问题】

(1)低效性呼吸型态 与呼吸过快、过深、不规则或呼吸困难,高热、颅脑疾病、呼吸道梗阻有关。

(2)意识障碍 与缺氧、酸中毒、碱中毒抑制脑组织的代谢活动有关。

(3)潜在并发症:休克、高血钾和低血钾。

【护理目标】

(1)患者能维持正常的气体交换型态。

(2)患者意识清楚,认识力和定向力恢复。

(3)患者未出现各种并发症,或已发生的并发症得到及时发现和处理。

【护理措施】

(一)维持正常的气体交换型态

(1)消除或控制导致酸碱平衡失调的危险因素。

(2)观察:持续监测患者的呼吸频率、深度,呼吸肌运动情况及评估呼吸困难的程度,以便及时处理。

(3)体位:协助患者取适当的体位,如半坐卧位,以增加横膈活动幅度,利于呼吸。

(4)促进排痰:训练患者深呼吸并教会患者有效咳嗽的方法及技巧。对于气道分泌物多者,给予雾化吸入,以湿化痰液和利于排痰。

(5)紧急处理:必要时行呼吸机辅助呼吸,并做好气道护理。

(二)改善和促进患者神志的恢复

护士在监测患者血气分析结果及血清电解质水平改变的同时,还应定期评估患者的认知力和定向力,若出现异常及时通知医生,并遵医嘱落实各项治疗。

(三)预防并发症

(1)加强观察:在纠正酸碱平衡失调时,应加强对患者生命体征、血电解质和血气分析指标动态变化趋势的监测。

(2)及时发现相应的并发症:①应用碳酸氢钠纠正酸中毒时,若过量可致代谢性碱中毒,表现为呼吸浅、慢,脉搏不规则及手足抽搐。②长期提供高浓度氧纠正呼吸性酸中毒时,可出现呼吸性碱中毒,表现为呼吸深、快,肌抽搐、头晕、意识改变及腱反射亢进等神经、肌应激性增强。③慢性阻塞性肺疾病伴长期CO_2潴留患者可伴发CO_2麻痹,表现为呼吸困难、头痛、头晕,甚至昏迷。

(3)代谢性酸中毒未及时纠正会导致高钾血症的发生,表现为神志淡漠、感觉异常、乏力、四肢软瘫等,严重者可出现心跳骤停。一旦发现上述并发症时,护士应及时通知医生,并配合对症治疗和护理。

(四)原发病治疗

在纠正酸碱平衡失调时,还应遵医嘱积极消除或控制原发疾病,如高热和腹泻,以免并发缺水,甚至休克的发生。

【护理评价】

(1)患者有无恢复正常的气体交换型态。

(2)患者神志、定向力和认知力是否恢复正常。

(3)患者有无出现休克、高血钾和低血钾等并发症,或已出现的并发症是否得到及时的治疗和护理。

【健康教育】

(1)高度重视易导致酸碱平衡失调的原发病和诱因的治疗。

(2)发生呕吐、腹泻、高热者应及时就诊。

案例分析 2-3-1

(1)诊断该患者酸碱平衡失调的类型是代谢性酸中毒。

(2)治疗原则:首先治疗原发病,然后纠正酸中毒,静脉补充5%碳酸氢钠溶液。根据患者生化检查指标确定用量,所需总量的一半在2～4 h内输完,剩余一半在24 h内补充。

(3)护理措施:①评估患者酸中毒的程度,避免或减轻酸中毒的发生。②治疗肠梗阻,除去原发因素。③评估患者水、电解质平衡情况,及时补充液体量及电解质。④心理护理:向患者及家属解释、说明有关肠梗阻的知识,减轻、消除患者的紧张心理,取得其合作与支持。⑤做好生活护理:患者出汗较多,保持皮肤清洁,预防感染,患者禁食、水后易发生口腔感染,应加强口腔护理,预防并发症。⑥患者部分自理缺陷:护士给予支持协助。⑦如需手术,做好手术前准备。⑧做好健康教育指导。

(夏凡林)

任务3　外科休克患者的护理

任务3-1　认识休克

【课程目标】

1. 知识目标

(1)掌握休克的定义及休克患者的临床表现、治疗要点。

(2)熟悉休克的病理生理,尤其是休克的微循环变化。

(3)了解休克的病因及分类。

2. 能力目标

(1)能正确测量患者的CVP,解释CVP的临床意义。

(2)能根据患者的症状、临床表现、辅助检查结果,提出患者的护理诊断。

(3)能对休克患者进行健康教育。

3. 素质目标

(1)在护理过程中,具备基本的护理礼仪规范。

(2)具备良好的护患沟通能力。

(3)在护理过程中,具备爱伤观念,减轻患者的痛苦。

【预习目标】

(1)任务3-1中知识链接,理解抗休克裤的应用原理、构造、适用范围、使用方法以及禁忌证。

(2)《生理学》中关于微循环、能量代谢的内容。

(3)通读本项目本任务的全部内容,重点注意并找到课程目标中要求掌握的全部知识点。

教学案例3-1-1

刘先生,50岁,因呕血3 h入院,3 h前突发大呕血3次,呈喷射状,量达1300 mL左右,为新鲜血。否认有消化道出血病史。体检:体温37.2 ℃,脉搏138次/分,呼吸32次/分,血压82/50 mmHg。面色苍白,肢体湿冷,表情淡漠,乏力。巩膜稍黄染,双手呈肝掌样变。心肺检查无异常,尿量减少。

问:(1)该患者目前处于休克的哪一阶段,依据是什么?

(2)该患者目前主要的护理问题有哪些?

(3)急诊护士应如何护理该患者?

休克(shock)是指机体受到各种强烈致病因素侵袭后,导致有效循环血量锐减、组织血液灌

重难点:
休克。

流不足引起的以微循环障碍、代谢障碍和细胞受损为特征的病理性综合征,是严重的全身性应激反应。氧供不足和需求增加是休克的本质,产生炎症介质是休克的特征。休克发展急骤,进展迅速,若未能及时发现及治疗,则可发展至不可逆阶段而引起死亡。

【病因与分类】

休克的病因很多,其中,低血容量性休克和感染性休克在外科中最常见。

1. 低血容量性休克 包括创伤性休克和失血性休克,常因大量出血或体液集聚在组织间隙导致有效循环血量降低所致,如大血管破裂出血或脏器破裂出血引起的失血性休克,各种损伤(骨折、挤压综合征)引起的创伤性休克。

2. 感染性休克 主要由细菌及毒素作用所致,常继发于以释放内毒素为主的革兰阴性杆菌感染,如急性化脓性腹膜炎、急性梗阻性化脓性胆管炎。

3. 心源性休克 主要由心功能不全引起,常见于大面积急性心肌梗死、急性心肌炎等。

4. 神经性休克 常由剧烈疼痛、脊髓损伤、麻醉平面过高等引起。

5. 过敏性休克 常由接触某些致敏物质如油漆,注射某些药物或疫苗如青霉素、破伤风抗毒素,进食某些食物如虾、鸡蛋等引起。

【病理生理】

各类休克共同的病理生理基础是有效循环血量锐减、组织灌注不足和炎症介质释放,并由此导致的微循环障碍、代谢改变及内脏器官继发性损害。

(一)微循环障碍

根据休克发展不同阶段的病理变化特点可将微循环障碍分为3期。

1. 微循环收缩期 在休克早期,机体有效循环血量锐减、血压下降,刺激主动脉弓和颈动脉窦压力感受器,引起血管舒缩中枢加压反射,交感-肾上腺轴兴奋引起大量儿茶酚胺释放,以及肾素-血管紧张素分泌增加,引起心跳加快,心排血量增加以维持循环相对稳定;又通过选择性收缩外周(皮肤、骨骼肌)和内脏(如肝、脾、胃肠)的小血管使循环血量重新分布,保证心、脑等重要器官的有效灌注。由于毛细血管前括约肌强烈收缩和后括约肌相对开放,使微循环内出现"少进多出",血量减少,组织仍处于低灌注、缺氧状态。临床表现为皮肤苍白、湿冷,脉细速,尿量较少,此期为休克的早期,亦称休克的代偿期。若能在此时去除病因、积极复苏,休克常较容易得到纠正。

2. 微循环扩张期 若休克进一步发展,微循环将进一步因动-静脉短路和直捷通道大量开放,使原有的组织灌注不足更为严重,细胞因严重缺氧处于无氧代谢状况,产生大量的酸性代谢物质,同时释放舒张血管的组胺、缓激肽等介质。这些物质可使毛细血管前括约肌舒张,而后括约肌因敏感性低,处于相对收缩状态,微循环内"多进少出",血液滞留、毛细血管内静水压升高、通透性增强。血浆外渗至第三间隙,血液浓缩,血黏稠度增加,回心血量进一步减少,血压下降,心、脑等重要器官灌注不足,休克进入抑制期。临床表现为血压进行性下降、意识模糊、发绀和酸中毒。

3. 微循环衰竭期 若病情继续发展,便进入不可逆阶段。毛细血管内血液黏稠度增加,毛细血管壁受损,微循环内形成大量微血栓,造成弥散性血管内凝血(DIC)。组织灌注严重减少,微循环内"不进不出",细胞处于严重的缺氧和缺乏能量状态,细胞内的溶酶体破裂,溶酶体内的多种酸性水解酶溢出,引起细胞自溶并损伤周围其他的细胞。最终引起大片组织、整个器官乃至多个器官功能受损。

(二)代谢改变

1. 能量代谢障碍 在组织灌注不足和细胞缺氧时,体内的葡萄糖以无氧酵解供能,产生极少的三磷酸腺苷,较有氧代谢获得的能量少。因此,休克时机体能量极度缺乏。

2. 代谢性酸中毒 体内葡萄糖的无氧酵解使丙酮酸和乳酸产生过多,而此时机体处理乳酸的能力减弱,血液中乳酸含量增多引起代谢性酸中毒。

(三)炎症介质释放和细胞损伤

严重创伤、感染、休克可刺激机体释放过量炎症介质,形成"瀑布样"连锁放大反应。炎症介质包括白介素、肿瘤坏死因子、集落刺激因子、干扰素和血管扩张剂一氧化氮等。活性氧代谢产物可引起脂质过氧化和细胞膜破裂。代谢性酸中毒和能量不足导致细胞各种膜的功能障碍。细胞膜的 Na^+-K^+ 功能失常,表现为细胞内、外离子及体液分布异常,如 Na^+ 进入细胞内不能排出,K^+ 则在细胞外无法进入细胞内,结果血钠降低、血钾升高,引起细胞外液减少和细胞肿胀、死亡。溶酶体破裂释放的水解酶能引起细胞自溶和组织损伤,进一步加重休克。

(四)内脏器官的继发性损伤

由于持续的缺血、缺氧,细胞可发生变性、坏死,导致内脏器官功能障碍,甚至衰竭。若两个或两个以上器官或系统同时或序贯发生功能衰竭,称为多器官功能障碍综合征(MODS),是休克的主要死因。

【临床表现】

按照休克的发病过程可分为休克代偿期和休克抑制期,或称休克早期和休克期。

1. 休克代偿期 也称休克早期,机体对有效循环血量减少有一定的代偿能力,这时中枢神经系统的反应是兴奋性增高,交感-肾上腺素轴兴奋。表现为精神紧张、兴奋或烦躁不安、皮肤苍白、四肢湿冷、心跳和呼吸加快、尿量减少等。收缩压变化不大,舒张压增高,脉压缩小。若能及时处理,休克可较早得到纠正。否则,病情继续发展,进入休克抑制期。

2. 休克抑制期 主要表现为神志淡漠、反应迟钝,甚至出现意识模糊或昏迷;可有口唇和肢端发绀、四肢冰冷、脉搏细速、血压进行性下降。严重者全身皮肤、黏膜明显发绀,四肢厥冷,脉搏微弱,血压测不出,少尿或无尿。若皮肤、黏膜出现淤斑或消化道出血,提示病情已发展至 DIC 阶段。若出现进行性呼吸困难、脉速、发绀,一般吸氧不能改善呼吸状态,则提示并发急性呼吸窘迫综合征(ARDS),此时患者常继发 MODS 而死亡。休克的临床表现和程度如表 3-1-1 所示。

表 3-1-1 休克的临床表现和程度

分期	程度	神志	口渴	皮肤	脉搏	血压	尿量	失血量
休克代偿期	轻度	神志清楚、表情痛苦	明显	开始苍白,皮温正常或湿冷	100次/分以下	基本正常	正常	20%(<800 mL)
休克抑制期	中度	神志清楚、表情淡漠	很明显	苍白或发绀、冰冷	100~120次/分	收缩压70~90 mmHg	尿少	20%~40%
休克抑制期	重度	意识模糊、神志不清、昏迷	非常明显、可能无主诉	显著苍白,肢体青紫、厥冷	速而细弱、摸不清	收缩压<70 mmHg或测不到	尿少或无尿	>40%

【辅助检查】

1. 实验室检查

(1)血、尿、粪常规检查 红细胞计数、血红蛋白含量降低提示失血;血细胞比容增高提示血浆丢失。白细胞计数和中性粒细胞比例升高提示感染。尿比重增高常表明血液浓缩或容量不足。消化系统出血时粪便隐血试验阳性或黑便。

(2)凝血功能 包括血小板、出凝血时间、血浆纤维蛋白原、凝血酶原时间及其他凝血因子。当血小板计数 $<80\times10^9/L$,血浆纤维蛋白原 <1.5 g/L 或呈进行性下降,凝血酶原时间较正常延长 3 s 以上应考虑 DIC 的发生。

(3)血生化检查 包括肝、肾功能检查,以及血糖、血电解质等,了解患者是否合并 MODS、细胞缺氧及酸碱平衡失调的程度等。

(4)动脉血气分析 动脉血氧分压(PaO_2)反映血液携氧状态,若PaO_2低于60 mmHg,吸入纯氧后仍无法改善,则可能是 ARDS 的先兆。而二氧化碳分压($PaCO_2$)是通气和换气功能的指标,可作为呼吸性酸中毒或呼吸性碱中毒的判断依据。若$PaCO_2$超过45 mmHg 而通气良好,提示严重的肺功能不全。

2. 影像学检查 创伤患者应做相应部位的影像学检查,以排除骨骼、内脏或颅脑损伤。感染患者可通过 B 超发现深部感染灶,并判断感染的原因。

3. 血流动力学监测

(1)中心静脉压(CVP):代表右心房或胸腔段静脉内压力的变化,可反映全身血容量与右心功能。CVP的正常值为 5~12 cmH_2O。CVP<5 cmH_2O时提示血容量不足,CVP>15 cmH_2O时提示心功能不全,CVP>20 cmH_2O时提示存在充血性心力衰竭。临床实践中,通常进行连续监测,动态观察其变化趋势,以准确反映右心前负荷的情况。

(2)肺毛细血管楔压(PCWP):应用 Swan-Ganz 漂浮导管测量,反映肺静脉、左心房和左心室压力。PCWP 正常值为 6~15 mmHg,低于正常值提示血容量不足(较 CVP 敏感),增高提示肺循环阻力增加,如肺水肿。因此,若发现 PCWP 增高,即使 CVP 正常,也应限制输液量,以防发生肺水肿。此外,通过 Swan-Ganz 漂浮导管还可获得混合静脉血标本并进行血气分析,判断预后。

(3)心排血量(CO)和心脏指数(CI):CO=心率×每搏心排血量,可应用 Swan-Ganz 漂浮导管利用热稀释法测出。正常成人的 CO 值为 4~6 L/min,休克时 CO 值多降低。单位体表面积上的 CO 为 CI,正常值为 2.5~3.5 $L/(min·m^2)$。

4. 其他 如胸腔穿刺、腹腔穿刺、后穹窿穿刺,抽出不凝固血液,有助于病因判断。

【治疗要点】

对于休克这个由不同原因引起但有共同临床表现的综合征,应当针对引起休克的原因和休克不同发展阶段的重要生理紊乱采取相应的治疗措施。治疗休克的重点是迅速恢复有效循环血量,纠正微循环障碍,恢复组织灌注,增强心肌功能,恢复正常代谢和防止 MODS。

1. 急救

(1)现场急救:创伤包扎、固定、制动、控制大出血等。必要时可以使用抗休克裤止血。抗休克裤充气后对腹部与腿部加压,可促使血液回流,改善重要器官的供血,同时可通过局部压迫作用控制腹部和下肢出血。

(2)保证呼吸道通畅:为患者解开衣扣,解除气道压迫;清除呼吸道异物或分泌物,保持气道通畅。早期给予鼻导管或面罩吸氧;严重呼吸困难者可做气管插管或气管切开,并予以呼吸机人工辅助呼吸。

(3)取合适体位:采取休克卧位,头和躯干抬高 20°~30°,下肢抬高 15°~20°,以增加回心血量。

(4)其他:注意保暖,及早建立静脉通道,并用药物维持血压。

2. 补充血容量 这是纠正休克引起的组织灌注不足和缺氧的关键,也是治疗休克的基本和首要措施。原则是及时、快速、足量。在连续监测动脉血压、尿量和 CVP 的基础上,结合患者皮肤温度、末梢循环、脉搏及毛细血管充盈时间等情况,判断补充血容量的效果。一般首先输入扩容作用迅速的晶体液,再输入扩容作用持久的胶体液,必要时进行成分输血或输入新鲜全血。近年来也将 3%~7.5%的高渗盐溶液用于休克复苏治疗,以减轻组织细胞肿胀并扩容。

3. 积极处理原发病 外科疾病引起的休克多存在需手术处理的原发病,如内脏大出血的控制、坏死肠袢切除、消化道穿孔修补等。应在尽快恢复有效循环血量后,及时施行手术处理原发病变,才能有效治疗休克。有的情况下,应在积极抗休克的同时进行手术,以免延误抢救时机。

4. 纠正酸碱平衡失调 主要纠正代谢性酸中毒。处理酸中毒的根本措施是快速补充血容量,改善组织灌注,适时和适量地给予碱性药物。目前对酸碱平衡的处理多主张"宁酸勿碱",酸性环境有利于氧与血红蛋白的解离,增加组织供氧,有利于休克复苏。但重度休克在经扩容治疗后仍有严重的代谢性酸中毒,需用碱性药物,常用5%碳酸氢钠溶液。

5. 应用血管活性药物 在充分容量复苏的前提下应用血管活性药物,以改善心、脑、肾、肠道等内脏器官的组织灌注。血管活性药物辅助扩容治疗可迅速改善循环和升高血压,尤其是感染性休克患者,升高血压是应用血管活性药物的首要目标。理想的血管活性药物是能迅速升高血压,改善心脏和脑血流灌注,且能改善肾和肠道等内脏器官的血流灌注。血管活性药物主要包括血管收缩剂、血管扩张剂和强心剂三类。

(1)血管收缩剂:常用的血管收缩剂有多巴胺、去甲肾上腺素和间羟胺等。多巴胺是最常用的血管活性药,其药理作用与剂量有关。小剂量时,可增强心肌收缩力和增加心排血量,并扩张肾和胃肠道等内脏血管;大剂量时,可增加外周阻力。抗休克时主要取其强心和扩张内脏血管的作用,宜采取小剂量。去甲肾上腺素能兴奋心肌、收缩血管、升高血压和增加冠状动脉血流量,作用时间短,是最常用的血管收缩剂之一。

(2)血管扩张剂:常用的血管扩张剂有酚妥拉明、酚苄明、阿托品、山莨菪碱和东莨菪碱等。血管扩张剂可解除小动脉痉挛,关闭动-静脉短路,改善微循环,但可使血管容量扩大、血容量相对不足而致血压下降。因此,只能在血容量已基本补足而患者发绀、四肢厥冷、毛细血管充盈不良等情况下考虑使用。

(3)强心剂:最常用的强心剂如毛花苷丙(西地兰),可增强心肌收缩力,减慢心率。当在CVP监测下,输液量已充分但动脉压仍低,CVP>15 cmH_2O时,可经静脉缓慢注射西地兰,有效时可再给维持量。

6. 治疗DIC,改善微循环 休克发展到DIC阶段,需要使用肝素抗凝。一般1.0 mg/kg,每6 h 1次。DIC晚期,纤维蛋白溶解系统机能亢进,可使用抗纤溶药,如氨甲苯酸、氨基乙酸,以及抗血小板黏附和聚集的药物,如阿司匹林、双嘧达莫(潘生丁)和低分子右旋糖酐等。

7. 皮质类固醇和其他药物的应用 皮质类固醇可用于感染性休克和其他较严重的休克。一般主张应用大剂量,静脉滴注。为了防止过多应用皮质类固醇后可能产生的副作用,一般只用1~2次。

其他药物包括:钙通道阻断剂如维拉帕米、硝苯地平等,具有防止钙离子内流、保护细胞结构和功能的作用;吗啡类拮抗剂如纳洛酮,可改善组织血液灌流和防止细胞功能失常;氧自由基清除剂如超氧化物歧化酶(SOD),能减轻缺血再灌注损伤中氧自由基对组织的破坏作用等。

知识链接

抗休克裤的应用

抗休克裤利用充气加压研制而成。

1. 适应证 ①收缩压低于80 mmHg的低血容量性休克、神经源性休克和过敏性休克。②感染性休克、中毒性休克。③腹部及股部以下出血需直接加压止血者。④骨盆及双下肢骨折需要固定者。

2. 禁忌证 心源性休克,脑水肿或脑疝,横膈以上出血。

3. 应用 ①抗休克:通过充气包绕性加压,可人为地增加血管外周阻力和心脏后负荷,使腹部和下肢的静脉池收缩,从而升高血压;可增加心排血量,血液在短时间内转移至心、脑、肺,首先保证重要生命器官的血液供给,这对休克患者的复苏十分重要。②止血:一般抗休克裤充气后压力可达到2.67~5.33 kPa,该压力可有效地降低血管内外压力梯度,使血管撕裂伤口变小,出血量减少,达到止血效果。③骨折固定:由于抗休克裤充气后,可形成气性硬板且紧贴肢体,因此,可作为临时夹板制动、固定骨折部位,减轻疼痛,尤其适用于骨盆骨折或两侧下肢骨折。而对早期多发性骨折伴失血性休克患者,可起到抗休克和固定骨折的双重作用。

4. 使用方法 使用时将其打开,从患者的侧身垫入身后,将腹部片及双下肢片分别包裹腹部和双下肢。上缘必须达到剑突水平,以便充气发挥其作用,下缘可连踝部。可用口吹、打气筒或氧气瓶充气。囊内压力一般在5.33 kPa,可显示明显效果。

案例分析 3-1-1

(1)该患者目前处于休克抑制期中度阶段。依据如下:①病因:3 h前大量呕血,出血量达1300 mL左右。②临床表现:面色苍白,肢体湿冷,表情淡漠,尿量减少。③生命体征:血压降低,脉搏增快。

(2)该患者目前主要的护理问题有:
①体液不足:出血量达1300 mL左右　与大量失血、失液有关。
②气体交换受损:呼吸加快　与微循环障碍、缺氧有关。
③有感染的危险　与免疫力降低、侵入性治疗有关。
④有受伤的危险:表情淡漠,乏力　与微循环障碍、烦躁不安、意识不清等有关。

(3)急诊护士应采取的护理措施:①现场急救:通知医生,配合急救,遵医嘱使用三腔二囊管止血,必要时使用抗休克裤,抗休克裤充气后对腹部与腿部加压,可促使血液回流,改善重要器官的血供。②保证呼吸道通畅:为患者解开衣扣,解除气道压迫;清除呼吸道异物或分泌物,保持气道通畅,早期给予鼻导管或面罩吸氧。③取合适体位:采取休克卧位,头和躯干抬高20°～30°、下肢抬高15°～20°,以增加回心血量。④建立静脉通道:迅速建立2条以上静脉通道,保持静脉输液通畅,大量快速补充液体,保证有效循环血量。⑤严密观察病情变化:每15～30 min测量一次血压、脉搏、呼吸、体温,注意监测CVP的变化,观察患者意识、表情、面唇色泽、肢端皮肤颜色及温度。⑥准确记录出入液量:输液时,尤其在抢救过程中,准确记录输入液体的种类、数量、时间、速度等,以作为后续治疗的依据。

任务 3-2　外科常见休克患者的护理

【课程目标】

1. 知识目标

(1)掌握休克患者的护理评估、护理诊断和护理措施。
(2)熟悉低血容量性休克和感染性休克的临床表现、治疗要点。
(3)了解低血容量性休克和感染性休克的病因。

2. 能力目标

(1)能够运用床边心电监护仪监测患者的生命体征及血氧饱和度的变化。
(2)能根据休克患者的症状、临床表现、辅助检查结果,提出患者的护理诊断。
(3)能根据休克患者的护理诊断,提出有针对性的护理措施。
(4)能对休克患者进行健康教育。

3. 素质目标

(1)在护理过程中,具备基本的护理礼仪规范。
(2)具备良好的护患沟通能力。
(3)在护理过程中,具备爱伤观念,减轻患者的痛苦。

【预习目标】

(1)预习本任务的全部内容,重点注意并找到课程目标中要求掌握的全部知识点。
(2)床边心电监护及血氧饱和度监测的操作程序,实施该操作时患者的身心需求和保证监测数值正确的技能。

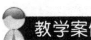

教学案例 3-2-1

李先生,32岁,急性阑尾炎术后第3天,拔除引流管。术后第5天主诉切口处疼痛加重,伴恶心、呕吐。查体:体温39.1℃,脉搏100次/分,呼吸23次/分,血压110/76 mmHg。患者精神紧张,面色苍白,切口皮肤红肿,肠鸣音减弱。

请问:(1)该患者出现了什么情况?

(2)目前首要的处理措施是什么?

(3)该如何护理该患者?

【概述】

低血容量性休克和感染性休克在外科最常见。

(一)低血容量性休克

低血容量性休克(hypovolemic shock)是指由于各种原因引起短时间内大量出血及体液丢失,或体液积聚在组织间隙,使有效循环血量降低。其中:由于大血管破裂或脏器破裂等急性大量出血所引起的休克称为失血性休克(hemorrhagic shock);由于严重创伤使血液和血浆同时丢失所引起的休克称为创伤性休克(traumatic shock)。

1. 病因

(1)失血性休克:多见于大血管破裂、腹部损伤引起的肝、脾破裂,胃、十二指肠出血,门静脉高压所致的食管胃底静脉曲张破裂出血等。通常在迅速失血超过全身总血量的20%时,即出现休克。严重的体液丢失造成大量的细胞外液和血浆丢失,导致有效循环血量减少,也可引起休克。

(2)创伤性休克:见于严重的外伤,如大血管破裂、复杂性骨折、挤压伤或大手术等,引起血液或血浆丢失,损伤处炎性肿胀和体液渗出,导致有效循环血量下降。受损机体内出现组胺、蛋白酶等血管活性物质,引起微血管扩张和通透性增高,使有效循环血量进一步降低。另外,创伤可刺激神经系统,引起疼痛和神经-内分泌系统反应,影响心血管功能;有的创伤如胸部损伤可直接影响心肺,截瘫可使回心血量暂时减少,颅脑损伤有时可使血压下降等。所以创伤性休克的病情通常比较复杂。

2. 临床表现 低血容量性休克的主要表现:CVP降低、CO减少、回心血量减少所造成的低血压;因神经-内分泌系统引起的外周血管收缩、血管阻力增加、心率加快;由于微循环障碍造成的各种组织、器官功能不全和病变。具体表现为面色苍白、四肢厥冷、呼吸急促、脉搏细弱、血压下降、尿量减少、精神萎靡或烦躁不安等。

3. 治疗要点

(1)失血性休克:补充血容量和控制出血并重。①补充血容量:根据血压和脉率变化估计失血量。可先经静脉快速滴注平衡盐液和人工胶体液,若患者血压恢复正常并维持,表明失血量较小且已不再出血;若患者血红蛋白>100 g/L,血细胞比容>30%,表明能够满足患者的生理需要,不必要输血;低于此标准,可视患者血压、脉率、中心静脉压及血细胞比容等情况输入血液制品。②止血:若患者存在活动性出血,应迅速控制出血。可先采用一些有效的临时止血措施,如止血带止血、三腔二囊管压迫止血、纤维内镜止血等,为手术治疗赢得时间。若为大血管破裂或实质性内脏器官破裂等,则应在快速补充血容量的同时积极做好手术准备。

(2)创伤性休克:补充血容量和对症处理。①补充血容量:积极快速补充血容量是治疗创伤性休克患者的首要措施,但补液量及种类应根据患者的症状、体征、血流动力学指标、创伤情况等估计。②止痛:创伤后剧烈疼痛应适当应用镇痛剂。③急救处理:骨折患者应妥善固定;对危及生命的损伤,如张力性气胸、连枷胸等,应先紧急处理。④手术:需要手术者,尽量在血压回升或稳定后进行。⑤预防感染:休克患者抵抗力常降低,应早期使用抗生素预防感染。

重难点:
低血容量性休克。

(二)感染性休克

1. 病因 感染性休克(septic shock)常见于急性腹膜炎、急性化脓性阑尾炎、急性梗阻性化脓性胆管炎、泌尿系感染、败血症等。其主要致病菌是革兰阴性杆菌,该类细菌释放的内毒素是导致休克的主要因素,因此又称为内毒素休克。内毒素与体内的补体、抗体或其他成分结合,可引起血管痉挛,损伤血管内皮细胞。同时,内毒素可促使体内多种炎症介质释放,引起全身炎症反应综合征(systemic inflammatory response syndrome,SIRS),表现如下:①体温>38 ℃或<36 ℃;②心率>90 次/分;③呼吸>20 次/分或过度通气,$PaCO_2$<32 mmHg(4.3 kPa);④白细胞计数>$12×10^9$/L或<$4×10^9$/L,或未成熟白细胞>10%。

2. 临床表现 感染性休克的血流动力学有高动力型和低动力型两种。

(1)高动力型:又称高排低阻型,外周血管扩张、阻力降低,心排血量正常或增高,有血流分布异常和动-静脉短路开放增加,细胞代谢障碍和能量生成不足。患者表现为皮肤温暖、干燥,也称为暖休克。暖休克较少见,仅是一部分革兰阳性杆菌感染引起的早期休克。

(2)低动力型:又称低排高阻型,外周血管收缩,微循环淤滞,大量毛细血管渗出致使血容量和心排血量减少。患者皮肤湿冷,也称为冷休克。冷休克较多见,可由革兰阴性杆菌感染引起,而且革兰阳性杆菌感染的休克加重时也成为冷休克。晚期,患者的心功能衰竭、外周血管瘫痪,成为低排低阻型休克。表3-2-1列出感染性休克的临床表现。

表3-2-1 感染性休克的临床表现

临床表现	暖休克(高动力型)	冷休克(低动力型)
神志	清醒	躁动、淡漠或嗜睡
皮肤色泽	淡红或潮红	苍白、发绀或花瓣样发绀
皮肤温度	比较温暖、干燥	湿冷或冷汗
毛细血管充盈时间	1~2 s	延长
脉搏	慢、搏动清楚	细速
脉压差/mmHg	>30	<30
尿量/(mL/h)	>30	<25

3. 治疗要点 感染性休克病情比较复杂,治疗较困难,应纠正休克与控制感染并重。

(1)补充血容量:首先快速输入平衡盐溶液,再补充适量的胶体液,如血浆、全血等,以恢复循环血量。补液期间密切监测CVP,作为调节输液量和输液速度的依据,防止过多的输液导致不良后果。

(2)控制感染:主要措施是应用抗菌药物和处理原发感染灶。对未确定病原菌者,可根据临床判断联合使用广谱抗生素,再根据药物敏感试验结果调整为敏感或较窄谱的抗生素。已知致病菌者,则应选用敏感而较窄谱的抗菌药物。原发感染灶的存在是发生休克的主要原因,应尽早处理。

(3)纠正酸碱平衡失调:感染性休克的患者常有不同程度的酸中毒,且发生较早,应及时纠正。在纠正酸碱平衡失调、补充血容量的同时,可经其他静脉通道滴注5%碳酸氢钠溶液200 mL,并根据动脉血气分析结果,再作补充。

(4)应用血管活性药物:经补充血容量、纠正酸中毒而休克未见好转时,可考虑使用血管扩张剂,也可联合使用α-受体兴奋剂和β-受体兴奋剂,以增强心肌收缩力,如山莨菪碱、多巴胺等或合用间羟胺、去甲肾上腺素。

(5)应用皮质类固醇:皮质类固醇能够抑制多种炎症介质的释放,稳定溶酶体膜,缓解SIRS。临床常用氢化可的松、地塞米松或甲基泼尼松龙等,但应早期、大剂量、短程使用,不超过48 h。

(6)其他治疗:包括营养支持,DIC及重要器官功能不全的处理等。

【护理评估】

(一)健康史

了解引起休克的原因,患者有无腹痛和发热,有无因严重烧伤、创伤、感染等引起大量失血和失液。患者受伤、发病后的救治情况等。

(二)身体状况

1. 全身状况

(1)意识和表情:意识是反映休克的敏感指标。若患者出现兴奋、烦躁不安,或表情淡漠、意识模糊、反应迟钝,甚至昏迷,常提示存在不同程度的休克;若患者转为对答如流,则提示休克好转。

(2)皮肤色泽和温度:若皮肤和口唇黏膜苍白、发绀,四肢发凉,提示出现休克;若肢端青紫、四肢湿冷,提示休克加重;若患者四肢转暖,皮肤干燥,轻压指甲或口唇,局部暂时缺血苍白,但松开后色泽快速转为正常,提示休克好转。但感染性休克患者可表现为皮肤干燥、潮红,手足温暖。

(3)生命体征:①血压:最常用的监测指标,一般认为收缩压<90 mmHg、脉压<20 mmHg 是休克存在的表现,血压回升、脉压增大是休克好转的征象。②脉搏:休克早期脉率增快,且出现在血压之前,因而是休克早期诊断指标。休克加重时脉搏细弱,甚至测量不出;当血压仍较低,但脉率已恢复且肢体温暖时,表示休克趋向好转。临床根据脉率/收缩压(mmHg)计算休克指数:正常值约为 0.58;休克指数≥1 提示休克;休克指数>2 提示严重休克,估计失血量>50%。③呼吸:注意呼吸次数和节律。休克加重时呼吸急促、变浅、不规则;呼吸>30 次/分或<8 次/分提示病情危重;当患者出现进行性呼吸困难,发绀,持续正压通气仍不能提高血氧分压时,应考虑有急性呼吸衰竭的发生。④体温:多数休克患者体温偏低,但感染性休克患者可有高热。若体温突升至 40 ℃以上或骤降至 36 ℃以下,提示病情危重。

(4)尿量:可反映肾血流和组织灌注状况,也是观察休克变化简单有效的指标。尿少通常是休克早期的表现,若患者尿量<25 mL/h、尿比重增加,提示血容量不足或肾血管收缩;血压正常但尿量仍少、比重低,提示急性肾功能衰竭;若尿量>30 mL/h 时,表明休克改善。

2. 局部状况 了解患者有无骨骼、肌、皮肤、软组织损伤;有无局部出血及出血量。腹部损伤者有无腹膜刺激征和移动性浊音;后穹窿穿刺有无不凝血液等。

3. 辅助检查 了解各项实验室相关检查和血流动力学监测结果,帮助判断病情和制订护理计划。

(三)心理-社会状况

休克患者发病急、进展快、并发症多,在抢救中使用多种监护仪器,使得患者和亲属容易产生病情危重和面临死亡的感觉,出现紧张、焦虑、恐惧等情绪变化,护士应注意观察患者及亲属的这些心理变化,了解引起不良情绪的原因。

【常见护理诊断/问题】

(1)体液不足　与大量失血、失液有关。
(2)气体交换受损　与微循环障碍、缺氧有关。
(3)体温调节无效　与感染、组织灌注不足有关。
(4)有感染的危险　与免疫力降低、侵入性治疗有关。
(5)有受伤的危险　与微循环障碍、烦躁不安、意识不清等有关。

【护理目标】

(1)患者维持体液平衡,表现为生命体征平衡、面色红润、肢体温暖、尿量恢复。
(2)患者呼吸道通畅、呼吸平稳。
(3)患者体温保持在正常范围内。
(4)患者未并发感染或感染后被及时发现并处理。

(5)患者未发生意外损伤。

【护理措施】

1. 迅速补充血容量,维持体液平衡

(1)建立静脉通道:迅速建立 2 条以上静脉通道,保持静脉输液通畅,大量快速补充液体(除心源性休克外),必要时可做静脉切开。若周围血管萎陷或肥胖患者穿刺困难时,应行中心静脉穿刺插管,并同时监测 CVP。

(2)合理补液:根据患者的心肺功能、失血失液量、血压、CVP 调整输液量和速度。若血压和 CVP 均低,提示血容量不足,应快速大量补液;若血压降低而 CVP 升高,则提示有心功能不全或血容量超负荷,应限制输液量,控制输液速度,以防肺水肿和心功能衰竭(表 3-2-2)。

表 3-2-2　CVP 与补液的关系

CVP	血　压	原　　因	处理原则
低	低	血容量严重不足	充分补液
低	正常	血容量不足	适当补液
高	低	心功能不全或血容量相对过多	给予强心药,纠正酸中毒,舒张血管
高	正常	容量血管过度收缩	舒张血管
正常	低	心功能不全或血容量不足	补液试验*

* 补液试验:取等渗盐水 250 mL,于 5～10 min 内经静脉滴注,若血压升高而 CVP 不变,提示血容量不足;若血压不变而 CVP 升高 3～5 cmH$_2$O(0.29～0.49 kPa),则提示心功能不全。

(3)严密观察病情变化:每 15～30 min 测量一次血压、脉搏、呼吸、体温,注意监测 CVP 的变化。观察患者的意识表情、面唇色泽、肢端皮肤颜色及温度。患者意识变化可反映脑组织灌注情况,皮肤颜色和温度可反映体表灌注情况。若患者从烦躁转为平静,淡漠迟钝转为对答自如,唇色红,肢体转暖,提示休克好转。

(4)监测尿量变化:监测患者尿量及尿比重。若患者尿量＞30 mL/h,提示休克好转。

(5)准确记录出入液量:输液时,尤其在抢救过程中,应有专人准确记录输入液体的种类、数量、时间、速度等,并详细记录 24 h 出入液量以作为后续治疗的依据。

2. 改善组织灌注

(1)取休克体位:可防止膈肌及腹腔脏器上移而影响心肺功能,并可增加回心血量,保证重要脏器的血供。

(2)使用抗休克裤:抗休克裤充气后能在腹部和腿部加压,通过局部压迫作用不仅可以控制腹部和下肢出血,还可以促进血液回流,改善重要器官血供。当休克纠正后,由腹部开始缓慢放气,每 15 min 测量血压 1 次,若发现血压下降超过 5 mmHg,应停止放气并重新充气。

(3)用药护理:应用血管活性药物过程中,应监测血压的变化,及时调整输液速度,预防血压骤降引起的不良后果。①控制速度与浓度:使用时应从低浓度、慢速度开始,并用心电监护仪每 5～10 min 测量血压 1 次,血压平稳后每 15～30 min 测量 1 次,并按药物浓度严格控制输入速度。②严防药液外渗:若注射部位出现红肿、疼痛,应立即更换注射部位,患处用 0.25% 普鲁卡因行局部封闭,以免发生皮下组织坏死。③停药护理:血压平稳后,应逐渐降低药物浓度,减慢速度后撤除以免突然停药引起不良反应。此外,对于有心功能不全的患者,遵医嘱给予强心药时,应注意观察患者心率、心律及药物副作用。

3. 保持呼吸道通畅,维持有效的气体交换

(1)观察呼吸型态:密切观察患者的呼吸频率、节律、深度和口唇颜色的变化,动态监测动脉血气分析,了解缺氧的程度和呼吸功能。若患者出现进行性呼吸困难、发绀等及时报告医生。

(2)改善缺氧:经鼻导管吸氧,氧浓度为 40%～50%,氧流量为 6～8 L/min,以提高肺静脉血氧浓度。严重呼吸困难者,协助医生行气管插管或气管切开,尽早使用呼吸机辅助呼吸。

(3)协助患者咳嗽、咳痰:观察患者呼吸音,若发现肺部出现湿啰音或喉头痰鸣者,及时清除呼吸道分泌物,必要时给予雾化吸入。若患者病情许可,鼓励患者做深、慢呼吸及有效咳嗽,每2 h翻身、拍背1次。协助患者定时做双上肢运动,促进肺扩张,改善缺氧状况,保持呼吸道通畅。

(4)避免误吸、窒息:昏迷患者,头偏向一侧或置入通气管,以免舌后坠或呕吐物、分泌物误吸而引起窒息。

4.维持正常体温

(1)密切观察体温:每4 h测量1次体温,观察体温变化。

(2)保暖:休克时,患者体温降低,应做好保暖措施。一般室内温度维持在20 ℃左右为宜,可以采用加盖棉被、毛毯和调节室温等措施进行保暖。切忌用热水袋、电热毯等进行体表加温,以防烫伤及皮肤血管扩张增加局部组织耗氧量而加重组织缺氧,引起重要内脏器官血流灌注进一步减少。

(3)降温:对于高热的休克患者,尤其是感染性休克患者,应给予物理降温,必要时遵医嘱行药物降温。注意病室内定时通风,以调节室内温、湿度,及时更换被汗渍浸湿的衣、被等,做好患者的皮肤护理,保持床单位的清洁、干燥。

(4)库存血的复温:失血性休克患者需要快速大量输血,输血前应将库存血在常温下复温后才能输入。

5.预防感染 休克时机体免疫功能下降,抵抗力减弱,容易发生感染,应注意预防。严重感染患者应及时采取措施控制感染。预防的措施如下。

(1)严格按照无菌技术原则执行各项护理操作。

(2)避免误吸,神志淡漠或昏迷患者应将其头偏向一侧,及时清除呼吸道分泌物和呕吐物。对清醒患者,应鼓励患者深呼吸,定时翻身,教会患者有效咳嗽,必要时遵医嘱做雾化吸入,以利于痰液的稀释和排出。

(3)有创面或伤口者,注意观察并及时更换敷料,保持创面或伤口清洁、干燥。

(4)加强留置导尿管的护理,预防泌尿道感染。

(5)遵医嘱合理使用抗生素。

6.预防意外伤害 对于烦躁或神志不清的患者,应加床旁护栏以防坠床;输液时肢体用夹板固定,必要时四肢以约束带固定于床旁,避免患者将输液管或引流管等拔出。

【护理评价】

(1)患者体液是否恢复平衡,微循环是否改善,生命体征是否平稳,尿量是否正常。

(2)患者呼吸是否平稳。

(3)患者体温是否维持正常。

(4)患者是否发生感染。

(5)患者有无发生意外损伤。

【健康教育】

(1)指导患者及家属加强自我保护,避免意外受伤。

(2)向患者及家属讲解各项治疗、护理的必要性及疾病转归过程,讲解意外损伤后的初步处理和自救知识。

(3)指导患者康复期应加强营养。

(4)告知患者若发生高热或感染时应及时到医院就诊。

案例分析3-2-1

(1)该患者出现了感染,进一步发展会出现感染性休克。

(2)目前首要的措施是遵医嘱使用抗菌药物控制感染。

(3)应采取的护理措施:①遵医嘱应用抗菌药物控制感染,控制疾病进一步发展;②遵医嘱输液,维持有效循环血量,保证血压正常;③加强切口护理,按无菌原则进行切口换药及其他操作;④教会患者及家属物理降温的方法,降低体温,必要时遵医嘱用药物降温;⑤密切观察患者的病情变化,定时测量生命体征,做好患者心理护理。

(崔道亮)

任务 4 麻醉患者的护理

【课程目标】

1. 知识目标

(1) 掌握麻醉前用药的意义、麻醉前后患者的护理。

(2) 熟悉麻醉有关概念、麻醉前对患者的评估内容。

(3) 了解麻醉的分类、常用麻醉方法。

2. 能力目标

(1) 能运用麻醉基本知识,对患者进行麻醉方面的认知指导。

(2) 能配合麻醉师对患者进行生理状态评估,并能进行麻醉前护理评估。

(3) 能根据麻醉前患者身心状况,提出护理问题和相应的护理措施。

3. 素质目标

(1) 在护理过程中,具备基本的护理礼仪规范。

(2) 具备良好的护患沟通能力。

(3) 在护理过程中,具备爱伤观念,尊重患者感受,增加患者舒适感。

【预习目标】

(1) 预习《药理学》中有关抗胆碱药、巴比妥类、安定药、镇痛药相关内容。

(2) 通读本任务的全部内容,重点注意并找到课程目标中要求掌握的全部知识点。

任务 4-1 麻醉前患者的护理

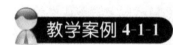

患者,男,45 岁,教师,刺激性干咳,偶有少量咯血 3 个月,近日出现胸痛入院。查体:体温 36 ℃,脉搏 72 次/分,血压 110/70 mmHg,X 线检查发现左肺有块状阴影。血常规检查:白细胞计数 $5×10^9$/L,中性粒细胞 0.65。诊断:肺癌。医嘱:择期在全身麻醉下行左肺全切术。患者既往体健,无手术史,惧怕疼痛,担心手术预后,对手术有所顾虑。

请问:(1) 该患者目前主要的护理问题有哪些?依据是什么?

(2) 针对患者存在的护理问题,如何做好麻醉前准备?

【概述】

麻醉是应用药物或其他方法使患者机体或机体的一部分痛觉暂时消失,保证患者手术安全,为手术创造良好条件的一门技术。麻醉学是研究临床麻醉、急救复苏、重症监测治疗和疼痛治疗的一门学科,其中临床麻醉是麻醉学的主要内容。理想的麻醉要求做到安全、无痛和适当的肌肉松弛。手术是离不开麻醉的,但是麻醉药及麻醉方法对机体的生理功能却有不同程度的干扰,有时还会发生意外,甚至危及生命。因此护理人员应熟悉麻醉的基本知识,对麻醉有一个全面的认识,做好麻醉前准备、麻醉中配合、麻醉后护理,为手术和麻醉的顺利进行创造良好的条件。

【临床麻醉方法】

根据麻醉的作用部位和所用药物的不同,将麻醉分为两大类,即全身麻醉和局部麻醉。

1. 全身麻醉 麻醉药经呼吸道吸入或静脉、肌内注射进入人体,对患者的中枢神经系统产生暂时性抑制,呈现暂时性意识及全身痛觉消失,反射活动减弱,肌肉松弛的一种麻醉方法,包括:①吸入麻醉;②静脉麻醉。

2. 局部麻醉 麻醉药作用于外周神经,使躯体某部位的感觉神经传导功能被暂时阻滞,该神经所支配的区域痛觉消失,患者神志清楚,包括:①表面麻醉;②局部浸润麻醉;③区域阻滞麻醉;④神经阻滞麻醉;⑤椎管内麻醉。椎管内麻醉是将局部麻醉药选择性注入椎管内的某一腔隙中,使部分脊神经的传导功能发生可逆性阻滞的麻醉方法。根据局部麻醉药注入腔隙的不同,分为蛛网膜下腔阻滞麻醉(简称腰麻)和硬脊膜外腔阻滞麻醉(简称硬膜外麻醉)。从广义上讲,椎管内麻醉属于局部麻醉,但因其操作特点、局部麻醉药使用方法等方面都有其特异之处,以致临床上将其单列为一种麻醉方法。

重难点:
全身麻醉、局部麻醉、复合麻醉、基础麻醉。

3. 复合麻醉 两种或两种以上麻醉药或麻醉方法复合应用,借以发挥优势,取长补短,以达到最佳的麻醉效果。

4. 基础麻醉 肌内注射麻醉药,使患者进入类似睡眠状态,以利于其后的麻醉处理,这种麻醉前的处理称为基础麻醉。

【麻醉前准备】

麻醉药及麻醉方法对机体的生理功能有不同程度的干扰,为提高患者麻醉中的安全性,避免麻醉意外的发生,减少麻醉后的并发症,必须做好麻醉前的准备工作。麻醉前准备是保障患者手术顺利进行的重要措施之一。

(一)麻醉师访视

1. 麻醉师访视患者 手术前一天,麻醉师访视患者,解答患者对麻醉的疑问,消除患者紧张、焦虑心理。麻醉师查阅病历了解疾病史、手术史、麻醉史、特殊用药史、有无药物过敏史;是否有吸烟和饮酒习惯;术前辅助检查结果,重要脏器功能状态;评估患者健康状况能否耐受手术和麻醉。必要时还要与医生联系,建议术前治疗方案,使患者生理状况处于较好状态,满足手术和麻醉的需要。

2. 评估患者对麻醉的耐受力 临床多采用国际通用的 ASA 分类法,有助于对病情的判断和评估,分类标准如下。

第一类(Ⅰ):患者的心、肺、肝、肾和中枢神经系统功能正常,发育、营养良好,能耐受麻醉和手术。

第二类(Ⅱ):患者的心、肺、肝、肾等实质器官有轻度病变,但代偿健全,对一般麻醉和手术仍无大碍。

第三类(Ⅲ):患者的心、肺、肝、肾等实质器官病变严重,功能减退,虽在代偿范围内,但对施行麻醉和手术需很谨慎。

第四类(Ⅳ):患者的心、肺、肝、肾等实质器官病变严重,功能代偿不全,威胁着生命安全,施行麻醉和手术有危险。

第五类(Ⅴ):患者的病情危重,随时有死亡威胁,麻醉和手术异常危险。

3. 拟定麻醉方案 根据评估的级别、拟施行手术的方案、手术部位,以及患者的年龄、心理承受能力,与临床医生沟通,拟定适合患者的最佳麻醉方案,估计可能出现的问题及防治措施。

4. 签订麻醉协议书 与患者家属进行交谈,说明麻醉中及麻醉后可能发生的问题,征得家属同意后,双方签字认同,既可使家属了解麻醉与手术安全的密切关系,又可提高麻醉师的责任感。

(二)麻醉前用药

麻醉前用药的目的:消除患者紧张、焦虑及恐惧心理,稳定患者情绪;抑制呼吸道腺体分泌,减少唾液分泌,以利于保持呼吸道通畅;对抗某些麻醉药的毒副作用和一些不利的神经反射,使麻醉过程平稳;提高痛阈,增强麻醉镇痛效果。常用的药物有以下几种。

1. 抗胆碱药 抑制腺体分泌,有利于保持呼吸道通畅,为吸入性麻醉前不可缺少的药物,还有防止迷走神经反射亢进的作用,故亦用于椎管内麻醉前。常用阿托品 0.5 mg 或东莨菪碱

0.3 mg,麻醉前30 min肌内注射。由于能抑制汗腺分泌,提高基础代谢率,故甲状腺功能亢进症、高热、心动过速等患者不宜使用。

2. 巴比妥类 有镇静、催眠作用,可使患者情绪安定,减轻紧张心理,并能减少局部麻醉药毒性反应,故为各种麻醉前常用药物。常用苯巴比妥钠(鲁米那),成人剂量0.1 g,麻醉前30 min肌内注射。

3. 安定药 能抑制大脑边缘系统,使患者情绪安定,记忆消失和肌肉松弛,并有预防和治疗局部麻醉药中毒的作用。成人常用地西泮(安定)5~10 mg,氟哌利多(氟哌啶)5 mg,麻醉前30 min肌内注射。

4. 镇痛药 此类药可提高痛阈,有较强镇痛作用,可增强局部麻醉和针刺麻醉的效果,与全身麻醉药合用时有协同作用,可减少全身麻醉药用量;椎管内麻醉前使用,能减轻腹腔内脏的牵拉痛,因而对以上几种麻醉都适用。成人常用哌替啶(度冷丁)50~100 mg肌内注射,或吗啡5~10 mg皮下注射。吗啡有抑制呼吸的作用,故小儿、老年人应慎用,孕妇及呼吸功能障碍者禁用。

5. 其他用药 根据患者情况给予相应药物,如:支气管哮喘患者给予氨茶碱;有过敏史者应用苯海拉明或异丙嗪;糖尿病患者使用胰岛素等。

【麻醉前护理评估】

麻醉前护理评估是麻醉患者护理的首要步骤和重要环节之一。做好麻醉前的评估对于保证患者麻醉期间的安全性、提高患者对麻醉和手术的耐受力、减少麻醉后并发症具有重要意义。

1. 健康史 了解患者既往有无中枢神经系统、心血管系统及呼吸系统疾病史;既往有无麻醉及手术史;近期有无应用强心药、利尿药、降压药、降血糖药、镇静药、镇痛药、激素等用药史;有无药物过敏史。

2. 躯体方面 重点评估心、肺、肝、肾等重要器官的功能状况;患者的营养状况及水、电解质、酸碱平衡情况;牙齿有无缺少、松动,有无义齿;局部麻醉穿刺部位有无感染;脊柱有无畸形及活动受限。

3. 心理-社会方面 了解患者的情绪状态和性格特征,对疾病、手术和麻醉的认知程度,对麻醉前准备、麻醉中配合的认知程度,患者的经济状况和家属的情感支持程度等。

【麻醉前护理问题】

(1)焦虑、恐惧 与缺乏麻醉知识、担心手术预后、惧怕疼痛等因素有关。

(2)知识缺乏:缺乏有关麻醉前准备及麻醉配合知识。

【预期目标】

(1)患者情绪稳定,能够应对麻醉与手术。

(2)患者了解有关麻醉及麻醉配合知识。

【护理措施】

1. 提高机体对麻醉和手术的耐受力 改善患者的营养状况,纠正各种生理功能紊乱,使重要脏器的功能处于较好的状态,为麻醉创造条件。

2. 心理护理 面对即将到来的麻醉和手术,焦虑和恐惧是患者常见的情绪反应。根据患者的年龄、文化层次等具体情况,讲解麻醉前准备、麻醉方案、手术方案、麻醉和手术中的注意事项,以及可能遇到的不适,并作适当交代,消除患者对麻醉的恐惧与不安心理,以保证其良好的身心状态,确保麻醉与手术的顺利实施。

3. 禁食、禁饮 择期手术应常规禁食,成人麻醉前应常规禁食12 h,禁水4~6 h;小儿术前应禁食(奶)4~8 h,禁水2~3 h,以防麻醉后呕吐和误吸导致的窒息和吸入性肺炎。

4. 局部麻醉药过敏试验 普鲁卡因能与血浆蛋白结合产生抗原或半抗原,可发生过敏反应。目前规定普鲁卡因使用前应常规做皮肤过敏试验。

5. 其他 根据医嘱执行麻醉前用药。

【护理评价】
(1)患者紧张、焦虑心理是否得到缓解,能否主动配合治疗、安静休息和睡眠。
(2)能否配合麻醉,生命体征是否稳定,是否出现窒息、呼吸困难等并发症。

【健康教育】
(1)术前向患者讲解麻醉方法和手术过程,消除患者的顾虑。
(2)指导患者自我调控,保持情绪稳定。
(3)指导患者练习麻醉、手术时的体位,便于手术中配合。

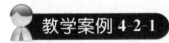

(1)该患者目前主要的护理问题:
①焦虑、恐惧　与恐惧癌症、担心愈合有关。
②知识缺乏:缺乏癌症相关知识及术后康复知识。
依据如下:①诊断肺癌,惧怕癌症、疼痛;②择期在全身麻醉下行左肺全切术;③患者既往体健,无手术史,担心手术预后,对手术有所顾虑。
(2)针对患者存在的护理问题行麻醉前准备:①讲解麻醉前准备内容、麻醉方案、手术方案、麻醉和手术中的注意事项,以及可能遇到的不适及应对措施,消除患者对麻醉的恐惧与不安心理,以保证其良好的身心状态,确保麻醉与手术的顺利实施。②根据医嘱执行麻醉前用药。

(李广霞)

任务 4-2　局部麻醉患者的护理

教学案例 4-2-1

王女士,28 岁,拟"区域阻滞麻醉下行乳房脓肿切开引流术"。询问病史,患者既往体健,无麻醉药过敏史。麻醉前常规禁食、禁饮,丁卡因皮肤过敏试验(一)。实施区域阻滞麻醉,注射麻醉药前回抽,无回血后于局部注入丁卡因 60 mg,5 min 后患者突然出现眩晕、寒战、烦躁不安,继之四肢抽搐、惊厥,并出现呼吸困难、血压下降、心率缓慢。
请问:(1)该患者出现了什么并发症?
(2)应采取什么护理措施?
(3)根据案例描述总结局部麻醉前护理有哪些。

【概述】
用局部麻醉药阻断神经末梢或神经干(丛)的传导,使局部组织痛觉暂时消失,产生局限性的麻醉区,称为局部麻醉(简称局麻)。局麻的优点是患者的神志清醒,对全身生理干扰小,麻醉方法简单而安全,多数可由手术者自己操作,应用广泛。根据麻醉药的作用部位分为表面麻醉、局部浸润麻醉、区域阻滞麻醉、神经干(丛)阻滞麻醉等。

重难点:
局部麻醉。

(一)常用局麻药
1. 酰胺类　常用的有利多卡因、布比卡因、罗哌卡因等,此类药物在肝内代谢,不形成半抗原,故极少引起过敏反应。
2. 酯类　常用的有普鲁卡因、丁卡因等,此类药物代谢产物可形成半抗原,能引起过敏反应,用药前需做皮肤过敏试验。

(二)常用局麻方法
1. 表面麻醉　利用局麻药的渗透作用,将渗透性强的局麻药施于黏膜表面,使其透过黏膜阻滞浅表的神经末梢,产生麻醉作用,称为表面麻醉。通常用1%～2%丁卡因溶液或2%～4%利多卡因溶液喷雾或涂敷在鼻、口腔、咽喉黏膜表面,使局部痛觉消失。眼科表面麻醉用0.5%丁卡因溶液或1%利多卡因溶液。

2. 局部浸润麻醉 沿手术切口将局麻药按组织层次由浅入深注射到组织中,使神经末梢发生传导阻滞,称为局部浸润麻醉,是应用最广的局麻方法。常用0.5%～1%普鲁卡因溶液、0.25%～0.5%利多卡因溶液。如无禁忌,局麻药中加入少量肾上腺素,可降低其吸收速度,延长麻醉时间,并减少出血。

3. 区域阻滞麻醉 将局麻药注射在手术区四周及基底部的组织中,使通向手术区的神经末梢和细小的神经干阻滞,称为区域阻滞麻醉。常用0.5%～1%普鲁卡因溶液、0.25%～0.5%利多卡因溶液。

4. 神经干(丛)阻滞麻醉 将局麻药注射到神经干(丛)周围,使其所支配的区域产生麻醉作用。例如颈丛神经阻滞、臂丛神经阻滞,分别用于颈部手术和上肢手术等。常用1%～2%利多卡因溶液、0.5%～0.75%丁卡因溶液。

(三)局麻药的毒性反应

1. 毒性反应 局麻药短时间内进入血液循环超过机体的耐受极限而出现的一系列中毒表现。

2. 引起局麻药毒性反应的常见原因 ①一次用量超过患者的耐受量;②误将药物注入血管内;③药物作用部位血运丰富,局部吸收过快;④药物浓度过高;⑤患者体质衰弱,耐受力降低;⑥肝功能严重受损,局麻药代谢障碍;⑦药物间相互影响使毒性增高。

3. 毒性反应的临床表现 ①兴奋型:较多见,患者中枢神经兴奋,轻者表现为精神紧张、出冷汗、呼吸急促、心率加快;重者有肌肉震颤、谵妄、抽搐、惊厥、发绀、血压升高、心律失常,甚至呼吸、循环衰竭。②抑制型:较少见,但后果严重。表现为嗜睡、昏迷、呼吸浅慢、发绀、血压下降、脉搏徐缓、心律失常,甚至呼吸、循环衰竭。

【护理评估】

(1)心理状态:观察患者精神紧张、焦虑和恐惧程度。

(2)麻醉前准备:了解有无麻醉药过敏史及麻醉药皮肤过敏试验结果;是否按照要求禁食、禁饮;是否接受了麻醉前用药。

(3)监测患者生命体征:体温、脉搏、呼吸、血压等。

(4)了解患者心、肝、肾功能,估计患者对局麻药的耐受力,是否可用肾上腺素等。

【常见护理诊断/问题】

(1)焦虑、恐惧 与担心麻醉安全性和手术风险有关。

(2)潜在并发症:局麻药毒性反应、局麻药过敏反应等。

【护理目标】

(1)患者情绪稳定,能正确应对手术和麻醉。

(2)潜在并发症能被有效预防或及时发现并处理。

【护理措施】

1. 麻醉前护理

(1)心理护理:对患者做好局麻、手术、疾病等相关知识的宣教,提高患者对麻醉和手术的认知程度,消除患者的紧张、焦虑情绪。

(2)饮食护理:一般小手术可不必禁食、禁饮,估计手术范围较大者应按常规禁食、禁饮。

(3)麻醉前用药:执行麻醉前用药,常规应用地西泮、巴比妥类药物,因其有镇静和预防局麻药中毒的作用。

(4)局麻药皮肤过敏试验:普鲁卡因使用前需做皮肤过敏试验,皮肤过敏试验阳性或有过敏史者应报告医生,改用其他麻醉药。

2. 局麻药毒性反应护理

(1)局麻药毒性反应的预防:①麻醉前应用地西泮、巴比妥类药物是预防局麻药中毒的关键。

②严格掌握一次限量,普鲁卡因不可超过 1 g,利多卡因不可超过 0.4 g,丁卡因不可超过 0.1 g。③注药前要回抽,防止误注入血管。④每 100 mL 局麻药中加入 0.1%肾上腺素 0.1 mL(总量不超过 0.5 mL),可减慢局麻药的吸收并能延长麻醉作用时间,但指(趾)神经阻滞麻醉、心脏病、高血压、甲状腺功能亢进症的患者和老年人,则不宜加肾上腺素。

(2)毒性反应的处理:立即停止用药,确保呼吸道通畅并给予吸氧。兴奋型患者可肌内或静脉注射地西泮,平卧休息后即可好转;抽搐和惊厥患者应立即静脉注射硫喷妥钠,给予气管插管和人工呼吸等。抑制型患者可给予面罩吸氧、人工呼吸、静脉输液,应用血管收缩剂以维持循环功能;如有呼吸、心跳停止,应立即进行心肺复苏。

3. 局麻药过敏反应护理 局麻药过敏反应多见于普鲁卡因和丁卡因。预防过敏反应的关键是麻醉前询问有无药物过敏史,并做皮肤过敏试验。一旦发生过敏反应,应立即停止用药,并进行抗过敏等处理。

4. 麻醉后护理 局麻药对机体影响小,除发生毒性反应或过敏反应外,一般无需特殊护理。门诊手术患者,若术中用药较多,手术后需观察,无异常后方可离院。

【护理评价】

(1)患者是否能说出应对焦虑、恐惧的措施。

(2)并发症是否发生、及时发现和处理。

【健康教育】

(1)向患者讲解麻醉方法和手术过程,消除患者的顾虑。

(2)指导患者自我调控,保持情绪稳定。

(3)指导患者练习麻醉、手术时的体位,便于手术中配合。

案例分析 4-2-1

(1)该患者出现:局麻药毒性反应。

(2)护理措施:立即停止用药,确保呼吸道通畅并给予吸氧。可肌内或静脉注射地西泮,或立即静脉注射硫喷妥钠,给予气管插管和人工呼吸等。静脉输液,应用血管收缩剂以维持循环功能;如有呼吸、心跳停止,应立即进行心肺复苏。

(3)总结局部麻醉前护理:①心理护理;②常规禁食、禁饮;③做皮肤过敏试验;④观察有无毒性反应。

(李广霞)

任务 4-3 椎管内麻醉患者的护理

教学案例 4-3-1

患者,男,35 岁,以"急性阑尾炎"急诊入院。持续性脐周疼痛 6 h,伴恶心、呕吐 4 次,呕吐物为胃内容物。查体见右下腹部明显压痛,且有肌紧张和反跳痛,肠鸣音存在。急诊在腰麻下行阑尾切除手术。患者术后 2 天出现头痛,自述抬头或坐起时头痛加重,平卧后减轻或消失。患者意识清醒,体温 37.8 ℃,脉搏 88 次/分,呼吸 20 次/分,血压 132/86 mmHg。瞳孔等大、等圆。脑电图检查未发现异常。

请问:(1)引起该患者头痛最可能的原因是什么?

(2)应采取什么措施缓解其头痛?

(3)腰麻过程中可能出现哪些并发症?

一、蛛网膜下腔阻滞

【概述】

将局麻药注入椎管内，阻滞脊神经的传导，使其所支配的区域失去痛觉，称为椎管内麻醉。根据局麻药注入腔隙的不同，可分为蛛网膜下腔阻滞和硬脊膜外腔阻滞(图4-3-1)。

重难点：
椎管内麻醉、蛛网膜下腔阻滞。

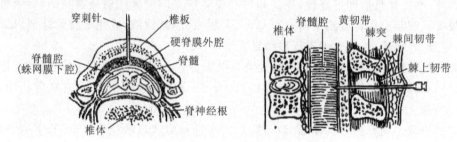

图4-3-1　椎管内麻醉

将局麻药注入蛛网膜下腔，阻断部分脊神经的传导功能而引起相应支配区域的麻醉作用，称为蛛网膜下腔阻滞(subarachnoid block)，又称腰麻。腰麻中如果仅阻滞骶神经，则称鞍区麻醉。

1. 适应证与禁忌证　腰麻的优点是止痛完善、肌松弛良好、操作简便，适用于手术时间在2～3 h的下腹部、盆腔、下肢和肛门、会阴等部位的手术。中枢神经系统疾病、穿刺部位皮肤感染或脓毒症、脊柱畸形、休克、凝血机制障碍、精神疾病或不合作的患者，应列为禁忌。对老年人、孕妇、高血压等患者应严格控制用药量，谨慎使用。

2. 常用药物　普鲁卡因、丁卡因和布比卡因，均为纯度较高的白色结晶。用5%葡萄糖溶液或脑脊液溶化，其比重高于脑脊液，称重比重液；用注射用水溶化，其比重低于脑脊液，称轻比重液。临床多用重比重液。

【护理评估】

1. 心理状态　观察患者精神紧张、焦虑和恐惧程度。

2. 麻醉前准备情况　患者是否按要求禁食、禁饮，是否接受了麻醉前用药，了解患者手术史、麻醉史，有无局麻药过敏史，麻醉穿刺部位皮肤有无感染，脊柱是否畸形。

3. 生命体征　测量体温、脉搏、呼吸、血压等。

【常见护理诊断/问题】

(1)低效性呼吸型态　与麻醉平面过高或硬脊膜外腔阻滞麻醉时麻药误入蛛网膜下腔所致的全脊髓麻醉有关。

(2)心排血量减少　与麻醉后部分交感神经阻滞或全脊髓麻醉有关。

(3)尿潴留　与骶神经阻滞后恢复较慢，腹部和会阴手术后切口疼痛，患者不习惯卧床排尿有关。

(4)舒适性改变：头痛　与腰麻后脑脊液漏出引起颅内压降低有关。

(5)潜在并发症：局麻药毒性反应、穿刺部位感染、硬膜外脓肿、硬膜外血肿、截瘫。

【护理目标】

(1)在麻醉过程中血压平稳，心排血量正常。

(2)呼吸功能得到有效维持。

(3)患者能自主排尿。

(4)头痛得到预防或减轻。

(5)避免或及时发现并处理并发症。

【护理措施】

1. 手术中护理

(1)建立静脉通道：根据需要建立一条或两条静脉通道，维持手术中血容量。

(2)卧位:协助麻醉师摆好麻醉体位,注射麻药后立即协助患者平卧,以后根据麻醉要求调整卧位。

(3)监测生命体征:协助麻醉师密切观察患者生命体征变化。

2. 手术中并发症的护理

(1)血压下降、心动过缓:因腰麻时部分交感神经被阻滞,迷走神经相对亢进所致。如血压下降,立即静脉注射麻黄碱 15 mg;如有心动过缓者,可静脉注射阿托品 0.5 mg。

(2)呼吸抑制:因麻醉平面过高,使呼吸肌运动无力或麻痹所致,表现为胸闷气促、说话无力,严重者发绀、呼吸困难。视程度给予面罩吸氧或辅助呼吸。一旦呼吸停止,应立即进行气管插管和人工呼吸进行急救。

(3)恶心、呕吐:发生的原因是低血压或呼吸抑制,造成脑缺氧而使呕吐中枢兴奋;牵拉腹腔内脏;迷走神经亢进等。应针对具体原因配合麻醉师进行处理,如提升血压、给予吸氧、暂停手术牵拉等。

3. 术后观察和护理

(1)卧位:手术后应常规去枕平卧 6~8 h。

(2)确保静脉通道通畅,正确连接各种引流管,观察有无术后出血。

(3)观察生命体征:每小时测血压、脉搏、呼吸 1 次,并做好记录,尤其是血压和呼吸,维持循环和呼吸功能。

(4)腰麻后尿潴留:主要因支配膀胱的骶神经被阻滞后恢复较慢,下腹部、肛门或会阴部手术后切口疼痛,以及患者不习惯卧床排尿等所致。可热敷下腹部、诱导排尿、改变体位,必要时针灸足三里、三阴交、阴陵泉等穴位,仍不能自行排尿时,应给予导尿。

(5)腰麻后头痛:多发生于腰麻后 1~3 天。头痛部位不定,但以枕部最多,顶部和额部次之。头痛的特点是坐起时加剧,平卧时减轻。其主要原因是穿刺针太粗,留下针孔,脑脊液不断流失,颅内压降低,所以腰麻患者手术后应去枕平卧 6~8 h。

二、硬脊膜外腔阻滞

重难点:
硬脊膜外腔阻滞。

【概述】

将局麻药注入硬脊膜外腔,阻滞部分脊神经的传导功能,使其所支配区域的感觉和运动功能消失的麻醉方法,称为硬脊膜外腔阻滞(epidural block),又称硬膜外麻醉。硬脊膜外腔穿刺成功后,可经穿刺针置入导管,并将导管留置在硬脊膜外腔中,每隔一定时间从导管注入局麻药,以维持麻醉,直到手术完毕将导管拔除,因而麻醉时间可不受限制。

1. 适应证与禁忌证 由于麻药只阻滞硬脊膜外腔中的脊神经根,麻醉效果表现为节段性,故在脊柱的颈、胸、腰、骶各部位几乎都可进行穿刺和麻醉。适用于颈、胸壁、腹部、会阴和四肢的各种手术,尤其对上腹部手术更为适宜。禁忌证与腰麻基本相同。

2. 常用药物 利多卡因、丁卡因、布比卡因等。

【护理措施】

1. 手术中护理 基本上同腰麻患者护理。

2. 术中并发症的护理 全脊髓麻醉是硬膜外麻醉最危险的并发症,是硬膜外麻醉时不慎穿破硬脊膜,致超量局麻药注入蛛网膜下腔而产生异常广泛的阻滞。患者首先感到呼吸困难,随即呼吸停止,血压下降,意识丧失。应立即面罩加压给氧,必要时行气管插管以维持呼吸,同时快速输液,给予升压药,维持循环功能。如抢救及时,呼吸、血压和意识可能恢复。

3. 术后观察和护理

(1)卧位:手术后平卧 4~6 h,但不必去枕。

(2)确保静脉通道通畅,正确连接各种引流管,观察有无术后出血。

(3)观察生命体征:每小时测血压、脉搏、呼吸 1 次,并做好记录,尤其是血压和呼吸,维持循环和呼吸功能。

(4)脊神经根损伤:多由穿刺不当所致。术后患者主诉躯体局部疼痛、麻木,应及时报告医生。

(5)硬膜外血肿:穿刺时穿破血管而引起出血,血肿压迫脊髓可造成暂时性或永久性截瘫。患者有下肢的感觉、运动障碍,应在8 h内手术清除血肿。

(6)硬膜外脓肿:穿刺时无菌操作不严格,可引起硬膜外腔感染甚至形成脓肿,出现头痛、呕吐、颈项强直等脑膜刺激征,同时伴有寒战、高热。应用抗生素治疗,并手术切开椎板排脓。

【护理评价】

(1)患者在椎管内麻醉手术中循环系统功能是否稳定。

(2)患者在椎管内麻醉手术中呼吸系统功能是否稳定。

(3)患者能否自主排尿。

(4)患者头痛是否得到预防或缓解,舒适感是否增加。

(5)患者是否发生并发症,能否及时发现并处理并发症。

【健康教育】

(1)向患者讲解麻醉方法和手术过程,消除患者的顾虑。

(2)指导患者自我调控,保持情绪稳定。

(3)指导患者练习麻醉、手术时的体位,便于手术中配合。

案例分析 4-3-1

(1)引起该患者头痛最可能的原因:腰麻后脑脊液外漏,引起颅内压降低,牵张颅内血管引起头痛。

(2)缓解其头痛的措施:腰麻手术后去枕平卧6~8 h。

(3)腰麻过程中可能出现的并发症:血压下降、心动过缓、呼吸抑制。

任务 4-4　全身麻醉患者的护理

教学案例 4-4-1

患者,男,45岁,教师,刺激性干咳,偶有少量咯血3个月,近日出现胸痛入院,查体:体温36 ℃,脉搏72次/分,血压110/70 mmHg,X线检查发现左肺有块状阴影。血常规检查:白细胞计数$5×10^9$/L,中性粒细胞0.65。诊断:肺癌。医嘱:择期在全身麻醉下行左肺全切术。

问:(1)全身麻醉患者术后应采取何种卧位?

(2)如何维持全身麻醉患者术中呼吸、循环功能?

【概述】

全身麻醉是麻醉药经呼吸道吸入或经静脉、肌内注射进入人体,对患者的中枢神经系统产生暂时性抑制,使患者呈现意识及全身痛觉消失、反射活动减弱和一定程度的肌肉松弛状态的一种麻醉方法,简称全麻。全身麻醉是临床上最常使用的麻醉方法,能满足全身各部位手术的需要,其安全性、舒适性均优于局麻和椎管内麻醉。

(一)常用全身麻醉药

1. 常用的吸入麻醉药　吸入麻醉药是指经呼吸道吸入进入人体内并产生全身麻醉作用的药物。一般用于全身麻醉的维持,有时也可用于麻醉的诱导。常用吸入麻醉药包括氟烷、恩氟烷、异氟烷、氧化亚氮(笑气)、乙醚等。

2. 常用静脉麻醉药　经静脉注射进入人体后,通过血液循环作用于中枢神经系统而产生全

重难点:
全身麻醉。

身麻醉作用的药物。其优点为诱导快,对呼吸道无刺激,无环境污染。常用药物包括硫喷妥钠、氯胺酮、异丙酚、咪唑安定等。

3. 常用肌松药 肌松药是全身麻醉用药的重要组成部分,使用肌松药便于手术操作,可减少深麻醉对患者的生理影响。肌松药无镇静、镇痛作用,不能单独使用,应在全身麻醉状态下辅助使用;使用肌松药后呼吸抑制,因此应在气管插管并施行辅助或控制呼吸的基础上使用。常用药物为琥珀胆碱、筒箭毒碱。

4. 常用麻醉性镇痛药 临床上最常用的是芬太尼,属于人工合成的强镇痛药,作用强度是吗啡的 50~100 倍。大剂量用药可出现呼吸抑制和胸壁肌肉强直,对循环无明显抑制,常用于心血管手术的麻醉。吗啡因副作用较大,目前临床已很少使用,仅用于术前用药和硬膜外镇痛。

(二)全身麻醉方法

1. 吸入麻醉 经呼吸道吸入挥发性麻醉药,产生全身麻醉的方法称吸入麻醉。患者肌肉松弛,痛觉消失。

(1)开放式吸入麻醉:将挥发性液体麻醉药(如乙醚等)点滴在特制的麻醉面罩纱布上,患者吸入药物的挥发气体而进入麻醉状态。此法简单易行,但药液消耗大,呼吸道分泌物多,且对呼吸不易控制,目前很少采用。

重难点:
吸入麻醉。

(2)密闭式吸入麻醉:在药物诱导下,将特制气管导管经口腔插入气管内,连接麻醉机吸入麻醉药而产生麻醉的方法。给患者戴上特制的面罩或施行气管插管,并将其与麻醉机的呼吸皮管相连。患者的吸气和呼气完全通过麻醉机控制,由麻醉机供氧并输送麻醉药,呼出的 CO_2 可被麻醉机内的钠石灰吸收。其优点:①便于保持呼吸道通畅;②便于进行辅助呼吸或控制呼吸,是开胸手术必用的麻醉方法,也适用于危重患者的抢救;③不受手术体位及手术操作的限制;④易控制麻醉药用量及麻醉深度。

2. 静脉麻醉 自静脉注入麻醉药,通过血液循环作用于中枢神经系统而产生全身麻醉的方法,称为静脉麻醉,为全身麻醉诱导后经静脉给药维持适当麻醉深度的方法。单一的静脉全麻药仅适用于全麻诱导和短小手术,而对复杂或时间较长的手术,多选择复合全身麻醉。

重难点:
静脉麻醉、复合全身麻醉。

3. 复合全身麻醉 两种或两种以上的全麻药物或方法复合应用,彼此取长补短,以达到最佳临床麻醉效果,称为复合全身麻醉。根据给药途径不同,复合全身麻醉大致分为两种。

(1)全静脉复合全身麻醉:静脉麻醉诱导后,采用静脉镇静药、麻醉性镇痛药和肌松药复合应用。这样既可发挥各种药物的优点,又可克服其不良作用,具有诱导快、操作简便、可避免吸入麻醉药引起的环境污染等。

(2)静吸复合全身麻醉:静脉麻醉的深度缺乏明显标志,给药时机较难掌握。因此,一般在静脉麻醉的基础上,于麻醉较浅时间断吸入挥发性麻醉药。这样既可维持相对麻醉稳定,又可减少吸入麻醉药的用量,且有利于麻醉后迅速苏醒。

【护理评估】

1. 心理状态 观察患者精神紧张、焦虑和恐惧程度。

2. 麻醉前准备情况 患者是否按要求禁食、禁饮,是否接受了麻醉前用药,了解患者手术史、麻醉史,有无呼吸系统、循环系统疾病。

3. 生命体征 测量患者体温、脉搏、呼吸、血压等。

【常见护理诊断/问题】

(1)有窒息的危险 与麻醉前未禁食有关。

(2)心排血量减少 与麻醉前患者血容量不足、体液平衡失调或麻醉过深有关。

(3)体温过高或过低 与手术、麻醉和输液有关。

(4)有受伤的危险 与麻醉苏醒时躁动有关。

【护理目标】

(1)保持呼吸道通畅,防止窒息发生。

(2)维持正常循环血量,保证手术顺利进行。

(3)患者体温维持正常。

(4)无意外损伤发生。

【护理措施】

(一)手术中护理

全身麻醉手术中的护理由巡回护士协助麻醉师做好麻醉中监测,并在输血、输液、临时用药、麻醉意外抢救等方面做好密切配合。

(二)全身麻醉恢复期的护理

1. 卧位　全身麻醉患者未清醒,采取去枕平卧位,使头偏向一侧,避免口腔分泌物、呕吐物吸入气道引起窒息。

2. 密切观察病情　每15～30 min监测血压、脉搏、呼吸、意识、瞳孔一次,观察肢体感觉与运动、心电图和血氧饱和度,并详细记录,直至患者完全清醒,病情稳定。有条件的医院可先入住麻醉恢复室或ICU监护。患者恢复达到以下指标:①神志清醒,能正确回答问题;②呼吸平稳,能深呼吸及有效咳嗽;③动脉血氧饱和度大于95%,血压、脉搏平稳半小时以上;④心电图显示无严重心律失常,可转出麻醉恢复室。

3. 维持呼吸功能

(1)呕吐与误吸:通常发生在麻醉诱导期或麻醉苏醒期,饱食后急症患者、肠梗阻患者、小儿更容易出现。术前严格禁食、禁饮,使胃充分排空;肠梗阻或饱食患者,麻醉前应插胃管吸出胃内容物。如发现口腔分泌物增多且频繁吞咽,立即将患者头偏向一侧,以利于呕吐物排出,同时迅速清理口、鼻腔内残留物;若呕吐物已进入呼吸道,应诱发咳嗽,彻底吸除呼吸道内异物。

(2)舌后坠:舌后坠时可听到鼾声,用手托起下颌或放置口咽通气导管。

(3)呼吸道分泌物积聚:呼吸伴有痰鸣音时,及时吸痰,保持呼吸道通畅。

(4)喉痉挛的处理:立即去除诱因,经面罩加压给氧,如不能缓解,可经环甲膜穿刺给氧;如在手术中可以加深麻醉或给予肌松药,再行气管插管。

(5)喉头水肿:轻者可静脉注射地塞米松或雾化吸入肾上腺素,重者应配合医生立即行气管切开并做好护理。

(6)支气管痉挛:静脉给予氨茶碱或皮质激素,解除支气管平滑肌痉挛,必要时行气管插管,控制呼吸。

(7)肺不张:多见于上腹部和胸腔手术者,主要是术后咳痰困难、分泌物阻塞支气管引起,也可能是单侧支气管插管引起,或吸入麻醉药导致区域性肺不张。痰多而黏稠者应雾化吸入,稀化痰液并及时吸痰。术前戒烟,控制呼吸道感染,术后鼓励患者深呼吸,有效咳嗽、咳痰,预防肺不张、肺部感染。

4. 维持循环功能

(1)低血压和高血压:麻醉过深、失血过多、术中牵拉内脏引起迷走神经反射均可导致血压下降,应减浅麻醉,减少内脏牵拉,同时补充血容量。高血压除与患者原有疾病有关外,还可与麻醉浅,镇痛药用量不足,未能控制手术刺激而引起强烈反应有关。

(2)心律失常:麻醉过浅或过深、缺氧及CO_2蓄积,可引起心动过速;手术中牵拉内脏可引起心动过缓。针对以上原因,遵医嘱作相应处理,维持循环功能。

5. 维持正常体温　高热与惊厥常见于小儿,由于婴幼儿的体温调节中枢尚未发育完善,全麻药的不良作用引起中枢性体温调节失常而出现高热,甚至发生惊厥。所以小儿全身麻醉时体温的监测极为重要,一旦体温升高,就应积极行头部降温,防止脑水肿。如发生抽搐,应立即吸氧,保持呼吸道通畅,并可静脉注射小剂量镇静药。如体温过低,应注意保暖。

6. 防止意外损伤　麻醉恢复过程中,患者可能出现躁动,对躁动不安者需加上床栏,以防止坠床。适当约束双手,以防拔除输液管或引流管等。

7.术后躁动与苏醒延迟 与吸入麻醉药、患者代谢低、低体温、镇痛不足和苏醒不完全等有关。正确应用肌松药、镇痛药,避免低体温,给予吸氧,加速麻醉药吸出。

【护理评价】

(1)患者能否保持呼吸道通畅,窒息能否得到有效预防。

(2)患者在全身麻醉手术中能否维持循环系统功能。

(3)患者体温是否正常。

(4)患者是否发生坠床或其他损伤。

【健康教育】

(1)向患者讲解麻醉方法和手术过程,消除患者的顾虑。

(2)指导患者自我调控,保持情绪稳定。

(3)指导患者练习麻醉、手术时的体位,便于手术中配合。

案例分析 4-4-1

(1)全身麻醉患者术后去枕平卧,使头偏向一侧,防止误吸。

(2)保持静脉通道通畅;观察有无术后出血;密切观察脉搏、血压、血氧饱和度的变化,监测心电图,如有心律失常,及时报告医生,遵医嘱处理。

(李广霞)

任务 4-5 术后镇痛管理

【概述】

(一)术后镇痛意义

手术后疼痛是人体对组织损伤和修复过程的一种复杂生理、心理反应,几乎可见于所有的术后患者,是每一位术后患者必须面对的问题。手术后疼痛是一种伤害性刺激,可引起一系列的病理生理改变,给患者带来身心痛苦,严重影响着术后患者的康复和生命质量。有效的术后镇痛有利于患者早期下床活动,促进胃肠功能恢复,减少并发症发生,加速患者康复进程。

(二)术后镇痛方法

1.传统方法 传统术后镇痛是在患者感觉到疼痛痛苦时,护士根据医嘱给予解热镇痛药或阿片类镇痛药,这是由于对术后疼痛认知的误区而导致的疼痛治疗的非主动性。护士和患者对疼痛治疗的给予和接受都存在着非主动性,不能做到及时、有效镇痛。

2.现代方法 现代术后镇痛的宗旨是尽可能完善地控制术后疼痛,使患者感觉不到疼痛痛苦。可请患者参与镇痛方法的选择,如患者自控镇痛、硬膜外置管镇痛以及持续外周神经阻滞镇痛等新型镇痛装置和技术。具体方法如下。

(1)持续镇痛:以镇痛泵持续输入小剂量镇痛药。

(2)患者自控镇痛:在持续镇痛的基础上,患者根据自身疼痛感受,自我控制给药时机和剂量,是一种新型止痛技术。它包括患者自控静脉镇痛,以阿片类药物为主;患者自控硬膜外镇痛,以局麻药为主;患者自控皮下镇痛,注入皮下或神经干旁阻滞,以局麻药为主。其中,以自控硬膜外镇痛效果最佳。

【疼痛评估】

(一)术前评估

1.一般资料 包括患者的性别、年龄、职业、文化程度等,以便为术后镇痛的选择及健康教育内容提供依据。

2.健康史 主要是患者的手术史、镇痛药使用史及效果,有无系统性疾病等,以便根据患者特点为其选择安全、有效的术后镇痛措施,防止镇痛药使用引起的并发症。

3.身体状况 根据患者的身高、体重、肱三头肌皮褶厚度、上臂肌围、精神状况等来全面评估患者的营养状况。根据患者的营养状况来判断其对疼痛的耐受力。

4.心理状况 外科患者面临手术、麻醉及外科疾病三重威胁,焦虑、恐惧是患者明显的心理反应,这种负性情绪往往会进一步加重患者术后疼痛。因此,手术前评估患者心理状况能正确引导和及时纠正其不良的心理反应,消除不良心理暗示,以利于患者术后疼痛的减轻。

5.家人的情感支持及家庭经济状况 家人的情感支持及良好的家庭经济状况,对于患者术后疼痛的及时表达及治疗有积极意义。反之家庭经济条件差、家人支持欠缺的患者术后往往不敢表达疼痛,导致镇痛效果不良。因此,评估患者家庭支持系统,为术后患者进行镇痛治疗提供了保障。

(二)术后评估

1.心理状况 因担心疾病的病理性质、手术所致的结构及生理功能的改变,或担忧手术对今后生活、工作及社交带来的影响,可使患者出现焦虑,以至于疼痛的加剧。因此,术后及时有效的心理评估和针对性的心理支持,可减轻患者疼痛程度。

2.身体状况 主要是通过评估患者术后生命体征,了解患者对术后疼痛的耐受力及疼痛程度。

3.手术治疗状况 ①手术切口部位,有无渗血、渗液、感染,了解敷料包扎松紧度;②引流管安放位置及引流是否通畅,防止因引流管位置不当或引流不畅所致的疼痛;③了解石膏、夹板固定松紧度,防止由于固定过紧影响血液循环,导致组织缺血引起疼痛。

4.疼痛程度评估 护理人员应根据患者手术部位、文化水平、性格特质等选择适用于患者的评价工具。

(1)语言评价量表:适用于术后可以进行语言交流的患者;疼痛程度分为五级,即无痛、轻度痛、中度痛、重度痛、剧痛。

(2)数字评价量表:可以精确、动态地评价术后镇痛效果及患者疼痛的改变(图4-5-1);用0～10代表不同程度的疼痛,0为无疼痛,10为剧痛。按照疼痛对应数字将疼痛程度分为轻度疼痛(1～3)、中度疼痛(4～6)、重度疼痛(7～10)。

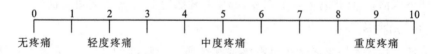

图4-5-1 疼痛程度数字评价量表

(3)Wong Banker面部表情法:适用于儿童术后疼痛的评估,由医护人员根据患者疼痛时的面部表情状态,对照"面部表情疼痛评分量表"(图4-5-2)进行疼痛评估,适用于表达困难的患者,如婴儿、意识障碍或无法交流的患者。

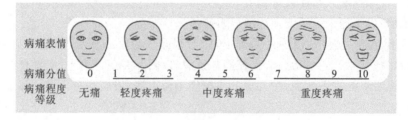

图4-5-2 面部表情疼痛评分量表

【护理目标】

(1)患者术后疼痛程度控制在4及以下,在疼痛加重时能及时通知医护人员进行处理。

(2)患者焦虑、恐惧缓解,每天能保证足够睡眠。

(3)患者活动时能正确、有效地保护伤口,能正确选择并能使用适用于本人的缓解术后疼痛的非药物治疗方法。

(4)护士能及时发现非切口因素所致的术后疼痛,并进行有效处理。

(5)护理人员进行指导后,患者及家属能正确说出所用镇痛药的使用时间、剂量、用药途径及不良反应。

【护理措施】

1.术前护理 根据患者的心理状态与病情,护士适当讲解术后疼痛的一般知识,使其出现不适时有所准备,建立信念,提高对疼痛的耐受性。指导患者学会适合自己的非药物镇痛措施,如缓慢节律呼吸法、活动时保护伤口方法、松弛法等,以便患者术后出现疼痛时能主动使用。

2.术后护理

(1)定时评估疼痛性质、程度:疼痛评估的关键是疼痛的部位、性质、程度、持续时间以及间隔时间,其次包括使疼痛加剧和缓解的因素,以及疼痛发作时的周围环境。护理人员需注意倾听患者的疼痛主诉,并应加强对患者疼痛感受的主动询问,同时根据患者文化水平、手术特点及身体情况选择合适的疼痛评估工具,以便对患者疼痛特点进行科学的、全面的判断,选择有效的镇痛措施。

(2)管道护理:妥善固定引流管,避免引流管在引流口处反复摩擦,引起患者不适或疼痛;保持引流管通畅,避免因引流不畅引起患者疼痛;护士讲解放置引流管的作用及注意事项,取得患者认同和配合,也可增加患者舒适感。

(3)消除诱发疼痛的因素:①创造安静、舒适的病室环境,调节光线,减少噪音,去除异味,保持病室适宜的温度和湿度;②加强心理护理,维持患者稳定情绪,使其正确认知术后疼痛;③分散患者注意力,如播放患者喜好的乐曲、相声,朗读优秀的文艺作品,或与家属、朋友相聚等;④根据手术部位指导患者选择能降低手术切口张力的体位,避免因体位不当引起不适;⑤定时检查敷料、石膏、夹板的松紧度是否适宜。避免因以上因素诱发患者疼痛。

(4)评价镇痛效果:镇痛不佳或患者需要更为复杂地调整镇痛药剂量时,要与麻醉科人员联系。

(5)术后镇痛的并发症及护理:①恶心、呕吐:阿片类药物对延髓呕吐中枢化学感受区的兴奋作用可能是引起恶心、呕吐的主要原因。术后呕吐可增加腹压,加剧手术切口疼痛,引发切口出血,故出现呕吐时应及时处理。一般是给予胃复安肌内注射,同时给患者采取平卧位,使头偏向一侧,防止呕吐物吸入气道。②呼吸抑制:阿片类药物最危险的不良反应为直接作用于脑干,抑制呼吸中枢,导致呼吸衰竭。开始表现为呼吸频率减慢,继而通气量减少,呼吸运动不规则,最后出现呼吸抑制,每分钟呼吸频率小于10次,甚至停止。镇痛期间一旦发生上述表现,应立即报告医生,采取急救措施。③内脏运动减弱:尿潴留多发生于镇痛治疗后的24~48 h,可留置导尿管到镇痛结束。镇痛药物会减慢胃肠蠕动,造成患者便秘,可常规使用通便药。④皮肤瘙痒:阿片类药物诱发组胺释放而引起皮肤瘙痒,给予抗组胺类药物可缓解症状。

【健康教育】

(1)向患者及其家属讲解疼痛对机体可能产生的不利影响及术后镇痛的重要意义。

(2)鼓励患者一旦发生疼痛要及时表达,指导患者如何表达疼痛反应,如疼痛强度、性质、持续时间和部位,并说明护士将根据患者对疼痛的这些反应采取相应的护理措施。

(3)告知患者有权享受术后无痛经历,并有多种镇痛方法可供选择。

(4)向患者及家属讲述自控镇痛治疗的给药方式、时机以及镇痛泵的使用方法,以达到良好的镇痛效果。

(李广霞)

任务 5 围手术期患者的护理

围手术期护理是指手术前、手术中、手术后整个诊疗时期对患者的护理。手术是外科患者的一项主要治疗措施,同时也使患者受到不同程度的损伤。因此,对于接受手术的患者,手术前提供良好的术前护理,可使手术的危险性、痛苦及害怕等减至最小的限度。围手术期护理与手术技术同样是手术治疗成功的关键。

任务 5-1 手术前患者的护理

【课程目标】

1. 知识目标

(1)掌握外科手术患者手术前的护理措施。

(2)熟悉外科手术患者手术前的护理评估内容。

(3)了解围手术期有关概念、围手术期护理的目的。

2. 能力目标

(1)能对手术患者进行术前评估。

(2)能对手术患者进行术前常规准备。

3. 素质目标

(1)在护理过程中,具备基本的护理礼仪规范。

(2)具备良好的护患沟通能力。

【预习目标】

(1)预习本任务中知识链接,了解手术的目的和分类。

(2)通读本项目本任务的全部内容,重点注意并找到课程目标中要求掌握的全部知识点。

教学案例 5-1-1

患者,男,30岁,因右下腹疼痛伴恶心、呕吐6 h入院。患者6 h前出现腹痛,最先开始于脐周,然后转移至右下腹,并固定于右下腹部。伴恶心、呕吐1次,呕吐物为胃内容物,不含胆汁和咖啡色样物质。查体:体温39.1 ℃,脉搏112次/分,血压120/90 mmHg,右下腹压痛、反跳痛、肌紧张,肠鸣音减弱,结肠充气试验和腰大肌试验阳性。实验室检查:WBC 12.5×10^9/L,中性粒细胞0.9。

请问:(1)该患者的护理诊断有哪些?

(2)简述该患者手术前准备的内容。

【概述】

从患者准备手术至进入手术室,这一时期称为手术前护理,完善的手术前准备是手术成功的重要步骤。手术前护理的重点:评估和矫正可能增加手术危险性的生理和心理问题,给予患者有关手术的健康教育,指导适应术后变化的锻炼。

知识链接

手术的分类

根据手术的时机,手术可分为三类。

1. **择期手术** 不因手术时间的早晚影响治疗效果,应做充分的术前准备,如疝修补术、瘢痕整复、无出血的痔手术等。

2. **限期手术** 手术时间虽可以选择，但有一定限度，不宜延迟过久，应该在一段时间内尽可能做到充分准备，如恶性肿瘤根治手术。

3. **急症手术** 需在最短时间内迅速手术，按照病情轻重缓急重点做好必要的准备，情况紧急的需立即手术，抢救生命，如脾破裂大出血等。

【护理评估】

(一)健康史

评估患者的一般资料，如患者的姓名、性别、年龄、民族、职业等；了解既往有无手术经历，接受手术治疗的性质、种类和时间；既往有无慢性疾病病史；有无青霉素、链霉素、普鲁卡因及磺胺等药物及其他物质过敏史；有无吸烟和饮酒的习惯，有无酒精中毒史及药物依赖史。

(二)身体评估

1. **营养状况** 测量患者身高、体重、肱三头肌皮褶厚度、上臂周径、血清蛋白等，了解患者是否存在营养不良或肥胖。

2. **体液平衡状况** 评估患者有无缺水及缺水程度、类型，有无水、电解质紊乱和酸碱平衡失调。长期呕吐、严重腹泻和液体补充不足可导致缺水和电解质紊乱。

3. **有无感染** 评估患者是否有咳嗽、咽喉痛、体温升高等上呼吸道感染症状，并观察皮肤有无创伤、脓肿、皮疹或其他异常现象。

4. **重要器官功能** 主要脏器功能应重点评估，其他系统的评估应根据患者情况和手术需要进行。

(1)心血管功能：评估脉搏速率、节律及强度；血压和末梢循环情况。评估有无水肿，近6个月有无心肌梗死、心律不齐、心脏瓣膜疾病、急性心肌炎、心力衰竭、恶性高血压等。

(2)肝肾功能：询问患者有无酗酒史；有无黄疸及腹腔积液等严重肝脏疾病的体征。评估有无尿频、尿急和排尿困难等症状；观察尿量和尿液颜色、性状，结合肌酐清除率和血尿素氮来判断肾功能。

(3)呼吸功能：评估患者呼吸频率，是否有呼吸困难；有无哮喘、杵状指、胸痛、咳嗽等。血气分析和肺通气量可以反映肺功能状况。

(4)内分泌功能：评估血糖、尿糖、基础代谢率的情况。糖尿病患者常合并心血管、肾脏疾病，手术后易感染；糖尿病未控制时在麻醉和手术时发生低血糖，使手术危险性增加。甲状腺功能亢进症患者，手术前用碘剂或心得安等药物，以降低基础代谢率(BMR)，避免术中出现甲状腺危象。

(5)患者是否处于妊娠期或月经期。

(三)心理-社会状况

多数患者对手术、麻醉和手术后的疼痛会感到害怕、焦虑。评估时需了解患者的文化程度、宗教信仰及亲属对患者的支持、关心程度，家庭经济状况，手术费用承受能力等。

(四)手术耐受性

1. **耐受良好** 全身情况较好，外科疾病对全身影响较小，重要器官无器质性病变或其功能处于代偿阶段，稍做准备就可手术。

2. **耐受不良** 全身情况欠佳，外科疾病已对全身影响明显，或重要脏器有器质性改变，功能濒临或已失代偿，须经积极、全面准备后方可进行手术。

重难点：
耐受良好、耐受不良。

【常见护理诊断/问题】

(1)知识缺乏：缺乏疾病、手术、治疗的相关知识及手术前、后配合知识。

(2)营养失调：低于机体需要量 与禁食或进食不足、慢性消耗性疾病、饮食结构不合理等有关。

(3)焦虑或恐惧　与对医院环境陌生,担忧麻醉或手术风险,担心经济、生活、工作等有关。

(4)睡眠型态紊乱　与失眠、焦虑、恐惧、身体疾病、环境陌生有关。

(5)有体液不足的危险　与呕吐、腹泻、出血及液体摄入不足有关。

【护理措施】

(一)心理护理

1.适应医院环境　心理护理可消除恐惧,增加患者的信心。可向患者及家属介绍主管医生及护士、病室环境、同室病友及有关规章制度,帮助患者尽快适应环境,产生信赖及安全感。做好病情介绍,说明手术、麻醉的必要性和安全性,消除顾虑。

2.保证环境舒适　减少因环境的嘈杂或不舒适而加重患者紧张、失眠的状况。病房温度保持在18～20℃,湿度保持在50%～60%。减少陪护人员,以保证患者休息。病床之间最好用帷幕隔开,保护患者隐私。

3.减轻焦虑　正视患者的情绪反应,鼓励患者诉说焦虑、恐惧的心理感受,护士应分析原因和程度,指导患者学会减轻焦虑、恐惧心理的方法,如听音乐、看电视、看书、散步和适度放松训练、与医护人员或病友谈心等。

(二)提高手术的耐受力

1.保证睡眠和休息　应保证安静、舒适的病室环境,如患者情绪不稳定、失眠,应遵医嘱应用镇静剂。

2.加强营养　对能进食却发生营养不良的患者,应鼓励其多摄取碳水化合物、蛋白质及维生素;对不能进食或吸收不良者,采取肠道外静脉营养疗法,以保证患者能量供应的需要。

3.特殊患者准备　①贫血患者应少量多次输血,纠正低蛋白血症;②糖尿病患者应控制血糖,常规应用抗生素;③高血压患者应视病情、手术和麻醉需要控制血压;④严重心律失常患者,用药物使心律恢复正常或行手术;⑤急性心肌梗死患者6个月内不行择期手术,6个月以上、无心绞痛发作者在监护下可行手术;⑥心力衰竭患者症状控制3～4周后再施行手术。

(三)术前指导

(1)介绍手术的名称、目的、时间、麻醉方法及术中、术后的不适和应对方法。

(2)讲解术前辅助检查的方法及有关问题,尿、粪标本的采集方法,X线、超声波等特殊检查的准备及注意事项。

(3)说明禁食、禁饮、戒烟及保持口腔卫生的意义,解释备皮、配血、服用泻药或灌肠、洗胃、插导尿管的重要性或作用。

(4)减轻术后并发症的训练:

①适应性训练:术中采用特殊手术体位时,术前需指导患者进行练习,以减轻术中不适,如颈仰卧位手术,患者术前应去枕平卧或肩部垫枕平卧。

②深呼吸、咳嗽、咳痰练习:以降低呼吸道并发症的发生率。

③翻身和肢体运动:患者可利用床头栏杆向两侧翻身和由床上坐起。对术后需长时间卧床的患者,应指导训练肌肉的收缩运动和关节的全范围活动。

④排便练习:大多数患者不习惯在床上排便。由于手术和麻醉的影响,术后易发生尿潴留和便秘,因此术前应进行床上排便练习。

(四)手术前常规准备

1.呼吸道准备　术前戒烟2周以上;有呼吸道感染和咳脓痰的患者术前使用抗生素,痰液黏稠者应给予蒸汽雾化吸入,以利于消炎和痰液咳出。

2.胃肠道准备　目的是减少麻醉引起的呕吐和误吸;预防手术时污染,降低感染;减少术后腹胀及胃肠道并发症。

(1)饮食:消化道手术患者术前1～3天开始进流质饮食;其他手术患者饮食不必限制;但都

应在术前12h禁食,4~6h禁饮,以防止麻醉或手术时呕吐引起窒息或吸入性肺炎。

(2)置胃管和洗胃:消化道手术前常规置胃管,以减少胃潴留和腹胀。幽门梗阻患者手术前3天每晚以等渗盐水(温生理盐水)洗胃,减轻胃黏膜充血、水肿。

(3)灌肠:消化道手术术前晚常规用0.5%~1%肥皂水灌肠一次。结肠或直肠手术,术前须口服肠道抑菌剂,术前3天起服缓泻剂,术前晚清洁灌肠。高龄、体弱患者反复灌肠时,要注意有无头晕、乏力等虚脱症状。

3. 手术区皮肤准备 包括剃除毛发、清洁皮肤。术前1天为患者手术区备皮并安排理发、剃须、修剪指(趾)甲及洗澡,更换清洁衣服。

(1)备皮目的:剃除手术区毛发,清洗污垢,避免伤口感染和伤口愈合障碍。

(2)备皮范围:临床上根据不同手术部位,规定了常规的备皮范围(表5-1-1,图5-1-1)。

表5-1-1 一般皮肤准备范围

手术部位	备皮范围
颅脑手术	剃净全部头发及颈部毛发,保留眉毛
颈部手术	上起唇下、下至乳头水平线、两侧至斜方肌前缘
乳腺癌根治手术	上起锁骨上窝、下至脐水平、患侧至腋后线、对侧至锁骨中线或腋前线
胸部手术	上起锁骨上及肩上、下平脐部、前至对侧锁骨中线、后至肩胛下角
上腹部手术	上起乳头连线、下至耻骨联合、两侧至腋后
下腹部手术	上平剑突、下至大腿前上1/3、两侧至腋后线
肾区手术	上起乳头连线、下至耻骨联合、前后超过正中线
腹股沟部及阴囊手术	上起脐部水平、下至大腿上1/3、两侧至腋后线,包括外阴部并剃除阴毛
会阴部及肛门部手术	上平髂前上棘连线,下至大腿上1/3的前、内、后侧,包括会阴区及臀部
四肢手术	以切口为中心上、下方各20 cm以上,一般多为整个肢体备皮

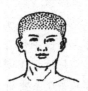

(a) 颅脑手术

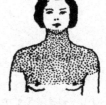

(b) 颈部手术

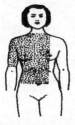

(c) 胸部手术

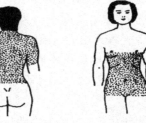

(d) 上腹部手术

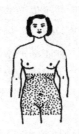

(e) 下腹部手术

图5-1-1 各部位手术区备皮范围

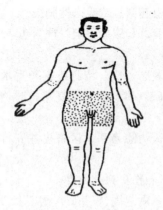
(f)腹股沟部及阴囊手术

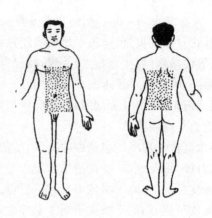
(g)肾区手术

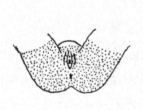
(h)会阴部及肛门部手术

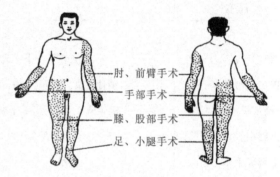
(i)四肢手术

续图 5-1-1

(3)物品准备:备皮盘内置刀架和刀片、纱布、弯盘、橡胶单及治疗巾、毛巾、汽油、棉签、手电筒等,治疗碗内盛肥皂液及软毛刷,脸盆盛热水。骨科手术备皮准备70%乙醇、无菌巾、绷带。

(4)操作步骤:①讲解备皮的临床意义,取得患者的配合。②备皮最好在病区换药室或处置室进行,如在患者所在病床备皮应用屏风遮挡患者。③暴露备皮区域,其下垫橡胶单和治疗巾,用软毛刷蘸肥皂液涂擦备皮区域,一手持纱布绷紧皮肤,另一手持刀片轻巧地剃去毛发,注意勿剃破皮肤(图5-1-2)。④剃毕用手电筒检查剃毛效果。⑤清洗局部皮肤,必要时用棉签蘸汽油清洁肚脐。⑥备皮完毕整理用物,安排患者休息,注意防止受凉感冒。

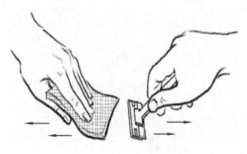

图 5-1-2 剃除毛发的方法

(5)特殊手术部位备皮要求:①颅脑手术:术前3天剪短头发,每天洗头1次(急症手术除外),术前2h剃净头发,剃后用肥皂洗头,戴清洁帽子。②颜面部手术:以清洁为主,尽量保留眉毛,不予剃除。③骨科手术:术前2~3天每天用肥皂液洗净,70%乙醇消毒后用无菌巾包扎。术前1天剃净毛发,70%乙醇消毒后包扎。术日晨重新消毒后包扎。④阴囊、阴茎部手术:患者入院后每天用温水浸泡,肥皂液洗净,术前1天剃毛。对小儿皮肤准备,一般不剃毛,只做清洁准备。

4. 填写手术协议书 任何手术,无论大小,手术者在手术前均需自患者处接获手术协议书。此协议书可防止患者接受不必要的手术,同时也可保护医护人员。在签协议书前,必须向患者解释手术目的,最好由手术医生为患者解释手术后可能发生的问题。患者年龄及心智许可时,由患者自行签署协议书。未成年人、意识不清或无自制能力者,则由其亲属代签。

5. 其他准备 大手术失血较多,术前应测定血型,做交叉配血试验,配足术中用血;术前1天应做青霉素、链霉素、普鲁卡因皮肤过敏试验,个别需做碘过敏试验、破伤风抗毒素皮肤过敏试验等;术前晚为保证睡眠可酌情使用镇静安眠药。

6. 术日晨准备

(1)测量体温、呼吸、脉搏、血压,如有发热、感冒、血压升高、女患者月经来潮等病情变化,考虑暂停手术。检查术前准备情况,如备皮、禁食、禁饮。

(2)嘱患者取下眼镜、义齿、发卡、戒指及其他贵重物品,交家属或医护人员代为保管。

(3)遵医嘱灌肠,按手术需要置胃管并固定;按麻醉要求准时执行手术前用药。

(4)进入手术室前嘱咐患者排空膀胱,根据手术需要留置导尿管,妥善固定。

(5)女患者擦去指甲油、口红等,以利于术中观察患者血液循环。

(6)将患者所需药品和物品一并随患者送往手术室。

(7)患者去手术室后,根据手术与麻醉的要求,准备好手术后床单位。大手术或情况危重的患者应通知ICU或麻醉恢复室准备迎接患者。

(五)急症手术准备

急症手术指病情危急、需在最短时间内迅速进行的手术。根据病情在做好急救的同时,尽快做好必要的准备和救护工作。如:严密观察记录患者神志、生命体征、瞳孔、面色及肢端微循环状况等;稳定患者情绪;通知患者禁食、禁饮,迅速补充血容量;急查血、尿常规,出凝血时间,血型,交叉验血;做好皮肤准备、药物过敏试验、麻醉前用药,嘱患者排尿,送往手术室。同时与患者亲属适当沟通,取得其支持与配合。

【护理评价】

(1)患者的营养状态和体重维持情况是否良好,术前的营养不良是否得以纠正。

(2)患者对疾病的认知有无提高,能否说出所患疾病的相关因素、主要表现和预防知识。

(3)患者的情绪、心理状态是否平稳,能否配合各项检查、治疗和护理。

(4)患者的体液平衡是否得以维持,有无水、电解质紊乱及酸碱平衡失调的表现,各主要器官功能状态是否良好,机体是否处于接受手术的最佳状态。

(5)患者有无获得预防感染的措施,效果如何,有无发生术前感染。

(6)患者休息睡眠情况如何,是否达到充足的睡眠时间。

【健康教育】

(1)告知患者与疾病相关的知识,使之理解手术的必要性;告知麻醉、手术的相关知识,使之掌握术前准备的具体内容。

(2)嘱患者戒烟,早晚刷牙、饭后漱口,保持口腔卫生;注意保暖,预防上呼吸道感染。

(3)术前加强营养,注意休息和适当活动,提高抗感染能力。

(4)指导患者做术前各种训练,包括呼吸功能锻炼、床上活动、床上使用便盆等。

案例分析 5-1-1

(1)患者的护理诊断:

①疼痛　与炎症有关。

②体液不足　与腹膜炎、呕吐、禁食有关。

③体温过高　与炎症有关。

④潜在并发症:切口感染、出血、肠粘连、腹腔脓肿。

(2)手术前常规准备:①取半卧位休息。②胃肠道准备:术前禁食,4~6 h禁饮。③术前备皮:范围是上起脐部水平,下至大腿上1/3,两侧至腋后线,包括外阴部并剃除阴毛。

任务 5-2　手术室护理工作

【课程目标】

1. 知识目标

(1)掌握手术区域划分及手术人员的无菌原则,手术常用器械的名称、用途和传递方法。

(2)熟悉手术室护士的工作职责,术中常用物品的无菌处理方法。

(3)了解手术室的相关制度、手术护士应有的素质。

2. 能力目标

(1)能正确进行手术人员的无菌准备,即外科洗手、穿无菌手术衣、戴无菌手套。

(2)能养成严格的无菌观念,明确无菌技术在手术过程中的重要性。

(3)能正确完成手术物品的准备(上、下刀片,穿针)、术中器械的传递并妥善管理,配合医生顺利完成手术。

(4)能根据患者的手术方式正确安置手术体位。

3. 素质目标

(1)通过项目的完成,使学生具备基本的职业知识和职业技能素质。

(2)通过项目任务分析及护理技能的完成,培养学生良好的心理素质,适应快节奏的外科临床工作。

(3)通过探究性问题的解决,培养学生独立思考、分析问题及解决问题的能力。

【预习目标】

(1)预习本任务,了解手术室的设置与布局。

(2)通读本项目本任务的全部内容,重点注意并找到课程目标中要求掌握的全部知识点。

【概述】

患者由病房送至手术室至手术完成患者离开手术室的这段时间里,其护理由手术室护士完成。手术室护士在手术期间,应以充分的准备和严谨的作风默契地配合手术;严格遵守无菌技术;为患者提供安全的手术环境,使患者顺利度过手术期。

(一)手术室环境

1. 位置与分区　手术室应建在医院内安静、清洁、干燥、无污染的位置。一般设在病房大楼的较高层,并与手术科室各病区和一些辅助科室邻近,如 ICU、血库、病理科、化验室、放射科等,便于接送患者、术中联系、取血、送标本及实验室检查。手术室应配备中心供气系统、中心负压吸引和先进的电教设备。

为减少污染,一般将手术室分为三个区,即非限制区、半限制区和限制区。非限制区设在外围,包括走廊、接收患者区、更衣室、休息室、污物处理间等。半限制区在中间,包括储藏室、器械敷料准备间、麻醉准备室、办公室等。限制区在内侧,包括手术间、刷手间、无菌物品室等。

2. 手术间设置要求　手术间以北侧房间为宜,因北侧光线柔和,手术视觉良好。手术间面积一般在 24～40 m²,需用较多仪器的心脏手术间为 50～60 m²。手术间与手术科室床位比例为 1∶(20～25)。手术间分为 3 种:无菌手术间,供无菌手术使用,设在最不受干扰处;相对无菌手术间,供胃肠道手术等用;有菌手术间,供感染隔离手术用。手术间内设 3 个门,分别通往清洁走廊、刷手间和污染走廊。

手术间内应配有万能手术台、大小器械台、麻醉机和麻醉桌、中心吸引、中心供氧、无影灯、立式聚光灯、紫外线灯、药品柜、输液架、垫脚凳、污物桶、挂钟和手术时固定患者的各种物品,如支架、固定带等。物品摆放力求简洁,固定放置,便于清洁和消毒。

手术间的温度应维持在 20～24 ℃,湿度在 50%～60%。手术室应有空气调节设备、空气过滤系统。手术灯应聚光和无影,近似自然光线。手术室应备应急光源,以备停电时手术能继续进行。洁净手术室采用高效能水平层流式或垂直层流式气流过滤器,过滤空气中的尘埃与微生物,使进入室内的空气达到几乎无尘无菌状态,能较好保持手术室超洁净无菌环境。

(二)手术室管理

手术室的工作任务一般由手术室、麻醉科、手术科室及各辅助科室的密切配合、共同协作来完成。手术室的工作人员集中且流动量大,工作繁重而复杂,所以必须加强管理,建立健全的各项规章制度,确实保证手术室无菌和手术的顺利进行,杜绝差错和事故,保证危重患者及意外事故患者的抢救。

1. 手术室一般规则

(1)室内保持安静,不得喧哗和随便走动,严禁吸烟。

(2)凡进入手术室的人员,必须按规定更换手术室专用清洁衣裤、口罩、帽子、鞋等,外出时更换外出衣和鞋。

(3)除参加手术人员及手术室人员外,其他人员一律不准随便进入手术室;患有上呼吸道感染、急慢性皮肤感染性疾病者不可进入手术室,更不允许参加手术。

(4)自觉遵守无菌技术并接受监督。

(5)手术室工作人员应坚守岗位,随时准备接受急危重症患者及意外事故患者的抢救。

2. 手术室无菌原则

(1)手术使用的一切器械物品使用前应做严格的消毒和灭菌,灭菌后应保持无菌状态。

(2)手术室工作人员应更换洁净的衣服、鞋、帽子和口罩,应保持良好的健康状态和身体洁净。有上呼吸道感染、皮肤病或手指破损时应报告护士长。

(3)参与手术的人员应完成刷手、穿无菌手术衣和戴手套。

(4)患者身体除手术区域外,其他部位应以无菌巾遮盖。

3. 手术室参观制度

(1)遵守手术室管理规则,更换手术室的清洁衣裤、帽子、口罩、鞋后,不得随意走动和出入,接受医护人员指导,不干扰手术。

(2)参观者须经手术室护士长、主管医生或有关手术科室同意后在指定时间、指定手术间参观手术。

(3)有条件时安排在教学参观室观看闭路电视,无条件时应根据手术间的面积确定参观人数,40 m² 手术间不超过 6 人,25～30 m² 手术间不超过 4 人。

4. 接送患者制度

(1)按手术通知单接送患者,交接时应仔细核对科别、姓名、性别、年龄、病室床号、诊断、手术部位及手术名称,随带病历、X 片、CT 片等材料,到手术室后由巡回护士和麻醉师再次核对。

(2)接送患者必须用平车,手术科室平车送至手术室非限制区,由手术室专用平车将患者接送出入手术室,并注意安全。

(3)手术结束后,待生命体征平稳、病情允许时将患者送回病房,并与病房护士交代术后有关注意事项。

5. 手术室的环境控制

(1)每日手术前,须保持手术间内清洁无尘。手术结束后,在手术室净化空调系统运行过程中清除污物和杂物等。室内的桌面、手术床、地面、吸引器等均用消毒剂湿式打扫。清洁工作完成后,净化空调系统应继续运行,直到恢复规定的洁净级别为止。继之,开启空调箱内紫外线灯,对空调箱内部进行灭菌。

(2)每周一次大扫除后采用乳酸消毒法进行空气消毒,每月定期做空气细菌培养。

(3)严重感染手术后,立即做室内空气消毒和灭菌;随后充分通风,并彻底打扫,用消毒剂湿洗室内器具及地面、墙壁;最后进行紫外线照射。①HBsAg 阳性的患者手术后,地面和手术台等可撒布 10% 漂白粉或 0.1% 次氯酸钠溶液,30 min 后拖洗和擦拭。②铜绿假单胞菌感染手术后,先用乳酸空气消毒1~2 h,然后进行扫除,再用0.1%苯扎溴铵清洗室内的物品和地面,并开窗通风1 h。③破伤风、气性坏疽手术后,可先用甲醛熏蒸,按40%甲醛溶液40 mL/m³计算用量,密闭手术间24 h。

【手术用物准备及无菌处理】

(一)手术用物准备

1. 布类物品　手术室的布类物品包括手术衣和用于铺盖手术野或建立无菌区的各种手术单。

(1)手术衣:分为大、中、小三号,用于遮盖手术人员未经消毒的衣着和手臂,穿上后能遮至膝下;手术衣前襟至腰部处应双层;袖口制成松紧口,便于手套腕部盖于袖口上。

(2)手术单:有大单、中单、手术巾、各部位手术单以及各种包布等,均有各自的规格尺寸和一定的折叠方法。各种布单也可根据不同的手术需要,包成各种手术包,较之分散包裹更能提高工作效率。

2. 敷料类　包括吸水性强的脱脂纱布类和脱脂棉花类,用于术中止血、拭血及压迫、包扎等,有不同规格及制作方法。

(1)棉花类:常用的有棉垫、带线棉片、棉球及棉签。棉垫为用于胸、腹部及其他大手术后的外层敷料,以吸收渗出及分泌物,保护伤口;带线棉片用于颅脑或脊椎手术时;棉球用于消毒皮肤、洗涤伤口或涂拭药物;棉签用作采集标本或涂擦药物。

(2)纱布类:不同大小的纱布垫、纱布块、纱布球及纱布条。手术时,干纱布垫用于遮盖切口两侧的皮肤;盐水纱布垫用于保护显露的内脏,防止损伤和干燥;纱布块用于拭血;纱布球用于拭血及分离组织;纱布条多用于耳、鼻腔内手术,长纱布条多用于阴道、子宫出血及深部伤口的填塞。

3. 手术器械　器械的种类根据手术用途可分为基本手术器械和专科手术器械。基本手术器械为任何手术的基本工具。常用的基本手术器械有刀、剪、钳、镊、拉钩、缝针和吸引头等。

(1)刀刃类:手术剪和手术刀。手术剪分组织剪和线剪两类,组织剪有直和弯两种,分别用于浅、深部剪开,分离与解剖;线剪用于剪断羊肠线、丝线和尼龙线。手术刀用于切割和分离组织,由刀片和刀柄组成,刀片和刀柄根据需要选配不同型号。使用时,用持针钳夹持刀片前端,安装于刀柄上;使用后用持针钳夹持刀片尾端背部,稍用力提刀片向前推即可取下。

(2)把持用器械:包括钳类、镊子等。钳类:①止血钳:手术时用来止血或钝性分离的器械,有各种不同的形状和大小,直止血钳用于皮下止血,弯止血钳用于深部止血和分离组织;蚊式止血钳用于精细操作;有钩血管钳用于钳夹容易滑脱的组织,以固定牢固。收藏时应将止血钳合于第一齿。②肠钳:用于肠胃手术,使用时肠钳上套橡皮管,以免损伤组织。③卵圆钳:分有齿和无齿,有齿用于夹持敷料、纱布、引流管等,作为敷料钳使用;无齿用于夹提软组织,如胃、肠、子宫等。④组织钳:又称鼠齿钳,用于软组织缝合、分离及切除等夹持。⑤持针钳:用于夹持缝针,上、取刀片及持钳打结。⑥布巾钳:用于固定手术野的无菌巾。

手术镊:用于夹持组织和物品,分有钩和无钩两种,长度不等,有钩镊用于夹持较韧厚的组织,如皮肤、筋膜、肌腱等;无钩镊用于夹持较脆弱的组织,如黏膜、肠壁、血管、神经等。

(3)牵拉用器械:用于分开伤口,暴露深部组织,如各种拉钩、自动牵开器等。直角拉钩用于牵开腹壁,"S"形拉钩用于牵引腹部脏器,爪形拉钩用于牵开肌肉,自动牵开器可自动固定在伤口上,用于暴露胸腹腔。

(4)探查用器械:圆探针和有槽探针,圆探针细而直,尖端易弯曲,用于空腔、窦道探查及扩大腔洞等;有槽探针尖端圆钝,其长轴上有一沟,用以探查脓腔,脓液可自沟内流出。

(5)缝合用器械:缝针和持针钳。持针钳用于把持弯针,形状略似血管钳,但上、下颚部有深沟,用以防止缝针的滑动。

(6)内镜类:用于体腔和特殊部位的手术,如膀胱镜、腹腔镜、胸腔镜、关节镜等。

(7)吸引器头:用于吸出手术野中的渗血、积液及空腔器官切开时漏出的内容物等,便于手术野暴露或减少污染。有金属或一次性硬塑料管等,使用时将连在吸引器头的导管同吸引器连接。

(8)专科器械:为某一专科而特制的手术器械,如食管、胃、直肠吻合器,血管吻合器,激光刀,取皮刀等。

4. 缝线　使用缝线的目的是结扎血管、预防出血,使组织接合,直到完全愈合。理想的缝线应抗张力强度大、组织反应轻、结扎不易滑脱、灭菌方便、消毒后不变质、对人体无害和价格低廉。伤口的愈合与缝线的选择有很大的关系。手术室使用的缝线大部分已经过工厂的包装与灭菌。各种缝线的粗细以号码表明,号码越大表示越粗,如1～10号线。细线则以零表示,零数越多线越细。

(1)缝线的准备:在灭菌前应按规定将可吸收缝线切成一定长度。可吸收缝线经过2～3次的反复灭菌,将破坏其牢固性,应弃置不用。可吸收缝线密封在管内,器械护士必须能配合准备各种伤口缝线,但最好不要同时打开多包缝线,以免浪费。

(2)缝线的选择:不吸收缝线不会被酶消化,故不会被组织吸收。常用于缝合皮肤、肌膜、肌腱等组织,不吸收缝线如丝线、棉线、尼龙、多乙烯、钢线、金属皮肤夹等。选择可吸收缝线时可根据伤口组织能达到的最大愈合强度,如胃、肠、膀胱等用可吸收缝线。对疑有污染的组织,选择可吸收缝线,因为可吸收缝线能避免感染发生。按照可与组织自然强度匹配的最细原则选择合适的号码。

5. 缝针　用于伤口的缝合,因此必须保持锋利。

(1)缝针的准备:器械护士必须准确计数所有缝针。为防止单独的缝针混在棉球、纱布、伤口中遗失,应将缝针和持针钳成套夹好,放于特定位置。根据缝合组织不同准备不同的缝针,为预防缝针断裂,持针钳应夹在靠针眼1/3处。如果缝针回收继续使用,应彻底清洁并检查针尖与针体是否合适及平稳。

(2)缝针的种类:依针尖的形状分圆针和三角针,圆针用以缝合血管、肌肉、神经、脏器等;三角针用以缝合皮肤和韧带等。依针体形状可分弯、直、半弯、半圆弯及3/4弯度等。

6. 引流物　手术必备各种已消毒的引流物,以便手术后继续引流。常用引流物的种类:①烟卷式引流管:用于腹腔深处引流。将细纱布卷成卷烟状,外面用橡胶膜包裹。②橡皮引流条:用于浅层组织引流。用废橡皮手套制成长条状胶片。③双套管式引流管:由粗细不同的两根塑料管或硅胶管制成,外管下端有数个孔。主要用于盆腔或膈下等深部的负压吸引引流。可防止吸引时损伤器官组织或发生内管阻塞。④空心引流管:以乳胶管或塑胶管制成。用于深部组织或胸腹腔引流。使用时应在近端管壁开孔,增加引流效果。

(二)手术用物无菌处理

1. 清洗

(1)手术器械:术后用洗涤剂浸泡、擦洗,去除器械上的血渍、油垢,再用流水冲净。对有关节、齿槽和缝隙的器械和物品,应尽量张开或拆卸后进行彻底洗刷。

(2)布类及敷料:用过的布类用品若污染严重,尤其是HBsAg阳性患者手术用过的布类,需先放入专用污物池,用消毒剂如500 mg/L有效氯溶液浸泡30 min后再洗涤。所有布类用品均经压力蒸汽灭菌后方可供手术使用。对于感染性手术,尤其是特异性感染性手术用过的敷料不可乱丢,要用大塑料袋集中包起,袋外注明"特异感染"送室外指定处焚烧。

2. 消毒、灭菌　手术过程中使用的所有器械和物品必须经过消毒、灭菌,以防伤口感染。

(1)煮沸灭菌法:适用于金属器械、玻璃及橡胶类等耐热、耐湿的物品。在水中煮沸至100 ℃后,持续15～20 min,一般细菌可被杀灭,但细菌的芽胞至少需要煮沸60 min才能被杀灭。若在水中加入碳酸氢钠配成2%溶液,沸点可达105 ℃,能提高灭菌效果,并有防锈、去油污等作用。锐利器械不宜用此法灭菌。

(2)高压蒸汽灭菌法:多用于能耐受高温的物品,如金属器械、玻璃、搪瓷、布类、敷料、橡胶类、药物等。将准备灭菌的器械物品预先用布类(或金属容器)包(装)好,放在密闭的灭菌器内,利用蒸汽在灭菌器内积聚产生压力。蒸汽的压力增高,温度也随之增高。当蒸汽压力达104.0～

137.3 kPa时,温度可达121~126 ℃,一般维持30 min即能杀死所有细菌和芽胞,达到灭菌,这是应用最普遍、效果最可靠的灭菌方法。

(3)化学灭菌法:锐利器械(如刀片、剪刀、缝针等)、内镜、塑料导管等不宜高温灭菌的物品,可用化学药液浸泡或熏蒸消毒。常用的化学消毒剂见表5-2-1。

普通器械经清洗后放入化学消毒液中浸泡消毒;感染手术器械需先用0.2%的过氧乙酸溶液或2%的戊二醛溶液或1‰84消毒液浸泡1 h后,再按普通器械处理。

表5-2-1 常用消毒剂及物品消毒时间

药名	作用机制	用途	消毒时间/min	注意事项
70%乙醇	使菌体蛋白凝固变性,对芽胞无效	浸泡器械、橡皮片和肠线等	30	定期过滤并校正浓度和更换
0.1%苯扎溴铵	阳离子和细菌的细胞膜结合,改变其通透性而杀菌,对芽胞无效	浸泡锐利器械	30	含0.5%的亚硝酸钠的溶液可预防金属生锈
0.1%氯乙啶	同苯扎溴铵	同0.1%苯扎溴铵	30	不用于光学内镜、涂漆导管
甲醛	与菌体蛋白质的氨基结合,使蛋白变性、酶活性丧失;能杀灭芽胞、真菌和病毒;有灭菌作用	甲醛80 mL/m³空间熏蒸消毒;10%甲醛浸泡消毒	60	在室温18 ℃以上,湿度70%以上熏1 h可消毒,数小时可灭菌
2%戊二醛	与菌体酶的氨基反应,阻碍细菌代谢而死亡,能杀灭芽胞及所有微生物	浸泡内镜、锐利器械、橡胶及塑料设备	30	浸泡3~4 h可灭菌

3.无菌器械台的准备 由巡回护士和器械护士联合完成。

(1)巡回护士:于术日晨准备清洁、干燥、平整和合适的器械桌。将手术包、敷料包放于桌上,用手打开包布,注意只能接触包布的外面,由里向外展开各角,手臂不可跨越无菌区。用无菌持物钳打开第二层包布,先对侧后近侧(图5-2-1)。

(2)器械护士:刷洗完手后,用手打开第三层包布。铺在台面上的无菌巾共6层,无菌巾应下垂至少30 cm。器械护士穿好无菌手术衣和戴好无菌手套后,将器械按使用先后及分类顺序从左向右摆于器械桌上,一般顺序为血管钳、刀、剪、镊、拉钩、深部钳和备用器械(海绵钳及吸引器皮管放于拉钩上)。放置在无菌桌内的物品不能伸于台缘以外。若为备用无菌桌(连台手术),应该用双层无菌巾盖好,有效期为4 h。

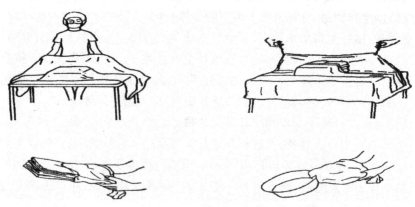

图5-2-1 无菌器械台的准备

4.无菌器械台使用 无菌器械台应为手术日晨同时铺妥,备用(第二、三个手术接台),铺好备用的无菌器械台超过4 h不能再用;凡垂落台缘平面以下的物品,应视为已污染;手术中污染的器械、用物不能放回原处，应放于弯盘等容器内，勿与其他物品接触；器械台上摆放的无菌物品不可伸出台缘外，台上无菌巾如被打湿应及时加盖无菌巾以保持无菌效果；器械护士应及时清理器械台上的器械及用物，以保持台面清洁、整齐、有序，及时供应手术人员所需。

【手术人员准备】

(一)更衣

手术人员除去手表饰物等与手术无关的物品，检查手部皮肤有无破损，指甲是否过长；戴上手术室帽子和口罩，帽子要盖住全部头发，口罩盖住口和鼻孔；换上清洁的洗手衣、裤及鞋子，衣袖卷至上臂上段，衣服下摆扎收于裤腰内，裤脚齐踝并收紧。

(二)常用手消毒法

手术前手术人员须经过严格的准备后方可进行手术，手消毒是手术前的必要准备之一。美国疾病控制与预防中心不推荐用刷子的擦揉式洗手，而推荐用乙醇制剂擦拭消毒的方法，其理由是避免手指皮肤损伤。我国传统外科洗手方法(肥皂水刷手、乙醇浸泡法)目前也基本被其他新的洗手法如免刷手外科手消毒法所取代。

免刷手外科手消毒法洗手程序：①流动水清洗双手、前臂至肘上 10 cm 一遍。②取消毒液 5 mL 按"六步洗手法"(图 5-2-2)均匀涂布搓擦双手及前臂至肘上 10 cm，持续 2～3 min。③用洁净流动水自手、上臂至肘部落下，手不能放在最低位，以免臂部的水反流到手，用无菌小毛巾自手向肘部方向擦干。④再取消毒液 3～5 mL，按"六步洗手法"均匀涂布搓擦双手及前臂，注意搓擦时使消毒液分布均匀，待干。

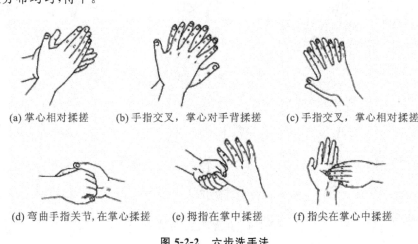

图 5-2-2 六步洗手法

(三)穿无菌手术衣

1.穿传统后开襟式手术衣 从已打开的无菌包中取出手术衣；以右手持手术衣领，将手术衣打开。将左手伸入袖内，再将右手伸入袖内，此时双手要平举，慢慢滑向袖口；由巡回护士从背后拉提手术衣的内侧，系好领口带；术者双臂交叉提起腰带向后递，由巡回护士协助从身后系紧(见图 5-2-3)。

2.穿全遮盖式手术衣 取出手术衣，将手术衣领展开，双手插入衣袖；双手向前伸直，伸出衣袖，由巡回护士在身后拉提手术衣，系好领口带和内片腰带；戴好无菌手套，将腰带上纸卡片一端递给巡回护士，巡回护士持纸卡片将腰带绕过穿衣者背部，使手术衣的外片遮盖住内片(图 5-2-4)。

3.戴无菌手套

(1)戴干手套法：①闭合式：右手隔衣袖取左手套，将手套指端朝向手臂，拇指相对，放于左手衣袖上，两手拇指隔衣袖插入手套反折部并将之翻转包裹于袖口；右手戴法同戴左手套。②开放式：从手套袋内取滑石粉将双手均匀涂抹。以左手持右手手套折叠处(手套内面)；右手伸入内，并以左手拉右手手套折叠处的内面，将手套拉好(手腕部仍维持折叠)；以戴好手套的右手，伸入左手套腕部折叠处；左手伸入手套内，手腕部仍维持折叠。将戴好手套的手，以拇指外的四指

重难点：
穿无菌手术衣。

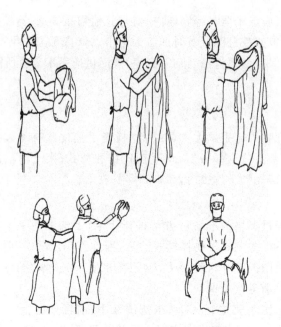

图 5-2-3 穿传统后开襟式手术衣

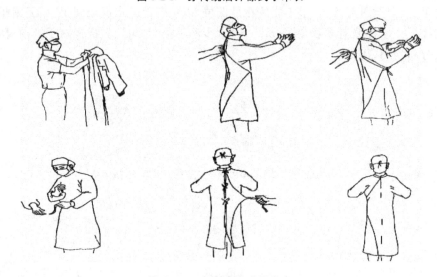

图 5-2-4 穿全遮盖式手术衣

伸入手套折叠处(手套外面),将手套腕部折叠处翻上,包住手术衣的袖口(图5-2-5)。将戴好手套的双手合拢,举在胸前无菌区域范围内。开始手术前,用无菌生理盐水冲洗手套。

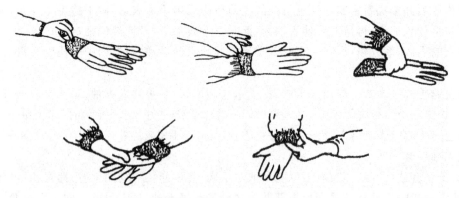

图 5-2-5 戴无菌手套

(2)戴湿手套法:戴手套前未穿手术衣。手套内要先盛放适量的无菌水,使手套撑开。右手提起一只手套口,将左手插入手套中;左手提起另一只手套口,将右手插入手套中。双手戴好手套后,将腕部稍向上抬起,让手套内的水沿肘部流下,再穿无菌手术衣。

(3)协助他人戴手套法:器械护士用手握住第一只手套,拇指外展,以防被他人的手污染,手术人员将手伸进手套内(图5-2-6)。手术人员以戴好手套的手帮助戴第二只手套。开始手术前以无菌等渗盐水冲洗手套。戴无菌手套时未戴手套的手不可接触手套外面,已戴手套的手不可接触未戴手套的手臂和非无菌物品;手术过程中,无菌手套如有破损或污染,应立即更换。

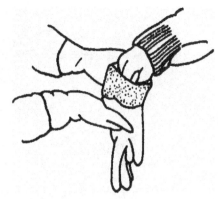

图 5-2-6 协助他人戴手套

4. 连台手术更衣 手术完毕,手套也未曾破损,若需进行另一台手术时,可按下列步骤更换手套与手术衣。洗净手套上的血迹,在巡回护士协助下先脱手术衣,后脱手套。注意手臂皮肤不与手术衣外面接触;以流水冲去手上的滑石粉,用无菌毛巾擦干后,浸泡在70%乙醇中5 min;重新穿无菌手术衣、戴无菌手套。若先做的感染手术,需做连台手术时,必须按常规进行无菌洗手。

【患者准备】

(一)一般准备

一般根据麻醉方法和准备工作的复杂程度决定到达手术室的具体时间。全身麻醉或椎管内麻醉的患者应在术前30~45 min 到达,低温麻醉的患者需提前1 h 到达手术室。手术室护士应热情接待患者,按手术安排表仔细核实患者信息,确保手术部位(如左侧或右侧)准确无误,点收所带药品,认真做好"三查七对"和麻醉前的准备工作。同时,加强患者对手术的心理准备,减轻其焦虑、恐惧等心理反应,以配合手术的顺利进行。

(二)安置手术体位

1. 安置前准备 ①用简单易懂的语言向患者解释安排此姿势的原因。②熟悉各种手术体位,了解手术床结构与操作。③维护患者的尊严,除手术需要暴露的区域外,身体其他部位应遮盖。④无论患者清醒与否,一定要尽量维持舒适的姿势。用有棉花的约束带、肩带将患者固定在手术台上。肌肉、神经和骨突处应用棉垫、枕头或护垫垫起,以防压迫受损。约束带不宜过紧,应以能插入一指为宜。⑤患者应在正常功能位下移动到手术适宜的位置,勿让四肢悬摆及扭曲。⑥考虑患者的个别性,如瘦弱者、老年人或特别肥胖的患者对体位的需求。

2. 常用手术体位 患者由于手术不同会摆放各种手术体位,但无论何种体位均应遵循安全、舒适及有利于手术操作的原则。手术体位安置见图5-2-7。

(三)手术区皮肤消毒

安置好手术体位后,须对已确定的手术切口及周围皮肤消毒。具体方法:消毒前要检查手术区皮肤的洁净程度,有无破损等。如皮肤上有较多油脂或胶布粘贴痕迹,先用乙醚或汽油拭干净后,再用2.5%~3%碘酊涂擦皮肤,待干以后用75%乙醇擦拭2次,或0.5%碘伏擦拭2次,第二次应更换卵圆钳。碘过敏者可选用其他皮肤消毒剂,如灭菌王;对婴儿、面部皮肤、口腔、会阴部消毒可选用含1:1000苯扎溴铵溶液的纱布球消毒;供皮区可用75%乙醇消毒2~3次。

注意事项:①纱布球蘸药量应适宜,以免太多流到身下造成皮肤损伤。②涂擦时要稍用力,从手术区中心部向四周涂擦,如为感染伤口或肛门等处,则应由外周向感染或肛门部涂擦。③消毒者的手勿接触患者的皮肤或其他物品。④已接触消毒范围边缘或污染部位的药液纱布,不能再返回擦清洁处。⑤消毒范围要包括切口周围15~20 cm 的区域,如有切口延长的可能,则应扩大消毒范围。

(四)手术区铺单法

1. 铺无菌单原则 ①除手术区外,手术区周围一般要求有4~6层无菌单,外层至少3层。

重难点:
铺无菌单原则。

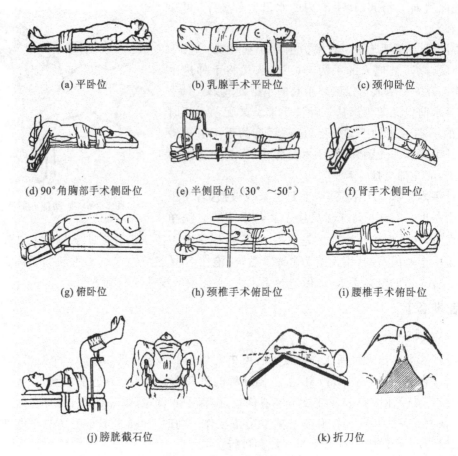

图 5-2-7 常用手术体位安置

②铺无菌单时,应先将无菌单卷折保护手套再伸展。③手或任何已灭菌的部分不能与有菌的部分接触。④铺单前须确定切口位置,准确铺单,无菌单铺下后即不可向内移动。⑤尽量使用较大的单子,避免单子小而多、较易分散,露出有菌部位。⑥无菌单经水或血浸湿,即失去无菌隔离的作用,应另加无菌单保护无菌区。

2. 腹部手术铺单法 用4块无菌巾遮盖切口周围,再用2块无菌中单铺在切口上、下端,最后盖上大单(图5-2-8)。

(1)铺无菌巾:①器械护士把无菌巾折边1/3,第1、2、3块无菌巾的折边向第一助手,第4块无菌巾的折边向器械护士。②第一助手接过无菌巾,分别铺于切口的对侧、上方及下方,第4块无菌巾铺自身侧。如果铺巾的医生已穿好无菌手术衣,则铺巾顺序改为:先(患者)下后上,再(铺巾者)近侧后对侧。③无菌巾的4个交角处分别用无菌塑料薄膜粘贴,可防止皮肤上残存的细菌在术中进入伤口。

(2)铺手术中单:把2块无菌中单分别铺于切口的上、下方。

(3)铺手术洞单:最后铺剖腹单,剖腹单孔正对手术切口,短端向头部,长端向下肢,然后先向上方再向下方,分别展开,短端盖住麻醉架,按住上部,单子向下展开,盖住托盘。

【手术配合】

(一)器械护士配合

器械护士,又称洗手护士,要参与手术、配合医生共同完成手术的全过程。其工作范围只限于无菌区,如传递器械、敷料及各种用物等。

1. 器械护士的职责 ①与巡回护士做好手术物品的计数清点。②准备手术所需的各种无菌用品和设备。③手术进行中,负责所有手术物品的供给。④严格执行无菌技术。⑤维持器械台的无菌、整齐。

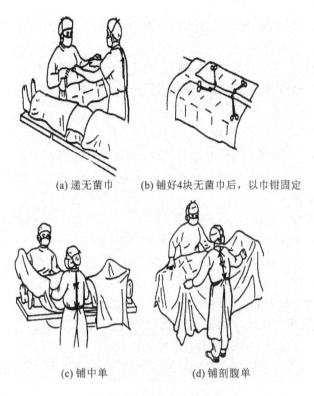

图 5-2-8　腹部手术铺单法

2. 器械护士手术配合　器械护士能否做到正确、敏捷的配合,对手术能否顺利进行有很大关系。因此,要求器械护士了解病情和手术步骤,熟悉各种器械的名称和用途,有熟练的穿针线技术,以便在手术快速进行时应付自如,配合默契。

(1)手术开始前 20 min 洗手、穿戴完毕后,做好器械台的准备,检查手术物品准备情况。将各种器械适当排列,刀片置于刀柄上(图 5-2-9),备妥缝合用的针和线,装好吸引管头并固定,将分解的器械结合起来。

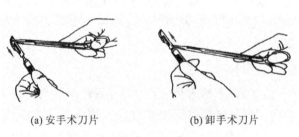

图 5-2-9　手术刀片的安、卸方法

(2)术前、术中缝合伤口时,与巡回护士准确细致地清点各种手术物品,核实后登记。术毕再次清点一次,确保无误,以防遗留在体腔或组织内。

(3)手术开始后,根据手术进展向术者传递器械及纱布等物品。传递器械时,须将柄部露出并朝向手术医生手部,以明确动作传递,使手术者不用眼睛就能接着。传递手术刀时应将刀锋朝上;弯曲的手术器械类应将弯曲端朝上;传递止血钳应以柄部轻击手术者伸出的手掌;传递针线时,持针钳夹针时针尖朝向待缝合的组织,针尖朝上,递给术者。连续缝合时长线一端手托住交第一助手。传递时平稳、准确、及时,不可在背后或头顶上传递,坠落在手术台以下的器械、物品,不准拾回再用。

(4)保持手术野、器械台及器械托盘的干燥、整洁。用过的器械擦净后摆放妥当。被污染的物品应放在弯盘内移去。保留切下的任何组织,需送检部分用 10% 甲醛溶液固定,术毕写上患者姓名、病室、日期等并填好送留标本记录。

(5)手套破损时应立即更换，肘部或上肢及其他部位触碰有菌物应更换手术衣，凡手术野或器械台无菌巾被浸湿应重新加盖。

(6)术毕协助擦净切口及引流管周围的血迹，包扎伤口及固定敷料。处理手术后器械及其他物品。精密、锐利手术器械分别处理，切勿损坏或遗失。

(二)巡回护士配合

1.巡回护士的职责 主要任务是做好手术的准备；全面负责患者出入手术室的安全；与手术人员配合，高效安全地完成手术。具体是做好护理计划，为患者创造最佳手术条件。熟悉各种术前准备、手术体位安置及手术物品的使用。熟悉患者情况，了解手术要求，做到心中有数，主动配合手术。监督执行无菌技术。

2.巡回护士手术配合 巡回护士不需刷手，可以自由走动，以便在整个手术过程中协助其他各类人员。负责维持手术室里所有活动的正确和有效。

(1)维持手术室环境，整理应用的物品和检查各种设备。如：检查无菌包日期，将电刀和吸引管与电极板和吸引器连接；其他电器用具是否完善，调节灯光、温度、湿度。

(2)迎接患者，与病房护士交班，并依手术程序安置患者的手术体位。

(3)与器械护士共同准备手术所需的器械和其他物品，手术开始时与器械护士记数纱布、缝针及器械。手术进行中按需补充各种手术物品并登记。

(4)协助器械护士和手术者穿手术衣及铺手术器械台，安排手术人员就位，暴露手术区，并协助手术者消毒。

(5)密切注意患者，如观察失血量、尿量，了解患者身体受压及肢体约束部位皮肤血运情况；协助施行紧急抢救。负责术中输血、输液及手术台取下标本的保存和处理；负责与外界联络。

(6)当手术结束而未缝合体腔前，与器械护士做手术物品的清点、核对。手术结束时准备敷料和胶布覆盖伤口。患者准备返回病室或送麻醉恢复室应事前通知，护送患者并将手术进行中患者的情况做一完整的交班。

(7)整理手术室，预备下一个手术并补充一切物品。

手术中护理包括患者手术环境的安排与管理，手术用品的准备与处理及协助医生进行手术。在整个手术过程中，手术室护士必须对患者和手术人员完全负起责任，密切与手术人员配合，以使患者顺利地度过手术期。

【手术进行中的无菌原则】

(1)明确无菌概念和无菌区域：手术人员一经洗手，手臂即不准接触未经消毒的物品。穿无菌手术衣及戴好无菌手套后，背部、腰部以下和肩部以上均应视为有菌区，不能再用手触摸。手术人员的手臂应肘部内收，靠近身体，既不可高举过肩，也不可下垂过腰或交叉放于腋下。手术床边缘以下的布单不可接触，凡下坠超过手术床边缘以下的器械、敷料、皮管及缝线等一概不可再取回使用。无菌桌仅桌缘平面以上属无菌，参加手术人员不得扶持无菌桌的边缘。器械护士和巡回护士都不能接触无菌桌桌缘平面以下的桌布。

(2)保持无菌物品的无菌状态：①使用前先查看灭菌日期，包装是否完整，有无潮湿，以及指示胶带与指示卡变色是否一致，是否达到灭菌要求，否则不能使用。当怀疑物品的无菌性时，应将该物品视为已污染。②如果打开的无菌物品器械包准备给该手术患者使用而未用时，不能转给别人，需重新包装、消毒后才能使用。③若无菌包破损、潮湿或可疑污染时均应视为有菌。④为防止无菌物品在空气中暴露时间延长，器械台上备用的器械应用无菌巾遮盖，特别是时间长的大手术。⑤手术中若手套破损或接触到有菌物品应立即更换无菌手套，前臂或肘部若受污染应立即更换手术衣或加套无菌袖套。⑥无菌区的布单若被水或血浸湿即失去无菌隔离作用，应加盖干的无菌单或更换新的无菌单。⑦巡回护士取用无菌物品时须用无菌持物钳夹取，并与无

重难点：
手术进行中的
无菌原则。

菌区域保持一定距离。任何无菌包及容器的边缘均视为有菌,取用无菌物品时不可触及。

(3)正确传递物品和调换位置:手术时不可在手术人员背后或头顶方向传递器械及手术用品,手术者或助手需要器械时应由器械护士从器械升降台侧正面方向递给。手术过程中,手术人员须面向无菌区,并在规定区域内活动;同侧手术人员如需调换位置,应先退后一步,转过身背对背地转至另一位置,以防触及对方背部不洁区。

(4)保护皮肤切口:皮肤虽经消毒,但只能达到相对无菌。切开皮肤前,先用无菌聚乙烯薄膜覆盖,再经薄膜切开皮肤,以保护切口不被污染。切开皮肤和皮下脂肪层后,边缘应以纱布垫或手术巾遮盖并固定,仅显露手术野。凡与皮肤接触的刀片和器械不应再用,延长切口或缝合前再用75%乙醇消毒皮肤一次。手术中途因故暂停时,切口应用无菌巾覆盖。

(5)减少空气污染、保持洁净效果:手术进行时门窗应关闭,尽量减少人员走动。不用电扇,室内空调机风口也不能吹向手术床,以免扬起尘埃、污染手术室内空气。手术过程中保持安静,不高声说话、嬉笑,避免不必要的谈话。尽量避免咳嗽、打喷嚏,不得已时须将头转离无菌区。请他人擦汗时,头应转向一侧。口罩若潮湿应更换。若有参观手术者,不可过于靠近手术人员或站得过高,也不可在室内频繁走动。

(6)感染手术的隔离技术:进行胃肠道、呼吸道或宫颈等手术时,切开空腔脏器前,先用纱布垫保护周围组织,并随时吸除外流的内容物,被污染的器械和其他物品应放在专放污染器械的盘内,避免与其他器械接触,污染的缝针及持针器应在等渗盐水中刷洗。完成全部感染步骤后,手术人员应用灭菌水冲洗或更换无菌手套,尽量减少污染的机会。

(范学科)

任务 5-3　术后患者的护理

【课程目标】

1. 知识目标

(1)掌握外科手术患者手术后的护理措施和引流管护理操作方法。

(2)熟悉外科手术患者手术后的护理评估内容和护理问题。

(3)了解术后康复指导的内容。

2. 能力目标

(1)能制订手术后患者的护理措施。

(2)能对手术后常见并发症做相应的处理。

(3)能正确做好引流管的护理操作。

3. 素质目标

(1)通过项目的完成,使学生具备基本的职业知识和职业技能素质。

(2)通过项目任务分析及护理技能的完成,培养学生良好的心理素质,适应快节奏的外科临床工作。

(3)通过探究性问题的解决,培养学生独立思考、分析问题及解决问题的能力。

【预习目标】

(1)预习本任务,了解手术麻醉的方法和分类。

(2)通读本项目本任务的全部内容,重点注意并找到课程目标中要求掌握的全部知识点。

教学案例 5-3-1

患者,男,41岁,在家务农,反复右上腹疼痛5余年,因症状加重伴皮肤、巩膜黄染及畏寒、寒战、发热 2 天入院。体检：体温 39.5 ℃，脉搏 122 次/分，血压 125/85 mmHg。右上腹压痛、肌紧张。实验室检查：白细胞 15.5×10^9/L，中性粒细胞 0.85，血清总胆红素 132 μmol/L，谷丙转氨酶 175 U/L。B 超提示肝外胆管扩张，内有强光团伴声影。诊断为胆总管结石合并感染，并在全麻下行胆总管切开取石、T 管引流术。术后由手术室送回病房，生命体征平稳，现为术后第 2 天，继续留置 T 管引流。

请问：该患者术后护理计划是什么？

重难点：手术后期。

手术后期(postoperative phase)是指从患者离开手术室开始到基本康复出院(若未愈出院则到最后一次院外随访)为止的一段时间。手术后的护理重点是尽快恢复患者正常生理功能，尽可能地减少患者生理和心理的痛苦与不适，预防术后并发症，帮助患者早日康复。

【护理评估】

(一)手术及麻醉情况

了解麻醉的种类、手术方式、术中情况，如失血量、输血输液量、尿量及用药情况，安置引流管的种类、部位和数量等。如患者清醒，应询问患者有无不适。腰麻后检查下肢运动和感觉功能恢复情况；全麻患者观察神志、语言、呼吸和循环功能、肢体运动及感觉、皮肤色泽等，综合了解患者麻醉后的苏醒程度。

(二)身体状况

1. 意识状态 判断患者意识是否清醒，昏迷者观察瞳孔大小和对光反射。

2. 生命体征 监测体温、脉搏、呼吸、血压有无异常。

3. 切口情况 定时查看敷料有无脱落、伤口有无出血和不正常分泌物，敷料渗湿要注意颜色及量。如患者侧卧应用手在非手术侧的下面触摸床单是否被渗湿。观察伤口是否有发红、肿胀、压痛等现象，了解有无切口疼痛。

4. 引流管 手术后为预防液体聚集在体内，通常会放置引流管，了解引流管的种类、数目，引流部位，引流液的性状及量。

5. 肢体情况 麻醉作用消失后，评估肢体感觉、温度，活动是否自如。

(三)心理-社会状况

患者意识恢复清醒时最关心的问题是手术的结果，如果手术使患者失去身体的某部分，如截肢、乳房切除等，或外观改变，如结肠造瘘术，患者会表现出不同的情绪反应。知道手术中无法完全切除肿瘤的患者可能会产生愤怒和忧郁等情绪。有时患者会将这些情绪转为不配合治疗和护理。手术顺利时患者对手术后康复充满信心，积极配合医疗和护理。护士应根据患者的具体情况评估引起心理变化的原因。

【常见护理诊断/问题】

(1)舒适的改变：疼痛、恶心、呕吐、腹胀、尿潴留　与手术创伤反应、麻醉反应、卧床等有关。
(2)体液不足　与术中失血、失液或术后禁食、禁饮、呕吐、引流、体温升高等有关。
(3)知识缺乏　与术后饮食、活动和康复知识缺乏有关。
(4)营养失调：低于机体需要量　与术后禁食、手术创伤后分解代谢增强有关。
(5)活动无耐力　与切口疼痛、疲乏、体质虚弱等有关。
(6)潜在并发症：手术后出血、切口感染、切口裂开、肺部感染或肺不张、下肢深静脉血栓形成等。

【护理目标】

(1)患者术后不适减轻或消失。
(2)体液平衡得到维持。
(3)能复述术后治疗、护理和康复等的有关知识，主动配合治疗和护理计划的实施。
(4)患者营养状况得到改善。

(5)术后活动量增加。

(6)未发生出血、感染、切口裂开、肺部感染、肺不张和下肢静脉血栓等并发症。

【护理措施】

(一)一般护理

1. 床单位准备 患者进入手术室后,即应做好床单位的准备,以便患者术后回到病房能及时得到有效的治疗和护理,并根据手术情况备好急救器械和药品。

2. 患者的交接 与手术室巡回护士、麻醉师做好交接,了解术中情况及术后注意的问题。

3. 术后体位 术后体位的安置由麻醉方式和手术部位决定。全麻患者清醒前,应去枕平卧,头偏向一侧,使分泌物或呕吐物易于流出;蛛网膜下腔麻醉者,术后去枕平卧 6 h;硬膜外麻醉者平卧 4~6 h。麻醉作用消失后,若血压、脉搏平稳,再根据手术需要安置合适的体位。①颅脑手术后取头高脚低斜坡卧位,以促进脑部静脉回流,防止或减轻脑水肿。②颈、胸、腹部手术后一般安置于半卧位(颈、胸部手术后取高半坐卧位,腹部手术后取低半坐卧位)。临床意义:利于血液循环,增加肺通气量;使腹肌松弛,减轻腹壁切口的张力;炎性渗出物可流至盆腔,避免膈下脓肿。③脊柱手术后应卧硬板床。④四肢手术后应抬高肢体,以利于静脉和淋巴回流,减轻患肢肿胀和疼痛。

4. 饮食与输液

(1)非胃肠道手术:局麻和小手术患者,术后即可进食;腰麻和硬膜外腔麻醉患者,在术后 6 h 可根据病情需要给予饮食;全麻患者术后意识清醒,无恶心、呕吐时可先给流质饮食,以后视情况改为半流质饮食或普食;大手术患者在术后 2~3 天内,因消化功能减退,如有恶心、呕吐进食会更少,护士应根据患者情况加强饮食护理,鼓励摄入高蛋白和高维生素的食物。

(2)胃肠道手术:一般在术后 24~72 h 禁食,待肠蠕动恢复、肛门排气后,开始进流质饮食,逐步改为半流质饮食,上消化道手术后 8~10 天,下消化道手术后 4~5 天可改为软食或普食。

(3)禁食期间,应经静脉补充水分、电解质和营养。若禁食时间较长可通过深静脉给予足量营养支持。记录出入液量,以便评估患者体液代谢的情况。

5. 早期活动 可根据手术及病情轻重和患者的耐受程度选择活动方式和运动量。患者如无手术后禁忌证,应早期下床活动,大部分患者应鼓励在手术后 24~48 h 内下床。早期活动的优点:呼吸频率和深度增加,可预防肺不张和坠积性肺炎;促进血液循环和伤口愈合,可预防血栓性静脉炎;促进新陈代谢,排尿增加,预防尿潴留;促进肠蠕动和排气,减轻腹胀,预防肠粘连。患者无法下床或手术后早期不宜下床时,鼓励患者在床上做自主活动或协助其翻身、拍背、活动肢体,做深呼吸、咳嗽、排痰等。

(二)病情观察

1. 观察生命体征 患者手术后进行连续的评估,对施行较大手术的危重患者,应每 15~30 min 观察一次生命体征及瞳孔、神志等;病情稳定后可改为 2~4 h 测一次或遵医嘱执行。

2. 伤口护理 了解患者伤口敷料有无脱落、松动、渗血、渗液,必要时给予更换敷料。无菌手术切口第 3 天更换敷料,观察有无红、肿、热、痛等感染征象,若无特殊可待愈合后拆除缝线;若切口有感染征象,按切口感染处理。

3. 引流管护理 手术后引流管的种类繁多,但共性的护理原则如下。①妥善固定,护士应熟知引流管放置的位置和作用,多根引流管应分别做好标志,正确连接引流装置;②保持引流通畅,应定时挤压引流管,防止引流管的扭曲、折叠和受压,必要时用无菌生理盐水冲洗;③观察引流液的颜色、性状和量,并准确记录;④预防感染,应严格执行无菌操作,定时更换引流装置;⑤正确拔管,应掌握拔管的指征、时间和方法,适当时协助医生拔管。

(三)心理护理

由于手术和麻醉,患者可能有虚弱和疲乏感。当出现术后不适,加上伤口渗出及引流管的安置都可使患者紧张、焦虑。护士应根据手术和麻醉情况对患者出现不适的原因进行解释,并与患者和亲属共同讨论,或是寻求资源协助处理患者问题,使患者身心处于良好的恢复状况。

(四)手术后不适的护理

1. 疼痛 麻醉作用消失后,患者便开始感到伤口疼痛,24 h 内疼痛较明显,48 h 以后逐步减轻。伤口疼痛影响患者的休息,重者还可影响各器官的生理功能。小手术后可口服止痛剂,大手术后可选择药物镇痛,如 PCA(患者自控镇痛)或 1~2 天内按医嘱每隔 4~6 h 肌内注射哌替啶。婴儿一般不用镇痛剂,禁止使用吗啡。护士应注意其他引起患者疼痛的因素,如肢体压迫、敷料包扎过紧、膀胱胀满等,可通过变换体位、局部按摩、排空膀胱、深呼吸等方式解决。

2. 恶心、呕吐 将患者头转向一侧,以防吸入呕吐物。当呕吐缓解后给予干的固体食物或少量热饮。若呕吐持续不止或反复恶心和呕吐,应分析患者的情况,是否存在有水、电解质紊乱及颅内高压、急性胃扩张、肠梗阻、腹膜炎等。

3. 腹胀 腹部手术后因胃肠功能活动抑制,易引起腹胀。如果是胃内充满气体和液体,则使用胃肠减压;鼓励患者进行活动;腹部热敷,结合肛管排气;给予刺激肠蠕动的药物,如新斯的明。如果是粪便阻塞,应采取灌肠等措施。

4. 尿潴留 多发生在腰麻以及盆腔、肛门、会阴手术后。尿潴留可引起患者不适及尿路感染。应减轻患者紧张,采用诱导排尿、变换体位、下腹部热敷或按摩等方法促进排尿。无效时可在无菌技术下导尿。

5. 发热 由于手术损伤和组织反应,患者可表现为低热或中度发热,变化幅度在 0.5~1.0 ℃,一般不超过 38 ℃,术后 1~2 天恢复正常,临床称外科热或吸收热,不需特殊处理。如体温持续升高或术后 3~5 天出现发热,应考虑感染。

重难点:
外科热或吸收热。

6. 呃逆 多发生于手术后 8~12 h 内,多由神经中枢或引流管刺激引起。一般为暂时性,少数患者可出现顽固性呃逆,常见原因为胃潴留、胃扩张,其次是膈下积液或膈下感染。手术后早期出现者可压迫眶上缘,留置胃管抽吸胃内积液、积气,给予镇静药物等。明确原因者应针对病因处理,如膈下积液、脓肿行穿刺引流;原因不明而一般措施无效者,可肌内注射哌甲酯(利他林),必要时封闭颈部膈神经。

(五)并发症预防和护理

1. 术后出血 多发生在术后 24 h,出血原因较多,如术中止血不完善、创面渗血未彻底控制、术后结扎线松脱等。小量出血,仅敷料和引流管有少量鲜血,可更换敷料,加压包扎。出血量大时,患者有脉速、烦躁、面色苍白、低血压等内出血表现,应立即加快输液、输血,报告医生,必要时做好再次手术准备。预防主要是严密止血。

2. 伤口感染 伤口感染常发生于术后 3~5 天,患者主诉伤口疼痛,发热和脉搏增快。检查发现伤口处发红、肿胀、压痛,局部有热感,有脓性分泌物流出,形成脓肿时有波动感。早期感染时可采用无菌生理盐水或其他消毒液冲洗或清洁伤口。脓肿形成时可拆线引流,或置乳胶引流条,将引流液做细菌培养,以便给予有效的抗生素。

3. 肺部并发症 术后常见支气管肺炎、坠积性肺炎和肺不张。多发生于胸、腹部大手术,尤其是老年人、长期吸烟和患慢性呼吸道疾病者更易发生。患者表现为呼吸困难、缺氧、高热。术前应预防治疗急、慢性呼吸道疾病和口腔疾病;术后继续进行手术前的锻炼,如床上运动、咳嗽、深呼吸;注意保持呼吸道的通畅,适当饮水,以利于排痰。当肺部并发症出现时,应使用抗生素控制感染。呼吸道痰液多可采用体位引流、翻身拍背。一般措施效果不好时行支气管镜下吸痰,必要时做气管切开吸痰。

4. 伤口裂开 多见于腹部手术后,伤口裂开常发生在术后 6~7 天,腹部中线的切口最容易发生裂开。表现为患者在腹内压突然增高时,如呕吐、剧烈咳嗽时,自觉伤口处有崩离和松开的感觉,如果出现内脏脱出以及肠管阻塞等情况,患者会主诉伤口处疼痛。检查伤口敷料时,有淡红色液体流出。伤口可能部分或全部裂开,内脏脱出时可在腹壁上见到肠管或网膜。伤口完全裂开时,立即通知医生,安排患者采取平卧位。告诉患者安静卧床,勿咳嗽、进食或饮水,保持胃肠减压。用无菌的盐水敷料覆盖伤口或脱出的内脏,并用腹带包扎,切勿将脱出的内脏还纳腹腔。留在患者身旁直到医生到达,并立即送手术室重新缝合。

5. 尿路感染 可分为上尿路感染和下尿路感染,前者多见于肾盂肾炎,后者多见于膀胱炎。尿路感染通常发生在手术后5~8天。患者表现为排尿困难、尿频、尿急,尿液检查可见脓细胞、细菌或红细胞。预防应积极处理排尿困难,避免尿潴留。发生感染时,可根据细菌培养和药物敏感试验选择有效的抗生素;鼓励患者多饮水,冲刷尿道,每天保持尿量在1500 mL以上;留置导尿管患者护理时应严格遵守无菌技术。

6. 急性胃扩张 发生于手术后早期,以胸腹部手术后较多见。患者表现为烦躁不安、上腹饱胀、呕吐频繁,吐棕绿色或棕褐色液体,呕吐物隐血试验为阳性。检查时可见腹部膨隆,有振水音。发生急性胃扩张时,嘱患者禁食、禁饮,立即安置胃管进行胃肠减压,可引流出大量液体和气体,症状消失较快。待3~4天后胃壁张力恢复时即可拔除胃管。预防的关键是严格地禁食、禁饮,全麻患者可在手术前安置胃管行胃肠减压术,手术后预防压迫十二指肠。

7. 血栓性静脉炎 多发生于术后长期卧床,肥胖,凝血功能异常,下肢敷料或石膏过紧,血管反复进行穿刺或反复注射高浓度刺激性强的药物使血管内膜损伤等。发生血栓性静脉炎时,应嘱咐患者卧床休息,同时热敷,使用弹力绷带和抗凝剂,但避免腿部按摩,以免栓子脱落。同时密切注意患者肺栓塞的症状,如胸痛、窒息等。预防应注意高危险患者,无论卧床或下床活动,均使用弹力绷带包扎或穿弹性袜;避免患者久坐或在膝下置软垫;不活动的患者,帮助施行下肢锻炼;鼓励早期离床活动。

【健康教育】
(1)出院后告知患者康复应注意的问题。
(2)出院后饮食、日常活动和工作应注意劝告。
(3)需继续治疗者,说明治疗方法、注意事项及副作用,以便配合治疗。
(4)告知患者应改变哪些不良健康行为,如吸烟、酗酒等。
(5)告知患者复诊时间,遇到哪些情况须立即返院检查。
(6)根据不同手术、不同的功能恢复要求,指导患者掌握康复的方法,提高生活自理能力。

案例分析 5-3-1

术后护理计划:
(1)一般护理:饮食、体位。
(2)密切观察病情变化:主要是生命体征和腹部情况,以及引流管情况的观察。
(3)T管引流的护理:①妥善固定;②保持引流管的通畅;③观察并记录引流液的颜色及性状;④防止感染;⑤拔管。

(范学科)

任务6　营养支持患者的护理

【课程目标】
1. 知识目标
(1)掌握肠内营养和肠外营养的概念。
(2)熟悉肠内营养和肠外营养的适应证与禁忌证。
(3)了解常见的肠内营养和肠外营养制剂。
2. 能力目标
(1)能运用所学知识,对患者的营养状况进行评定,并能对营养不良的类型进行分类。

(2)能为患者正确实施肠内营养和肠外营养支持治疗。

(3)能运用所学知识,为营养支持的患者提供整体护理。

3.素质目标

(1)通过项目的学习,使学生具备基本的职业知识和职业技能素质。

(2)通过探究性问题的解决,培养学生独立思考、分析问题及解决问题的能力。

【预习目标】

(1)《基础护理学》中鼻饲的护理。

(2)《营养与膳食》相关章节的内容。

(3)通读本项目本任务的全部内容,重点注意并找到课程目标中要求掌握的全部知识点。

任务 6-1　概　　述

营养支持(NS)是指在饮食摄入不足或不能进食的情况下,通过肠内或肠外途径补充或提供维持人体必需的营养素,包括肠内营养(EN)和肠外营养(PN)。护士了解患者的营养代谢特点,配合医生为患者实施恰当的营养支持,能够极大地改善患者的预后。

体内的能量来源包括糖、蛋白质及脂肪。手术、创伤应激后的神经-内分泌变化使体内三大营养素处于分解代谢增强而合成降低的状态。

1.糖代谢　手术、创伤后早期,肝糖原分解增强和糖异生活跃,使空腹血糖升高,其水平与应激程度成正比;机体处理葡萄糖的能力受到影响及对胰岛素敏感性减弱,导致体内产生高血糖。此时,如过多、过快补糖会导致高血糖、肝损害、高渗性非酮性昏迷等并发症。

2.蛋白质　较大的手术、创伤后,骨骼肌群进行性分解,大量氮自尿中排出,源自氨基酸的糖异生增强,此时,蛋白质的需要量增加。

3.脂肪　手术创伤后,由于儿茶酚胺的作用,体内脂肪被利用,氧化利用率增加,脂肪供能可达40%左右。因此,高代谢状态下应适当增加补给量。

【营养状况评定】

营养状况评定是由专业人员对患者的营养代谢、机体功能等进行全面的检查和评估。目的是判断患者有无营养不良及其类型与程度,同时也可评估营养支持治疗的效果。

(一)健康史

有无慢性消耗性疾病、手术创伤、感染等应激状态,注意进食量变化、体重变化以及是否有呕吐、腹泻等消化道症状。

(二)人体测量指标

1.体重　我国成年人标准的体重(kg)=身高(cm)-105。当实际体重仅为标准体重的90%以下时,即可视为体重显著下降。短期内出现的体重变化可受体液失衡因素的影响,故应根据病前3~6个月的体重变化加以判断。

2.体质指数(BMI)　BMI=体重(kg)/[身高(m)]^2,理想值为18.5~23,BMI<18.5为消瘦,BMI≥24为超重。

3.三头肌皮褶厚度(TSF)　可间接判断体内脂肪量。正常参考值:男性11.3~13.7 mm,女性14.9~18.1 mm。

4.臂肌围(AMC)　用于判断骨骼肌或体内瘦体组织群量。正常参考值:男性为22.8~27.8 cm,女性为20.9~25.5 cm。

(三)实验室检测指标

1.肌酐升高指数　肌酐是肌蛋白质的代谢产物,尿中肌酐排泄量与体内骨骼肌量基本成比例,故可用于判断体内骨骼肌含量。

2.血浆蛋白质　临床用作营养评价的主要有血浆清蛋白(清蛋白)、转铁蛋白和前清蛋白等,但因各自半衰期不同而致其血清水平的改变呈现先后及程度的差异。

3. 氮平衡 能动态反映体内蛋白质的平衡情况。当氮的摄入量大于排出量时为正氮平衡，反之则为负氮平衡。

4. 免疫指标 营养不良时常伴有免疫功能降低，包括细胞和体液免疫两方面，营养不良时多以细胞免疫系统受损为主。

（四）营养不良的类型

根据病情并结合上述各项指标的检测结果基本可判断患者是否存在营养不良及营养不良的类型。临床根据蛋白质或能量缺乏种类分为3种类型。

1. 消瘦型营养不良 为能量缺乏型，以人体测量指标值下降为主，表现为体重下降、消瘦。

2. 低蛋白型营养不良 为蛋白质缺乏型，主要表现为血浆蛋白质水平降低和或组织水肿，故又称水肿型，体重下降不明显。

3. 混合型营养不良 又称蛋白质-能量缺乏型营养不良，同时兼有上述两种类型的临床特征。

【营养支持】

（一）营养支持指征

当患者出现下列情况之一时，应提供营养支持：①近期体重下降大于正常体重的10%；②血浆清蛋白<30 g/L；③连续7天以上不能正常进食；④已明确为营养不良；⑤具有营养不良的风险或可能发生手术并发症的高危患者。

（二）营养支持的途径

营养支持的途径分为肠内营养（EN）与肠外营养（PN）两大类。

（三）营养支持方法的选择

(1) EN与PN应优先选择EN。

(2) 中心静脉营养与周围静脉营养应优先选择周围静脉营养。

(3) EN不足时可用PN补充。

(4) 营养支持时间较长者应尽量应用EN。

(5) 营养需要量较高或期望短期内改善营养状况者可用PN。

（卞 倩）

任务6-2 肠内营养支持患者的护理

【概述】

肠内营养（EN）是指经胃肠道（包括经口或喂养管）提供维持人体代谢所需营养素的一种方法。肠内营养的优点：①营养物质经肠道和门静脉吸收，能很好地被机体利用，整个过程符合生理需要；②可以维持肠黏膜细胞的正常结构，保护肠道屏障功能；③无严重代谢并发症，安全经济。正因如此，"只要胃肠道有功能，就利用它"已成为共识。

重难点：
肠内营养。

（一）适应证与禁忌证

1. 适应证 凡有营养支持指征，胃肠道有功能并可利用的患者都有指征接受肠内营养支持。包括：①不能正常经口进食者：如意识障碍及口腔、咽喉、食管疾病。②高分解代谢状态，如严重感染、手术、创伤及大面积灼伤患者。③消化道疾病稳定期，如消化道瘘、短肠综合征、炎症性肠病和胰腺炎等。④慢性消耗性疾病，如结核病、肿瘤等。⑤肝、肾、肺功能不全及糖不耐受者。

2. 禁忌证 肠梗阻、消化道活动性出血、腹腔或肠道感染、严重腹泻或吸收不良、休克。

(二)肠内营养制剂

肠内营养制剂不同于通常意义的食品,前者经加工预消化,更易消化、吸收或无需消化即能吸收。肠内营养制剂按营养素预消化的程度可分为大分子聚合物和要素膳两大类。

1. 大分子聚合物　该类制剂包括自制匀浆膳和大分子聚合物制剂。前者可用牛奶、鱼、肉、水果、蔬菜等食物配制,具有自然食物的良好口感,不足之处在于家庭制备时受食物种类限制而不能保证完整的营养成分,且营养素含量难以精确计算。后者所含的蛋白质是从酪蛋白、乳清蛋白或大豆蛋白等水解、分离而来;糖类通常是淀粉及其水解物形式的葡萄糖多聚体;脂肪来源于植物油;此外,尚含有多种维生素和矿物质,通常不含乳糖,有些配方含有膳食纤维。大分子聚合物制剂可经口摄入或经喂养管注入,适合于胃肠功能完整或基本正常者。

2. 要膳素　特点是化学成分明确,无需消化,无渣,可直接被胃肠道吸收利用。要素膳较适合于消化功能弱的人。由于该类配方的高渗透压可吸引游离水进入肠腔而易产生腹泻,应用时需加强护理。

(三)肠内营养给予途径

1. 经鼻胃管或胃造瘘　适用于肠胃功能良好的患者。鼻胃管多用于短期肠内营养支持者;胃造瘘适用于长期肠内营养支持者。

2. 经鼻肠管或空肠造瘘　适用于胃功能不良、误吸危险性较大者。鼻肠管多用于短期营养支持者,空肠造瘘适用于长期营养支持者,后者可同时进行胃、十二指肠减压或经口进食。

(四)肠内营养给予方式

1. 分次给予　适用于喂养管端位于胃内及胃肠道功能良好者。分次给予又分为分次推注和分次输注,每次入量为100~300 mL。分次推注时,每次入量在10~20 min完成;分次输注时,每次入量在2~3 h完成,再间隔2~3 h。可视患者耐受程度加以调整。

2. 连续输注　适用于胃肠道功能和耐受性较差,导管尖端位于十二指肠或空肠内的患者。常借助营养泵做24 h连续输注,大多数患者耐受良好。

【护理评估】

(一)健康史

1. 疾病和相关因素　近期饮食情况,如饮食习惯和食欲有无改变,有无明显厌食,饮食种类和进食量;是否因检查或治疗而需禁食,禁食的天数;有无额外丢失;是否存在消化道梗阻、出血、严重腹泻或因腹部手术等而不能经胃肠道摄食的病证或因素。

2. 既往史　近期或既往有无消化系统手术史,较大的创伤、灼伤,严重感染或慢性消化性疾病,如结核病、癌症等。

(二)身体状况

1. 局部　有无腹部胀痛、恶心、呕吐、腹泻、压痛、反跳痛和肌紧张等腹膜炎体征。

2. 全身　生命体征是否平稳,有无休克、脱水或水肿征象。

3. 辅助检查　了解体重、血浆清蛋白、细胞免疫功能等检查结果,以评估患者的营养状况及对营养支持的耐受程度。

(三)心理-社会状况

了解患者和家属对营养支持重要性和必要性的认知程度,对营养支持的接受程度和对营养支持费用的承受能力。

【常见护理诊断/问题】

(1)有误吸的危险　与患者的意识、体位、喂养管移位及胃排空障碍有关。

(2)有皮肤完整性受损的危险　与长期留置喂养管有关。

(3)有胃肠动力失调的危险　与不能经口摄食、管饲、患者不耐受等有关。

(4)潜在并发症:感染。

【护理目标】

(1)患者未发生误吸或发生误吸的危险性降低。

(2)患者未发生黏膜、皮肤的损伤。

(3)患者接受肠内营养期间能维持正常的排便型态,未出现腹胀或腹泻。

(4)患者未发生与肠内营养支持有关的感染。

【护理措施】

1.预防误吸

(1)妥善固定喂养管:经鼻胃管喂养时,应将鼻胃管妥善固定于面颊部,以避免鼻胃管移位至食管而导致误吸。

(2)取合适体位:根据喂养管位置及病情,置患者于合适的体位。伴有意识障碍、胃排空迟缓、经鼻胃管或胃造瘘管输注营养液的患者应取半卧位,以防营养液反流或误吸。经鼻肠管或空肠造瘘管滴注者可取随意卧位。

(3)估计胃内残留量:每次输注肠内营养液前及连续输注过程中(每隔4 h)抽吸并评估胃内残留量,若残留量大于100 mL,应延迟或暂停滴注,必要时加用胃动力药物,以防胃潴留引起反流而致误吸。

(4)加强观察:若患者突然出现呛咳、呼吸急促或咳出类似营养液的痰液,应疑有喂养管移位并致误吸的可能,鼓励和刺激患者咳嗽,以排出吸入物与分泌物,必要时经鼻导管或气管镜清除误吸物。

2.避免皮肤黏膜损伤 长期留置鼻胃管或鼻肠管者,可因鼻咽部黏膜间受压产生溃疡。应每天用油膏涂拭鼻腔黏膜起润滑作用;对胃、空肠造瘘者,应保持造瘘口周围皮肤干燥、清洁。

3.维持正常排便型态

(1)控制营养液的浓度:从低浓度开始滴注营养液,再根据患者胃肠道适应程度逐步增加,以避免营养液浓度和渗透压过高引起的胃肠道不适、肠痉挛、腹胀和腹泻。

(2)控制输注量和速度:营养液宜从少量开始,每天250~500 mL,在5~7天内逐渐达到全量。输注速度以20 mL/h起,视适应程度逐步加速并维持滴速为100~200 mL/h。

(3)保持适宜的滴注温度:营养液的滴注温度以接近正常体温为宜,过烫可能灼伤胃肠道黏膜,过冷则刺激胃肠道,引起肠痉挛、腹痛或腹泻。可在输注管近端自管外加热营养液,但需防止烫伤患者。

(4)用药护理:某些药物,如含镁的抗酸剂、电解质等可致肠痉挛和渗透性腹泻,须经稀释后再经喂养管注入。

(5)避免污染:营养液应现配现用,1次仅配1日量;暂不用时置于4 ℃冰箱保存,24 h内用完;每天更换输注管或专用泵管。

4.预防感染性并发症 与肠内营养相关的感染性并发症主要是误吸导致的吸入性肺炎和因空肠造瘘管滑入游离腹腔及营养液流入而导致的急性腹膜炎;其次为肠道感染。应注意观察,及时发现和处理。

【护理评价】

(1)患者是否发生误吸或发生误吸的危险性是否降低。

(2)患者是否发生黏膜、皮肤的损伤。

(3)患者是否出现腹胀或腹泻。

(4)患者是否发生与肠内营养支持相关的感染。

【健康教育】

(1)告知患者肠内营养的重要性和必要性。

(2)告知患者经口饮食和肠内营养有助于维护肠道功能。

(3) 在康复过程中,应保持均衡饮食,保证足够的能量、蛋白质和维生素等的摄入。

(4) 指导携带胃或空肠喂养管出院的患者和其家属进行居家喂养和自我护理。

(卞 倩)

任务 6-3 肠外营养支持患者的护理

【概述】

肠外营养(PN)是指通过静脉途径提供人体代谢所需的营养素。患者禁食,所需营养素均经静脉途径提供时,称为全胃肠外营养(TPN)。

(一)适应证与禁忌证

1. 适应证 当外科患者出现下列病证且胃肠道不能充分利用时,可考虑提供肠外营养支持。①需要改善营养状况者,如营养不良者的术前应用、放射治疗(简称放疗)和化学治疗(简称化疗)期间胃肠道反应严重者、肝肾功能衰竭者。②不能从胃肠道进食者,如短肠综合征、急性坏死性胰腺炎等。③消化道需要休息或消化不良者,如肠道炎性疾病、长期腹泻等。④高分解代谢状态,如严重感染、灼伤、创伤或大手术前后。

2. 禁忌证 严重水、电解质紊乱及酸碱平衡失调,出现凝血功能紊乱、休克。

(二)肠外营养制剂

1. 葡萄糖 肠外营养的主要能源物质,成人常用量为 4~5 g/(kg·d)。当供给过多或输入过快时,部分葡萄糖可转化为脂肪沉积于肝脏,故每天葡萄糖的供给量不宜超过 300 g,占总能量的 50%~70%。

2. 脂肪乳剂 肠外营养的另一种重要能源,成人常用量为 1~2 g/(kg·d),供给机体非蛋白质热量需要的 20%~30%。脂肪乳剂是一种水包油性乳剂,主要由植物油、乳化剂和等渗剂等组成。

3. 氨基酸 肠外营养的唯一氮源,其营养价值在于提供机体合成蛋白质及其他生物活性物质的氮源。正常机体氨基酸需要量为 0.8~1.0 g/(kg·d),应激、创伤时需要量增加,可按 1.2~1.5 g/(kg·d)供给。近年来谷氨酰胺(Gln)在营养支持中的作用受到重视,被称为"条件必需氨基酸",现已有谷氨酰胺双肽制剂,可加入肠外营养液中应用。

4. 维生素和矿物质 参与人体代谢、调节和维持内环境稳定所必需的营养物质。维生素的种类较多,按其溶解性可分为水溶性和脂溶性两大类,长期 TPN 时常规提供多种维生素可预防其缺乏。对临床具有实际意义的微量元素包括锌、铜、铁、硒、铬、锰等,这些元素均参与酶的组成、三大营养物质的代谢、创伤愈合等生理过程。长期 TPN 时须重视可能出现的微量元素缺乏问题。此外,在有大量引流、额外丧失时,需根据血电解质水平调整和补充钠、钾、氯、钙、磷、镁等电解质。

(三)输注途径

输注途径包括周围静脉和中心静脉途径。其选择视病情、营养支持时间、营养液组成、输液量及护理条件等而定。当短期(<2 周)、部分补充营养或中心静脉置管和护理有困难时,可经周围静脉输注;但当长期、全量补充时则选择中心静脉为宜。

(四)输注方式

1. 全营养混合液(TNA) 将每天所需的营养物质,在无菌环境中按次序配制于 3 L 袋后再输注,又称全合一营养液(AIO)。其优点:①以较佳的热氮比和多种营养素同时进入体内,增加节氮效果,降低代谢性并发症的发生率;②混合后液体的渗透压降低,使经周围静脉输注成为可能;③单位时间内脂肪乳剂输入量大大低于单瓶输注,可避免因脂肪乳剂输注过快引起的副作用;④使用过程中无需排气及更换输液瓶,简化了输注步骤;⑤全封闭的输注系统减少了污染和空气栓塞的机会。

2. 单瓶输注　在不具备以 TNA 方式输注的条件时,采用单瓶输注方式。但由于各营养非同步输入,不利于所供营养素的有效利用。此外,若单瓶输注高渗性葡萄糖或脂肪乳剂,可因单位时间内进入体内的葡萄糖或脂肪酸量较多而增加代谢负荷,甚至并发与之相关的代谢性并发症。

【护理评估】

(一)健康史

1. 饮食和胃肠道功能　患者的胃肠道有无功能、能否利用可利用的部位及其程度;有无额外丢失和急、慢性消耗性疾病;有无肝胆系统或其他代谢性疾病;有无水、电解质紊乱等内环境失衡现象。

2. 既往史　既往有无较大的手术、创伤或其他慢性疾病史。

(二)身体评估

1. 局部　患者周围静脉显露是否良好,颈部和锁骨上区皮肤有无破损,有无气管切开或其他影响静脉穿刺(置管)的因素。

2. 全身　患者的生命体征是否平稳,有无体液失衡征象。

(三)辅助检查

根据患者的体重、血电解质、血生化和细胞免疫功能等检查结果,评估患者的营养状况及其对肠外营养支持的耐受程度。

(四)心理-社会评估

患者及家属对肠外营养支持重要性和必要性的认知程度及对相关知识的了解程度,对肠外营养支持费用的承受能力。

【护理诊断】

潜在并发症:气胸、血管或胸导管损伤、空气栓塞、导管移位、感染、糖或脂肪代谢紊乱、血栓性浅静脉炎。

【护理目标】

患者未发生与静脉穿刺置管和肠外营养支持相关的并发症。

【护理措施】

(一)合理输注

合理安排输液顺序和控制输注速度:①对已有缺水者先补充部分平衡盐溶液,已有电解质紊乱者先予纠正;②为适应人体代谢能力并充分利用输入的营养液,TNA 输注速度不超过 200 mL/h,并保持连续性;③根据患者 24 h 出入液量合理补液,维持水、电解质和酸碱平衡。

(二)定期监测和评价

PN 最初 3 天每天监测血清电解质、血糖水平,3 天后视稳定情况每周测 1～2 次。血浆清蛋白、淋巴细胞计数等营养指标及肝肾功能测定每 1～2 周 1 次,以评价营养支持效果。

(三)并发症的观察和护理

1. 静脉穿刺置管有关的并发症

(1)气胸:当患者于静脉穿刺时或置管后出现胸闷、胸痛、呼吸困难、同侧呼吸音减弱时,应怀疑气胸的发生,立即通知医生并协助处理。包括做胸部 X 线检查,视气胸的严重程度予以观察、胸腔抽气减压或胸腔闭式引流及护理。对依靠机械通气的患者,须加强观察。

(2)血管损伤:在同一部位反复穿刺易损伤血管,表现为局部出血或血肿形成等,应立即退针并压迫局部。

(3)胸导管损伤:多发生于左侧锁骨下静脉穿刺时。穿刺时若见清亮的淋巴液渗出,应立即退针或拔除导管;偶可发生乳糜瘘,多数患者可治愈,少数需做引流或手术处理。

(4)空气栓塞:可发生在静脉穿刺置管过程中或因导管塞脱落或连接处脱落所致。锁骨下静脉穿刺时,应置患者于平卧位、屏气;置管成功后及时连接输液管道,牢固连接;输液结束应旋紧导管塞。一旦疑有空气进入,立即置患者于左侧卧位,以防空气栓塞。

2. 感染 长期深静脉置管和禁食、TPN,易引起导管性和肠源性感染,须加强观察和预防。

(1)导管性感染:与输入液污染、插管处皮肤感染或其他感染部位的病原菌经血行种植于导管有关。护理措施:每天清洁、消毒静脉穿刺部位,更换辅料。观察穿刺部位有无红、肿、热、痛等感染现象。若患者发生不明原因的发热、寒战、反应淡漠或烦躁不安,应疑为导管性感染。一旦发生上述现象,应及时通知医生,协助拔除导管并做微生物培养和药物敏感试验。避免经导管抽血或输血。输液结束时,用肝素稀释液封管,以防止导管内血栓形成和保持导管通畅。

(2)肠源性感染:与长期TPN时肠道缺少食物刺激而影响胃肠激素分泌,体内谷氨酸缺乏等引起肠黏膜萎缩、肠屏障功能减退、肠内细菌和内毒素移位有关。因此,当患者胃肠功能恢复后,应尽早开始肠内营养。

3. 代谢紊乱

(1)糖代谢紊乱:当单位时间输入的葡萄糖量超过人体代谢能力和胰岛素相对不足时,患者可出现高血糖,甚至高渗性非酮症高血糖昏迷;亦可因突然停输高渗葡萄糖溶液而出现反应性低血糖。肠外营养支持时,应加强临床观察和输液护理,葡萄糖的输入速度应小于 5 mg/(kg·min),当发现患者出现糖代谢紊乱征兆时,先抽血送检血糖值,再根据结果予以相应处理。

(2)脂肪代谢紊乱:脂肪乳剂输入速度过快或总量过多并超过人体代谢能力时,患者可发生高脂血症或脂肪超载综合征,后者表现为发热、急性消化道溃疡、血小板减少、溶血、肝大和脾大、骨骼肌疼痛等。一旦发现类似症状,应立即停输脂肪乳剂。

4. 血栓性浅静脉炎 多发生于周围静脉输注营养液时。主要原因:①输液的静脉管径细小,高渗营养液不能得到有效稀释,血管内皮受到化学性损伤。②置有导管的静脉跨越关节时导管与静脉壁的触碰致静脉受到机械性损伤。表现为输注部位的静脉呈条索状变硬、红肿、触痛,少有发热现象。一般经局部湿热敷、更换输液部位或外涂可经皮吸收的抗凝消炎软膏后可逐步消退。

【护理评价】

与静脉穿刺置管及肠外营养支持相关的并发症是否得到有效预防或及时发现和处理。

【健康教育】

1. 告知相关知识 告知患者及家属合理输注营养液及控制输注速度的重要性,不能自行调节速度;告知保护静脉导管的方法,避免翻身、活动、更衣时导管脱出。

2. 尽早经口进食或行肠内营养 当患者胃肠功能恢复或允许进食时,鼓励患者经口进食或行EN,以降低和防治PN相关并发症。

3. 出院指导 制订饮食计划,指导均衡营养,定期到医院复诊。

(卞 倩)

任务7 外科感染患者的护理

任务7-1 认识外科感染

【课程目标】

1. 知识目标

(1)掌握外科感染的概念。

(2)熟悉外科感染的临床表现和治疗原则。
(3)了解外科感染的病因及分类、病理与转归。
2. 能力目标
(1)能运用观察的方法,对外科感染进行简单的分类。
(2)能根据患者局部体征、辅助检查等结果,提出治疗原则。
3. 素质目标
(1)在护理操作过程中,能严格遵守无菌操作规范。
(2)具备良好的言行举止,善于与患者沟通。
(3)通过对外科感染患者的护理提高自己对抗生素应用的认识。

【预习目标】
(1)预习《药理学》中抗生素的应用。
(2)通读本项目本任务的全部内容,重点注意并找到课程目标中要求掌握的全部知识点。

【概述】

外科感染一般是指需手术治疗的感染性疾病或发生在创伤、手术、侵入性器械检查或插管后并发的感染。外科感染的发病率高,占外科疾病的1/3~1/2。外科感染的特点:常为多种病菌的混合感染;大部分有明显的局部症状和体征;多与损伤、手术及创伤有关;病变常导致组织化脓坏死、器质性病变,甚至发生全身感染危及生命,治疗困难,常需外科处理。

重难点:
外科感染。

(一)病因

外科感染是由致病微生物或寄生虫侵入人体所引起的,微生物以细菌最常见,人体的抵抗力与感染的发生关系密切。引起外科感染的外源性感染菌来自周围环境,致病力强的常见化脓性致病菌有金黄色葡萄球菌、溶血性链球菌、大肠杆菌等。内源性感染菌为来自体内的条件致病菌,在内环境失调时,如致病微生物的数量与毒力增加或机体免疫力下降,可引起感染。

知识链接

常见致病菌特点

1. 金黄色葡萄球菌　革兰染色阳性,能产生溶血素、杀白细胞素和血浆凝固酶,多引起疖、痈等。脓液特点为稠厚、黄色、无臭味。

2. A群链球菌(乙型溶血性链球菌)　革兰染色阳性,能产生溶血素、透明质酸酶和链激酶等,易引起急性蜂窝织炎、淋巴管炎和败血症等。脓液特点为稀薄、量大、淡红色。

3. 大肠埃希菌(大肠杆菌)　革兰染色阴性,单纯大肠杆菌感染脓液无臭味,但与厌氧菌混合感染时脓液稠厚、有臭味。易引起阑尾炎和腹膜炎等。

4. 铜绿假单胞菌(绿脓杆菌)　革兰染色阴性,常存在于肠道内。对大多数抗菌药物不敏感,因此为继发感染的主要病菌,易引起烧伤创面感染和败血症。脓液特点为淡绿色,特殊的甜腥臭味。

(二)分类

1. 按致病菌种类和病变性质分类
(1)非特异性感染:又称化脓性感染或普通感染,如疖、痈、丹毒、急性阑尾炎等。其特点是同一种致病菌可引起不同的化脓性感染,而不同致病菌又可引起同一种化脓性感染。有化脓性炎症的共同特点,即红、肿、热、痛,继而可形成脓肿。
(2)特异性感染:如结核病、破伤风、气性坏疽、炭疽及放线菌病等。其特点是同一种病由相

重难点:
非特异性感染、
特异性感染。

同的致病菌引起较为独特的病变。各致病菌引起的临床表现和防治原则均不相同。通常要用特定药物治疗效果才好。

2. 按感染发生的条件分类

(1) 机会感染：平常为非致病或致病力低的病原菌，由于数量增多使毒性增大，或人体免疫力下降，趁机侵入而引起的感染。

(2) 院内感染：又称医源性感染，指在医院住院期间因致病微生物侵入机体而发生的感染。

(3) 二重感染：亦称菌群交替症，是在广谱抗菌药物治疗过程中，多数敏感细菌被抑制，耐药菌大量生长繁殖，导致机体菌群失调而产生的新感染。如梭状芽孢杆菌过度繁殖所致假膜性结肠炎，广谱抗生素长期使用所致真菌性感染。

3. 根据病程长短和发病缓急分类 ①急性感染：病程在3周内的感染。②亚急性感染：病程在3周~2个月内的感染。③慢性感染：超过2个月的感染。

(三) 病理和转归

1. 病理 外科感染发生后可引起局部和全身炎症反应。致病菌在组织内生长繁殖，产生毒素，损害细胞并引起血管扩张，局部出现充血和渗出，渗出物中的白细胞、免疫球蛋白及补体等能杀灭细菌。但如果细菌数量多、毒力强，可破坏白细胞，组织细胞发生变质、破裂、坏死，毛细血管发生栓塞，渗出的纤维蛋白原和其他蛋白质被降解，形成化脓灶。化脓过程中的细菌、毒素及蛋白质降解物可进入血液循环，引起全身炎症反应。

2. 转归 影响外科感染病程演变和转归的主要因素是致病菌的致病力（数量和毒力）、人体的抵抗力及治疗情况，一般有以下4种转归。

(1) 炎症消退：当机体抵抗力较强、治疗及时和有效时，机体能较快地抑制病菌，清除组织细胞崩解产物和细菌，使炎症消退，感染痊愈。

(2) 炎症局限：当机体抵抗力占优势时，感染便局限化，组织细胞崩解产物和渗液可形成脓性物质，积聚于创面和组织间隙，形成脓肿。

(3) 转为慢性炎症：当机体抵抗力与致病菌毒力处于相持状态下，组织炎症持续存在，局部中性粒细胞浸润减少、成纤维细胞和纤维细胞增加，变为慢性炎症。

(4) 炎症扩散：病菌毒性大、数量多和机体抵抗力较差时，致病菌的毒力超过了机体抵抗力，感染迅速向四周扩散或进入淋巴系统、血液循环，导致菌血症和脓血症等，引起严重的全身性感染，严重者可危及生命。

【临床表现】

1. 局部症状 感染区红、肿、热、痛和功能障碍是化脓性感染的典型表现。感染局部症状可随病变范围和位置深浅而异。病变范围小或位置较深时，局部症状则不明显；病变范围大或位置表浅时，局部症状则较突出。

2. 全身症状 感染轻者，可无全身症状。感染较重的常有发热、头痛、全身不适、乏力、食欲减退等全身症状。

【辅助检查】

(一) 实验室检查

1. 血常规检查 血白细胞计数升高、中性粒细胞增加，当白细胞计数小于 $4.0 \times 10^9/L$ 或发现未成熟的白细胞时，应警惕病情加重。

2. 生化检查 营养状态欠佳者需检查血清蛋白、肝功能等；疑有泌尿系统感染者需检查尿常规、血肌酐、尿素氮等；疑有免疫功能缺陷者需检查细胞和体液免疫系统，如淋巴细胞分类、NK细胞和免疫球蛋白等。

3. 细菌培养 表浅感染灶可取脓液或病灶渗出液做涂片或细菌培养以鉴定致病菌。较深的感染灶，可经穿刺取得脓液。全身性感染时，可取血、尿或痰做涂片、细菌培养和药物敏感试验，必要时重复培养。

（二）影像学检查

1. 超声波检查 用于探测肝、胆、胰、肾、阑尾、乳腺等的病变及胸腔、腹腔、关节腔内有无积液。

2. X线检查 适用于检测胸、腹部或骨关节病变，如肺部感染，胸、腹腔积液或积脓等。

3. CT和MRI 有助于诊断实质性脏器的病变，如肝脓肿等。

4. 其他 对严重脓毒血症、菌血症或并发休克者，需连续监测重要脏器或系统的功能。

【治疗原则】

去除感染的原因，及时杀灭致病菌微生物、彻底清除脓液或坏死组织，增强患者的抗感染和组织修复能力。

（一）局部疗法

1. 局部制动、休息 可以减轻疼痛，使炎症局部化，利于消肿。对感染的肢体，可抬高，必要时可用夹板或石膏绷带固定。

2. 外用药 浅部感染早期或中期可外用2.5%碘酒消毒、2%鱼石脂软膏外涂、50%硫酸镁溶液湿敷或中药外敷。厌氧菌感染伤口可用3%过氧化氢溶液冲洗、浸泡。

3. 物理疗法 用热敷或湿热敷、红外线、超短波理疗，能改善局部血液循环，有促进感染吸收或局限化的作用。

（二）手术治疗

如脓肿的切开引流、清除伤口的坏死组织及异物、切除坏死肠管及阑尾、清除结核病灶、气性坏疽紧急切开减张引流等，以减轻局部或全身症状，阻止感染继续扩散。

（三）全身疗法

重症患者应加强全身重要脏器的监测及严重性评估。

1. 支持疗法 目的是改善患者全身情况，增强免疫力，提高治疗的有效性。

2. 抗菌药物的应用 抗菌药物合理应用，不加选择地应用抗菌药物可增加致病菌对药物的耐药性，出现毒副作用，引起二重感染，甚至危及生命。

任务7-2　浅部软组织的化脓性感染患者的护理

【课程目标】

1. 知识目标

(1)掌握疖、痈、急性蜂窝织炎、丹毒、脓肿的治疗要点。

(2)熟悉疖、痈、急性蜂窝织炎、丹毒、脓肿的护理评估、护理措施、健康教育。

(3)了解疖、痈、急性蜂窝织炎、丹毒、脓肿的护理诊断。

2. 能力目标

(1)能运用所学知识，判断疖、痈、急性蜂窝织炎、丹毒、脓肿。

(2)能根据患者局部体征、辅助检查等结果，提出护理诊断。

3. 素质目标

(1)在精心护理操作过程中，让患者获得良好的健康教育。

(2)具备良好的言行举止，善于与患者沟通，尊重患者。

(3)具备爱岗敬业、吃苦耐劳、遵守工作制度的素质。

【预习目标】

(1)预习《正常人体形态结构》中头面部的血管。

(2)通读本项目本任务的全部内容，重点注意并找到课程目标中要求掌握的全部知识点。

(3)搜集关于疼痛患者的心理护理资料。

教学案例 7-2-1

何某,女,67岁,因"颌下蜂窝织炎"入院。患者颈部明显红肿、疼痛,伴严重全身感染症状,自感心慌、气紧、胸闷,口唇发绀。既往有冠心病及慢性支气管炎史。入院后予以补液、抗感染治疗。

请问:(1)目前患者最可能发生了什么并发症?发生原因是什么?

(2)对该并发症首要的处理措施是什么?如何预防并发症的发生?

一、疖

【概述】

疖是由金黄色葡萄球菌和表皮葡萄球菌等致病菌引起的皮肤单个毛囊及其所属皮脂腺的急性化脓性感染。常见于小儿和青年,多发生在毛囊和皮脂腺丰富的部位,如头面部、颈背部、腋窝、腹股沟、会阴及小腿等处。不同部位同时发生几处疖,或者在一段时间内反复发生疖,称为疖病,多发生于免疫力较低的小儿或糖尿病患者。

【护理评估】

(一)健康史

询问患者的生活习惯、饮食习惯、感染史,了解近期用药史如使用广谱抗生素治疗某些感染性疾病,使用激素等。

(二)身体状况

1.症状与体征 疖初期皮肤局部出现红、肿、痛的小结节,以后逐渐肿大成锥形隆起,结节的中心因组织坏死化脓,形成黄白色的脓栓。结节表面破溃,脓栓逐渐脱落,脓液流出后可慢慢自愈。疖一般无明显的全身症状。

2.并发症 发生在上唇、鼻及鼻唇沟范围,即"危险三角区"的疖,如被挤压可经内眦静脉、眼静脉进入颅内,引起眼内、颅内感染,患者出现寒战、发热、头痛、呕吐、意识异常等表现,严重时还可危及患者生命。

(三)心理-社会状况

当出现疖病或发现颅内感染时,因为病情反复或较重,患者或家属常有焦虑的表现,应了解他们的心理状态。

(四)辅助检查

如有发热等全身反应,做白细胞计数或血常规检查;疖病患者检查血糖和尿糖,做脓液细菌培养及药物敏感试验。

(五)治疗原则

(1)早期促使炎症消退,可选用热敷、超短波、红外线等理疗措施,也可以敷贴鱼石脂软膏等。

(2)化脓时疖顶见脓点或有波动感时用石炭酸点涂脓点或用针头、刀尖将脓栓剔出,禁忌挤压。

(3)抗菌治疗:若有发热、头痛、全身不适等全身症状,面部疖或并发急性淋巴结炎、淋巴管炎时,可选用青霉素或复方磺胺甲噁唑等抗生素治疗;有糖尿病者应给予降糖药物或胰岛素等相应治疗措施。

【常见护理诊断/问题】

(1)疼痛 与感染有关。

(2)潜在并发症:颅内化脓性感染。

【预期目标】
(1)使疼痛减轻。
(2)预防并发症的发生。

【护理措施】

(一)一般护理

(1)保持疖周围皮肤清洁,以防感染扩散。
(2)避免挤压未成熟的疖,尤其是"危险三角区"的疖,以免感染扩散引起颅内化脓性感染。
(3)疖化脓切开引流后,应及时更换敷料,注意无菌操作,促进创口愈合。
(4)密切观察患者的体温,若有升高,说明病情较重,应及时降温处理。
(5)高热者可采用物理降温,疖病者需加强营养。

(二)用药护理

疖伴有全身症状者,要注意休息,全身应用抗生素,防止感染扩散。

【护理评价】
(1)患者疼痛是否减轻。
(2)患者是否发生并发症。

【健康教育】
(1)注意个人日常卫生,尤其夏季,应做到勤洗澡、洗头、理发、剪指甲等;免疫力低下的老年人及糖尿病患者尤应注意防护。
(2)加强饮食卫生,饮食宜清淡、富有营养。
(3)发现身体有感染应及早就诊,以免延误治疗,导致病情扩散,出现全身化脓性感染。
(4)对"危险三角区"的疖禁止挤压。

二、痈

【概述】

痈是由金黄色葡萄球菌引起的多个相邻毛囊及其周围组织的急性化脓性感染,常见致病菌为金黄色葡萄球菌。常见于免疫力弱的老年人和糖尿病患者。痈多发生于皮肤厚而韧的部位,如颈项、背部等。

重难点:
痈。

【护理评估】

(一)健康史

询问患者引起痈的原因、时间等,了解近期用药史。

(二)身心状况

1.症状与体征 初始时局部迅速形成稍隆起的暗红色、质地坚韧和界限不清的疼痛肿胀浸润区,疼痛较轻;随着病情发展,中心部出现多个脓头,逐渐中心部发生组织坏死、化脓、溃烂、塌陷,形成"火山口"样改变,内含坏死组织和脓液;常伴有相应部位的淋巴结肿大,且有压痛;患者多伴有全身症状,包括寒战、发热、食欲不佳和全身不适等,严重者可致脓毒症或全身化脓性感染而危及生命。

2.并发症 唇痈可通过面部静脉扩散到颅内引起颅内感染,引起海绵状静脉窦炎及急性化脓性脑膜炎。

(三)治疗原则

1.局部处理 初期仅有红肿时,可用50%硫酸镁溶液湿敷,鱼石脂软膏、金黄散等敷贴;痈范围大、中央坏死组织较多者应及时手术切开排脓,清除坏死组织,伤口内填塞碘仿纱布止血,并每天更换敷料,促进肉芽生长。较大创面者需行植皮术治疗。

2. 全身治疗 及时给予足量和有效的广谱抗生素以控制脓毒症;保证休息,加强营养。

【常见护理诊断/问题】

(1)皮肤、组织完整性受损 与皮肤损伤、感染扩散及组织坏死有关。

(2)体温过高 与毒素吸收入血有关。

(3)疼痛 与化脓性感染有关。

(4)功能障碍 与皮肤组织受损及瘢痕形成有关。

【预期目标】

(1)去除感染病灶,恢复皮肤、组织完整性。

(2)体温控制在正常范围。

(3)疼痛与不适得到缓解。

(4)维持机体正常活动。

【护理措施】

1. 一般护理 保持痈周围皮肤清洁,避免挤压未成熟的痈或感染灶,以防止感染扩散;伴有全身反应的患者要注意休息,加强营养,摄入含丰富蛋白质、维生素及高能量的食物,以提高人体抵抗力,促进愈合;保持病室通风良好、空气清新,患者的床单、被罩、枕套、病服要经常更换,以保证清洁,避免院内感染和交叉感染。有明显全身症状者应注意观察患者的生命体征变化及局部的变化;若有引流者,保持引流的通畅,并注意观察引流物的颜色、量、质,做好记录。

2. 对症护理 当体温超过 38.5 ℃时应采取物理降温,同时鼓励患者多饮水,必要时可静脉输液;更换敷料时严格执行无菌操作;脓肿切开引流者,及时换药,促进切口愈合。

3. 用药护理 可根据细菌培养和药物敏感试验的结果应用有效抗生素,注意药物过敏反应及毒副作用。

【健康教育】

加强饮食卫生,饮食宜清淡、富有营养。注意个人日常卫生,尤其是夏季,应做到勤洗澡、洗头、理发、剪指甲等;免疫力差的老年人及糖尿病患者尤应注意防护。发现身体有感染应及早就诊,以免延误治疗,导致病情扩散,出现全身化脓性感染。对于唇痈禁止挤压。

三、急性蜂窝织炎

重难点:
急性蜂窝织炎。

【概述】

急性蜂窝织炎是皮下、筋膜下、肌肉间隙或深部疏松结缔组织的一种急性弥漫性化脓性感染,致病菌主要是溶血性链球菌。当皮肤或软组织损伤时,溶血性链球菌、金黄色葡萄球菌等侵入皮下组织,释放毒性强的溶血素、透明质酸酶和链激酶等,加上受侵的组织较疏松而病变发展迅速,不易局限,且与周围正常组织无明显界限。

【护理评估】

(一)健康史

了解患者的年龄、性别、职业及饮食习惯等,了解患者的发病过程、治疗及用药情况。

(二)身体状况

1. 症状与体征 常因致病菌的种类、细菌的毒力强弱和发病部位的深浅而不同。浅表的急性蜂窝织炎,局部出现红肿、剧痛,向四周迅速扩散,中心部红肿最显著,常出现缺血、坏死,病变区与周围正常皮肤分界不清;深部组织的急性蜂窝织炎,表面皮肤红肿不明显,但有局部组织肿胀和深压痛,全身症状明显,严重者可引起败血症。厌氧性链球菌、拟杆菌和一些肠道杆菌所致的急性蜂窝织炎,常发生在会阴部或下腹部伤口处,表现为进行性的皮肤、皮下组织及深筋膜坏死,脓液恶臭,局部有捻发音。

2. 并发症 口底、颌下和颈部的急性蜂窝织炎可发生喉头水肿和压迫气管,引起呼吸困难,甚至窒息。

(三)心理-社会状况

因为病情急、发展快,或出现并发症时,患者及家属常有焦虑、恐惧的表现。

(四)辅助检查

血常规检查示白细胞计数增多。有浆液性或脓性分泌物时,涂片检查病菌种类。病情较重时,应取血和脓液做细菌培养和药物敏感试验。

(五)治疗原则

1. 局部处理 局部制动,早期可用药湿热敷、理疗;若病变进展,形成脓肿,应切开引流和清除坏死组织;口底、颌下、颈部等处的蜂窝织炎应尽早切开减压,以防喉头水肿、压迫气管;对厌氧菌感染者,用3%过氧化氢溶液冲洗伤口和湿敷。

2. 抗菌治疗 抗菌药物一般首选青霉素,疑有厌氧菌感染时加用甲硝唑。根据临床治疗效果或细菌培养与药物敏感试验报告调整用药。

3. 全身处理 注意改善患者全身状态,高热时可行物理降温;进食困难者输液维持营养和体液平衡;呼吸急促时给予吸氧或辅助通气等。

【常见护理诊断/问题】

(1)体温过高 与感染有关。

(2)潜在并发症:呼吸困难等。

【预期目标】

恢复皮肤完整性,恢复正常体温,预防全身感染。

【护理措施】

口底、颌下、颈部等的蜂窝织炎应严密观察患者的呼吸情况,注意患者有无呼吸费力、困难、甚至窒息等症状,以便及时发现和处理,警惕突发喉头痉挛,做好气管插管等急救准备。

其他措施参见"疖"和"痈"的护理。

【护理评价】

(1)患者的体温是否在正常范围。

(2)原发病灶是否得到有效控制。

(3)体液不足、营养失调是否得到纠正。

(4)患者是否安全、无意外发生。

(5)并发症是否得到预防或及时发现和处理。

【健康教育】

让患者注意个人卫生,积极锻炼身体提高免疫力,如出现呼吸困难等危急情况立即联系医生。按时服药,定期复查。

四、丹毒

【概述】

丹毒是由乙型溶血性链球菌感染的皮肤及其网状淋巴管的急性炎症病变。好发于面部,其次是四肢等部位。细菌常由皮肤或黏膜的伤口处(皮肤损伤、足癣、口腔溃疡、鼻窦炎等)侵入,迅速繁殖扩散,但是很少有组织坏死或局部化脓。

重难点:
丹毒。

【护理评估】

(一)健康史

了解患者的年龄、性别、职业及饮食习惯等,了解患者的发病过程、治疗及用药情况,了解患者既往是否有足癣、血丝虫或丹毒病史(复发者)。

(二)身心状况

1. 症状、体征

(1)局部症状:局部皮肤呈片状鲜红色,中心颜色稍淡、周围深,炎症区与正常皮肤边界清楚,略隆起。手指轻压发红区时颜色变白,松手后颜色很快恢复。当红肿向四周扩散时,中央的红色逐渐消退,表面脱屑,颜色转为棕黄色。在病变部位有时可出现含有浆液的水疱,局部有烧灼样疼痛。病变附近的淋巴结肿大,并有疼痛和压痛。

(2)全身症状:起病急,患者常有发冷、发热,并伴有头痛、乏力和全身不适等症状。

2. 并发症 下肢丹毒反复发作导致淋巴水肿,在含高蛋白淋巴液刺激下局部皮肤粗厚,肢体肿胀,甚至发展成象皮肿。

(三)辅助检查

血中白细胞计数增高,中性粒细胞增多,血沉可增快。

(四)治疗原则

局部可以用50%硫酸镁溶液湿热敷;全身应用抗菌药物,如青霉素静脉滴注等,待局部及全身症状消失后,继续用药3~5天,以防复发。该病有接触性传染,接触患者后要洗手,以防交叉感染。

【常见护理诊断/问题】

(1)疼痛　与感染有关。

(2)发热　与局部感染有关。

(3)皮肤水肿　与感染导致淋巴炎有关。

【预期目标】

(1)患者疼痛减轻。

(2)患者恢复正常体温,预防全身感染,避免淋巴炎。

(3)减轻患者肢体水肿。

【护理措施】

做好床边隔离,防止接触性传染。其他护理措施参见"疖"和"痈"的护理。

【护理评价】

(1)是否有效地预防感染扩散,患者体温是否恢复正常。

(2)患者疼痛是否缓解。

(3)肢体水肿是否缓解。

【健康教育】

(1)注意皮肤清洁,及时处理小创口。

(2)在接触丹毒患者或是换药后,应当洗手消毒,防止医源性传染;与丹毒相关的足癣、溃疡、鼻窦炎等应积极治疗,以避免复发。

五、脓肿

【概述】

脓肿是身体各部位发生急性感染后,病灶局部的组织发生坏死、液化而形成的脓液积聚,周围有一完整的脓腔壁将其包裹。脓肿常继发于各种化脓性感染,也可由远处原发感染灶经血液循环或淋巴管转移而来。此外,有些脓肿发生在局部损伤的血肿或异物存留处。致病菌常为金黄色葡萄球菌。

重难点:
脓肿。

【护理评估】

(一)健康史

了解患者既往是否有其他感染病史,了解患者的发病过程、治疗及用药情况。

(二)身心状况

1. 症状、体征

(1)局部表现:位置较浅的脓肿,局部隆起,有红、肿、热、痛的典型症状,与正常组织界限清楚,压之剧痛,可有波动感。位置较深的脓肿,局部常无波动感,红肿也多不明显,但局部有疼痛和压痛,在病变区可出现凹陷性水肿。寒性脓肿即结核杆菌引起的脓肿,表面无明显的红、肿、热、痛等化脓性炎症表现。

(2)全身表现:大而深的脓肿,由于局部炎症反应和毒素吸收,可有明显的全身症状,如发热、头痛、食欲减退、乏力和白细胞计数增加等。

2. 并发症 挤压或切开未成熟的体表脓肿,可引起全身性感染发生;体内脓肿可导致组织或脏器的粘连及功能障碍。

(三)辅助检查

1. 血常规检查 多数患者可有白细胞计数、中性粒细胞的比例增多,少数患者有明显的核左移和白细胞中出现中毒性颗粒。病程较长的重症患者可有红细胞的减少。

2. 血培养 对有全身感染者在应用抗生素之前可采血做细菌培养,同时做药物敏感试验。并发败血症者可培养出致病菌,连续 3 次以明确诊断。

3. 脓液细菌培养或涂片检查 对于脓肿形成者可用穿刺或切开所得脓液,常规做脓液细菌培养及药物敏感试验,也可做涂片染色检查。

4. 血生化检查 病情严重者钾、钠、氯及二氧化碳结合力也常有不同程度的改变。

5. B超检查 可帮助确定感染所在部位,如有脓肿存在时,可见有"液性暗区"。

(四)治疗原则

1. 局部治疗 较轻或范围较小的浅部感染可局部用药、热敷、理疗;感染较重或范围较大者,应给予有效的抗菌药物;深部感染可根据疾病的种类采取相应的治疗。对于有脓肿形成者应切开引流,施行手术治疗。

2. 全身治疗 感染较重或范围较大者,应给予有效的抗菌药物;有贫血、低蛋白血症或全身性消耗者,应给予输血,特别是脓血症时,可多次适量输入新鲜血,增强机体抵抗力。

【常见护理诊断/问题】

(1)体温过高 与感染有关。

(2)营养不良:低于机体需要量 与消耗增加有关。

(3)潜在并发症:坠积性肺炎、血栓性静脉炎等。

【预期目标】

(1)控制感染使患者体温恢复正常。

(2)增加营养,提高患者的免疫力。

(3)预防并发症的发生。

【护理措施】

密切观察局部(应特别注意面部、颈部)感染的发展,熟悉脓肿的检查方法;全身观察应尽早发现并控制颅内化脓性感染等严重并发症的发生。

其他护理措施参见"疖"和"痈"的护理。

【护理评价】

(1)是否能使患者体温正常。

(2)是否能保证患者营养增加,免疫力提高。
(3)是否能有效地预防并发症的发生。

【健康教育】
(1)出现感染后应及时就医,尽早治疗。
(2)只有当脓肿形成以后才能切开引流,禁止患者自行挤压或针刺排脓。

案例分析 7-2-1

(1)目前患者最可能发生的并发症是窒息。患者发生该并发症的原因是喉头水肿。
(2)对该并发症首要的处理措施是气管插管。预防措施是尽早进行局部脓肿切开减压。

(范炎峰)

任务 7-3　手部急性化脓性感染患者的护理

【课程目标】

1. 知识目标
(1)掌握甲沟炎、脓性指头炎、急性化脓性腱鞘炎和手掌深部间隙感染的护理措施。
(2)熟悉甲沟炎、脓性指头炎、急性化脓性腱鞘炎和手掌深部间隙感染患者的病因、治疗要点。
(3)了解甲沟炎、脓性指头炎、急性化脓性腱鞘炎和手掌深部间隙感染患者的护理目标、健康指导。

2. 能力目标
(1)能根据甲沟炎、脓性指头炎、急性化脓性腱鞘炎和手掌深部间隙感染的临床表现,提出有针对性的护理措施。
(2)能对甲沟炎、脓性指头炎、急性化脓性腱鞘炎和手掌深部间隙感染的患者进行健康教育。

3. 素质目标
(1)在护理过程中,具备操作准确、技术精湛、动作轻柔、减少患者痛苦的素质。
(2)具备通过手部急性化脓性感染患者的护理实践,提出新颖的护理理念的能力。
(3)在护理过程中,具备稳定的情绪、健康的心理素质。

【预习目标】
(1)项目1任务7-1中"认识外科感染"的全部内容。
(2)查阅《正常人体形态结构》中手部的解剖特点、血管、神经。
(3)通读本任务的全部内容,重点注意并找到课程目标中要求掌握的全部知识点。
(4)搜集肢体功能障碍或伤残患者的心理护理。

教学案例 7-3-1

梁某,男,35岁。4天前不小心刺伤中指末节指腹,当时仅有少量出血,未做处理。前一天发现手指明显肿胀、皮肤苍白,自感有搏动性跳痛,夜间为甚。全身不适。

请问:(1)目前考虑患者发生了什么问题?诊断依据是什么?对患者的首要处理措施是什么?
(2)如不及时治疗,患者易发生什么并发症?
(3)针对此患者应采取哪些护理措施?如何对患者进行健康指导?

手部急性化脓性感染比较常见。易被忽视的微小损伤,如擦伤、刺伤、逆剥和切伤等,有时也可引起手的严重感染,甚至造成不同程度的病残,以致影响手部功能,即使是细微的手部损伤也应及时处理。

知识链接

手的解剖特点决定了手部感染的特殊性

(1)手的掌面皮肤表皮层厚,角化明显。因此,皮下脓肿穿入皮内层后,一般难从表面溃破,而可形成哑铃状脓肿。

(2)手的掌面皮下有很致密的纤维组织索,与皮肤垂直,一端连接真皮层,另一端固定在骨膜(在末节手指部位)、腱鞘(在近节、中节手指部位)或掌筋膜(在掌心部位)。这些纤维将掌面皮下组织分成许多坚韧密闭的小腔。感染化脓后很难向四周扩散,而往往向深部组织蔓延,引起腱鞘炎;在手指末节则直接延及指骨,形成骨髓炎。

(3)掌面组织较致密,手背部皮下组织较松弛,淋巴引流大部分从手掌到手背,故手掌面感染时,手背常明显肿胀,易误诊为手背感染。

(4)手部尤其是手指,组织结构致密,感染后组织内张力很高,神经末梢受压,疼痛剧烈。

(5)手部腱鞘、滑囊与筋膜间隙互相沟通,发生感染后常可蔓延全手,累及前臂。

一、甲沟炎

【概述】

指甲的近侧(甲根)与皮肤紧密相连,皮肤沿指甲两侧向远端延伸,形成甲沟。甲沟炎是甲沟或其周围组织的感染。多因微小刺伤、挫伤、倒刺(逆剥)或剪指甲过深等损伤而引起,致病菌多为金黄色葡萄球菌。

重难点:
甲沟炎。

【护理评估】

(一)健康史

了解患者既往是否有小刺伤、挫伤、倒刺(逆剥)或剪指甲过深等损伤引起的感染病史,了解患者的发病过程、治疗及用药情况。

(二)身心状况

开始时,指甲一侧的皮下组织发生红、肿、热、痛,有时可自行消退,也可迅速化脓。脓液自甲沟一侧蔓延到甲根部的皮下及对侧甲沟,形成半环形脓肿。甲沟炎多无全身症状,如不切开引流,脓肿可向甲下蔓延,成为指甲下脓肿(图7-3-1),使该部指甲与甲床分离。如不及时处理,可成为慢性甲沟炎或慢性指骨骨髓炎。

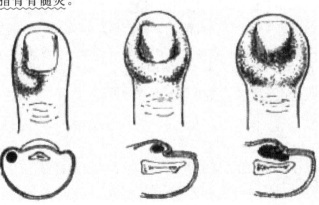

图7-3-1 指甲下脓肿

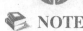

(三)心理-社会状况

疼痛让患者焦虑不安,同时担心引发全身感染。

(四)治疗原则

早期可热敷、理疗、外敷鱼石脂软膏或三黄散等,应用磺胺药或抗生素。已有脓液的,可在甲沟处做纵向切开引流。如甲床下已积脓,应将指甲拔去,或将脓腔上的指甲剪去。拔甲时,应注意避免损伤甲床,以免日后新生指甲发生畸形。

【常见护理诊断/问题】

(1)疼痛　与炎症刺激有关。
(2)功能障碍　与疼痛、肿胀、切开引流等因素有关。
(3)有潜在并发症的危险　与全身感染等有关。

【预期目标】

(1)疼痛减轻。
(2)肿胀消失。
(3)避免引发感染扩散。

【护理措施】

患指抬高、制动,以促进静脉和淋巴回流,减轻局部充血、肿胀,缓解疼痛。换药时,动作轻柔,避免加重疼痛。注意观察患手的局部症状,观察有无局部肿胀、疼痛和皮肤颜色改变;注意有无感染扩散的征象。

【护理评价】

(1)患者疼痛是否减轻。
(2)患者手指肿胀是否消失。
(3)是否引发感染扩散。

【健康教育】

(1)养成良好的卫生习惯,不要随意拔除倒刺,一旦出现倒刺要用剪刀剪,切忌硬性拔除。
(2)禁止患者自行挤压或针刺排脓。
(3)剪指甲不宜过短。
(4)手指有微小伤口,可涂碘酊后,用无菌纱布包扎保护,以免发生感染。
(5)穿鞋要合适,选择大小、肥瘦适当,合适轻便的鞋。

二、脓性指头炎

【概述】

脓性指头炎是手指末节掌面的皮下组织化脓性感染,多由刺伤引起,致病菌多为金黄色葡萄球菌。手指末节掌面的皮肤与指骨骨膜间有许多纵形纤维索,将软组织分为许多密闭小腔,腔中含有脂肪组织和丰富的神经末梢网。在发生感染时,脓液不易向四周扩散,故肿胀并不显著。但形成的压力很高的脓腔,不仅可以引起非常剧烈的疼痛,还能压迫末节指骨的滋养血管,引起指骨缺血、坏死。此外,脓液直接侵及指骨,也能引起骨髓炎。

【护理评估】

(一)健康史

了解患者既往是否有刺伤引起的感染病史,了解患者的发病过程、治疗及用药情况。

(二)身心状况

起初指尖有针刺样疼痛,以后组织肿胀,小腔压力增高,迅速出现愈来愈剧烈的疼痛。当指动脉被压时,疼痛转为搏动性跳痛,患肢下垂时加重。指头红肿并不明显,有时皮肤反呈黄白色,但张力显著增高,轻触指尖即产生剧痛,此时多伴有全身症状。晚期,大部分组织缺血、坏死,神经末梢因受压和营养障碍而麻痹,疼痛反而减轻。

(三)心理-社会状况

疼痛使患者焦虑不安,患者担心、恐惧骨坏死。

(四)治疗原则

当指尖疼痛,检查发现肿胀并不明显时,可用热盐水浸泡多次,每次约 20 min;亦可用药外敷(参看甲沟炎的治疗),酌情应用磺胺药或抗生素。如一旦出现跳痛,指头的张力显著增高时,即应切开减压、引流,不能等待波动出现后才手术。

【常见护理诊断/问题】

(1)疼痛　与炎症刺激有关。
(2)睡眠紊乱　与疼痛有关。
(3)潜在并发症:指骨坏死。

【预期目标】

(1)使患者疼痛减轻。
(2)患者能有效地睡眠。
(3)避免炎症扩散、并发症的发生。

【护理措施】

观察体温、脉搏变化,注意疼痛、红肿症状的进展。脓肿切开者,保持引流通畅,应及时更换敷料。若脓性指头炎的创面经久不愈,应做 X 线摄片检查,以警惕骨髓炎的发生。

其他护理措施参见"甲沟炎"的护理。

【护理评价】

(1)患者疼痛是否减轻。
(2)患者是否能有效地睡眠。
(3)炎症是否扩散,并发症是否发生。

【健康教育】

(1)手部感染愈合后,指导患者活动患处附近的关节,以尽早恢复手部功能。
(2)日常保证手部清洁,对于手部的任何微小损伤,应及时正确处理,以防发生感染。手部的轻度感染应及早就诊,以免延误。

三、急性化脓性腱鞘炎

【概述】

急性化脓性腱鞘炎主要指屈指肌腱鞘炎,常因手掌部的刺伤或临近组织的感染蔓延所致。手背部的指伸肌肌腱少见。主要致病菌是金黄色葡萄球菌。

重难点:
急性化脓性腱鞘炎。

【护理评估】

(一)健康史

了解患者既往是否有手部刺伤引起的感染病史,了解患者的发病过程、治疗及用药情况。

(二)身体状况

典型的腱鞘炎表现:①患指除末节外,呈明显的均匀性肿胀,皮肤极度紧张;②患指所有的关节轻度弯曲,常处于腱鞘的松弛位置,以减轻疼痛;③任何微小的被迫的伸指运动,均能引起剧烈疼痛;④检查时,沿整个腱鞘均有压痛。化脓性炎症局限在坚韧的鞘套内,故不出现波动。

患者自觉疼痛剧烈,多同时有全身症状。化脓性腱鞘炎如不及时切开引流或减压,鞘内脓液积聚,压力将迅速增高,以致肌腱发生坏死,患指功能丧失。炎症亦可蔓延到手掌深部间隙或经滑液囊扩散到腕部和前臂。

(三)心理-社会状况

因为剧烈的疼痛使患者睡眠紊乱、烦躁不安。患肢屈伸不利,患者担心功能丧失,失去治疗的信心。

(四)治疗原则

早期治疗与脓性指头炎相同。如经积极治疗仍无好转,应早期切开减压,以防止肌腱受压而坏死。

【常见护理诊断/问题】

(1)疼痛　与感染和肿胀有关。
(2)体温过高　与感染有关。
(3)功能障碍　与感染、疼痛、肿胀、切开引流等因素有关。
(4)有潜在并发症的危险　与功能丧失、全身感染等有关。

【预期目标】

(1)使患者疼痛减轻。
(2)维持体温在正常范围,避免炎症扩散。
(3)及时治疗和合理护理,避免发生肢体功能障碍。
(4)术后合理护理,避免发生指骨、关节感染。

【护理措施】

将患者手固定在功能位置,以悬带吊起。感染控制后,立即开始主动或被动活动,以防指关节强直。腱鞘炎切开引流后,早期活动可减少肌腱粘连,理疗可促进功能恢复。如引流畅通,但伤口久不愈合,应检查有无骨或关节感染,或肌腱坏死。

【护理评价】

(1)患者疼痛是否减轻。
(2)体温是否在正常范围,炎症是否扩散。
(3)是否发生肢体功能障碍。
(4)是否避免了指骨、关节感染的发生。

【健康教育】

告诉患者保持手部清洁,有炎症时避免挤压,应注意正确工作时的姿势,避免关节过度劳损,定时休息。

四、手掌深部间隙感染

重难点:
掌中间隙感染。

掌中间隙感染多是中指和无名指的腱鞘炎蔓延而引起的;鱼际间隙感染则因示指腱鞘感染后引起,也可因直接刺伤而发生感染,致病菌多为金黄色葡萄球菌。

【护理评估】

(一)健康史

了解患者既往是否有手部外伤感染病史,了解患者的发病过程、治疗及用药情况。

(二)身体状况

1.掌中间隙感染　手掌心正常凹陷消失、隆起,皮肤紧张、发白,压痛明显。中指、无名指和小指处于半屈位,被动伸指可引起剧痛。手背部水肿严重。有全身症状如高热、头痛、脉搏快、白细胞计数增加等。

2.鱼际间隙感染 大鱼际和拇指指蹼明显肿胀,并有压痛,但掌心凹陷仍在;拇指外展略屈,示指半屈,活动受限,特别是拇指不能对掌。伴有全身症状。

(三)心理-社会状况

疼痛让患者焦虑不安,手功能障碍让患者担心今后会伤残或截肢,失去对生活的信心。

(四)辅助检查

血常规检查:血白细胞计数升高、中性粒细胞比例增加,当白细胞计数小于 $4.0\times10^9/L$ 或发现未成熟的白细胞时,应警惕病情加重。

(五)治疗原则

一般的治疗与急性化脓性腱鞘炎相同。引流的切口可直接位于大鱼际最肿胀和波动最明显处,亦可在拇指、示指间指蹼("虎口")处做切口,或在第二掌骨桡侧做纵切口(图 7-3-2)。

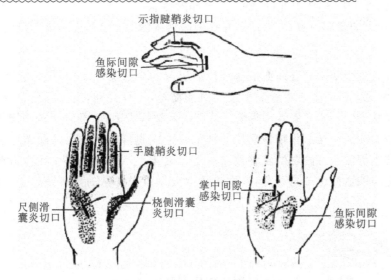

图 7-3-2 手屈指肌腱鞘炎、滑囊炎及手掌深部间隙感染的手术切口

【护理措施】

护理措施参见"急性化脓性腱鞘炎"的护理。

案例分析 7-3-1

(1)脓性指头炎。诊断依据是发现手指明显肿胀、皮肤苍白,自感有搏动性跳痛,夜间为甚。全身不适。4天前不小心刺伤中指末节指腹,未做处理,是诱发脓性指头炎的原因。对患者的首要处理措施是脓肿切开,脓肿切开可以减轻疼痛,使炎症局限。

(2)如不及时治疗,患者易发生指骨坏死。

(3)护理措施:抬高患指;局部制动;密切观察患指的局部变化,有无指骨坏死征象;无菌生理盐水浸湿敷料后换药;换药前用镇痛剂。健康指导:保持手清洁;预防受伤;受伤后及时消毒、清创;手部感染后及时正规就诊。

(范炎峰)

任务 7-4 全身化脓性感染患者的护理

【课程目标】

1.知识目标

(1)掌握全身化脓性感染患者的护理措施。

(2)熟悉全身化脓性感染患者的护理评估、治疗要点。
(3)了解全身化脓性感染患者的概述、主要护理问题。

2. 能力目标
(1)能根据全身化脓性感染患者的护理诊断,提出有针对性的护理措施。
(2)能对全身化脓性感染患者进行健康教育。

3. 素质目标
(1)在护理过程中,具备操作准确、技术精湛、动作轻柔的素质。
(2)具备通过对全身化脓性感染患者的护理实践,提出新颖的护理理念的能力。
(3)在护理过程中,具备稳定的情绪、健康的心理素质。

【预习目标】
(1)项目1任务7-1中"认识外科感染"的全部内容。
(2)通读本任务的全部内容,重点注意并找到课程目标中要求掌握的全部知识点。

【概述】

重难点：
全身化脓性感染、败血症、脓血症。

全身化脓性感染指致病菌进入血液循环以后引起的全身炎症反应,主要包括败血症和脓血症,以败血症为常见。败血症是指致病菌侵入血液循环,持续存在,迅速繁殖,产生大量毒素,引起严重的全身症状者。一般在患者全身情况差和病菌致病毒力强、数量多的情况下发生,是一种严重情况。而脓血症是指局部化脓性病灶的细菌栓子或脱落的感染血栓间歇地进入血液循环,并在身体各处的组织或器官内发生转移性脓肿者。临床上,败血症、脓血症多为混合型,难以截然分开。败血症与脓血症也可同时存在,称为脓毒败血症。常见的致病菌是金黄色葡萄球菌和革兰阴性杆菌。

知识链接

菌血症和毒血症

菌血症是少量致病菌侵入血液循环内,随即被人体防御系统所清除,不引起或仅引起短暂而轻微的全身反应。毒血症则是由大量毒素进入血液循环所致,可引起剧烈的全身反应。毒素可来自病菌、严重损伤或感染后组织破坏分解的产物;致病菌留居在局部感染灶处,并不侵入血液循环。

【护理评估】

(一)健康史

了解患者有无局部感染病灶史;有无留置静脉导管,留置时间是否过长;有无导致免疫力低下的全身疾病;有无长期使用抗生素、糖皮质激素、免疫抑制剂史。

(二)身心状况

主要表现为原发感染病灶、全身炎症反应和组织灌注不足。具体表现:①起病急,病情重,发展迅速,体温可高达40~41 ℃。②头痛、头晕、食欲不振、恶心、呕吐、腹胀、腹泻、大量出汗和贫血。神志淡漠、烦躁、谵妄和昏迷。③脉搏细速,呼吸急促、困难。肝、脾可肿大。严重者出现黄疸、皮下淤血。④病情发展,可出现感染性休克。

(三)辅助检查

1. 血常规 白细胞计数增高,一般在$(20\sim30)\times10^9$/L或以上,核左移,有中毒颗粒出现。少数革兰阴性杆菌感染及机体免疫功能减退者,白细胞计数可正常或稍减低。

2. 尿常规 尿蛋白、红细胞、管型或酮体阳性。

3. 细菌培养和药物敏感试验 血培养和药物敏感试验时,对可疑患者做厌氧菌和真菌培养。

尽量在寒战、发热时采血送检,有助于提高阳性率。

(四)治疗原则

主要是提高患者全身抵抗力和消灭细菌。

1. 及早处理原发感染灶 伤口内坏死或明显挫伤的组织要尽量切除;异物要除去;脓肿应及时切开引流;急性腹膜炎手术处理时,尽可能去除病灶;不能控制其发展的坏疽肢体应迅速截除;留置体内的导管要拔除。

2. 抗生素的使用 应早期、大剂量地使用抗生素,不要等待培养结果。可先根据原发感染灶的性质选用估计有效的两种抗生素联合应用。细菌培养阳性者,要及时做抗生素敏感试验,以指导抗生素的选用。对真菌性败血症,应尽可能停止原用的广谱抗生素或换用对原来化脓性感染有效的广谱抗生素,并开始全身应用抗真菌的药物。

3. 提高全身抵抗力 严重患者应反复、多次输鲜血,每日或隔日输 200 mL;纠正水和电解质紊乱;给予高热量和易消化的饮食;适当补充维生素 C 和 B 族维生素。

4. 对症处理 高热者用药物或物理降温,严重患者可用人工冬眠或肾上腺皮质激素,以减轻中毒症状。但应注意人工冬眠对血压有影响,而激素只有在使用大剂量抗生素下才能使用,以免感染扩散。发生休克时,则应积极和迅速地进行抗休克疗法。

【常见护理诊断/问题】

(1)体温过高 与全身感染有关。

(2)营养失调 与机体代谢偏高、营养摄入不足有关。

(3)疼痛 与原发病灶、颅内压升高、感染有关。

(4)生活自理能力低下 与感染造成的全身虚弱和功能障碍有关。

(5)体液不足 与体液丢失过多及摄入不足有关。

(6)焦虑和恐惧 与患者担心失去健康、病情恶化有关。

(7)潜在并发症:如感染性休克等。

【预期目标】

(1)体温恢复正常。

(2)全身不适或疼痛缓解。

(3)消化道症状缓解,及时补充营养物质。

(4)维持机体正常活动,生活自理能力增强,患者能进行自我保健,增强免疫力。

【护理措施】

1. 一般护理 保持病房内安静,空气新鲜,温度适宜。患者卧床休息,尽量少活动。衣服要宽松、干净。鼓励患者进食高蛋白、高维生素、高热量、易消化的食物,无法进食者可给予肠内、肠外营养支持。

2. 密切观察病情 观察生命体征的变化,观察术后切口敷料有无渗出物等变化;及时发现感染性休克的征兆;高热患者应遵医嘱给予药物及物理降温,神志不清者专人护理。

3. 用药护理 遵医嘱合理使用抗生素。

4. 局部护理 注意切口有无渗出,保持引流通畅,经常更换敷料。注意无菌操作,避免交叉感染。

【护理评价】

(1)患者体温是否恢复正常。

(2)患者疼痛是否减轻。

(3)患者消化道症状是否减轻,是否及时补充营养。

(4)患者是否有战胜疾病的信心,是否配合治疗、积极锻炼。

【健康教育】

让患者了解疾病的相关知识;发现局部感染灶或皮肤破损立即处理;注意个人卫生;加强锻炼,增强体质,提高免疫力。

(范炎峰)

任务 7-5 特异性感染患者的护理

【课程目标】

1. 知识目标

(1)掌握破伤风患者的常见护理诊断/问题、护理措施和健康教育。

(2)熟悉破伤风患者的护理评估。

(3)了解破伤风的概述及该病患者的护理目标,气性坏疽患者的护理。

2. 能力目标

(1)能运用消毒液的消毒原理,对破伤风患者伤口进行正确处理。

(2)能运用所学知识对破伤风患者实施整体护理。

3. 素质目标

(1)在护理过程中,具备正确处理医疗废物的知识,防止感染源扩散。

(2)具备护理破伤风患者的专业技术。

(3)在护理过程中,具备安慰患者家属、理解患者痛苦的心理素质。

【预习目标】

(1)预习本任务中知识链接,理解破伤风抗毒素的应用,理解高压氧的使用原理、使用时的注意事项。

(2)预习《儿科护理》中新生儿破伤风,加强和本任务的联系。

(3)通读本项目本任务的全部内容,重点注意并找到课程目标中要求掌握的全部知识点。

教学案例 7-5-1

周某,男,46 岁,以进行性进食困难、头痛、头晕 2 天就诊。查体:体温 37.5 ℃、呼吸 17 次/分、心率 90 次/分、血压 120/80 mmHg,左下肢外侧有一个 2 cm 化脓感染的伤口,轻度烦躁情绪。患者自述 17 天前在工地干活被铁丝扎伤,当时出血不多,没做处理。事后 3 天发现伤口感染,立即去清创处理,经多次处理伤口仍未愈合。近两天开始进食困难、头痛、头晕、浑身无力。无用抗生素史、破伤风史。

请问:(1)该患者的临床诊断是什么?依据是什么?

(2)该患者目前的护理诊断是什么?

(3)应对该患者采取怎样的护理措施?

一、破伤风

【概述】

破伤风是由破伤风杆菌侵入人体伤口后,生长繁殖而产生大量外毒素所引起的局部及全身肌肉阵发性痉挛或抽搐的急性特异性感染。

破伤风杆菌广泛存在于泥土和人畜粪便中,是一种革兰染色阳性的厌氧型芽胞杆菌。一切开放性损伤均有可能发生破伤风。破伤风也可发生于不洁条件下分娩的产妇和新生儿,并偶可发生于胃肠道手术后摘除留在体内多年的异物后。破伤风的发生除了和细菌毒力强、数量多及

重难点:
破伤风。

人体缺乏免疫力等情况有关外,局部伤口的缺氧也是一个有利于发病的因素。

破伤风杆菌只在伤口的局部生长繁殖,产生的外毒素才是产生症状的原因。外毒素有痉挛毒素和溶血毒素两种,前者是引起症状的主要毒素,对神经有特殊的亲和力,能引起肌痉挛;后者则能引起组织局部坏死和心肌损害。所以,破伤风是一种毒血症。

【护理评估】

(一)健康史

了解患者有无开放性损伤、烧伤、开放性骨折、锈钉刺伤等,了解伤口的污染程度、深度、大小,当时是否彻底清创。询问患者有无手术史、产后感染史、预防接种破伤风疫苗史。

(二)身体状况

1. 潜伏期　破伤风的潜伏期平均为6~10天,最短的小于24 h,长者可达20~30天,甚至数月或数年。新生儿破伤风一般在断脐带后7天左右发病,故俗称"七日风"。一般来说,潜伏期或前驱症状持续时间越短,症状越严重,死亡率越高。

2. 前驱期　患者先有乏力、头晕、头痛、咬肌紧张酸胀、烦躁不安、打呵欠等前驱症状,这些前驱症状一般持续12~24 h。由于缺乏典型性,常被忽视。

3. 发作期　典型症状是肌肉持续性强烈收缩和阵发性痉挛。患者最早表现为咀嚼不便、张口困难,随后有牙关紧闭,是咬肌受累所致。以后顺次为面肌、颈项肌、背肌、腹肌、四肢肌群、膈肌和肋间肌。典型表现是患者具有独特的"苦笑"表情,是面部表情肌群呈阵发性痉挛所致。颈项肌痉挛时,出现颈项强直,头略向后仰,不能做点头动作。背、腹肌同时收缩,但背肌力量较强,以致腰部前凸,头及足后屈,形成背弓,称为"角弓反张"状。四肢肌收缩时,因屈肌较伸肌有力,肢体可出现屈膝、弯肘、半握拳等姿态。在持续紧张收缩的基础上,任何轻微刺激,如光线、声响、震动或触碰患者身体,均能诱发全身肌群的痉挛和抽搐。每次发作持续数秒至数分钟,患者面色发绀、呼吸急促、口吐白沫、流涎、磨牙、头频频后仰、四肢抽搐不止,全身大汗淋漓,非常痛苦。发作间歇期间疼痛稍减,但肌肉仍不能完全松弛。

疾病期间,患者神志始终清楚,一般无高热,高热的出现往往提示有肺炎的发生。病程一般为3~4周。

4. 并发症　骨折、尿潴留、呼吸停止和窒息、肺部感染、酸中毒,甚至循环衰竭。

(三)心理-社会状况

由于痉挛反复发作,患者十分痛苦。病情危重时患者呼吸困难或窒息,产生恐惧感、濒死感。隔离治疗使患者有孤独感、无助感、悲伤感。

(四)治疗原则

治疗原则包括消除毒素来源,中和游离毒素,控制和解除痉挛,保持呼吸道通畅和防治并发症等。

1. 清除毒素来源　有伤口者均需在控制痉挛下,进行彻底的清创术。清除坏死组织和异物后,敞开伤口以利引流,并用3%过氧化氢或1∶1000高锰酸钾溶液冲洗和湿敷。

2. 中和游离毒素　因破伤风抗毒素和人体破伤风免疫球蛋白只能中和游离毒素,故应尽早使用。一般用2万~5万U破伤风抗毒素加入5%葡萄糖溶液500~1000 mL内,由静脉缓慢滴入。剂量不宜过大,以免引起血清反应。对清创不够彻底的患者及严重患者,以后每天再用1万~2万U破伤风抗毒素,肌内注射或静脉滴注,共3~5天。人体破伤风免疫球蛋白一般只需注射1次,剂量为3000~6000 U。

知识链接

破伤风抗毒素的应用期限

破伤风抗毒素注射是被动免疫,临床上强调尽早应用。但不能将24 h作为一个是否有效的界限,对于超过24 h的严重污染或有糖尿病的患者,不但要注射破伤风抗毒素,而且需根据情况加倍或1周后重复注射。其抗体的活性在人体内只能维持7~10天,超过此期限就会失去保护作用。对外伤高危者建议进行主动免疫,即注射相应疫苗。

3. 控制和解除痉挛 此为治疗过程中重要的一环,能够防止窒息和肺部感染的发生。

(1)病情较轻者,使用镇静剂和安眠药物,减少患者对外来刺激的敏感性。

(2)病情较重者,可用氯丙嗪50~100 mg,加入5%葡萄糖溶液250 mL中,从静脉缓慢滴入,每天4次。

(3)抽搐严重,甚至不能做治疗和护理者,可用硫喷妥钠0.5 g肌内注射(要警惕发生喉头痉挛,用于已做气管切开的患者)或用肌松弛剂(在气管切开及控制呼吸的条件下使用)。如并发高热、昏迷,可加用肾上腺皮质激素。

4. 防治并发症 青霉素(80万~100万U,肌内注射,每4~6 h 1次)可抑制破伤风杆菌,并有助于其他感染的预防。据文献报道,甲硝唑对破伤风的疗效优于青霉素。此外,还应保持呼吸道通畅,对抽搐频繁而又不易用药物控制的患者,早期做气管切开术;病床旁应备有吸痰器、人工呼吸机和氧气等,以便急救。

【常见护理诊断/问题】

(1)疼痛 与肌肉强直性痉挛和阵发性痉挛有关。

(2)有窒息的危险 与喉肌痉挛和呼吸道阻塞有关。

(3)有受伤的危险 与阵发性痉挛有关。

(4)营养失调 与咀嚼、吞咽障碍,摄入不足有关。

(5)恐惧、焦虑 与病情反复发作有关。

(6)有传播的危险性 与消毒隔离制度执行不严有关。

(7)潜在的并发症:肺部感染、心力衰竭、体液平衡失调等。

【预期目标】

(1)患者恐惧感减轻。

(2)疼痛减轻。

(3)营养的摄入量能满足患者机体需要。

(4)保持患者呼吸道畅通,及时发现和处理窒息。

(5)避免意外损伤及交叉感染。

(6)严密观察病情,及时发现并处理并发症。

【护理措施】

1. 一般护理 安置患者住单人间隔离病房,保持病房安静,温、湿度适宜,避免声、光、水、轻触等刺激。治疗和护理操作最好安排在使用镇静剂30 min后集中进行,操作动作要快且轻,尽量不要搬动患者,减少刺激,减少抽搐发作。设专人护理,床旁加床栏,应用牙垫防止舌咬伤,加强口腔护理,防止感染;大量出汗时应及时为患者更换内衣、床单等。按时翻身,防止压疮。给予患者高热量、高蛋白、高维生素、易消化的食物。少食多餐,喂食时避免误咽。不能进食者给予鼻饲,必要时给予全胃肠道外营养。

2. 严格执行消毒隔离制度 谢绝探视患者。医务人员需穿隔离衣,戴帽子、口罩、手套,身体有伤口禁止入病房。治疗、换药用的器械及敷料专用,用后的器械要用2%戊二醛溶液浸泡1 h以上,再洗净后进行高压蒸汽消毒。室内所有物品严格消毒,分泌物、排泄物污染过的辅料要严格处理,严防交叉感染。

3. 专人护理 密切观察病情,注意生命体征变化,记录抽搐时间、用药效果,防止输液针头滑脱。

4. 伤口护理 伤口未愈合者应配合医生彻底清创,清除坏死组织和异物。敞开伤口,用3%过氧化氢溶液或1∶5000高锰酸钾溶液冲洗和湿敷,消除无氧环境,控制破伤风杆菌生长繁殖。愈合伤口无需处理。

5. 维持营养和体液平衡 遵医嘱及时纠正水、电解质紊乱及酸中毒。

6. 预防和避免危险发生 患者的床加床栏,防止坠地。使用牙垫,避免咬伤舌头。常规备好急救药品和气管切开包。

【护理评价】
(1)患者恐惧感是否减轻。
(2)疼痛是否减轻。
(3)营养的摄入量是否满足患者机体需要。
(4)患者呼吸道是否保持畅通,是否及时发现和处理窒息。
(5)是否能避免意外损伤及交叉感染。
(6)严密观察病情,是否及时发现并处理并发症。

【健康教育】
(1)做好破伤风知识的宣传工作。加强工农业生产的劳动保护,避免创伤,正确而及时地处理伤口等。
(2)发生下列情况应及时就诊,注射破伤风抗毒素。①伤口被生锈的铁钉、木刺等锐器刺伤,伤口较深;②伤口较浅但沾染人畜的粪便;③医院的急产或流产,未经消毒处理者;④陈旧性异物摘除前。
(3)儿童应定期注射破伤风类毒素,以获得自动免疫。

二、气性坏疽

【概述】

气性坏疽是由梭状芽胞杆菌侵入伤口后引起的一种严重的急性特异性感染。梭状芽胞杆菌为革兰阳性厌氧杆菌,以产气荚膜杆菌、水肿杆菌和腐败杆菌为主。该病起病急,病程进展快。

重难点:
气性坏疽。

> **知识链接**
>
> **坏疽**
>
> 坏疽是指组织坏死后因继发腐败菌的感染和其他因素的影响而呈现黑色改变。坏死组织分解产生的硫化氢与红细胞破坏后分解的铁结合形成硫化铁,使坏死组织呈现黑色。坏疽分为干性坏疽、湿性坏疽和气性坏疽。
>
> 干性坏疽大多发生于四肢末端,感染一般较轻。湿性坏疽多发生于与外界相通的内脏(肠、子宫、肺等),也可见于四肢(伴有淤血、水肿时),病变发展较快,炎症比较弥散,可引起全身中毒症状,甚至可发生中毒性休克而死亡。气性坏疽是湿性坏疽的一种特殊类型,其病变发展迅速,中毒症状明显,后果严重,需紧急处理。

梭状芽胞杆菌广泛存在于泥土和人畜粪便中,但并不一定致病。气性坏疽的发生更取决于人体抵抗力和伤口的情况,即存在有利于梭状芽胞杆菌生长繁殖的缺氧环境。因此,失水、大量失血或休克,而又有伤口大片组织坏死、深层肌肉损毁、伤口内有异物存留、开放性骨折或伴有主要血管损伤、使用止血带时间过长等情况,容易发生气性坏疽。

气性坏疽的病原菌主要在伤口内生长繁殖,很少侵入血液循环引起败血症。产气荚膜杆菌产生的毒素和多种酶类破坏红细胞引起溶血、血红蛋白尿;糖和蛋白质分解产生恶性水肿和大量气体,使组织膨胀,伤口发生恶臭。由于局部缺血、血浆渗出及各种毒素的作用,伤口内的组织和肌肉进一步坏死和腐化,更利于细菌的繁殖,使病变更为恶化。大量的组织坏死和外毒素的吸收,可引起严重的毒血症。某些毒素可直接侵犯心、肝和肾,造成局灶性坏死,引起这些器官的功能减退。

【护理评估】

(一)健康史

了解患者有无开放性损伤史,伤口的大小、深度、污染程度,是否及时清创;评估患者的抵抗力。

(二)身体状况

1. 潜伏期 最短为 6 h,长者可达 6 天,发病一般在伤后 1~4 天。

2. 局部症状 ①早期患者自觉患部沉重,有包扎过紧感。以后,突然出现患部"胀裂样"剧痛,不能用一般止痛剂缓解。②患部肿胀明显,压痛剧烈。③伤口周围皮肤红肿、紧张、苍白、发亮,很快变为紫红色,进而变为紫黑色,并出现大小不等的水疱。可触及捻发感。④伤口内肌肉由于坏死,呈暗红色或土灰色,失去弹性,刀割时不收缩也不出血,犹如煮熟的肉。⑤轻压伤口周围皮肤,可有捻发音,同时有气泡从伤口逸出,并有稀薄、恶臭的浆液样血性分泌物流出。

3. 全身症状 全身表现特异性不高。早期患者极度软弱、焦虑、表情淡漠,然后出现头晕、头痛、恶心、呕吐、出冷汗、烦躁不安、高热、脉搏快速(100~120 次/分)、呼吸急促,并有进行性贫血。晚期有严重中毒症状,血压下降,最后出现黄疸、谵妄和昏迷,可发展成感染性休克。

(三)心理-社会状况

气性坏疽患者受到创伤刺激,且病情严重,甚至可能需要截肢,患者及家属存在恐惧感、悲伤感。截肢后患者可出现幻肢痛,即主观感觉已截掉的患肢仍然存在,还剧烈疼痛。患者对生活失去信心,不愿意配合后期的康复治疗。

(四)辅助检查

(1)伤口内分泌物涂片检查:可查出革兰阳性杆菌。

(2)X 线检查:伤口肌群间有气体,可肯定诊断。

(3)厌氧菌培养和病理活检。

(4)血常规检查:血红蛋白下降迅速,白细胞计数减少。

(五)治疗原则

气性坏疽发展迅速,如不及时处理,患者常丧失肢体,甚至死亡。故一旦确诊,应立即积极治疗。

1. 彻底清创 在抢救严重休克或其他严重并发症的同时,须紧急进行局部伤口处理。在病变区做广泛、多处切开(包括伤口及其周围水肿或皮下气肿区),切除已无生活力的肌组织。敞开伤口,用大量 3% 过氧化氢溶液或 1:5000 高锰酸钾溶液反复冲洗。术后保持伤口开放,用过氧化氢溶液湿敷,每日更换敷料数次。

2. 高压氧疗法 在 3 个大气压纯氧下,以物理状态溶解在血内的氧比平时增加 20 倍左右,可提高组织的氧含量,抑制梭状芽胞杆菌的生长繁殖,并使其停止产生毒素。一般在 3 天内进行 7 次治疗,1 次持续 2 h,每次间隔 6~8 h。

> **知识链接**
>
> **高压氧舱**
>
> 高压氧舱密闭耐压,通过向舱内输入高压氧或高压空气,使舱内形成一个高压环境,患者在舱内吸氧治疗,向缺氧机体提供有效、充足的氧,增加组织中的氧储量,还可以抑制细菌生长,增强放疗和化疗对恶性肿瘤的疗效。高压氧治疗必须经过加压、稳压

吸氧、减压三个阶段。

严格执行隔离制度,备齐各种用物,创面以无菌巾遮盖;入仓前排空大小便;更换纯棉质外衣、拖鞋,严禁携带火柴、火机、香烟、手表、钢笔等物品;加压时鼓膜内陷,嘱患者做咀嚼或吞咽动作,同时仓温上升,适当减衣服,有引流管的要夹闭,防止高压反流;减压时,温度下降注意保暖,开放引流管。工作人员注意观察患者的反应。

高压氧可以治疗一氧化碳及有害气体中毒,治疗急性减压病、气性坏疽、脑外伤、肺水肿、脑缺血性疾病、重度神经衰弱、偏头痛、药物中毒等100种疾病,也可对老年人进行保健治疗,改善心脑功能。

3. 抗生素 大剂量使用青霉素(每天1000万U)和四环素(每天2 g),可控制化脓性感染,减少伤处因其他细菌繁殖消耗氧气所造成的缺氧环境。对青霉素过敏者,可改用红霉素,每天1.5~1.8 g,静脉滴注。

4. 全身支持疗法 少量多次输血,纠正水、电解质紊乱,给予高蛋白、高热量饮食,止痛、镇静、退热等。

【常见护理诊断/问题】
(1)疼痛 与创伤、感染、局部肿胀有关。
(2)体温过高 与伤口感染有关。
(3)营养失调:低于机体需要量 与营养摄入不足、消耗量增加有关。
(4)有交叉感染的危险 与隔离制度不严格有关。
(5)恐惧 与病情严重和可能截肢有关。
(6)潜在并发症:中毒性休克。

【预期目标】
(1)患者疼痛减轻或缓解。
(2)患者体温维持在正常范围。
(3)营养摄入充足,能满足机体需要。
(4)未发生交叉感染。
(5)恐惧感减轻或消除,心理状态是否平静。
(6)避免发生中毒性休克,及时发现和迅速抢救休克。

【护理措施】
1. 一般护理 鼓励患者进食高蛋白、高维生素、高热量饮食,少食多餐。不能自主进食者,可进行鼻饲或肠道外营养。每日尿量不少于1500 mL,以利于体内毒素排出。

2. 严格执行隔离制度 患者住单人间,室内备好各种急救药品和物品;医护人员穿隔离衣,注意自身防护;谢绝探视;患者用过的所有物品、器械等必须进行高压蒸汽灭菌,敷料烧毁;用甲醛熏蒸、消毒患者要用的手术室,应封闭48 h。

3. 密切观察病情 监测患者的血压、脉搏、呼吸、体温,备心电监护仪,并记录24 h出入液量。对于高热、烦躁、昏迷患者应密切观察,警惕感染性休克的发生,并做好抢救准备。

4. 用药护理 遵医嘱正确使用抗生素。术前、术中、术后首选大剂量的青霉素。

5. 局部护理 协助医生对伤口进行紧急处理。清创、切开、截肢后的伤口应敞开,应用3%过氧化氢溶液或1:5000高锰酸钾溶液冲洗,并用氧化剂湿敷伤口,及时更换敷料。观察伤口的色泽,有无恶臭分泌物流出。疼痛明显的患者,可以采用分散注意力的方法,或遵医嘱使用镇痛剂或镇痛泵缓解疼痛。

6. 心理护理 向患者及家属解释截肢的必要性,使其做好思想准备。注意观察患者的心理变化,耐心开导、鼓励患者树立起生活的自信心,尽早投入适应性训练,逐渐学会生活自理。

【护理评价】

(1)患者疼痛是否减轻或缓解。
(2)患者体温是否维持在正常范围。
(3)营养摄入是否充足,是否能满足机体需要。
(4)恐惧感是否减轻或消除,心理状态是否平静。
(5)是否能预防交叉感染。
(6)是否避免发生中毒性休克,是否及时发现和迅速抢救休克。

【健康教育】

加强公众宣传,让大家了解该病的发病原因和预防知识,注意加强劳动保护,受伤后能及时处理。

案例分析7-5-1

(1)该患者最可能的临床诊断是破伤风。诊断依据符合破伤风有外伤感染史,无用抗生素史,无破伤风史。没有采取破伤风的预防,近两天开始进食困难、头痛、头晕、浑身无力,符合破伤风发作的初期临床表现。患者血压、心率无异常,所以排除了心脑血管疾病的可能性。

(2)护理诊断:

①有窒息的危险　与喉肌痉挛和呼吸道阻塞有关。
②有受伤的危险　与可能发生阵发性痉挛有关。
③营养失调　与咀嚼、吞咽障碍,摄入不足有关。

(3)护理措施:①一般护理:安置患者住单人间隔离病房,保持病房安静,治疗和护理操作最好安排在使用镇静剂 30 min 后集中进行,操作动作要快且轻,尽量不要搬动患者。设专人护理,床旁加床栏,应用牙垫防止舌咬伤;加强口腔护理,防止感染;大量出汗时应及时为患者更换内衣、床单等。按时翻身,防止压疮。给予患者高热量、高蛋白、高维生素、易消化的食物。少食多餐,喂食时避免误咽。不能进食者鼻饲,必要时给予全胃肠道外营养。②严格执行消毒隔离制度,谢绝探视患者。③专人护理:密切观察病情,注意生命体征的变化,记录抽搐时间、用药效果,防止输液针头滑脱。④伤口护理:伤口未愈合者应配合医生彻底清创,清除坏死组织和异物。敞开伤口,用 3% 过氧化氢溶液或 1∶5000 高锰酸钾溶液冲洗和湿敷,消除无氧环境,控制破伤风杆菌生长繁殖。愈合伤口无需处理。

(范炎峰)

任务8　损伤患者的护理

任务8-1　创伤患者的护理

【课程目标】

1. 知识目标

(1)掌握创伤的急救及护理要点。
(2)熟悉创伤的临床表现、治疗原则及影响创伤愈合的因素。
(3)了解创伤的致伤原因、分类及病理。

2. 能力目标

(1)能对创伤患者做正确的健康教育指导。

(2)能对创伤患者采取正确的紧急救护。
(3)能配合清创术顺利进行。
(4)能对创伤患者做急症术前准备。
(5)能独立完成清洁小伤口的换药工作。

3.素质目标

(1)在护理过程中,具备基本的护理礼仪规范。
(2)具备良好的护患沟通能力。
(3)在护理过程中,具备爱伤观念,减轻患者的痛苦。

【预习目标】

(1)基础医学中有关损伤性炎症的内容。
(2)《急重症护理》中有关创伤救护的内容。
(3)通读本项目本任务的全部内容,重点注意并找到课程目标中要求掌握的全部知识点。
(4)清创术、换药的操作程序,实施该两项操作时患者的身心需求和护士能给患者减轻痛苦的技能。

教学案例 8-1-1

患者,男,32岁,工人。地震致房屋倒塌,下身被埋5h,救出后送抵医院。诉局部疼痛、口渴,尿少,呈暗红色。查体:脉搏120次/分,血压95/70 mmHg。臀部、双下肢明显肿胀,皮肤有散在淤血、淤斑及水疱,足背动脉搏动较弱,趾端凉,无骨折专有体征。初步诊断:臀部、双下肢严重挤压伤,挤压综合征。

请问:(1)该患者初步诊断为挤压伤及挤压综合征的依据有哪些?
(2)该患者的处理原则是什么?
(3)提出该患者的主要护理诊断/问题和护理要点。

【概述】

人体受到各种致伤因素作用后造成组织结构破坏和功能障碍,总称为损伤。根据致伤因素的性质,由机械性损伤(锐、钝器等)、物理性损伤(热、冷、电、光、射线等)、化学性损伤(酸、碱化学物质等)及生物性损伤(蛇、犬、猫、蜂、虫等)四类组成。广义的创伤就是指损伤,狭义的创伤指机械性损伤,无论平时或战时,创伤均是外科常见的疾病类型之一。

(一)病因

机械性因素所致的创伤是平时生活中最常见的损伤,多见于交通或生产事故、运动不当、打架斗殴、自然灾害及意外等,常见的致伤因子有锐器刺割切、钝器打击、重物挤压或撞击、机械牵拉、火器射击等。

(二)分类

1.按致伤因素分类 平时为锐器刺伤、切割伤,钝器打击伤、挤压伤,切线力所致的擦伤、撕裂伤,高压高速气浪所致的冲击伤等,战时主要为子弹、弹片所致的火器伤。

2.按致伤部位分类 一般可分为颅脑伤、颌面伤、颈部伤、胸部伤、腹部伤、脊柱脊髓伤、骨盆伤、四肢伤等。

3.按皮肤或黏膜的完整性分类 可分为闭合伤和开放伤两类。伤部皮肤或黏膜完整、无伤口的称闭合伤;皮肤或黏膜破损、有伤口的称开放伤。

(1)闭合伤:①挫伤:钝器打击造成皮下组织的损伤,重者伤及筋膜、肌肉等。局部痛、肿、淤斑或血肿形成,头、胸、腹部挫伤可合并内脏损伤。②扭伤:外力作用于关节部位,使关节发生异常扭转,超出正常的范围,造成关节囊、韧带、肌腱等组织的撕裂。可出现关节肿胀、疼痛和活动障碍等。③挤压伤:人体躯干或肢体等肌肉丰富的部位受重物长时间挤压所引发的以肌肉为主的大面积软组织创伤。多见于地震灾害、房屋倒塌或塌方等情况。挤压综合征是指严重挤压伤伤员脱困解压后出现以高血肌红蛋白和高血钾为特征的急性肾功能衰竭或休克的危重症,常危及生命。④爆震伤:由爆炸产生的高压和高速的冲击波所致,又称冲击伤。体表多无损伤,而含气体或液体较多的胸、腹腔内脏及耳鼓膜,可发生出血、破裂或水肿。

(2)开放伤:①擦伤:皮肤被粗糙物摩擦造成的表皮剥脱。仅见小出血点,少许血浆渗出。②刺伤:尖锐而细长的物体穿入组织所造成的损伤。伤口常小而深,可留有异物,可伤及深部组织、器官,是易引起破伤风感染的伤口。③切割伤:由刃器或锐利的物品造成的损伤。创缘整齐,周围组织损伤轻、深浅不一,但出血多,可合并神经、血管、肌腱损伤。④裂伤:由钝器打击造成的软组织裂开。伤口不整齐,污染和周围组织损伤严重,易合并感染。⑤撕脱伤:由旋转暴力或碾压、牵拉等造成的大块皮肤和深部组织的撕脱。往往创面大、出血多而导致休克。⑥火器伤:弹片、枪弹所造成的损伤。多见于战时,分为贯通伤和盲管伤。伤情多复杂,污染重,留有异物,最易感染。

4. 按创伤严重程度分类　创伤的严重程度取决于致伤因素的性质、强度、作用时间的长短,受伤的部位及其面积的大小、深度等,一般分轻、中、重伤三种,但颅脑伤有分为轻、中、重和特重四种的。现代急诊医学采用创伤评分(量化)的方法来区分创伤的严重程度。

(三)病理

创伤的病理改变分局部反应与全身反应两方面,两者都是机体为维持内环境的稳定而出现的应激、防御或代偿的反应,但过度的反应却反而会损害机体。较轻的创伤主要为局部反应,全身反应轻微;较重的创伤既有严重的局部反应,又有明显的全身反应,易引起并发症。

1. 局部反应　创伤局部病理变化可直接造成组织变性、坏死和出血等破坏和功能障碍,可分创伤性炎症、细胞增生和组织修复三个过程,主要是创伤性炎症反应,包括局部组织毛细血管扩张充血、血管通透性增高、血浆(含白细胞、吞噬细胞和抗体等)渗出、白细胞聚集等,期间有大量的炎症介质、细胞因子、氧自由基、蛋白酶、磷脂酶等参与。如果无异物存留及并发感染,3~5天后炎症趋向消退。

2. 全身反应　严重的创伤可引起全身病理反应,是一种非特异性的应激反应。首先是神经-内分泌系统效应,出现交感神经兴奋,脑垂体、肾上腺等分泌明显增加,产生大量的儿茶酚胺、肾上腺皮质激素、抗利尿激素、醛固酮、胰高血糖素等;继而组织、器官发生一系列的功能和代谢变化,机体基础代谢率升高,能量消耗增加,糖原分解,蛋白质和脂肪分解加速,血糖升高,糖异生加强,出现负氮平衡,水、电解质紊乱,免疫、凝血、消化、生殖系统等功能受到抑制。过度的反应易转变为全身炎症反应综合征,进而发展为多器官功能障碍或衰竭。

3. 修复与愈合　创伤修复的基本方式是由伤后增生的细胞和细胞间质充填、连接或替代伤后缺损的组织,修复过程可分为纤维蛋白充填期、细胞增生期、组织塑形期三个阶段,自身的组织修复功能是创伤愈合的基础。创伤的愈合可分两类:①一期愈合:组织修复以原来的细胞为主,仅含少量纤维组织,修复后结构与功能良好,仅一条线状瘢痕。主要见于组织损伤少、创缘整齐、无感染、经清创缝合对合良好的开放伤或无菌手术切口的愈合。②二期愈合:组织修复以纤维组织为主,愈合后组织结构与功能不良,留有明显瘢痕,又称瘢痕愈合。见于组织缺损较多、创缘不整齐或有感染的创口愈合。

4. 影响创伤愈合的因素

(1)局部因素:①感染:影响创伤愈合的最主要因素,感染可损害细胞和基质,使局部变为化脓伤口或病灶。②异物存留或坏死组织过多:可阻隔新生的细胞和基质连接,同时易继发感染影响愈合。③血液循环障碍:导致局部组织缺血缺氧、低灌流而不利于修复,如原有闭塞性脉管炎、静脉曲张或淋巴管性水肿的肢体,伤后组织修复时间延长。④局部处理不当:使用止血带过久、伤口包扎或缝合过紧、局部制动不够等造成局部组织缺血或继发损害不利于愈合。

(2)全身性因素:①营养不良:如蛋白质、维生素、微量元素等缺乏,使细胞增生和基质形成缓慢或质量欠佳。②药物及放射线：如使用皮质类固醇激素、消炎痛、细胞毒药物等，可抑制创伤性炎症和细胞增生而影响愈合。③慢性疾病：如糖尿病、肝硬化、尿毒症、恶性肿瘤及艾滋病等，使机体免疫功能降低，影响组织修复过程。④其他：如休克使机体缺氧或供氧不足；如年龄，老年人修复能力差。

【护理评估】

(一)健康史

1. 一般情况 询问患者的姓名、性别、年龄、婚姻、职业、居住地址、文化程度、生活习惯等。

2. 病史 尽量仔细询问患者、家属或目击者有关致伤原因、时间、地点、部位、方式和伤姿、接受治疗的情况，以及既往有无重要疾病或药物过敏史等，对判断伤情有重要意义。

(二)身体状况

由于创伤的原因、部位、性质及程度不同，其临床表现也会不同，其共同的临床表现主要有局部、全身表现和合并伤或并发症三方面。

1. 局部表现 局部组织一般均有疼痛、肿胀，闭合伤体检可见皮下淤血、淤斑、血肿等，触之压痛且有功能障碍。疼痛最明显处提示受伤部位，仅软组织受伤时，疼痛一般在伤后2～3天逐渐减轻，若疼痛持续存在或加重，提示有重要血管、神经、脏器损伤或继发感染，同时出现其他相应表现。开放伤者可见伤口、伤道、外出血、异物及突出内脏等。伤口按污染情况可分为清洁伤口、污染伤口、感染伤口三种。清洁伤口仅指无菌手术切口；污染伤口指有细菌污染而尚未构成感染的伤口，一般指在伤后8h以内的伤口；感染伤口指伤口已化脓感染。

2. 全身表现 创伤严重者可由于组织出血、渗液、坏死组织、毒物被吸收而引起发热，一般为低热，若为高热考虑并发感染或有脑部损伤；出现全身炎症反应综合征时还可有脉搏、呼吸、血白细胞的改变。另外可伴有疲乏、精神及食欲不振、尿量减少等表现。

3. 合并伤或并发症 严重创伤常合并各部位的重要血管、神经及脏器损伤，导致组织、器官功能和代谢紊乱，出现相应表现，同时也易发生并发症，可影响病情的发展与预后。常见的并发症有感染、休克、应激性溃疡、脂肪栓塞、凝血功能障碍、急性肾功能衰竭、急性呼吸窘迫综合征等，其中感染是最常见的创伤并发症。

(三)辅助检查

1. 实验室检查 血、尿、便常规检查，血电解质、肝肾功能、血气分析检查，可了解伤员的全身及器官功能情况。怀疑胰腺损伤时，可检测血、尿或腹穿液的淀粉酶含量。

2. 影像学检查 B超可作为发现腹部实质性脏器伤(肝、脾、肾等损伤)的首选检查，并可发现和测量腔内积液；X线检查可明确有无骨折、脱位、血或气胸、气腹、金属异物等；CT和MRI对颅脑损伤、脊髓损伤的诊断有非常重要的意义。

3. 诊断性穿刺和导管检查 诊断性穿刺主要有胸腔穿刺、腹腔穿刺、腰椎穿刺、心包穿刺等，可判断相应腔内有无出血或气体等，试插导尿管可诊断尿道和膀胱损伤。

(四)心理-社会状况

1. 认知程度 对创伤的了解及对拟采取的治疗或护理的配合知识。

2. 心理承受程度 对意外伤害的突然发生，患者常缺乏心理准备，会产生复杂的心理反应，如焦虑不安、暴躁、失去理智等，肢体的伤残或面容的损害等使个人前途及社交活动受影响，患者出现情绪抑郁、意志消沉等。

3. 家庭状况 家属支持、配合情况及家庭经济承受能力。

(五)治疗要点

创伤的救治原则：①抢救生命应作为创伤救治的首要任务或首要的原则，现场应优先解决危及生命和其他紧急的问题。②急诊室积极进行全身与局部治疗，防治并发症，是创伤救治的重要环节。③手术与专科处理，尽可能保存或修复损伤的组织与器官，并恢复其功能与解剖结构。

重难点：
创伤的救治原则。

1. 现场急救 急救措施有复苏、通气、止血、包扎、固定及搬运技术。在迅速脱离致伤源同时的抢救顺序首先是心跳骤停及窒息,其次是大出血、休克及气胸,然后处理内脏脱出、骨折等,再根据伤情采用适当运输工具将患者迅速、安全地送到就近有救治条件的医院,做进一步治疗。

2. 全身治疗 输血、输液等以补充血容量,抗休克;保持呼吸道通畅,维持伤员的循环及呼吸功能;同时给予营养支持、治疗,维持能量与水、电解质、酸碱平衡;应用抗生素抗感染;采取保护性措施防治肾功能衰竭等并发症。

3. 局部治疗 一般采用对症处理。

(1)闭合伤:局部制动休息,抬高患肢,早期用冷敷以减少组织出血,减轻疼痛及肿胀,1~2天后用热敷、中药外敷、理疗等以促进消肿和愈合,后期行按摩、理疗和功能锻炼,促进功能恢复。若合并有重要脏器、血管损伤或挤压综合征则需紧急手术治疗,做止血及脏器处理,挤压综合征的肢体应切开减压或截肢。

(2)开放伤:污染伤口的治疗应行彻底清创术或沿着伤道行探查术,然后一期缝合(清创后立即缝合)或延期缝合(清创不够满意,让伤口敞开观察3~5天,无感染征象再缝合),使其一期愈合。如果让伤口敞开10~14天肉芽组织已铺满伤口才缝合,则称为二期缝合。清创一般应争取在伤后8 h以内进行,越早效果越好,但对于头面部损伤、切割伤等污染轻、血运较好的伤口清创时间可延至12~24 h,头皮伤口甚至延至72 h仍可清创后一期缝合。感染伤口主要是保持伤口引流,不能缝合,进行换药,促进愈合,但常为二期愈合。

知识链接

清创术

清创术是将污染伤口转变成清洁或接近清洁伤口,再予以缝合或延期缝合,使其达到一期愈合的一种手术,是处理开放伤最基本、有效的手段。目的是查明伤情,彻底止血,清除一切异物和毁损坏死组织,修复破损的功能组织、器官,使受伤部位的功能和形态尽快恢复。

1. 清洗消毒 剪去伤口周围皮肤的毛发,去除油污,用无菌纱布或敷料覆盖伤口,用软毛刷或钳夹棉球蘸消毒液洗净伤口周围皮肤;然后揭去覆盖伤口的纱布或敷料,以无菌生理盐水冲洗创腔,冲走或用消毒镊子轻轻除去表浅的异物、血凝块和坏死组织;最后擦干、消毒伤口周围皮肤,需麻醉的施行麻醉,常规铺无菌手术巾,准备由浅入深清理创腔。

2. 清理创腔 逐层显露创腔组织结构,仔细检查,必要时可酌情扩大创口,如剪去0.1~0.2 cm的不整齐皮缘,切开皮下脂肪、深筋膜,以显露创腔深部,不留任何隐蔽的创带;去除血凝块、异物和组织碎片,彻底切除失活组织,考虑到形态和功能的恢复,尽可能爱护和保留存活的组织,保留重要的血管、神经、肌腱和较大的骨折片(即使已与骨膜分离,仍应清洗后放回原处);非功能性血管活动性出血,应结扎止血,功能性血管出血可暂时钳夹,等待修复;清理中可随时用无菌盐水冲洗创腔,最后一次无菌盐水冲洗后倾入适量双氧水浸泡创腔,清理伤口直至比较清洁和显露血循环良好的组织为止。

3. 修复伤口 重新消毒铺巾,更换器械和术者手套;修复重要血管、神经、肌腱,固定游离大骨片,伤口内彻底止血;由深到浅按组织层次逐层缝合伤口;根据伤口实际情况,决定是否放置引流物,如乳胶皮、橡皮引流管等;若伤口污染过重、清创又不彻底只宜缝合深层组织,并放置引流物,任伤口敞开观察3~5天,无感染征象再延期缝合皮肤和皮下组织;缝合时注意组织层的对合,勿残留死腔,避免缝合张力过大,必要时可做减张缝合或皮肤缺损处植皮,保证在血管、神经、骨、关节等修复的部位表面有皮肤保护。

【常见护理诊断/问题】

(1)焦虑/恐惧　与创伤或伤口刺激、忧虑伤残等有关。
(2)疼痛　与创伤后局部肿胀、出血、淤斑等有关。
(3)皮肤完整性受损　与创伤所致皮肤等组织损害有关。
(4)营养失调:低于机体需要量　与创伤严重、能量消耗增加有关。
(5)潜在并发症:感染、休克、体液失调、内脏损伤、挤压综合征、多器官功能障碍综合征。

【预期目标】

(1)患者恐惧与焦虑得以减轻或缓解,情绪稳定。
(2)患者自诉疼痛得到缓解或控制。
(3)患者伤口清洁、干燥、未感染。
(4)患者体液与营养平衡。
(5)患者并发症未发生或得到及时处理。

【护理措施】

(一)紧急救护

急救应遵循"首先救命、先急后缓、安全及时有效"的原则,要求做到快抢、快救、快送。

1. 抢救生命　迅速将伤员脱离事故现场并转移至安全地带,清除呼吸道内的一切梗阻,可用吸引器或手将阻塞物迅速掏出,向前托起下颌,把舌拉出并将头转向一侧,窒息可以很快解除;有心跳骤停者立即心肺复苏。

2. 先急后缓的急救　大出血或休克者控制出血(如加压包扎和止血带等)或建立静脉通道扩容抗休克;张力性气胸穿刺排气,开放性气胸封闭伤口;一般伤口进行简单包扎,创面中外露的骨、肌肉、内脏或脑组织都禁忌回纳入伤口内,以免将污染物带入伤口深部,伤口内异物或血凝块不要随意去除,以免再度发生大出血,保护脱出的组织、器官或包裹离断肢体;另外,还有骨折原位固定、止痛、保暖、吸氧、补液等。

3. 注意事项　现场有多个伤员,不可忽视伤情更为严重的沉默伤员,组织人力协作;抢救工作积极有序,保持镇定,不慌乱;搬运时必须保持伤处稳定,切勿弯曲或扭动,防止抢救中再次损伤或医源性损害,如搬动骨折患者制动不够,使骨折端移位,损伤原未受伤的血管、神经,用车或飞机转运患者应注意头后位。

(二)一般护理

1. 休息与活动　伤员应卧床休息,局部制动,安置有利于呼吸和循环的体位。如休克者取平卧位或中凹位;昏迷者取侧卧位;颅脑伤者取床头抬高15°~30°卧位;有骨折及血管、神经、肌腱损伤者选用绷带、夹板、石膏、支架等予以固定,受伤肢体早期应抬高和制动,其作用是有利于静脉、淋巴液回流,既可缓解疼痛和肿胀,又利于组织修复,但挤压综合征的伤肢应制动而不抬高(平放),以减少组织分解毒素的吸收和避免局部血压降低而影响肢体血供。

2. 饮食与营养　伤员能进食的,予高热量、高蛋白、高维生素饮食;不能进食的,予静脉输液和营养支持,维持体液平衡和营养代谢,促进创伤愈合。

3. 抗感染　感染较多和组织破坏较重者应及早应用抗生素与破伤风抗毒素等,以预防和治疗感染。

4. 止痛　疼痛者予镇痛镇静药,使伤员安静休息,保证充足睡眠,但不应给予麻醉镇痛药,防止影响伤情判断和药物的副作用。

(三)病情观察

密切观察并记录患者神志、血压、脉搏、尿量、呼吸等的改变。注意有无内脏损伤的症状和体征。观察局部和全身表现的变化,观察伤口引流是否通畅,观察引流液的颜色、性质和量的变化,为抢救、治疗提供依据。详细记录伤情、救治经过、用药情况及护理经过。

(四)术前、术后护理

一般软组织伤口先做清洗处理,可用生理盐水或3%过氧化氢溶液冲洗(3%过氧化氢溶液可消除伤口厌氧菌而预防破伤风感染),然后清理、缝合、包扎。伤口清洁者,术后每3天换药1次,以后可直至痊愈拆线;有感染可疑者,可每天或隔天检查伤口并换药。严重开放伤需做清创术,应做好清创准备并配合进行。严重闭合伤患者往往都需要急症手术治疗,故在进行紧急救护的同时应做好急症术前准备,如备皮、皮肤过敏试验、交叉配血及抽血化验等项目,并与手术室和临床医生取得联系。术后做好切口换药、引流等护理。

(五)心理护理

受伤患者都会出现不同程度的紧张和恐惧心理,不利于控制伤情,并加重出血,使心率、呼吸加快,降低机体抵抗力和应激能力。护理人员应沉着、冷静、有条不紊,以高超的护理技能、和蔼的态度取得患者和家属的信任,为伤情控制和取得满意的治疗与护理效果提供保障。

【护理评价】

(1)患者焦虑是否减轻、情绪是否稳定。
(2)疼痛是否缓解或消失。
(3)伤口是否清洁、干燥,愈合是否良好。
(4)体液与营养是否平衡。
(5)并发症是否得到预防或及时处理。

【健康教育】

(1)宣传遵守交通规则,做好安全防护,减少交通事故发生。
(2)建设和健全安全生产制度,加强安全生产教育,减少或消除生产事故。
(3)加强与普及防灾意识和知识,提高抗灾能力。
(4)普及自救互救知识,把伤亡降至最低程度。
(5)告知患者定期来院复诊,指导患者加强营养,加快组织和器官损伤的修复,指导患者坚持康复锻炼,预防功能障碍或促使功能最大程度康复。

案例分析 8-1-1

(1)依据如下:①原因:地震致房屋倒塌,下身被埋 5 h。符合挤压伤病史。②主要症状:局部疼痛、口渴、尿少、呈暗红色。可能有肾功能损害。③生命体征:脉搏 120 次/分,血压 95/70 mmHg。表明已有休克征象。④主要体征:臀部、双下肢明显肿胀,皮肤有散在淤血、淤斑及水疱,足背动脉搏动较弱,趾端凉,无骨折专有体征。表明无骨折,但双下肢血供已障碍。⑤辅助检查:暂缺。

(2)该患者的处理原则:①抗休克,维持能量与水、电解质、酸碱平衡,应用抗生素抗感染,采取保护性措施防治肾功能衰竭等并发症。②密切观察或监测肾功能、生命体征及局部肢体的血运情况。③予对症处理。若挤压综合征不能缓解,肿胀肢体应切开减压或截肢。

(3)主要护理诊断/问题:

①体液不足　与创伤致体液渗出丢失、血容量减少引起休克有关。
②疼痛　与创伤后局部肿胀、出血、淤斑等有关。
③潜在并发症:感染、休克、体液失调、内脏损伤、挤压综合征、多器官功能障碍综合征。
④焦虑/恐惧　与创伤或伤口刺激、忧虑伤残等有关。

护理要点:①紧急救护:建立静脉通道扩容抗休克。②密切观察或监测患者神志、生命体征、肾功能及局部肢体的血运情况。③休息与活动:卧床休息,局部制动,安置于休克体位(中凹位),但挤压综合征的伤肢不抬高(平放),以减少组织分解毒素的吸收和避免局部血压降低而影响肢体血供。④饮食与营养:予高热量、高蛋白、高维生素饮食,予静脉输液维持体液平衡和营养代谢,提高抵抗力和促进创伤愈合。⑤止痛与抗感染:予镇痛镇静药,使伤员安静休息,保证充足睡眠。应用抗生素预防感染。⑥术前、术后护理:需肢体切开减压或截肢时,应做好备皮、皮肤过敏试验、交叉配血及抽血化验等项目的术前准备;术后做好切口换药、引流等护理。⑦心理护理:多关心、照顾患者。

(沈开忠)

任务 8-2　烧伤患者的护理

【课程目标】

1. 知识目标

(1)掌握烧伤的护理要点。
(2)熟悉大面积烧伤的临床分期、临床表现及救治原则。
(3)了解烧伤的病因及病理。

2. 能力目标

(1)能对烧伤患者做正确的健康教育指导。
(2)能进行烧伤面积与深度的估计及观察创面的变化。
(3)能对烧伤患者采取正确的紧急救护。
(4)能对烧伤患者做术前准备。
(5)能配合完成烧伤创面清创和大换药的工作。

3. 素质目标

(1)在护理过程中,具备基本的护理礼仪规范。
(2)具备良好的护患沟通能力。
(3)在护理过程中,具备爱伤观念,减轻患者的痛苦。

【预习目标】

(1)基础医学中有关损伤的章节内容。
(2)项目1任务3外科休克患者的护理中有关低血容量性休克和感染性休克的内容。
(3)项目1任务7外科感染患者的护理中有关急性蜂窝织炎和全身化脓性感染患者的内容。
(4)通读本项目本任务的全部内容,重点注意并找到课程目标中要求掌握的全部知识点。

教学案例 8-2-1

张先生,28 岁,体重 72 kg。沸水烫伤 4 h 送至医院,自诉伤处疼痛、口渴。体检:体温 37.6 ℃,脉搏 120 次/分,呼吸 28 次/分,血压 80/50 mmHg,烦躁不安,痛苦貌,腰背部水肿明显,见大、小水疱,双下肢(不包括臀部和会阴部)皮肤焦黄色,如皮革样,触之不痛,伴散在的出血、炭化。

请问:(1)请评估该患者烧伤的面积和深度。
(2)列出该患者主要的护理诊断/问题。
(3)简述目前主要的护理措施。

【概述】

烧伤是由热力、化学物质(强酸、强碱、磷、镁等)、光、电、放射线等所引起的皮肤至深部组织的损伤。无论平时或战时烧伤均为常见的创伤,烧伤不仅造成皮肤的毁损,影响局部形态和功能,而且大面积烧伤时还会引起严重的全身反应,出现各系统与器官的代谢紊乱、功能失调,甚至危及生命。

(一)病因

烧伤的原因很多,以热力烧伤最常见,占 80%~90%。热力主要包括火焰、热液、蒸汽及高温固体,由沸水引起的烧伤称为烫伤,化学烧伤、电烧伤及放射性烧伤等与热力烧伤相比,在表现和治疗上还有某些特殊性,平时生活中以烫伤和火焰烧伤居多。

(二)病理

1. 局部变化　取决于热力的高低和与组织接触的时间。较轻烧伤,可使皮肤毛细血管扩张、充血,有炎症渗出,引起局部轻度红肿。较重的烧伤,损伤达真皮层,皮肤毛细血管通透性明显增高,血浆样液体大量渗出,在表皮和真皮间形成水疱,表皮细胞坏死。严重烧伤时,损害达皮肤全层或更深层的组织,引起组织脱水、蛋白质凝固、组织炭化,坏死的皮肤形成焦痂。

2. 全身反应　主要取决于烧伤面积和烧伤深度。小面积、浅度烧伤常无明显的全身反应。大面积、深度烧伤根据临床经过可分三期。

(1)休克期　大面积烧伤使血浆大量渗出,在伤后6~8 h内渗出速度最快,48 h可达高峰,72 h后逐渐吸收,故伤后48~72 h内易发生低血容量性休克,且多合并钾、钠等电解质紊乱和酸中毒及低蛋白血症,严重时可导致肺、脑水肿及急性肾功能衰竭。休克是烧伤患者早期的主要并发症与死亡原因,是整个病程中首先遇到的一个重要问题。

(2)感染期　由于烧伤创面的存在,随时都有发生感染的危险。烧伤患者分解代谢增强,使之营养障碍;烧伤引起体液平衡紊乱、贫血及低蛋白血症,使患者免疫功能下降;早期并发休克使机体抵抗力严重受损。这些原因都会增加烧伤全身性感染发生的危险性。早期全身性感染发生在烧伤后3~7天,细菌及毒素随创面渗液的回吸收而入血,血培养可呈阳性;烧伤后2~3周,坏死组织广泛溶解(溶痂),此时新生肉芽组织也逐渐形成,若坏死组织能及时清除或引流,可阻止病原菌侵入组织,若处理不当,痂下组织病原菌可达每克10^5以上,菌量不断增多,可大面积侵入邻近健康组织,形成所谓的烧伤创面脓毒症,但其血培养可呈阴性。感染、坏死组织产生的毒素加上血容量不足、组织缺氧、机体应激反应等都可引起肺、肾、心、肝、脑、胃肠等重要器官发生功能障碍,甚至导致多系统器官功能衰竭。感染是现代烧伤患者的主要并发症或主要死因,故正确处理创面、防治感染是整个病程中的关键环节。

(3)修复期　Ⅰ度烧伤3~5天内症状消失,局部皮肤脱屑,不会遗留瘢痕。浅Ⅱ度烧伤如无感染约2周可自愈,局部色素沉着,不留瘢痕,皮肤功能良好。深Ⅱ度烧伤如无感染等并发症,3~4周后自愈,留有瘢痕。Ⅲ度烧伤或严重感染的深Ⅱ度烧伤均愈合缓慢,甚至不能自愈,即使自愈也因其瘢痕常致肢体畸形和功能障碍。因此对Ⅲ度烧伤多采取早期(伤后72 h左右)切痂植皮或待自溶脱痂后择期植皮,以促进创面早日修复、愈合。

【护理评估】

(一)健康史

询问烧伤的原因、时间、地点、部位、方式、伤姿及接受救治的情况。

(二)身体状况

烧伤严重程度取决于烧伤面积、深度、部位及致伤原因、合并伤、患者年龄和健康状况等,但主要取决于烧伤的面积和深度。

1. 面积的计算　我国按手掌法和新九分法来估计。手掌法是指伤员本人5指并拢后一只手的掌面面积相当于体表面积的1%,其主要用于不规则的散在的小面积烧伤或无烧伤区域的面积估算,可辅助新九分法。新九分法将人体总体表面积看成为相对值100%,各部位体表面积分为11个9%与1个1%来估算烧伤面积(表8-2-1);在估计烧伤面积时,Ⅰ度烧伤不必估计在内。

表8-2-1　新九分法

部位	成人占体表面积比例/(%)	小儿占体表面积比例/(%)
头颈部	9×1=9(发部3,面部3,颈部3)	9+(12-年龄)
双上肢	9×2=18(双手5,双前臂6,双上臂7)	9×2
躯干部	9×3=27(腹侧13,背侧13,会阴1)	9×3
双下肢	9×5+1=46(双臀5或6*,双大腿21,双小腿13,双足7或6*)	46-(12-年龄)

注:带*为女性。

2. 深度的估计 国际上都通用三度四分法,即Ⅰ度、Ⅱ度(又分浅Ⅱ度和深Ⅱ度)和Ⅲ度烧伤(表8-2-2)。

表8-2-2 烧伤深度的评估要点

深度(特征)	创面表现	局部痛觉反应
Ⅰ度(红斑)	轻度红、肿,但干燥、无水疱	仅烧灼痛
浅Ⅱ度(水疱)	水疱较大,去疱皮后创底潮红、水肿明显	剧痛、感觉过敏
深Ⅱ度(水疱)	水疱较小,基底苍白或红白相间、水肿,可见网状栓塞血管	痛觉迟钝,仅拔毛痛
Ⅲ度(焦痂)	无水疱,呈蜡白、焦黄或炭化,皮革状,可显露树枝状栓塞血管	触之痛觉无、拔毛无痛

3. 吸入性烧伤 即呼吸道烧伤,多合并头面部烧伤,见于相对封闭的燃烧现场,常为吸入火焰、干热空气、蒸气及有毒或刺激性烟雾或气体所致。根据伤及呼吸道深浅,临床表现有口鼻周围或面颈部的深度烧伤,鼻毛烧焦,口鼻有黑色分泌物,出现呼吸道刺激症状,如咳出炭末样痰、声音嘶哑、呼吸困难、闻及哮鸣音等,常见的并发症有窒息、肺水肿、肺炎、呼吸道出血、肺纤维性变及支气管狭窄等。

4. 烧伤程度的估计 可分为轻度、中度、重度、特重度烧伤(表8-2-3)。

表8-2-3 烧伤程度的估计

烧伤程度	烧伤面积		并发症
	总面积	Ⅲ度	
轻度	<10%(Ⅱ度)	无	无
中度	10%~29%(Ⅱ度)	<10%	无
重度	30%~49%	10%~19%	休克、吸入性烧伤或复合伤
特重度	≥50%	≥20%	有严重并发症

(三)辅助检查

1. 实验室检查 根据病情选择血常规、血生化、血气分析等,明确患者有无水、电解质紊乱及酸碱平衡失调和器官功能障碍。

2. 细菌培养 怀疑有感染的患者尽早做创面细菌培养及血培养,同时做抗生素敏感试验,以指导抗感染治疗。

(四)心理-社会状况

1. 认知程度 对烧伤的了解及对拟采取的治疗或护理的配合知识。

2. 心理承受程度 一般烧伤患者早期有精神紧张、发抖、行为异常等恐惧性反应,或者迟钝、麻木、凝视等压抑反应,或者呻吟、大哭、烦躁、缺乏自制力等过度活动反应;中期因换药疼痛、自费经济拮据、手术治疗等惶恐不安或忧心忡忡;后期可能因面容损毁、躯体功能障碍或致残而长期精神困扰,甚至悲观厌世。

3. 家庭状况 家属支持、配合情况及家庭经济承受能力。

(五)治疗要点

烧伤的治疗不仅仅是为了挽救伤员生命,还要尽可能减轻或避免畸形,恢复功能和劳动能力。烧伤早期的治疗就应考虑到晚期外形、容貌和功能恢复的问题,以满足患者生理、心理、社会的需要。治疗原则:①保护烧伤病区,防止和清除外源性污染;②防治低血容量性休克;③预防局部和全身性感染;④促使创面早日愈合,减少瘢痕增生;⑤防治器官的并发症。小面积烧伤患者主要处理局部创面,一般可给予清创、包扎处理,并酌情止痛、应用抗生素和常规注射破伤风抗毒素以抗感染等,以后根据创面情况换药,促进其愈合即可。大面积严重烧伤患者需全身治疗,局部深Ⅱ度或Ⅲ度烧伤创面予切痂植皮手术治疗。

【常见护理诊断/问题】

(1)疼痛　与烧伤造成的伤害性刺激及局部炎症反应有关。

(2)皮肤完整性受损　与烧伤所致组织破坏有关。

(3)营养失调:低于机体需要量　与烧伤后大量营养物质消耗、摄入困难等有关。

(4)焦虑/恐惧　与意外事故打击或顾虑预后等有关。

(5)有窒息的危险　与吸入性烧伤有关。

(6)自我形象紊乱　与烧伤后毁容、肢残及功能障碍有关。

(7)潜在并发症:低血容量性休克、感染、MODS等。

【预期目标】

(1)患者自诉疼痛得到缓解或控制。

(2)患者创面干燥、清洁、无分泌物,创面逐渐愈合或植皮后愈合。

(3)患者体液平衡与营养状况改善。

(4)患者恐惧与焦虑得以减轻或缓解,情绪稳定。

(5)患者呼吸正常,无气急、发绀,未发生窒息或得到预防。

(6)患者敢于面对伤后的自我形象,情绪稳定,有康复的信心,能逐渐适应外界环境。

(7)患者并发症未发生或得到及时处理。

【护理措施】

(一)紧急救护

1.消除致伤原因　火焰烧伤应立即脱掉燃烧的衣服或用物品覆盖灭火,也可迅速卧倒自行滚动压灭火焰,切勿奔跑、喊叫和用双手扑打火焰。强酸、强碱或其他化学品烧伤者,应立即脱去衣服,用大量流动清水冲洗创面。

2.保持呼吸道通畅　头面部烧伤有发生呼吸道烧伤的可能,如患者出现呼吸困难,应立即行气管切开术。

3.预防休克　口服或肌内注射镇静止痛剂,对合并呼吸道烧伤和颅脑损伤者忌用吗啡。补充液体,对一般伤员可口服含盐饮料,大面积严重烧伤者均应及早静脉补液。对有合并伤者,如大出血、骨折等应做相应的急救处理。

4.保护创面　创面一般不做特殊处理,不涂任何药物。可用消毒敷料或干净的被单包扎、覆盖以减少污染,但应尽早使用抗生素、破伤风抗毒素抗感染。

5.安全转送　严格掌握转送时机,待伤员呼吸道通畅、休克基本控制、无活动性出血、情绪稳定时转送,途中继续输液。

(二)一般护理

1.病室要求　烧伤病室一般要求保持清洁、舒适,恒定的温度、湿度(温度以28～32℃,相对湿度以50%左右为宜),布局合理以便于抢救,有良好的消毒隔离条件以减少交叉感染;具体按患者病情轻重和创面感染情况安排病室,并随时加以调整。

2.消毒隔离　烧伤病房消毒隔离的目的是防止交叉感染,对重症烧伤、暴露疗法患者要认真执行消毒隔离措施。①住单人病房要有专人护理;②严禁探视,进入病室要穿戴好专用的口罩、帽子、隔离衣和鞋等;③接触患者时要戴消毒手套,接触创面的一切用品均应无菌处理;④每日擦拭地板1～2次,紫外线空气消毒;⑤患者出院、转换病室或死亡后,对病室内一切物品,包括墙壁、门窗、地板和空气都需彻底终末消毒。

3.饮食营养与输液　鼓励及协助患者进食,根据各阶段病情需要合理调节饮食营养;做好静脉穿刺,注意保护静脉,及时输血、输液,保证输注通畅,调整输注速度,并按要求做好静脉切开、套管针穿刺护理。

4.生活基础护理　严重烧伤者做好晨间和餐后的口腔护理,头面部无烧伤者协助其漱口、刷牙,健康皮肤每天清洁1次,衣服宽松、柔软。重视压疮的预防,按时翻身,骨突处避免受压,保持床单位干燥、平整,潮湿后应及时更换。

(三)休克期护理

防治烧伤休克的重点是快速补液,以迅速恢复有效循环血量,故做好补液的护理是此期护理工作的中心。

1. 补液量(补多少)　大面积烧伤患者,口服量有限,必须及时、足量、快速静脉补充,以保证患者平稳地度过休克期。静脉补液量计算可参考下列公式进行:成人烧伤后第1个24 h补液总量(mL)=烧伤总面积(Ⅱ、Ⅲ度)(%)×体重(kg)×1.5(儿童1.8,婴儿2.0)+基础需水量(成人2000 mL,儿童70～100 mL/kg,婴儿100～150 mL/kg);第2个24 h补液量(mL)一般为第1个24 h中烧伤总面积(Ⅱ、Ⅲ度)(%)×体重(kg)×1.5的半量加上基础需水量。

2. 液体种类(补什么)　晶体和胶体比例,中、重度烧伤为2∶1,特重度烧伤应为1∶1。胶体以血浆为首选,面积大的深度烧伤可补给部分全血,也可酌情使用适量的右旋糖酐等代血浆,但右旋糖酐每日用量不宜超过1000 mL。晶体以输入平衡盐溶液为首选,基础需水量以5%或10%葡萄糖溶液补充。上述液体应交替输入,切勿集中在一段时间内大量输入水分,以防引起水中毒。

3. 液体分配(怎么补)　烧伤后第1个8 h体液渗出最快,故当日应输入总量的1/2,要在前8 h内输完,其余量在第2、3个8 h内均匀输入。例如某患者体重60 kg,Ⅱ度烧伤总面积50%,第1天应补液总量=(50×60×1.5+2000) mL=6500 mL,晶体=(50×60×1.5×0.5) mL=2250 mL,胶体=(50×60×1.5×0.5) mL=2250 mL;第1个8 h补液量=(50×60×1.5+2000)×0.5 mL=3250 mL,其中晶体为1125 mL,胶体为1125 mL,5%或10%葡萄糖溶液1000 mL。

4. 病情观察(补得怎样)　①神志:患者清醒、安静。②血压:收缩压在90～100 mmHg或以上。③脉搏:成人脉搏在100～120次/分(小儿140次/分)或以下。④尿量:判断血容量是否充足的简便而可靠的指标,成人尿量维持在30～70 mL/h或以上。⑤中心静脉压和肺毛细血管楔压:中心静脉压维持在正常范围,肺毛细血管楔压<18 mmHg。⑥血电解质:维持在正常范围。达到上述指标表示患者血容量充足,休克期补液足够。

(四)感染期护理

感染的主要途径有烧伤创面、肠源性感染、医源性感染(如静脉导管感染等)及吸入性烧伤的肺部感染等,主要致病菌有革兰阴性杆菌(如大肠杆菌、铜绿假单胞菌等)、金黄色葡萄球菌和厌氧菌等,现代烧伤感染致病菌主要是革兰阴性杆菌。烧伤感染期应密切注意全身表现和创面变化,一旦发现异常征象应及时报告医生处理。患者入院即应做好创面细菌培养和抗生素敏感试验,发现有感染可疑征象或在焦痂切除和植皮手术前后,均应早期、大剂量、多种抗生素联合应用以预防或控制感染。护士要注意各种常用抗生素的药理作用、副作用以及配伍禁忌,还要加强基础护理,防止出现压疮、呼吸及泌尿系统感染的并发症。

病情观察:①全身表现:突发寒战、高热,呈弛张热或稽留热型;或36 ℃以下低体温而脉搏在140次/分以上,出现体温、脉搏曲线分离,是革兰阴性杆菌感染的特征之一。呼吸浅而快,甚至出现呼吸困难。意识改变,出现烦躁、幻视、反应迟钝、四肢震颤。其他如不明原因的腹胀、腹泻、出血倾向、黄疸等均可能是全身性感染的现象。②创面变化:可能有色泽晦暗、异味、干枯、凹陷、出血坏死斑、糟烂、生长停滞等表现。黑色出血坏死斑出现,多见于铜绿假单胞菌感染。③白细胞计数骤升或骤降等。

(五)创面护理

正确处理创面和做好创面护理是预防和控制烧伤感染,促进创面愈合和改善功能的关键。

1. 早期清创　患者休克基本控制后,在良好的止痛和无菌条件下应尽早施行清创。先用清水或肥皂水清洗正常皮肤,再用0.1%苯扎溴铵或碘伏溶液消毒创面周围皮肤和清洗创面,去除异物。对完整的水疱予以保留,疱皮明显剥脱且污染较重的应除去,深Ⅱ度和Ⅲ度创面的腐烂表皮也必须去除。清创顺序一般应按头部、四肢、胸腹部、背部和会阴部顺序进行。清创后酌情采用包扎或暴露疗法。

2. 暴露疗法护理 暴露疗法护理是将创面直接暴露在温暖而干燥的环境中,使创面保持干燥或使创面结痂并保持痂皮或焦痂完整,多用于头颈部、会阴部、大面积的烧伤或创面感染严重的患者。早期随时用灭菌敷料吸净创面渗液,并外用磺胺嘧啶银等抗菌药物。痂皮形成后,注意痂下有无感染,若感染应立即去痂引流。创面上有真菌斑时,可涂2%碘酊或3%~5%克霉唑溶液。接触创面时应注意无菌操作,每日更换无菌垫单,严防交叉感染。为了防止创面长期受压,应定时变换体位,大面积烧伤患者可使用翻身床翻身,使用时应向患者说明意义和方法,消除患者的顾虑和恐惧,翻身时系好安全带以确保安全。使用翻身床可使烧伤创面充分暴露,避免创面长期受压而加重损伤,减轻患者翻身时的痛苦。但是休克、心力衰竭、呼吸道烧伤、病情垂危和昏迷患者禁用翻身床。暴露疗法的优点是创面干燥不利于细菌生长,减少了换药的痛苦,便于创面观察;其缺点是要建立条件良好的烧伤病房,对护理要求较高,也不适合需要转运的患者。

3. 包扎疗法护理 包扎疗法适用于四肢烧伤、小面积烧伤的门诊患者及气候寒冷或病房条件较差的环境。方法是在清创后的创面上先放一层油质纱布或药液纱布,外面覆盖约3 cm厚的烧伤敷料(多层粗网孔纱布),再给予适当压力包扎。肢体部位包扎后应注意抬高患肢,使四肢关节处于功能位。创面包扎后,应注意观察肢端血液循环情况,如出现青紫、发凉、麻木、肿痛时须将绷带放松。要保持外层敷料干燥、清洁,如外层敷料已湿透或被大小便污染应及时更换。若无感染迹象,浅度创面可于伤后1周,深度创面宜在伤后3~4天更换敷料。如有高热、疼痛、脓液外渗、恶臭等感染现象时应及时换药并改为暴露、湿敷、浸浴等。包扎疗法的优点是充分引流创面并保护创面,避免再污染,肢体可固定于功能位,对病室环境要求较低,便于护理和转送等;其缺点是创面不易干燥,细菌易生长繁殖,更换敷料时伤员有一定痛苦,也不适用于头颈部、会阴部及大面积烧伤。

4. 浸浴疗法护理 浸浴是将创面浸泡在温热水中或一定浓度的药液中用以清除脓液、坏死组织等,达到治疗目的。有局部浸泡和全身浸浴两种方式。使用时应根据创面大小选用无菌澡盆、面盆或塑料浴袋等容器,水温在40 ℃左右,将创面浸泡于其中,用无菌纱布清洗掉创面上的渗出物和污物,剪除坏死组织,浸浴后立即拭干水渍,并用烤灯或热风机吹烤创面。每次浸浴30 min左右,使用次数和间隔时间依病情而定,浸浴中应注意观察患者的反应,浸浴一般在伤后2周左右进行。此疗法多用于四肢感染创面、脱痂创面及残存的严重感染创面,有严重心肺疾病患者禁用。

5. 切痂植皮前后护理 Ⅲ度烧伤创面多早期手术切除痂皮,在新鲜创面上以自体皮或自体皮与异体皮相间移植的方法,尽早消灭创面,以减少体液与蛋白质的消耗,防止创面感染及全身性感染发生。

6. 修复后护理 创面修复后尽早指导与协助患者进行功能锻炼,减少因瘢痕增生引起的功能障碍,促进患者全面康复。

(六)心理护理

针对烧伤患者不同时期的病情特点及心理状态、思想活动,积极采取相应措施,做好心理护理。如缺乏自制力者,要加强安全措施,严防患者再次受伤;对有恐惧反应或压抑反应者,应耐心解释,热心劝慰,说明各种护理、治疗措施的意义;对经济不宽裕者,应避免在患者面前谈论医药费问题,并及时安慰;对伤残或面容受损害者,应注意交流方法,使患者精神放松,避免无意中伤害患者自尊心;多关心、照顾患者,以护士的实际行动取得其信赖,建立合作及信任的护患关系,使患者能正确对待疾病,积极配合治疗和护理,全面促进康复。

【护理评价】

(1)患者疼痛是否缓解或消失,焦虑是否减轻,情绪是否稳定。

(2)创面是否干燥、清洁,有无分泌物,创面是否逐渐愈合或植皮后愈合。

(3)体液是否平衡与营养状况是否改善。

(4)恐惧与焦虑是否减轻,情绪是否稳定。

(5)呼吸是否正常,有无气急、发绀,窒息是否发生或得到预防。

(6)是否敢于面对伤后的自我形象,有无康复的信心,能否逐渐适应外界环境。

(7)并发症是否得到预防或及时处理。

【健康教育】

(1)做好用电、用气、防火、灭火及自救等安全教育。

(2)发动群众,积极消除社区环境中的烧伤隐患,保证群众健康。

(3)对伤员的功能锻炼给予持之以恒的协助和指导,争取最大限度地恢复躯体功能。

(4)告知患者严重挛缩畸形应日后行矫形手术恢复形体和功能。

(5)继续心理教育,鼓励并协调伤员参与一定的家庭和社会活动,提高其自理性。

案例分析 8-2-1

(1)该患者腰背部烧伤面积为13%,深度为Ⅱ度;双下肢(不包括臀部和会阴部)烧伤面积为41%,深度为Ⅲ度;故烧伤总面积为54%。

(2)该患者主要的护理诊断/问题:

①体液不足　与烧伤创面血浆渗出而丢失有关。

②皮肤完整性受损　与烧伤所致组织破坏有关。

③疼痛　与烧伤造成的伤害性刺激及局部炎症反应有关。

④焦虑/恐惧　与意外事故打击或顾虑预后等有关。

⑤潜在并发症:低血容量性休克、感染、MODS等。

(3)该患者目前已发生低血容量性休克,所以主要护理措施是输液、扩充血容量。

①补液量计算:第1天补液总量=(54×72×1.5+2000)mL=7832 mL;第2天补液总量=(54×72×1.5×0.5+2000) mL=4916 mL。

②液体种类:该患者为特重度烧伤,晶体和胶体比例应为1:1,故第1天补晶体和胶体各为54×72×1.5×0.5 mL=2916 mL。胶体以血浆为首选,晶体以输入平衡盐溶液为首选,基础需水量2000 mL 以5%或10%葡萄糖溶液补充。

③液体分配:烧伤后第1个8 h体液渗出最快,故当日应输入总量的1/2,要在前8 h内输完,其余量在第2、3个8 h内均匀输入。该患者第1个8 h补液量=(54×72×1.5+2000)×0.5 mL=3916 mL,其中晶体为1458 mL,胶体为1458 mL,5%或10%葡萄糖溶液1000 mL。

(沈开忠)

任务8-3　蛇咬伤患者的护理

【课程目标】

1. 知识目标

(1)掌握蛇咬伤的急救和护理要点。

(2)熟悉蛇咬伤的临床表现及治疗原则。

(3)了解蛇咬伤的病因及病理。

2. 能力目标

(1)能判断是有毒蛇咬伤或是无毒蛇咬伤。

(2)能对蛇咬伤患者采取正确的紧急救护。

(3)能对蛇咬伤患者做正确的健康教育指导。

3. 素质目标

(1)在护理过程中,具备基本的护理礼仪规范。

(2)具备良好的护患沟通能力。

(3)在护理过程中,具备爱伤观念,减轻患者的痛苦。

【预习目标】

(1)找出有关毒蛇的一些资料。

(2)项目1任务8-1创伤患者的护理中有关临床表现和急救的内容。

(3)通读本项目本任务的全部内容,重点注意并找到课程目标中要求掌握的全部知识点。

教学案例8-3-1

何先生,45岁,农民。因右足背部毒蛇咬伤9h住院。今早上6时在去竹林劳动的路上被"竹叶青"毒蛇咬伤右足背部,当时立即将毒蛇打死,伤口疼痛、出血并红肿,自找一些"草药"外敷伤口,到中午时红肿已蔓延至伤肢膝部并剧烈疼痛,出现尿血1次,患者恐慌,于下午3时由其家人送来医院诊治。查体:神志清楚,痛苦貌,血压110/70 mmHg。右下肢红肿明显,皮肤可见散在淤斑,右足背部见齿痕2个,齿痕口溢血不止,周围皮肤见血疱。

请问:(1)判断该患者被毒蛇咬伤的依据有哪些?

(2)该患者常见的护理诊断/问题有哪些?

(3)提出该患者咬伤当时应做的紧急救护措施。

【概述】

蛇咬伤(snake bite)可分为无毒蛇和毒蛇咬伤,对人类造成危害的主要是毒蛇咬伤,主要发生在夏季和秋季,多见于农民和野外活动者,以青壮年人为多,咬伤部位以四肢多见。毒蛇咬伤病情凶险,发展迅速,若不及时救治会出现肢体伤残、重要器官功能衰竭等严重并发症,甚至导致死亡。

(一)病因

由于我国幅员辽阔,具有复杂的生态地理环境和气候条件,故我国的蛇种类也表现出复杂多样性。目前已知蛇类有207种,34.3%为毒蛇,约为全球毒蛇种类的五分之一,常见的毒蛇有金环蛇、银环蛇、眼镜蛇、五步蛇、蝰蛇、蝮蛇、竹叶青、烙铁头、海蛇等,遍及全国大部分地区,尤其在南方森林、山区、草地中多见,当人在割草、砍柴、采野果、拔菜、散步、军训等野外劳作或活动时易被毒蛇咬伤。无毒蛇和毒蛇的特征比较如下(图8-3-1,表8-3-1)。

表8-3-1 无毒蛇和毒蛇的特征

项目	无毒蛇	毒蛇
头部形状	椭圆形	三角形
体态	体态均匀,尾长而细	身体粗短,颈部较细,尾短而细
体色	花纹色彩不鲜艳	有色彩鲜艳的花纹
毒器	无	有毒腺、毒腺导管及一对较粗长毒牙

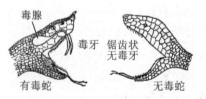

图8-3-1 毒蛇和无毒蛇的特征

(二)病理

1. 无毒蛇 无毒蛇一般无毒器,除造成局部轻微伤口外,不会引起人体中毒。

2. 毒蛇 毒蛇有毒器,其分泌的毒液经排毒导管输送到毒牙,注入咬伤的伤口内,经淋巴和血液循环扩散,引起人体急性中毒,严重者可致死亡。毒蛇咬伤对人体的危害主要是蛇毒中毒,蛇毒含有毒性蛋白质、多肽复合物和溶组织酶、透明质酸酶等酶类,按蛇毒性质分类,蛇毒一般有神经毒、血液毒和混合毒三种,其病理作用及常见毒蛇如下(表8-3-2)。

表8-3-2 蛇毒病理作用及常见毒蛇

项目	神经毒	血液毒	混合毒
病理作用	选择性抑制中枢神经和神经肌肉传导系统	溶血、溶组织、抗凝的作用	兼有两种毒的作用
常见毒蛇	金环蛇、银环蛇、海蛇	竹叶青、五步蛇、蝰蛇	眼镜蛇、眼镜王蛇、蝮蛇

【护理评估】

(一)健康史

询问蛇咬伤的时间、地点、部位、环境,蛇的特征及接受救治的经过。

(二)身体状况

1. 无毒蛇 无毒蛇咬伤仅有局部轻度刺痛或胀痛,出血少,不麻木;伤口小而浅,可见一排或两排整齐、细小的锯齿状牙痕(图8-3-2),可伴小水疱;无全身反应。

2. 毒蛇 局部症状多较明显,咬伤处可见一对较粗大而深的毒牙痕(图8-3-2);随后出现程度不等的全身中毒症状,全身中毒的严重程度除与患者的年龄、体格等个体因素有关外,主要与蛇毒性质、成分、吸收剂量、咬伤部位密切相关。一般来说,蛇体越大咬得越深,时间越长及咬伤部位越接近中枢或咬破的血管越大,则发病越快、症状越严重。按蛇毒性质不同,产生的局部、全身表现也有不同。

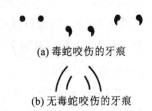

图8-3-2 毒蛇和无毒蛇咬伤的牙痕

(1)神经毒表现:咬伤后局部症状不明显,如无明显红肿、流血不多、疼痛轻微,仅有麻木感;0.5~3h后迅速出现全身神经肌肉、呼吸系统受侵犯的中毒症状,如有头晕、眩晕、嗜睡、眼睑下垂,严重者出现视物模糊、言语不清、胸闷、发绀、吞咽困难,甚至全身瘫痪、呼吸麻痹、心力衰竭和昏迷等,多数因呼吸肌麻痹致呼吸衰竭而死亡。

(2)血液毒表现:咬伤后局部症状出现早而且重,如伤口剧痛、明显肿胀,伴有皮下出血、水疱、血疱、淤斑和组织坏死,部分伤口会经久不愈,附近淋巴结也会肿痛;毒素蔓延至全身后出现结膜下淤血、鼻衄、血尿、血红蛋白尿、咯血、呕血、胸或腹或颅腔出血等广泛性出血症状及心律失常、高热、谵妄等,最后可引起出血性休克、心力衰竭、急性肝或肾功能衰竭而死亡。

(3)混合毒表现:兼有血液毒和神经毒的破坏作用,两者症状均可较明显,从局部伤口看类似含血液毒的毒蛇咬伤,如局部红肿、淤斑、血疱、组织坏死及淋巴结炎等;从全身来看,又类似含神经毒的毒蛇咬伤,常因呼吸和循环衰竭而死亡。眼镜蛇偏向神经毒表现,蝮蛇偏向血液毒表现。

(三)辅助检查

根据病情发展选择化验血小板、血纤维蛋白原、凝血酶原时间、血肌酐、尿素氮、肌酐磷酸激酶、肌红蛋白尿及血气分析等,明确患者是否有心血管和血液系统、凝血功能、呼吸功能、神经系统的异常及肝、肾等器官功能障碍的情况。

(四)心理-社会状况

1. 认知程度 对蛇咬伤的了解及拟采取的救治或护理的配合知识。

2. 心理承受程度 一般蛇咬伤患者住院都有精神紧张、焦虑不安、恐惧的心理反应。

3. 家庭状况 家属支持、配合情况及家庭经济承受能力。

(五)治疗要点

确定为无毒蛇咬伤者,一般局部伤口可很快自愈,防止伤口感染和观察病情变化即可。毒蛇咬伤者,应首先紧急救护,然后住院进行伤口处理,尽早使用全身解毒药物,对症和支持治疗,防止器官或系统的功能障碍或衰竭。急救原则是必须就地现场救护,防止或阻断蛇毒吸收和扩散,并使蛇毒从伤口迅速排出;一时难以判断是否为毒蛇咬伤时,则按毒蛇咬伤进行急救和处理。

1. 伤口处理 包括伤口清创、局部封闭、外敷药物等。①伤口清创:以伤口为中心行"十"或"十十"切开扩创,深达皮下,用负压吸引使残余毒液排出,然后用无菌敷料包扎。②局部封闭:用地塞米松5~10 mg加0.5%普鲁卡因溶液50 mL做伤口周围环形注射,起止痛、消炎、消肿、抗过敏的作用;或用胰蛋白酶2000~6000 U加0.5%普鲁卡因溶液20~40 mL注射封闭,以降解、破坏蛇毒和抑制蛇毒扩散。③外敷药物:将蛇药片(如季德胜蛇药片等)用凉开水调成糊状,敷于伤口周围(避开伤口),利于止痛、消炎、消肿、引流毒液;或外敷具有清热、凉血、解毒及排脓祛腐生肌等作用的中草药。

2. 全身解毒药物应用 及早静脉应用抗蛇毒血清和口服蛇药片,其中抗蛇毒血清是目前治疗毒蛇咬伤的唯一特效药物,能中和未与组织、器官结合的游离蛇毒。

3. 对症和支持治疗 早期应用抗生素和破伤风抗毒素,以预防感染和破伤风。根据病情予以全身支持疗法,同时输液纠正水、电解质紊乱及酸碱平衡失调。应用速尿、20%甘露醇利尿排毒,应用糖皮质激素抑制或减轻组织变态反应和坏死,减轻伤口反应和全身中毒症状,提高机体对毒素的耐受力,防止器官功能衰竭。出现休克者抗休克治疗,呼吸衰竭采用呼吸机辅助呼吸,肾功能衰竭及时行血液透析或腹膜透析。

【常见护理诊断/问题】

(1)皮肤完整性受损 与蛇毒致组织破坏有关。
(2)知识缺乏:缺乏蛇咬伤的急救知识。
(3)疼痛 与蛇咬伤伤口局部炎症反应或清创术有关。
(4)焦虑/恐惧 与蛇咬伤对机体的危害或顾虑预后有关。
(5)潜在并发症:器官或系统功能障碍或衰竭、休克、感染等。

【预期目标】

(1)患者伤口得到及时救治,并逐渐愈合。
(2)患者能复述蛇咬伤的急救知识。
(3)患者自诉疼痛得到缓解或控制。
(4)患者焦虑或恐惧得以减轻或缓解,情绪稳定。
(5)患者并发症未发生或得到及时处理。

【护理措施】

(一)紧急救护

毒蛇咬伤后急救,需及时阻止毒液吸收和扩散,清理伤口,排除毒物。同时患者要保持镇静,咬伤肢体限制活动,咬伤部位置于低位,千万不要惊慌、奔跑,否则会加快蛇毒的吸收和扩散。要识别毒蛇种类,注意或保留其头部,以便鉴别,为进一步救治创造条件。

1. 绑扎 立即就地取材或用绷带、布条、止血带等在伤口近心端5~10 cm处加以绑扎(图8-3-3),松紧以能阻断静脉血和淋巴回流为宜,必要时可扎两处,如足部咬伤者可分别在踝部和小腿两处绑扎,以减少或阻止蛇毒吸收。

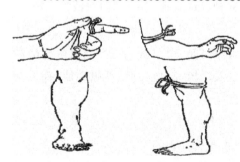

图8-3-3 毒蛇咬伤绑扎的部位

2. 冲洗　现场用大量清水、冷开水、肥皂水冲洗伤口及周围皮肤,以冲去伤口内残余蛇毒;有条件后再用1∶5000高锰酸钾溶液、3％过氧化氢溶液或生理盐水反复冲洗伤口,去除毒牙与污物,以破坏蛇毒和防止破伤风感染。

3. 排毒　用吸乳器、注射器或火罐在伤口处反复吸出毒液;紧急时也可直接用口吸吮伤口处,但必须注意吸吮者口腔应无破损,毒液不能咽下,吸一口吐一口,边吸边漱口,反复进行;还可将伤肢下垂,或将伤口置入冷盐水或凉水中,或用小尖刀挑破局部皮肤,或用消毒的刀片将伤口做类"十"字形切开,再用手自上而下或自四周向伤口中心挤压,以促使毒液从伤口排出。

(二)一般护理

1. 休息与活动　患者卧床休息,减少活动,保持伤肢下垂或低于心脏水平,不宜抬高伤肢,减少蛇毒吸收和扩散。但伤口已彻底清创、无残留蛇毒的患者可抬高伤肢,减少渗血、肿胀及疼痛。

2. 饮食与输液　给予清淡、易消化、营养丰富的饮食,保证足够的热量,以增强抗病能力和维持机体重要脏器的功能。鼓励患者多饮水或进食含液体较多的食物,以利尿促进毒素排出。必要时可输液,但不宜大量快速输液,以防扩大蛇毒对心、肾的毒性作用和增加心、肺的负荷。不宜饮酒或咖啡等刺激性饮料,以免血液循环加快而使蛇毒吸收增加。

(三)病情观察

密切监测患者生命体征、神志、感觉、尿量、呼吸功能、循环功能的改变,注意有无伤口感染、肌肉瘫痪、出血征象、休克及器官功能障碍等。

(四)用药护理

抗蛇毒血清是异体蛋白质,使用时少数人会出现过敏症状,因此,用药时必须要做药物过敏试验,阴性者可以使用,阳性者应给予脱敏治疗。若输液过程中发生过敏反应,应立即停药,并用抗过敏药物。

(五)伤口护理

伤口应局部降温,可予高渗盐水或1∶5000高锰酸钾溶液冷湿敷,局部不能热敷、按摩,不能外敷跌打药,严禁涂擦乙醇,以免加速血液循环,加快毒素的吸收。

(六)伤肢功能锻炼

咬伤早期(1～3天内)限制伤肢活动,关节伸直以防局部血管、淋巴管与组织粘连而造成功能障碍。后期在病情许可的情况下,鼓励患者下床活动,适当功能锻炼,促进功能恢复与毒素排出。

(七)并发症护理

重症毒蛇咬伤患者易出现并发症,应吸氧、保持呼吸道通畅、输液以维持呼吸和循环功能。含神经毒的毒蛇咬伤患者如果出现呼吸频率浅慢、血氧饱和度下降等呼吸衰竭征兆,应于床头准备气管插管等抢救设备,随时予气管插管、人工呼吸机辅助通气,机械通气是抢救急性呼吸衰竭的主要措施。含血液毒的毒蛇咬伤患者易出现急性心、肝、肾功能衰竭,故应做好心电监护,颈外静脉置管监测中心静脉压,血氧饱和度监测及肝、肾功能等的监测。

(八)心理护理

充分理解患者的心理反应,倾听患者对痛苦及恐惧的诉说,给予安慰、关心及简明扼要、通俗易懂的解释,让患者易于理解、接受,消除顾虑,鼓励其配合救护和治疗,增强战胜疾病的信心。

【护理评价】

(1)患者伤口是否得到及时救治,并逐渐愈合。

(2)患者能否复述蛇咬伤的急救知识。

(3)疼痛是否得到缓解或控制。

(4)焦虑或恐惧是否得以减轻或缓解,情绪是否稳定。

(5)并发症是否未发生或得到及时处理。

【健康教育】

(1)宣传防范蛇咬伤的有关知识,在劳动或生活中注意适当的防护。如步行时尽可能避开丛林茂密、人烟稀少的地段,进入深山草丛时应用棍棒开路,夜行要带照明工具,在山村、丘陵地带行走、郊游或田间劳作时要穿鞋、长袖、长裤,最好扣紧衣领、袖口及戴手套劳动。

(2)告知人们被毒蛇咬伤后要注意采取自救措施,学会正确的自救方法。一定要保持镇静,切勿惊慌、奔跑,伤肢制动,以减慢毒素的吸收;咬伤后可立即坐下或躺下,用随身所带的绳、带或衣服撕成的布条带,对伤肢进行绑扎;再尽可能用饮用水或泉水、河水等冲洗伤口;然后将伤肢下垂并尽快送往医院诊治。

案例分析 8-3-1

(1)依据如下:①病因:在去竹林劳动的路上行走,被"竹叶青"毒蛇咬伤右足背部,当时立即将毒蛇打死。②症状:右足背部伤口疼痛、出血并红肿,中午时红肿蔓延至膝部并剧烈疼痛,出现尿血,考虑为含血液毒的毒蛇咬伤。③体征:血压 110/70 mmHg,尚未发生休克。右下肢红肿明显,可见散在淤斑,右足背部见齿痕2个,齿痕口溢血不止,周围皮肤见血疱。

(2)该患者常见护理诊断/问题如下。

①皮肤完整性受损　与蛇毒致组织破坏有关。

②知识缺乏:缺乏蛇咬伤的急救知识。

③疼痛　与蛇咬伤伤口局部炎症反应或清创术有关。

④焦虑/恐惧　与蛇咬伤对机体的危害或顾虑预后有关。

⑤潜在并发症:器官或系统功能障碍,或衰竭、休克、感染等。

(3)为识别毒蛇种类,应保留蛇头部。患者保持镇静,将伤肢限制活动,伤口置于低位或下垂,立即自救。①绑扎:立即就地取材或用绷带、布条、止血带等在伤口近心端5～10 cm处加以绑扎,松紧以能阻止静脉血和淋巴回流为宜。②冲洗:现场用大量清水冲洗伤口及周围皮肤,以冲去伤口内残余蛇毒;有条件后再用1∶5000高锰酸钾溶液、3%过氧化氢溶液或生理盐水反复冲洗伤口,去除毒牙与污物,以破坏蛇毒和防止破伤风感染。③排毒:用吸乳器、注射器或火罐在伤口处反复吸出毒液;紧急时也可直接用口吸吮伤口处,但必须注意吸吮者口腔应无破损,毒液不能咽下,吸一口吐一口,边吸边漱口,反复进行;还可将伤肢下垂,或将伤口置入冷盐水或凉水中,或用小尖刀挑破局部皮肤,或用消毒的刀片将伤口做类"十"字形切开,再用手自上而下或自四周向伤口中心挤压,以促使毒液从伤口排出。

(沈开忠)

任务9　肿瘤患者的护理

任务9-1　认识肿瘤

【课程目标】

1. 知识目标

(1)掌握肿瘤患者的护理评估、护理诊断、护理措施和健康教育。

(2)熟悉肿瘤的常见病因、辅助检查要点。

(3)了解肿瘤的病理类型、转移方式、临床分期、治疗要点。

2. 能力目标

(1) 能根据肿瘤常见病因对患者及周围人群进行防癌宣教。

(2) 能根据临床表现对肿瘤患者及周围人群提供有关辅助检查及治疗方面的建议。

(3) 能运用所学知识对社区人群进行癌症三级预防。

3. 素质目标

(1) 在护理过程中,具备基本的护理礼仪规范。

(2) 具备良好的护患沟通能力。

(3) 在护理过程中,具备爱伤观念,减轻患者的痛苦。

【预习目标】

(1) 预习《病理学》中肿瘤的相关知识。

(2) 通读本项目本任务的全部内容,重点注意并找到课程目标中要求掌握的全部知识点。

 教学案例 9-1-1

张先生,58岁,上腹隐痛、纳差、乏力近2个月入院。既往有胃溃疡病史。发病以来体重减轻,夜间睡眠差。体检:贫血貌,腹部平坦,无胃型及蠕动波,肝、脾均未触及,未扪及包块,腹部无肌紧张及反跳痛,移动性浊音阴性,肠鸣音不亢进。心、肺及其他部位检查均未见异常。辅助检查:胃镜提示胃恶性肿瘤。CT示胃窦及胃体下部见胃壁增厚,表面见溃疡形成,胃小弯侧见多个可疑小淋巴结。肝右叶见多个异常低密度灶;后腹膜见肿大淋巴结转移;腹腔内无积液。CT影像:胃窦及胃体下部恶性肿瘤,伴肝转移,小弯侧及腹膜后淋巴结转移。X线:两肺未见实质性占位。

请问:(1) 该患者的主要诊断是什么?诊断依据有哪些?

(2) 肿瘤的转移途径有哪些,本病例的转移途径是什么?

(3) 该患者拟行手术治疗,此时存在哪些主要护理诊断/问题?

肿瘤(tumor)是机体正常细胞在不同的始动与促进因素长期作用下,产生过度增生与异常分化所形成的新生物。这种新生物一旦形成,不因病因消除而停止生长。它不受机体的生理调节,而且破坏周围正常组织与器官,甚至发生转移。目前恶性肿瘤已成为人类死亡的常见原因之一,占男性死因的第二位,女性死因的第三位。

重难点:
肿瘤。

(一) 分类

根据肿瘤的形态学及肿瘤对机体的影响,即肿瘤的生物学行为,肿瘤分为良性肿瘤、交界性肿瘤和恶性肿瘤三种。

1. 良性肿瘤 一般将良性肿瘤称为"瘤",如脂肪瘤、纤维瘤。良性肿瘤呈膨胀性生长,生长缓慢,细胞分化成熟与正常细胞相似,接近相应的正常组织,不发生转移,对人体影响不大,危害小,但长在重要部位也可威胁生命。部分良性肿瘤可恶变。

2. 恶性肿瘤 来源于上皮组织者称为"癌",如肺癌、结肠癌、乳癌等;来源于间叶组织者称为"肉瘤",如骨肉瘤;胚胎性肿瘤称为母细胞瘤,如神经母细胞瘤、肾母细胞瘤。但某些恶性肿瘤仍沿用传统名称"瘤"或"病",如恶性淋巴瘤、白血病、霍奇金病等。恶性肿瘤细胞分化不成熟,生长较快,浸润周围正常组织或器官,破坏正常组织和器官功能,并发生转移而危及生命。

3. 交界性肿瘤 除良性肿瘤与恶性肿瘤两大类以外,临床还有少数肿瘤,在形态学上属良性,但常浸润性生长,切除后易复发,甚至可转移,生物学行为界于良性与恶性之间的类型,称之为交界性肿瘤,如唾液腺混合瘤。

(二) 病因

恶性肿瘤的病因迄今尚未完全明了。大量流行病学调查、实验研究及临床观察发现,恶性肿瘤的发病率存在着地区、人群、性别及种族的差异;恶性肿瘤发生的部位在各地区也有所不同,说明肿瘤发病因素存在多样性和复杂性,但所有各种因素不外乎致癌与促癌两大类因素。个体是否发生癌症还与致癌因素对人体作用的持续时间和人体的反应性、保护性等密切相关。根据病因来源可分为外源性与内源性两类,致癌过程即是人体在内、外因素联合作用下导致的机体细胞基因改变并积累的结果。

1. 外源性因素

(1)环境因素:①物理因素,如电离辐射可致皮肤癌、白血病,紫外线亦可引起皮肤癌。②化学因素,如烷化剂(有机农药、硫芥等)可致肺癌及造血器官肿瘤;多环芳烃类化合物(3,4—苯并芘)与皮肤癌、肺癌有关;氨基偶氮类染料易诱发膀胱癌、肝癌;亚硝胺类与食管癌、胃癌和肝癌的发生有关;黄曲霉素污染粮食而致肝癌、胃癌等。③生物因素,主要有病毒因素,如 EB 病毒与鼻咽癌相关,单纯疱疹病毒反复感染与宫颈癌有关,乙型肝炎病毒与肝癌有关;寄生虫因素,如华支睾吸虫与肝癌有关,日本血吸虫与大肠癌有关。

(2)不良生活方式:我国患消化系统癌症者占总癌症发病率的 60% 以上,此与饮食习惯尤其是进食霉变、腌制、烟熏、煎炸食物以及高脂肪、低纤维、低维生素 C 等饮食有密切关系;大量饮酒亦是相关因素。吸烟不仅与肺癌有明确的因果关系,还与其他部位的癌肿(如膀胱癌)有关。

(3)慢性刺激与炎症:经久不愈的窦道和溃疡可因长期局部刺激而发生癌变,如慢性胃溃疡有 5% 发生恶变;皮肤慢性溃疡可恶变成为皮肤鳞癌;慢性溃疡性结肠炎发生大肠癌的机会比正常人高 5~10 倍。

2. 内源性因素

(1)遗传因素:癌症具有遗传倾向,相当数量的恶性肿瘤患者有家族史,如食管、肝癌、胃癌、乳腺癌或鼻咽癌。具有遗传易感性者在外界因素作用下易发生恶性肿瘤。

(2)内分泌因素:某些激素与肿瘤发生有关,较明确的是雌激素和催乳素与乳腺癌的发生有关,长期服用雌激素可能引起子宫内膜癌;生长激素可以刺激癌肿的发展。

(3)免疫因素:先天或后天免疫缺陷者易发生恶性肿瘤,如艾滋病(AIDS,获得性免疫缺陷综合征)患者易患恶性肿瘤。器官移植后长期使用免疫抑制剂者,肿瘤的发生率比正常人群高 50~100 倍。

(4)心理、社会因素:人的性格、情绪,精神刺激,工作压力及环境变化等,可通过影响人体内分泌、免疫功能等而易诱发肿瘤。流行病学调查发现,经历重大精神刺激、剧烈情绪波动或抑郁者较之其他人群易患恶性肿瘤。

(三)病理

1. 恶性肿瘤的发生发展 包括癌前期、原位癌及浸润癌三个阶段。

(1)癌前期:表现为上皮增生明显,伴有不典型增生,经 10 年左右恶变为原位癌。

(2)原位癌:通常指癌变细胞限于上皮层内、未突破基底膜的早期癌,可历时 3~5 年,在促癌因素作用下发展成浸润癌。

(3)浸润癌:原位癌突破基底膜向周围组织浸润、发展,破坏周围组织的正常结构,病程一般为 1 年左右。

2. 肿瘤细胞的分化 良性肿瘤,细胞形态近似正常细胞。恶性肿瘤,在细胞学上可见到未分化或不典型增生。恶性肿瘤细胞的分化程度可分为高分化、中分化和低分化(或未分化)三类,或称Ⅰ、Ⅱ、Ⅲ级。高分化者(Ⅰ级)细胞形态接近正常,恶性程度低;未分化者(Ⅲ级)细胞核分裂较多,高度恶性,预后差;中分化者(Ⅱ级)的恶性程度介于两者之间。

3. 生长方式 良性肿瘤多为膨胀性生长,推开周围组织,形成包膜样纤维包绕,容易切除干净,少有复发。恶性肿瘤主要呈浸润性生长,肿瘤沿组织间隙、神经纤维间隙或毛细血管扩展,边界不清,实际扩展范围远较肉眼所见广,不易干净切除,极易复发。

4. 生长速度 良性肿瘤多生长缓慢,病程长;恶性肿瘤生长快、发展迅速,病程较短。但若良性肿瘤恶变时,亦可短期内明显增大。

5. 转移 肿瘤细胞从肿瘤原发部位扩散到身体远端的器官,称为转移。恶性肿瘤易发生转移,转移方式有4种。

(1)直接浸润:肿瘤细胞向与原发灶相毗邻的组织扩散生长。

(2)淋巴转移:肿瘤细胞扩散最常见的途径,可有多种表现,多数为邻近区域淋巴结转移,也可出现"跳跃式"越级转移,此外,还可发生皮肤淋巴管转移,有些可形成卫星结节。

(3)血行转移:肿瘤细胞侵入血管,随血流转移至其他部位。

(4)种植性转移:肿瘤细胞脱落后在体腔或空腔脏器内生长,最多见的如胃癌种植转移至盆腔。

(四)临床表现

取决于肿瘤的性质、发生组织、所在部位以及发展程度,早期多无明显症状。

1. 局部表现

(1)肿块:常是位于体表或浅在肿瘤的首要症状。因肿瘤的性质不同,肿块可具有不同的硬度、活动度等性状。位于深部或内脏的肿块则不易触及,但可出现周围组织受压或空腔脏器梗阻等症状。

(2)疼痛:肿块的膨胀性生长、破溃或感染等可使末梢神经或神经干受到压迫或刺激,出现局部刺痛、跳痛、隐痛、烧灼痛或放射痛,尤其是夜间,疼痛更明显;空腔脏器肿瘤引起梗阻时可致痉挛、绞痛。晚期肿瘤的疼痛常难以忍受。

(3)出血:恶性肿瘤发生破溃或侵及血管使之破裂可致出血。在上消化道者可表现为呕血或黑便;发生于下消化道者可有血便或黏液血便;肝癌破裂可致腹腔内出血;肺癌可发生咯血或血痰;宫颈癌可有血性白带或阴道出血。

(4)溃疡:体表或空腔脏器的恶性肿瘤因生长迅速、血供不足而出现继发性坏死,或因感染而溃烂,可有恶臭及血性分泌物。

(5)梗阻:空腔脏器或邻近器官的肿瘤,随之生长可致空腔脏器梗阻而出现不同的临床表现,如胃癌伴幽门梗阻可致呕吐,大肠癌伴肠梗阻可致腹痛、腹胀,胰头癌可压迫胆总管而出现黄疸。

(6)浸润与转移症状:表现为区域淋巴结肿大、局部静脉曲张、肢体水肿。若发生骨转移可有疼痛、硬结、病理性骨折,肝转移可出现黄疸。

2. 全身表现 良性肿瘤及恶性肿瘤早期均无明显的全身症状,中晚期恶性肿瘤可伴有消瘦、乏力、体重下降、低热、贫血等全身症状;至肿瘤晚期,患者出现全身衰竭时呈现恶病质,尤其是消化道肿瘤患者可较早出现恶病质。某些部位的肿瘤还可呈现相应器官的功能亢进或低下,继而引发全身表现,如肾上腺嗜铬细胞瘤可引起高血压,颅内肿瘤引起颅内压增高和脑组织受压的定位症状和体征等。

(五)辅助检查

1. 实验室检查 血、尿及粪便的阳性检查结果并非恶性肿瘤的特异标志,但常可提供诊断线索。血清学检查,如某些酶、激素等由于特异性不强,多用于辅助诊断。具有特异性与灵敏性的免疫学检测技术对于恶性肿瘤的筛查、诊断、预后判断均有重要意义,应用最广泛的有癌胚抗原(CEA)、甲胎蛋白(AFP)、肿瘤相关抗原等。

2. 影像学检查 常用方法有X线、超声波、各种造影、放射性核素、电子计算机断层扫描(CT)、磁共振(MRI)等,可明确有无肿块及其部位、形态、大小等,对肿瘤及其性质的分析、判断有很大帮助。

3. 内镜检查 应用内镜可直接观察空腔脏器及胸、腹腔等部位的病变,同时可取细胞或活体组织做病理学检查,对于肿瘤的诊断具有重要价值,并能对小的病变如息肉做摘除治疗。常用的有食管镜、胃镜、结肠镜、直肠镜、气管镜、腹腔镜、膀胱镜等。

4. 病理学检查 目前确定肿瘤性质的可靠依据,包括细胞学与组织学两种检查。常用细胞学检查:胸腔积液、腹腔积液、尿液沉渣、痰液检查;食管拉网脱落细胞、胃黏膜洗脱液、宫颈刮片及内镜下肿瘤表面刷脱细胞检查;细针穿刺抽取肿瘤细胞进行涂片染色检查。组织学检查则根据肿瘤所在部位、大小、性质等采取不同的方法取材,钳取活检,或经手术完整切除肿瘤,然后进行石蜡切片或术中冷冻切片检查。活组织检查有可能促使恶性肿瘤扩散,所以应在术前短期内或术中进行。

（六）临床分期

恶性肿瘤的临床分期有助于制订合理的治疗方案、正确评价治疗效果、判断预后。目前临床较常用的是国际抗癌联盟组织提出的 TNM 分期法。T 指原发肿瘤(tumor),N 指淋巴结(node),M 指远处转移(metastasis)。T、N、M 后面可分别跟数字或小写字母,来表达有无原发肿瘤、肿块大小、淋巴结转移情况及有无远处转移。如 $T_{1\sim 4}$,1 表示肿瘤小,4 表示肿瘤大,T_x 表示无法判断有无原发肿瘤;N_0 表示无淋巴结转移,N_1 表示距原发病灶 3 cm 以内淋巴结转移;M_0 代表无远处转移,M_1 代表有远处转移。根据 TNM 的不同组合,临床将之分为 Ⅰ、Ⅱ、Ⅲ、Ⅳ 期。

（七）治疗原则

良性肿瘤完整手术切除;交界性肿瘤必须彻底切除,以免复发或恶变;恶性肿瘤因存在转移与扩散,所以必须考虑局部与整体相结合的综合治疗方案,包括手术、放射线治疗、化学药物治疗、生物治疗(免疫或基因治疗)、内分泌治疗、中医药治疗等。恶性肿瘤Ⅰ期以手术治疗为主;Ⅱ期以局部治疗为主,如原发肿瘤切除或放疗,必须包括转移灶的治疗,辅以有效的全身化疗;Ⅲ期采取手术前、后及术中放疗或化疗等综合治疗;Ⅳ期以全身治疗为主,辅以局部对症治疗。

1. 手术治疗 根据手术目的分为以下几种:①预防性手术,早期切除癌前病变以预防发展成恶性肿瘤,如大肠肿瘤性息肉、黏膜白斑等。②诊断性手术,包括切除(钳取)活检术或探查术,获取肿瘤组织标本并经病理学检查,以明确诊断后再进行相应的治疗。③根治性手术,是常用的手术方式,包括原发癌所在器官的部分或全部,连同周围正常组织和区域淋巴结整块切除。在根治范围基础上进一步扩大手术范围,适当切除附近器官及区域淋巴结,称为扩大根治术。④姑息性手术,为解除或缓解症状,减轻患者痛苦,改善生存质量而实施手术,如晚期大肠癌伴肠梗阻时行肠造口术。适应于有远处转移或肿块无法切除的晚期癌症患者。⑤复发或转移灶的手术治疗,对术后出现的肝、肺、脑的单个转移灶做切除治疗,仍可保持 5 年生存率。⑥减瘤手术,仅适应于原发灶大部切除后,残余肿瘤能用其他治疗方法有效控制者。⑦其他,如激光手术切割、激光气化、超声手术切割、液氮冷冻、肿瘤血管栓塞等。

2. 化疗 化疗配合手术及放疗,可防止肿瘤复发和转移。一般通过静脉滴注或注射、肌内注射、口服等途径给药,为提高肿瘤局部的药物浓度,有时可做肿瘤注射、腔内注射、动脉内灌注等。目前单独通过化疗治愈的有绒毛膜上皮癌、睾丸精原细胞瘤和急性淋巴细胞白血病等。一般根据肿瘤特性、病理类型选用敏感药物并制订联合化疗方案。化疗禁忌证:①年老、体衰、营养状况差、恶病质者。②白细胞低于 $3\times 10^9/L$,血小板低于 $80\times 10^9/L$ 或有出血倾向者。③肝功能障碍或严重心肾疾病者。④骨髓转移的患者。⑤贫血及低蛋白血症者。

3. 放疗 放疗是利用各种放射线的电离辐射作用抑制或杀灭肿瘤细胞,从而达到治疗的一种方法,是肿瘤治疗的主要手段之一。放疗有外照射与内照射两种方法。各种肿瘤细胞对放射线的敏感性不同,分化程度越低、代谢越旺盛的肿瘤细胞对放射线越敏感,治疗效果越好;反之,则治疗效果差,不宜选用。主要副作用是骨髓抑制、皮肤黏膜损伤、胃肠道反应、脱发、疲劳等。

4. 生物治疗 生物治疗是应用生物学方法改善个体对肿瘤的应答反应及直接效应的治疗,包括免疫治疗与基因治疗。免疫疗法是通过刺激宿主的免疫机制促使肿瘤消散,如接种卡介苗、注射干扰素、接种自体或异体瘤苗等。基因疗法是通过改变基因结构和功能等方法赋予靶细胞新的功能特性来治疗疾病,目前大部分仍处于临床及实验研究阶段。

5. 中医中药治疗 应用中医扶正祛邪、化瘀散结、清热解毒、通经活络等原理,补益气血、调理脏腑,提高机体抗病能力,促进肿瘤患者的康复。

6. 内分泌治疗 某些肿瘤的发生和发展与体内激素水平密切相关,可进行内分泌治疗,如增添激素或去势治疗等。

（八）预防

由于肿瘤是多因素长期相互作用而引发的疾病，与营养、饮食、生活方式、遗传、环境、病毒感染、职业接触等因素相关。因此，在人群中广泛开展健康教育，加强避免或减少致瘤因素的知识教育，可以预防肿瘤的发生，改善肿瘤患者的预后。癌症预防可分为三级。

1. 一级预防 病因预防，消除或减少可能致癌的因素，降低发病率。实现一级预防的措施在于保护环境，控制大气、水源、土壤等的污染；改变不良的饮食习惯、生活方式，如戒烟、酒，多食新鲜蔬菜、水果，忌食高盐、霉变食物；减少职业性暴露于致癌物，如石棉、苯、甲醛等；接种疫苗等。

2. 二级预防 指早期发现、早期诊断、早期治疗，以提高生存率，降低死亡率。二级预防的主要手段是对无症状的自然人群进行以早期发现癌症为目的的普查工作。一般以某种肿瘤的高发区及高危人群为对象进行选择性筛查，可改善检出肿瘤的预后。

3. 三级预防 即诊断和治疗后的康复，包括提高生存质量、减轻痛苦、延长生命。三级预防重在对症治疗。世界卫生组织(WHO)提出了癌症三级止痛阶梯治疗方案，能有效改善晚期肿瘤患者的生存质量。

重难点：
肿瘤的三级预防。

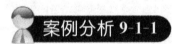
案例分析 9-1-1

(1)该患者的主要诊断：胃癌，伴肝转移。

诊断依据：①健康史：男性，58岁，为胃癌的高发人群。②既往有胃溃疡病史，和胃癌的发病有关。③短期内体重减轻，往往和肿瘤的高代谢、消耗有关。④腹部检查，可排除胃溃疡合并穿孔、出血和幽门梗阻等并发症。⑤胃镜、影像学资料提示胃恶性肿瘤伴肝转移。

(2)肿瘤的转移途径有淋巴转移、血行转移、直接浸润和种植转移；本病例主要为淋巴转移和血行转移。

(3)该患者拟行手术治疗，此时存在的主要护理诊断问题：

①焦虑/恐惧 与担忧手术效果和疾病预后、家庭和社会地位以及经济状况改变有关。

②营养失调：低于机体需要量 与肿瘤所致高代谢状态及机体摄入减少、吸收障碍、消耗增加有关。

（李广霞）

任务 9-2 肿瘤患者的护理

【课程目标】

1. 知识目标

(1)掌握肿瘤患者的护理评估、护理诊断、护理措施和健康教育。

(2)熟悉肿瘤的常见病因、辅助检查要点。

(3)了解肿瘤的病理类型、转移方式、临床分期、治疗要点。

2. 能力目标

(1)能根据肿瘤患者的心理分期，对肿瘤患者实施心理护理。

(2)能运用相关知识为肿瘤患者提供整体护理。

(3)能对肿瘤患者提供良好的化疗和放疗护理，对其进行健康教育。

3. 素质目标

(1)在护理过程中，具备基本的护理礼仪规范。

(2)具备良好的护患沟通能力。

(3)在护理过程中，具备爱伤观念，减轻患者的痛苦。

【预习目标】
通读本项目本任务的全部内容,重点注意并找到课程目标中要求掌握的全部知识点。

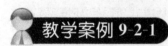 教学案例 9-2-1

张先生,59岁,曾做多年矿工,主诉咳嗽,痰中带血丝1年余,加重2个月。患者于1年前无明显诱因下出现咳嗽,不甚剧烈,痰少,痰中带血丝,无畏寒、高热,无胸痛,无午后潮热,无夜间盗汗。近2个月来,咳嗽、咳痰症状加重,痰中带血。发病以来胃纳稍差,由于担心疾病,睡眠较差,大小便正常。平素体健,否认肝炎、肺结核史,无高血压、糖尿病史。嗜烟,15支/天,吸烟25年。体检:神清,精神可,全身体表淋巴结未及肿大,气管居中,胸廓无畸形,两肺呼吸音清,未闻及湿啰音。心界正常,心律齐,各瓣膜区未闻及杂音。辅助检查:胸部CT示右下肺恶性肿瘤。纤维支气管镜示右侧支气管距开口约2 cm处黏膜水肿糜烂,表面高低不平,管腔狭小,仅留一小空隙;局部活检组织病理示鳞状细胞癌。头颅MRI:未见异常。放射性核素骨扫描:全身骨显像未见骨转移征象。肺功能检查:能耐受肺切除手术。

请问:(1)恶性肿瘤的治疗原则是什么?该患者最有效的治疗方法是什么?

(2)恶性肿瘤患者有什么心理特点?如何护理?

(3)该患者发生肺癌的危险因素有哪些?如何进行癌症的三级预防?

【护理评估】

(一)健康史

1. 一般情况 包括年龄、性别、婚姻和职业,女患者月经史、生育史、哺乳史等。

2. 病因和诱因 有无吸烟、饮酒嗜好,有无不良饮食习惯,有无与职业因素有关的接触史,家族中有无肿瘤患者。

3. 发病情况 有无肿块及肿块发展速度,是否伴有疼痛、出血症状。

4. 既往史 有无其他部位肿瘤病史或手术治疗史,有无其他系统疾病,有无用药史、过敏史。

(二)身体状况

1. 局部 肿块的部位、大小、形状、质地、界限、活动度,有无疼痛、坏死、溃疡、出血及空腔器官梗阻等症状。

2. 全身 有无周围淋巴结肿大,有无肿瘤引起的相应脏器功能改变和全身性表现,如消瘦、乏力、体重下降、低热、贫血、恶病质等症状。

3. 辅助检查 包括各脏器功能与诊断肿瘤的特异性检查结果。

4. 术后 了解手术方式、肿瘤的临床分期及预后,术后康复及心理变化等情况。

5. 化疗后 评估和判断患者是否出现化疗药物的毒副反应。

6. 放疗后 评估有无放疗的毒副反应等。

(三)心理-社会状况

1. 患者及家属对疾病相关知识的认知 包括对疾病诱因、常见症状、拟采取的手术方式、手术可能导致的并发症、化疗、放疗、介入治疗、疾病预后及康复知识的了解和配合程度。

2. 社会支持系统 患者家人的情感支持、对治疗的期望值及经济承受能力等。

3. 患者心理反应 肿瘤患者因各自的文化背景、心理特质、肿瘤性质及对疾病的认知程度不同,会产生不同的心理反应。

(1)震惊和否认期:患者初悉病情后,多表现为震惊、否认,不相信事实,怀疑诊断的可靠性,或极力否认,甚至辗转多家医院就诊、咨询,企图否定诊断。这是患者面对疾病应激所产生的保护性心理反应,可缓解其恐惧和焦虑,但若持续时间过长可延误治疗。

(2)愤怒期:当患者接受疾病现实后,随之表现出恐慌、哭泣、愤怒、悲哀、烦躁、不满、怨天尤人,部分患者为了发泄内心的痛苦迁怒于家人和医护人员,甚至出现冲动性行为。此虽属适应性心理反应,但若长期存在,必将导致心理障碍。

(3)磋商期:患者经过一段时间痛苦宣泄后,慢慢接受现实。此期的患者常心存幻想、遍访名医或寻求秘方、偏方,希望奇迹出现。此期患者易接受他人的劝告,有良好的遵医行为。

(4)抑郁期:患者进入抑郁期,通常对周围的人、事、物漠不关心,但对自己的病情及治疗效果非常敏感。当治疗效果不佳、症状加重或癌肿复发时,患者会感到无助、绝望,意志消沉,表现为沉默寡言、黯然哭泣、拒绝进食、不愿见人、不听劝告、拒绝治疗。此期有自杀倾向。

(5)接受期:患者经过激烈的内心挣扎,能正确认识生命终点的到来,心境变得平和,通常不愿多说话。此期患者关心自己后事安排。

由于患者心理特征的差异,会产生不同的心理反应。以上心理变化分期可同时发生或反复出现,会存在很大的个体差异,各期持续时间、出现顺序也不尽相同,护理时应因人而异。

【常见护理诊断/问题】

(1)焦虑/恐惧　与担忧手术效果和疾病预后、家庭和社会地位以及经济状况改变有关。

(2)营养失调:低于机体需要量　与肿瘤所致高代谢状态及机体摄入减少、吸收障碍、消耗增加有关。

(3)疼痛　与肿瘤生长侵及神经、肿瘤压迫及手术创伤有关。

(4)潜在并发症:感染、出血、皮肤和黏膜受损、静脉炎、静脉栓塞、脏器功能障碍。

【护理目标】

(1)患者的焦虑、恐惧程度减轻。

(2)患者的营养失调有所预防或改善,营养状况得以维持。

(3)患者的舒适程度有所改善,疼痛得到有效控制。

(4)患者对检查、治疗、手术、康复、化疗、放疗等方面的知识(包括目的、方法、程序和注意事项等)能复述或演示。

【护理措施】

(一)心理护理

1. 震惊和否认期　根据患者的心理,此期最好的护理是非语言陪伴,满足患者需要,并鼓励家属给予患者情感上的支持、生活上的关心,使之有安全感。然后根据患者的性格、文化背景和反应,选择合适时机和用语与患者沟通,使其接受病情真相。

2. 愤怒期　护理愤怒期的患者时,护士要重视倾听,尽量鼓励患者表达自身的感受和想法,然后进行个性化的语音引导,帮助和引导患者正视现实,使其配合治疗和护理。

3. 磋商期　此期应把握患者急切寻求帮助的心理,抓紧时机向患者及家属介绍治疗进展,分析患者病情,解释治疗过程、效果以及治疗的副作用,列举治疗成功案例,以增强患者对治疗的信心,有助于治疗顺利进行。同时可避免患者盲目投医,延误治疗。

4. 抑郁期　对抑郁期患者,应给予更多的关心和抚慰,鼓励患者说出内心的痛苦、发泄心中的不满,鼓励家人陪伴患者,满足其各种需求,防止意外事件的发生。

5. 接受期　对接受期患者,护士应尊重患者意愿,提供相应的治疗和护理,必要时协调处理患者的后事需求。

(二)营养支持

恶性肿瘤患者多伴有消瘦、食欲不振、营养不良或贫血等,影响组织修复,故须重视手术前的营养支持,以提高患者对手术的耐受性。鼓励患者进食高蛋白、高糖、高维生素、清淡、易消化的食物。接受化疗、放疗的患者常有食欲减退、恶心、呕吐等消化道反应,可餐前适当应用药物控制症状。口腔黏膜溃疡严重者进温凉、无刺激的流质饮食或软食。咀嚼、吞咽困难者给予流质饮食。鼓励患者多饮水,以促进毒素排泄。注意食物色、香、味及温度,避免粗糙、辛辣食物,确保患者营养摄入。对经口摄入营养不足者,可通过肠内、肠外营养支持改善患者营养状况。

(三)疼痛护理

术前疼痛多是肿瘤迅速生长、浸润神经或压迫邻近脏器所致。护理人员除观察疼痛的部位、性质、持续时间外,还应为患者提供一个安静舒适的环境,鼓励患者适当参与娱乐活动以分散注意力,并指导患者使用不同方法控制疼痛,如松弛疗法、音乐疗法等。在护理过程中应鼓励家属关心、参与止痛计划。晚期难以控制的疼痛对患者威胁很大,可按世界卫生组织(WHO)提出的三阶梯止痛方案遵医嘱进行处理,有效改善癌症晚期患者的生存质量。一级止痛法:用于疼痛较轻者,可用阿司匹林等阿片类解热消炎镇痛药。二级止痛法:适用于中度持续性疼痛者,当上述药物效果不显著时,改用可待因等弱阿片类药物。三级止痛法:疼痛进一步加剧、上述药物无效者,改用强阿片类药物,如吗啡、哌替啶等。癌性疼痛的给药要点:口服、按时(非按需)、按阶梯、个体化给药。用药原则:小剂量口服为主,无效时再直肠给药,最后注射给药。

(四)手术治疗患者的护理

执行相关恶性肿瘤的术前准备与术后护理,详细内容见相关疾病。

(五)化疗的护理

1. 化疗前评估 当患者存在下列情况时,应禁忌化疗:①年老、体弱、营养状况差、恶病质者;②白细胞低于 $3\times10^9/L$,血小板低于 $80\times10^9/L$ 或有出血倾向者;③肝功能障碍或严重心肾疾病者;④骨髓转移的患者;⑤贫血及低蛋白血症者。

2. 化疗实施 给患者讲解化疗的基本知识,使其配合治疗。如果静脉给药,应将药物用适当溶媒稀释至规定的浓度;两臂交替,由远及近选择静脉,确保静脉穿刺成功,方可注射或滴注药物;输注过程中,妥善固定穿刺针,以防止针头脱出血管导致药液外渗,引起皮下组织坏死。一旦药物外溢应立即停止注射,先回抽血液3~5 mL,并用细针头抽取皮下水疱,局部应用拮抗药物(如硫代硫酸钠用于氮芥、丝裂霉素及更生霉素的解毒,碳酸氢钠用于阿霉素和长春新碱的解毒)和肾上腺糖皮质激素,拔掉针头后在外漏部位施以冷敷或热敷。如果经处理后仍出现炎症反应及皮肤坏死,应给予清创处理。近年来PICC在临床应用较多,采用PICC置管术后,化疗药物通过PICC管道输入大静脉迅速被稀释,解除了药物对血管、组织的损伤。而且PICC留置时间长,与传统颈内静脉、锁骨下静脉、股静脉穿刺比较,穿刺成功率高,无需局麻、缝合,创伤小;避免了以往深静脉穿刺引起的气胸、血胸等并发症。减轻了护理人员的工作量和心理压力,提高了肿瘤患者的生存质量,提高了整体护理质量,值得推广。

3. 化疗反应的护理

(1)骨髓抑制:最严重的化疗反应。由于骨髓功能受抑制,化疗患者会出现血小板、白细胞减少,应观察患者有无贫血、皮肤和黏膜出血、感染征象,每周查血常规1~2次。红细胞降低时,应给予必要的支持治疗,如补充清蛋白、氨基酸、新鲜血浆等。血小板低于 $80\times10^9/L$ 时,应避免肌内注射,并指导患者做好自身防护,使用软毛刷刷牙,预防齿龈出血,注意安全、避免受伤。白细胞低于 $3.5\times10^9/L$,应用升白细胞类药,并做好病室空气消毒,每日2次紫外线空气消毒,限制人员探视,医护人员严格遵守无菌技术,对患者实施保护性隔离措施,预防感染。

(2)胃肠道反应:化疗药物引起的胃肠道反应是恶心、呕吐、食欲减退。患者遭受癌症折磨的同时又要忍受化疗的痛苦,心理上承受巨大压力,产生悲观、抑郁的情绪。护理人员应解释化疗的目的、方法及可能出现的副作用,使患者了解相关知识,配合治疗。护士应了解患者是初次化疗还是再次化疗,化疗后胃肠道的反应情况,恶心、呕吐发生的频率、持续时间、严重程度,用过何种止吐药。对接受过化疗、有呕吐经历的患者,护士要强调化疗的重要性,让他们从思想上树立战胜疾病的信心,并在用化疗药前给予必要处理。

(3)脱发:化疗时用冰帽局部降温、预防脱发;协助脱发患者选购合适的发套,纠正因外观改变所致的不良情绪。告诉患者停止化疗后头发可再生。

(4)化疗性静脉炎:化疗药物刺激血管内壁,静脉局部红肿、疼痛、水肿,重者局部静脉条索状,甚至出现硬结的炎性改变。预防措施:①交替使用上下肢血管;输入化疗药物时选用健侧上肢较粗、较直的静脉,化疗间歇期输入普通药物时选用双下肢血管。②选择合适的输液器具:输入化疗药物时选用精密过滤输液器及留置针;输入普通药物时,选用普通输液器及其头皮针。③输液前热敷输液部位:输液前用温水热敷输液部位,使局部血管充盈易于穿刺,提高穿刺成功率。④化疗后冲洗血管:每次输入化疗药物后用 100 mL 生理盐水冲洗血管,避免化疗药物在血管壁存留。⑤化疗过程的责任制监护:输液时责任护士监护,10~15 min 巡视 1 次患者,做到早发现、早处理。⑥拔除针后局部按压时间至少 3 min,以减少拔针后的皮下淤血。处理措施:①冰敷:静脉炎发生 24~48 h 内,用毛巾包裹冰袋,冰敷穿刺点处,忌持续冰敷,防止冻伤。②硫酸镁湿热敷:50%硫酸镁敷在静脉炎处,每天 2 次,每次 30 min。③喜疗妥霜剂外用:将喜疗妥均匀涂抹于发红或受损静脉,并轻轻按摩局部约 15 min,每日 2 次。④芦荟切片外敷,新鲜芦荟切片外敷患处,每天 2 次,每次大约 30 min。⑤安尔碘涂抹,棉签蘸取安尔碘,涂抹患处,每日 2 次。

(5)肾毒性反应护理:肿瘤细胞崩解易致高尿酸血症,严重者可形成尿酸结晶,甚至导致肾功能衰竭。化疗期间应鼓励患者多饮水,准确记录出入液量,对入量足而尿少者,及时报告医生,遵医嘱给予处理。

(6)皮肤反应护理:出现皮肤反应时,应防止皮肤受损。甲氨蝶呤、6-硫基嘌呤常引起皮肤干燥、全身瘙痒,可用炉甘石洗剂止痒,严重者出现剥脱性皮炎,用无菌单保护局部皮肤,并做对症处理。

4. 护士的自我防护 多数抗癌药物对皮肤黏膜、眼睛有直接刺激作用,直接接触细胞毒性药物可发生局部毒性反应或过敏反应,也可致癌或致畸。因此护士在接触化疗药物时,应注意自我防护。护士在配药时应穿专用长袖防护衣,戴好帽子、口罩、护目镜、手套。有条件的医院应使用特制防毒层流柜配药,防止药物微粒弥散到空气中,引起空气污染。长期从事化疗工作的护理人员应定期体格检查,必要时应调换岗位。

(六)放疗的护理

1. 放疗前评估 患者存在下列情况时,应禁忌放疗:①晚期肿瘤,伴严重贫血、恶病质;②白细胞低于 $3\times10^9/L$,血小板低于 $80\times10^9/L$;③伴有严重心、肺、肾疾病;④接受过放疗的组织、器官已有放射性损伤。

2. 放疗的实施 放疗是在放疗科由专门人员通过专门设备来实施的,应给患者讲解放疗的基本知识,使其配合治疗。

3. 放疗反应的护理

(1)骨髓抑制、胃肠道反应、脱发:同化疗反应的护理。

(2)皮肤反应护理:照射部位皮肤反应,根据损害程度分为三度。一度:皮肤红斑,有痒和烧灼感,照射局部皮肤由鲜红转为暗红,此为干反应。二度:皮肤充血、水肿、渗出、溃烂为湿反应。三度:局部坏死,形成经久不愈的深溃疡。放疗过程中要加强皮肤、黏膜的护理,防止损伤。具体措施:选择柔软、宽松、吸湿性强的内衣。保持照射区皮肤清洁、干燥,尤其皮肤皱褶部,如腋下、腹股沟、会阴部等,可用温水、软毛巾轻轻沾洗,避免冷热刺激和粘贴胶布,禁用肥皂、热水,禁忌摩擦、搔抓及涂碘伏、乙醇等刺激性药物。放疗前摘除金属饰品以免增加射线吸收。外出时要戴帽子,避免阳光直接暴晒。督促患者在放疗期间加强局部黏膜清洁,如口腔含漱、阴道冲洗、鼻腔用抗生素及润滑剂滴鼻等。

(3)放射性器官炎症:肿瘤所在器官或照射野内的正常组织受放射线影响可发生一系列反应,如膀胱照射后出现血尿、胸部照射后出现放射性肺纤维化、胃肠道受损出血、溃疡、放射性肠炎等,因此放疗期间应加强对照射器官功能状态的观察,对症护理,有严重副反应时暂停放疗。

(4)休息与活动:指导患者放疗前后静卧 30 min,评估患者的活动耐力,循序渐进地增加日常活动量。一旦活动时有气促、心慌、出冷汗等不适时,应立即停止活动,保证放疗期间有充足的休息与睡眠。

【护理评价】

(1)患者的焦虑、恐惧程度是否减轻,是否学会有效的应对方法,情绪是否平稳。

(2)患者的营养状态如何,是否摄入足够的营养素,体重是否得以维持。

(3)患者的舒适状态有无改善,疼痛有无减轻,止痛措施是否有效。

(4)患者是否能复述有关检查、治疗、手术、康复等方面的知识,能否主动配合治疗与康复活动。

【健康教育】

1. 保持心情舒畅 各种精神刺激、情绪波动,可促进肿瘤的发生和发展。故对肿瘤患者而言,应保持良好的心态,避免不必要的情绪刺激和波动。

2. 注意营养 术后、放疗、化疗及康复期患者应均衡饮食,摄入高热量、高蛋白、富含纤维素的各类营养素,多食新鲜水果,饮食宜清淡、易消化。忌辛辣、刺激性、烟熏、霉变的食物及饮浓茶、烈性酒等。

3. 运动和功能锻炼 适量、适时的运动可改善患者的精神面貌,有利于调整机体内在功能,增强抗病能力,减少各类并发症。对于术后器官、肢体残缺而引起生活不便者,应早期协助和鼓励患者进行功能锻炼,如截肢术后义肢锻炼,全喉切除术后的食管发音训练等。使其具备基本的自理能力和必要的劳动能力,减少对他人的依赖。

4. 加强随访 肿瘤患者的随访应沿袭终身。在手术治疗后最初3年内至少每3个月随访一次,继之每半年复查一次;5年后每年复查一次。随访可减少患者对癌症的恐惧,早期发现复发或转移征象。各类肿瘤的恶性程度不一,通常用3年、5年、10年的生存率表示其病种的治疗效果。

5. 继续治疗 肿瘤治疗以手术为主,并辅以放疗、化疗等综合手段。加强出院指导,督促患者按时随访、用药和接受各项后续治疗,有利于缓解临床症状、减少并发症、降低复发率。

6. 动员社会支持系统的力量 家庭支持是社会支持系统中最基本的形式。鼓励患者亲属给予患者更多的关心和照顾,增强其自尊感和被爱感,提高其生活质量。

案例分析 9-2-1

(1)恶性肿瘤的治疗原则和最有效的治疗方法:①制订局部与整体相结合的综合治疗方案,包括手术、放疗、化疗、中医药治疗及生物治疗等。②该患者最有效的治疗方法为肺叶切除术。

(2)恶性肿瘤患者的心理特点及其护理如下。

①恶性肿瘤患者常会经历震惊和否认期、愤怒期、磋商期、抑郁期、接受期。

②应根据患者的心理反应和接受程度耐心解释所需实施的治疗方案,因人而异地进行心理护理。另外,肿瘤患者在治疗过程中,心理反应复杂而强烈,既渴望手术,又惧怕手术,顾虑重重,情绪多变。护理人员应了解患者的心理和情感变化,耐心细致地介绍手术的重要性和必要性、手术的方式等,使患者积极配合手术或其他治疗。

(3)该患者发生肺癌的危险因素及癌症的三级预防如下。

①该患者发生肺癌的危险因素有年龄、性别、职业、吸烟史。

②癌症的三级预防包括:一级预防为病因预防,措施包括保护环境,改变不良的饮食习惯、生活方式,减少职业性暴露于致癌物。二级预防是指早期发现、早期诊断、早期治疗,主要手段是对无症状的自然人群进行普查。三级预防是诊断和治疗后的康复,重在对症治疗。

(李广霞)

任务10　器官移植患者的护理

任务10-1　器官移植概述

【课程目标】

1. 知识目标

(1)掌握器官移植、同种异体移植术、移植免疫、排斥反应的概念。

(2)熟悉器官移植按供者和受者的遗传学关系分类、排斥反应的分类。

(3)了解器官移植受者的准备、免疫抑制剂的作用和感染的预防,了解供者的选择、免疫学检测的种类和要求、器官的保存。

2. 能力目标

(1)能完整地说出器官移植患者病室物品准备和消毒与隔离的操作流程。向患者和家属介绍器官移植术前的准备事项和术后的消毒、隔离。

(2)用所学知识能制订一份书面向器官移植患者说明排斥反应的种类和机制、免疫抑制治疗的健康教育资料。

3. 素质目标

(1)在护理过程中,具备基本的护理礼仪规范。

(2)具备良好的护患沟通能力。

(3)在护理过程中,具备爱伤观念,减轻患者的痛苦。

【预习目标】

(1)《医学免疫学》中关于排斥反应的内容。

(2)本任务中知识链接,理解器官移植现状和存在的问题及脑死亡的概念。

(3)项目1任务5中"围手术期患者的护理",腹部手术的手术前护理。

(4)通读本项目本任务的全部内容,重点注意并找到课程目标中要求掌握的全部知识点。

教学案例10-1-1

李先生,42岁,肾移植术后第5天,诉全身乏力、失眠、移植肾区闷胀感。体检:体温38.5℃,脉搏94次/分,血压155/95 mmHg,尿量减少至20 mL/h,血肌酐672 mmol/L。

请问:(1)该患者出现了什么情况?主要依据是什么?

(2)目前该患者最主要的护理诊断/问题是什么?

(3)目前关键的处理措施是什么?

【概述】

器官移植是指通过手术的方法将某一个体的活性器官移植到另一个体内,使之迅速恢复原有的功能,以代偿受者相应器官因致命性疾病而丧失的功能。被移植的器官或组织称为移植物,提供移植物的个体称为供者或供体,分为活体供体和尸体供体;接受移植物的个体称为受者或受体。常见的移植器官与组织有肾、心、肝、肺、胰腺与胰岛、甲状旁腺、骨髓、角膜等。

重难点:
器官移植。

人类移植学的发展是20世纪医学中最杰出的成就之一。新型免疫抑制剂环孢素A、新型器官保存液的应用以及移植免疫学、药理学等不断发展,器官移植技术不断成熟,至今,全世界已有128万人次接受了各种不同类型的器官移植,并以每年5万~6万人的速度增长。

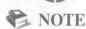

【移植分类】

(一)按供者和受者的遗传学关系分类

1. 自体移植术 指献出和接受器官的供、受者是同一个体,移植后不会引起排斥反应。

2. 同质移植术 指供者和受者虽非同一人,但供、受者有完全相同的遗传基因,移植后不会发生排斥反应。如同卵双生同胞之间的器官移植。

3. 同种异体移植术 指供、受者属于同一种族但遗传基因不同的个体间的移植,如人与人之间的器官移植,是目前临床应用最广泛的移植方法。由于供、受者的抗原结构不同,术后即使采用了免疫抑制措施,移植后也会发生不同程度的排斥反应。

4. 异种移植术 指不同种族之间的组织或器官移植,移植后可引起强烈的排斥反应。目前处于动物实验研究阶段。

(二)按移植物植入的部位分类

可分为原位移植术、异位移植术和原位旁移植术。

(三)按移植物的活力分类

可分为活体移植和结构移植或支架移植。

(四)按移植物的供体来源分类

可分为尸体供体移植和活体供体移植。

(五)按移植器官的数量分类

可分为单一或单独移植、联系移植、多器官移植。

【移植免疫】

移植免疫:(同种)移植免疫是一个特异性免疫应答过程,包括T淋巴细胞介导的细胞免疫和抗体类物质介导的体液免疫。

(一)排斥反应的分类和机制

排斥反应是受体免疫系统对具有抗原特异性的供体器官抗原的特异性免疫应答反应。根据发生时间、免疫机制及组织形态学的不同,分为以下4类。

1. 超急性排斥反应 以抗体介导为主的体液免疫反应。主要是由受者体内存在针对供者特异性抗原的预存抗体引起的免疫应答。多发生在移植器官恢复血流后数分钟至数小时内。常见于供、受者ABO血型不符,再次移植、多次妊娠、反复输血及长期血液透析的受体。目前尚无有效的治疗方法,但大多数可以预防,关键在于供、受者ABO血型必须相容,并禁忌在抗淋巴细胞抗体强阳性及交叉配合试验阳性的个体间进行器官移植。一旦发生,只能切除移植物,进行再次移植。

2. 加速血管排斥反应 亦称为血管性排斥反应或延迟性超急性排斥反应,也是体液免疫反应。多认为是受者体内预存有抗供者人类白细胞抗原(HLA)或血管内皮细胞的低浓度抗体,为较弱的超急性排斥反应。通常发生在移植后3~5天内,病程进展快,移植物功能逐渐恶化并最终发生衰竭。经激素冲击治疗结合血浆置换去除血液中的抗体,有可能逆转。

3. 急性排斥反应 最常见,多发生于术后5天至6个月内,主要由T、B淋巴细胞介导,是以特异性细胞免疫为主并有体液免疫参与的免疫应答。患者可出现寒战、高热、全身不适,移植物肿大引起局部肿痛,伴有移植物功能减退,如心脏移植患者发生心律失常及右心衰竭。诊断明确后应尽早治疗,90%~95%可以逆转。急性排斥反应治疗不彻底或反复发生,可导致慢性排斥反应甚至移植器官功能丧失。

4. 慢性排斥反应 可发生在手术后数月甚至数年,病程进展慢,以移植物慢性缺血合并纤维化萎缩为病理特征,临床以移植器官功能逐渐丧失为主要表现。发生原因除免疫学因素外,还与缺血再灌注、病毒感染等非免疫因素明显相关。唯一有效的治疗方法是再次移植。

(二)免疫抑制剂与免疫抑制治疗

为预防排斥反应必须使用免疫抑制剂,但其毒副作用仍不应忽视,如对肝、肾、骨髓的毒性及导致新生肿瘤、机会感染、肝炎病毒复发等。常用的免疫抑制剂包括皮质类固醇激素、增殖抑制药物、钙调神经蛋白抑制剂、哺乳类雷帕霉素靶分子抑制剂、抗淋巴细胞制剂。

理想的免疫抑制治疗方案要求既能保证移植物不被排斥,又对受者的免疫系统影响最小和药物的毒副作用最少。免疫抑制治疗的基本原则是联合用药,利用药物的协同作用增强其免疫抑制效果,同时减少各种药物的剂量而降低其毒性作用。

【器官移植的护理】

1. 供者的选择 选择供者时,除考虑年龄、解剖及生理、病理等因素外,还必须进行相关的免疫学检测,减少术后排斥反应的发生以提高移植效果。供、受者的免疫学选择亦即通常所称的组织配型,其目的如下:①测定供、受者间HLA和ABO血型的匹配程度;②分析受者血清中抗供者特异性抗体的反应性。临床常用的检测方法有ABO血型相容试验、淋巴细胞毒交叉配合试验、群体反应性抗体、HLA配型。

供者的非免疫学要求:移植器官功能正常,供者无血液病、结核病、恶性肿瘤、严重全身性感染和人类免疫缺陷病毒(HIV)感染等疾病。供者年龄以小于50岁为佳,但随着移植技术的提高和经验的积累,年龄界限已放宽,如供肺、胰者不超过55岁,供心、肾、肝者分别不超过60岁、65岁、70岁。活体移植以同卵孪生最佳,然后依次是异卵孪生、同胞兄弟姐妹、父母子女、血缘相关的亲属及无血缘者之间。

知识链接

脑死亡

脑死亡是指包括脑干在内的全脑功能丧失的不可逆转的状态,脑电图等辅助检查确定脑功能丧失,虽然暂时仍有心跳,但是呼吸必须不间断地依赖呼吸机。目前法国、美国、日本等30多个国家分别建立了各自的脑死亡标准,并陆续颁布脑死亡法,死亡器官捐献逐渐成为最主要的供体来源。我国目前已颁布了脑死亡的新标准:深昏迷,脑干反射全部消失,无自主呼吸(靠呼吸机维持,呼吸暂停试验阳性),瞳孔放大或固定,脑电波消失。在首次确诊后,观察12 h无变化,方可确认脑死亡,但我国至今未通过脑死亡法。在我国每年有150万人因末期器官功能衰竭需要移植,然而器官来源是目前我国面临的最大难题,我国器官移植供求比例为1∶150。

2. 器官保存

(1)保存原则:安全有效的器官保存是移植成功的先决条件,目的是保持移植器官的最大活力。离体缺血器官在35～37 ℃常温下(称为热缺血)短时间内即趋于失去活力。为延长供体器官的存活时间,器官保存应遵循低温、预防细胞肿胀和避免生化损伤的原则。保存器官的低温状态,从器官切取时即必须开始,一般用特制的灌注液(0～4 ℃),经血管系统进行灌洗,使供者器官的中心温度迅速且均匀地降至0～4 ℃,随后保存于低温的保存液中直至移植,在移植过程血液供应恢复之前也须予以碎冰等使移植器官保持低温。

重难点:
器官保存。

(2)保存方法:主要有单纯低温保存法、持续低温机械灌流法和冷冻保存法等。目前临床大多采用单纯低温保存法,这种方法通过冷灌洗使器官迅速均匀降温后,将其置于软性容器中,用冷保存液浸没,并以冰块等维持于1～4 ℃的保存温度,直至移植。单纯低温保存法方便实用,便于器官的转运,大多数器官保存效果满意。

3. 受者的准备

(1)心理准备:在等待供体期间,即开始为患者提供术前指导,让患者了解器官移植的相关知识,解除思想顾虑,减轻对移植的恐惧和不安。

(2)完善相关检查:除一般术前常规检查外,还要检查肝、肾、心、肺和神经系统功能,肝炎病毒相关指标、HIV及电解质水平,尿及咽拭子细菌培养。此外,根据不同的移植器官进行相关的免疫学检测,如血型、HLA配型等。

(3)免疫抑制药物的应用:术前或术中即开始用药,具体药物及其剂量、用法及用药时间可根据移植器官的种类和受者情况决定。

(4)预防感染:及时治疗咽喉部和泌尿道等潜伏病灶;遵医嘱预防性应用抗菌药物。

(5)其他准备:①保持皮肤清洁卫生,预防皮肤感染;注意防寒保暖,防止呼吸道感染。②饮食和肠道准备:术前1日进少渣饮食,术前晚给予生理盐水或肥皂水灌肠1次。③保证足够的睡眠:术前晚或遵医嘱口服适量的地西泮或阿普唑仑。④术晨测量体重。⑤加强营养:保证足够的热量及氮量,以增强抵抗力;纠正水、电解质紊乱及酸碱平衡失调。

4. 病室准备与消毒隔离

(1)病室设施与物品准备:室内配有空气层流设备或其他空气消毒设施,配有专用药柜,根据移植器官的种类准备相关的药品,如止血药、抗生素、免疫抑制剂、维生素、降压药、利尿药、清蛋白及急救药等。其他物品准备:①灭菌物品:被套、枕套、大单、中单、患者衣裤和腹带等。②仪器:体温计、血压计、听诊器、吸引器、输液泵、微量泵和监护仪等。③其他:精密度尿袋、体外引流袋、量杯、便器和磅秤等。在隔离病房的外间准备隔离衣、帽、鞋等,以备医护人员进入隔离病房时更换。

(2)消毒与隔离:①消毒:术前1日和手术当日用0.5%过氧乙酸溶液或其他消毒液擦拭病室内的一切物品和门窗等,并用乳酸熏蒸或其他方法进行空气消毒。有条件的医院术后患者安置在有空气层流设备的洁净病室。②隔离:医护人员或患者家属进入移植病房前应洗手,穿隔离衣、鞋、戴帽子、口罩等。

案例分析 10-1-1

(1)该患者出现了急性排斥反应。主要依据为:患者移植后第5天,全身乏力、失眠、移植肾区闷胀感,体温、血压升高,尿量减少,血肌酐水平上升,均符合急性排斥反应的表现,故应首先考虑急性排斥反应。

(2)由于患者已发生了急性排斥反应,可导致移植肾功能损害,甚至衰竭。因此目前该患者最主要的护理诊断/问题是"有移植肾功能受损的危险"。

(3)一旦发生急性排斥反应,抗排斥反应治疗是最关键的措施,应用大剂量甲泼尼龙(MP)冲击治疗是抗排斥反应的主要措施。

(石镁虹)

任务10-2 肝移植患者的护理

【课程目标】

1. 知识目标

(1)掌握肝移植术后最常见的并发症。
(2)熟悉肝移植手术的适应证和禁忌证,肝移植术后并发症的防治和护理。
(3)了解肝移植的手术分类。

2. 能力目标

(1)能用所学知识,向患者和家属介绍肝移植患者应进行的正确全面的护理评估。
(2)能用所学知识,提出肝移植患者的护理诊断。
(3)能根据肝移植患者的护理诊断,提出有针对性的护理措施。

3. 素质目标

(1) 在护理过程中,具备基本的护理礼仪规范。

(2) 具备良好的护患沟通能力。

(3) 在护理过程中,具备爱伤观念,减轻患者的痛苦。

【预习目标】

(1)《正常人体形态结构》《生理学》关于肝脏解剖与生理的相关知识。

(2) 项目1任务5中"围手术期患者的护理",腹部手术的手术前护理。

(3) 通读本项目本任务的全部内容,重点找到并注意课程目标中要求掌握的全部知识点。

教学案例 10-2-1

刘先生,52岁,肝炎后肝硬化终末期,在全麻下行背驮式肝移植手术,手术历时12 h,术后安置在具有相应监护设备的肝移植隔离病房。常规应用免疫抑制剂(MP、CsA等)治疗。现患者痰多、黏稠、不易咳出;体温逐渐升高。胆汁呈金黄色、黏液性,每小时50 mL。体检:体温39.2 ℃,脉搏108次/分,血压112/88 mmHg,皮肤、巩膜黄染逐渐消退。血常规检查示白细胞1.1×10^9/L,血液生化检查提示血清胆红素及肝功能的其他指标逐步恢复正常。X线检查示肺纹理增粗。

请问:(1)该患者出现了何种并发症?依据是什么?

(2) 应采取哪些针对性护理措施?

(3) 如何预防其他部位并发感染?

【概述】

肝移植已成为国际公认的治疗各种终末期肝病的最有效手段。我国自1977年开展首例临床肝移植以来,近10年来肝移植呈现良好发展势头,以每年3000例左右的速度递增。目前临床上开展肝移植术式很多,最常用的术式是经典原位肝移植、(改良)背驮式肝移植和活体部分肝移植。

肝移植的适应证:①终末期良性肝病:如肝炎后和酒精性肝硬化、急慢性肝功能衰竭、先天性肝纤维疾病等。②先天性代谢障碍性疾病:如α-抗胰蛋白酶缺乏症、肝豆状核变性、肝糖原积累综合征等。③终末期胆道疾病:如先天性胆道闭锁、胆汁性肝硬化、肝内胆管闭锁等。④肝脏良、恶性肿瘤:良性如多发性肝腺瘤病、巨大肝血管瘤等;原发性肝恶性肿瘤,如符合肝移植标准的肝细胞癌、胆管细胞癌或同时合并肝硬化等。

肝移植禁忌证:①绝对禁忌证:HIV阳性、肝胆管以外的恶性肿瘤、肝胆管以外的全身感染、严重的乙醇中毒以及危及生命的器官(脑、心、肺、肾)功能衰竭者。②相对禁忌证:上腹部复杂手术史、门静脉血栓形成、晚期肝胆管恶性肿瘤、HBeAg阳性、腹主动脉瘤及年龄大于65岁以上者。

【护理评估】

(一) 术前评估

1. 健康史 了解患者的病因、病程及诊疗情况,肝脏疾病发生的时间和治疗经过,治疗的频率和效果等;心、肾、肺、脑等其他器官功能是否良好;有无其他病史,有无手术及过敏史。

2. 身体状况 ①全身:了解患者的生命体征、营养状况,有无腹腔积液、贫血、低蛋白血症等;有无其他并发症或伴随症状。②局部:评估肝区有无疼痛、压痛、叩击痛及疼痛的性质、范围和程度。③辅助检查:除术前常规做实验室检查、各种培养(尿、咽拭子和血液等培养)及影像学检查外,还应评估供、受者间相关的免疫学检查情况,如供、受者血型是否相符、HLA配型相容程度、淋巴细胞毒交叉配合试验及群体反应性抗体(PRA)检测结果。

3. 心理-社会状况 ①心理状态:评估患者是否恐惧手术、担心手术失败,有无犹豫不决、萎靡不振、不安和失眠等。②认知程度:了解患者及其家属对器官移植手术、术后并发症、术后治疗、疗效和康复等相关知识的了解及接受程度。③社会支持系统:评估家属及社会、医疗保健支持体系对器官移植的风险、器官移植所需高额医药费用的承受能力。

(二)术后评估

了解术中情况,是否输血及输血量,手术的术式。监测生命体征。观察有无术后并发症,如出血、感染等。评估移植后患者对移植器官的认同程度,了解患者及家属对治疗、康复、保健知识的了解和掌握程度。

【常见护理诊断/问题】

(1)焦虑/恐惧　与患者长期受慢性肝病的折磨,担心手术有关。

(2)有体液不足的危险　与摄入减少、腹腔积液或大量放腹腔积液、利尿有关。

(3)营养失调:低于机体需要量　与慢性肝病消耗、禁食或摄入减少有关。

(4)低效性呼吸型态　与手术时间长、创伤大及气管插管有关。

(5)潜在并发症:出血、感染、急性排斥反应、胆道并发症等。

【护理目标】

(1)患者恐惧/焦虑得以减轻或缓解,情绪稳定。

(2)患者未发生水、电解质紊乱及酸碱平衡失调,出血、感染、排斥反应和胆道并发症得到预防或及时发现和处理。

(3)患者具备相关知识,能积极应对疾病所致的各项变化。

【护理措施】

(一)术前护理

1. 心理护理　肝移植患者在术前普遍存在复杂的心理反应,可归纳为3类:①迫切型:由于患者长期忍受疾病折磨,迫切希望早日手术,对手术期望值过高,而对手术可能出现的问题考虑较少。②迟疑型:担心手术安全性及效果、术后治疗及终身服药等问题,患者常表现出犹豫不决、萎靡不振、不安和失眠。③恐惧型:恐惧手术、担心手术失败及移植后性格、意志和思维与供体是否有相关性等。术前可向患者介绍肝移植手术和术后可能出现的并发症,让患者了解器官移植的相关知识,增强对移植手术的信心。

2. 遵医嘱合理补液　包括输血浆、利尿及补充维生素 K_1、凝血酶原复合物、清蛋白等,以纠正体液失衡、贫血、低蛋白血症、凝血异常等,维持血红蛋白>90 g/L,清蛋白>30 g/L。

3. 备血　肝移植手术因创伤大、患者本身凝血功能差、门静脉高压等致术中出血较多,术前常规配血 4000 mL 以上,血浆 3000~4000 mL,以及一定数量的凝血因子、清蛋白、血小板等。

4. 肠道准备　术前 2~3 天开始口服肠道清洁剂,如庆大霉素/链霉素+甲硝唑,术前清洁灌肠。

5. 皮肤准备　皮肤准备范围自锁骨水平至大腿上 1/3 前内侧及外阴部,两侧到腋后线。

6. 其他　如术前乙型肝炎病毒阳性者应用抗病毒药物;有消化道溃疡者尽早治疗;肝性脑病或严重黄疸的患者常需人工肝治疗,以争取时间过渡到肝移植;腹腔积液继发感染时积极抗感染治疗。

(二)术后护理

1. 术后常规监测和护理

1)维持有效呼吸:监测呼吸功能,保持呼吸道通畅,定时湿化,动态监测动脉血气分析指标,呼吸机拔管后注意观察呼吸情况。

2)维持体液平衡:血流动力学监测,监测水、电解质及酸碱平衡,合理静脉补液。

3)各种引流管的护理:

(1)胃管:除进行一般胃管护理外,应特别注意观察引流液内是否含有胆汁,以了解移植肝功能的恢复情况(无T管者更重要)。若 1 h 内胃管引流出血性液体超过 100 mL,提示有活动性出血的可能,应及时报告医生。

(2)T管:近年来,国内外学者通过研究发现,常规留置T管可能会导致一系列并发症,因此,目前肝移植已废弃常规留置T管。但仍有少数患者术后留置T管,需要进行T管的护理。①T管的常规护理同一般胆道手术后。②特别注意观察胆汁量,一般术后正常引出胆汁量为每日300~500 mL,最初每日为100 mL左右,数日后增多,如出现胆汁过少可能因肝功能障碍引起;每日胆汁过多可能是由于胆总管下段不通畅所致。③观察并记录胆汁的色泽,有无混浊、泥沙或絮状物等,正常胆汁色泽为深绿色或金黄色,较稠厚、清而无渣。

(3)腹腔引流管:通常留置3根,分别放置在左肝上、右肝上、右肝下,应严密观察并准确记录引流液的色、质、量。若1 h内引流血性液体超过100 mL,提示有活动性出血;若引流出胆汁液体提示有胆瘘,均应及时向医生报告。

4)饮食指导和营养支持:待肛门排气后即可拔除胃管,先进食少量流质饮食,以后逐渐增加,如无不适可改为半流质。肝移植术后机体消耗较大且抵抗力低,对肝功能恢复较好的患者给予高蛋白、高热量、丰富维生素、低脂、易消化的饮食,以保证营养,提高机体免疫力。

5)其他:①肝功能监测:通过监测患者意识、凝血功能、胆汁和肝功能生化指标,了解移植肝的功能恢复。术后T管引出金黄色黏性胆汁,胃管引出含胆汁液,凝血功能好转,黄疸减退等均是移植肝功能良好的表现。②肾功能监测:肝移植术后易并发肾功能不全,应注意保护肾功能,慎用肾毒性药物。

2. 并发症的观察和护理

(1)出血:腹腔内出血常见于术后72 h内,表现为患者出现腹胀、心率增快、血压迅速下降,伤口处引流管瞬间有大量鲜血涌出,血常规提示红细胞数量及血细胞比容明显下降。消化道出血常见于术后出血性胃炎、胆道出血、食管胃底静脉曲张破裂出血,表现为呕血和黑便,胃管常引流出较多的血性液体。密切观察生命体征和中心静脉血,密切观察伤口有无渗血和各引流管的引流情况,正确记录每小时出入液量,按时检查血常规、凝血功能。如有异常情况,及时报告医生,继续严密监测病情,保持两条静脉通道通畅,遵医嘱应用止血药物,加快输血、输液,尽可能维持血容量,做好随时手术止血准备等。

(2)感染:肝移植术后最常见的致命性并发症,以肺部感染和败血症的病死率最高。常见的感染部位有切口、肺部、尿道、口腔和皮肤。护理应以预防为主,做好保护性隔离,定期查血、尿、大便、痰、咽拭子、引流液的培养及药物敏感试验。密切观察病情变化,及时发现感染先兆。一旦出现疑似感染症状,遵医嘱应用敏感抗菌药物或抗病毒药物,及时有效地控制感染。

(3)排斥反应:肝移植术后排斥反应发生率较低(10%~30%)且程度较轻。主要是急性排斥反应,常发生于术后7~14天。表现为发热、食欲缺乏、精神萎靡、乏力、昏睡、腹胀、腹腔积液、肝区胀痛并出现黄疸、胆汁减少、色变淡。护理措施:①应严密监测生命体征,观察患者精神状态,有无肝区胀痛和腹胀等;②监测肝功能、凝血功能、血生化变化以及早发现排斥反应;③做好T管的观察和护理;④遵医嘱合理使用免疫抑制剂,定期监测血药浓度,注意药物的不良反应;⑤一旦明确为急性排斥反应,遵医嘱应用抗排斥反应药物,如大剂量MP每天250~1000 mg冲击治疗,连续3天,密切观察治疗效果。

(4)胆道并发症:表现为腹痛、腹胀、发热、白细胞升高或(和)腹腔引流管引出胆汁,可能是胆瘘;如黄疸逐步加深为胆道梗阻;如腹痛、发热、寒战及肝功能异常等为胆道感染。

【护理评价】

(1)患者是否发生水、电解质紊乱和酸碱平衡失调,出血、感染、排斥反应和胆道并发症。能否复述如何观察病情异常。

(2)患者能否主动表述内心的恐惧和焦虑,能否积极配合各项治疗、检查和护理,情绪是否稳定。

(3)患者能否复述相关疾病的预防和保健知识,能否适应疾病所致环境、健康和生活的改变。

【健康教育】

1. 心理指导 正确认识疾病,一般半年后可能全部或部分恢复原来的工作(强体力劳动除外)。保持心情愉悦,适当进行户外活动,注意保护移植器官,防止外来损伤。告知家属服用激素的患者易激怒,平时应体贴、理解、关心患者。

2. 用药指导 加强依从性教育,指导患者正确、准时服用各种药物,并强调长期、按时服用免疫抑制剂的重要性,不能自行增减或替换药物;不宜服用对免疫抑制剂有拮抗或增强作用的药品和食品;指导患者学会观察排斥反应的表现和各种药物的不良反应。

3. 饮食指导 正常进食后应少量多餐,予以高糖、高蛋白、丰富维生素、低脂、易消化及少渣饮食;避免生冷及刺激性食物,禁烟酒;进食前食物需经煮沸消毒或微波消毒;禁止服用增强免疫功能的滋补品,如人参或人参制品。

4. 自我保健 出院时应指导患者学会自我监测,如有异常及时就诊,告知预防感染的重要性,平时注意保暖、预防感冒,移植后3~6个月外出需戴口罩以避免交叉感染;适当锻炼身体,增强机体抵抗力;注意个人卫生,加强口腔护理。

5. 定期门诊随访 带T管出院者,必须指导其保持T管周围皮肤及敷料清洁、干燥,按时换药,避免管道扭曲、受压或脱出,防止胆汁逆流感染,术后3~6个月拔管;定期检查肝肾功能、移植肝情况;术前为慢性乙型肝炎者,术后必须坚持抗病毒治疗。

案例分析 10-2-1

(1)患者并发了肺部感染。依据:①患者为全麻手术,时间长,创伤大;②肝移植术后,应用大量免疫抑制剂;③患者痰多,且痰液黏稠;④体温逐渐升高;⑤患者黄疸消退,胆汁、胆红素及凝血酶原时间正常,可排除急性排斥反应;⑥血常规及X线检查结果符合肺部感染改变。

(2)应采取的针对性护理措施包括:①促进痰液排出:气管插管患者应保持气道湿化,定时翻身、叩背排痰,给予雾化吸入,促进痰液排出。②遵医嘱应用抗菌药物:必要时做痰细菌或真菌培养及药物敏感试验,根据试验结果选择敏感抗菌药物。③严密监测:监测体温及血常规变化,观察治疗效果。④对症护理:高热时给予物理或药物降温;大量出汗时,及时更换衣被,防止着凉。

(3)预防其他部位感染的措施:①严格执行消毒隔离制度及无菌技术操作;②保持患者皮肤、口腔清洁;③及时更换伤口及引流管周围敷料和保持引流通畅;④遵医嘱预防性应用抗生素;⑤保证充分的营养摄入或供给。

(石镁虹)

任务 10-3 肾移植患者的护理

【课程目标】

1. 知识目标
(1)掌握肾移植术后如何进行尿量监测。
(2)熟悉肾移植的适应证和禁忌证,肾移植术后并发症的防治和护理。

2. 能力目标
(1)能用所学知识,向患者和家属介绍肾移植患者应进行的正确全面的护理评估。
(2)能用所学知识,提出肾移植患者的护理诊断。
(3)能根据肾移植患者的护理诊断,提出有针对性的护理措施。

3. 素质目标
(1)在护理过程中,具备基本的护理礼仪规范。
(2)具备良好的护患沟通能力。

(3) 在护理过程中,具备爱伤观念,减轻患者的痛苦。

【预习目标】

(1)《正常人体形态结构》《生理学》关于肾脏解剖与生理的相关知识。

(2) 项目 1 任务 5 中"围手术期患者的护理",腹部手术的手术前的护理。

(3) 通读本项目本任务的全部内容,重点找到并注意课程目标中要求掌握的全部知识点。

教学案例 10-3-1

陈先生,35 岁,肾移植术后第 1 天,尿量 800 mL/h。体检:体温 36.3 ℃,脉搏 88 次/分,血压 128/88 mmHg,中心静脉压 0.76 kPa(8 cmH$_2$O)。

请问:(1)患者尿量 800 mL/h 应考虑处于术后什么期?依据是什么?

(2)对该患者补液的原则是什么?

(3)该患者目前最主要的护理诊断是什么?

【概述】

肾移植是治疗终末期肾病的有效方法。在各类器官移植中,肾移植开展较早,目前全球已有 80 万余人次接受了肾移植,且以每年 3 万余例的速度递增。据不完全统计,至 2010 年底我国肾移植已超过 95000 例,近 10 年每年肾移植数已超过 5000 例,仅次于美国居世界第 2 位。我国尸体肾移植 1 年肾存活率为 85%,患者存活率为 90%～98%;5 年、10 年肾移植患者存活率分别为 50%～80%、40%～70%。

肾移植手术基本采用异位移植,即髂窝内或腹膜后移植,以前者多见。将供肾动脉与受者的髂内或髂外动脉做端端吻合,供肾静脉与受者的髂外静脉做端侧吻合,供肾输尿管与受者的膀胱吻合。一般无需切除受者的病肾,但某些特殊情况下则必须切除,如病肾为肾肿瘤、严重肾结核、巨大多囊肾、多发性肾结石合并感染。

肾移植的适应证:肾移植适用于经其他治疗无效、须靠透析治疗才能维持生命的终末期肾病患者,如各种慢性肾炎、肾盂肾炎、高血压性肾硬化、糖尿病性肾病、多囊肾等疾病所致的不可逆的慢性肾功能衰竭。受者年龄以 12～65 岁为宜;高龄患者,如心、肺等重要脏器功能正常、血压平稳、精神状态良好,也可以考虑肾移植。

肾移植的禁忌证:以下情况不适合肾移植,或移植前需做特殊准备。①恶性肿瘤或转移性恶性肿瘤;②慢性呼吸功能衰竭;③严重心脑血管疾病;④泌尿系统严重的先天性畸形;⑤精神病和精神状态不稳定者;⑥肝功能明显异常;⑦活动性感染,如活动性肺结核和肝炎等;⑧活动性消化道溃疡;⑨淋巴细胞毒交叉配合试验或 PRA 强阳性。

【护理评估】

(一)健康史

了解患者肾病的病因、病程及诊疗情况,尿毒症发生的时间和治疗经过,透析治疗的频率和效果等。心、肝、肺、脑等其他器官功能是否良好。有无泌尿系统疾病及糖尿病等病史,有无手术及过敏史。

(二)身体状况

1. 全身 了解患者的生命体征、营养状况,有无水肿、高血压、贫血或皮肤溃疡等;是否还有排尿及尿量等;有无其他并发症或伴随症状。

2. 局部 评估肾区有无疼痛、压痛、叩击痛及疼痛的性质、范围和程度。

3. 辅助检查 除术前常规实验室检查、各种培养(尿、咽拭子和血液等培养)及影像学检查外,还应评估供、受者间相关的免疫学检查情况,如供、受者血型是否相符、HLA 配型相容程度、淋巴细胞毒交叉配合试验及 PRA 检测结果。

(三)心理-社会评估

同肝移植患者。

【常见护理诊断/问题】

(1)焦虑/恐惧　与担心手术效果及移植后治疗康复有关。

(2)营养失调:低于机体需要量　与食欲减退、胃肠道吸收不良及低蛋白饮食有关。

(3)有体液失衡的危险　与术前透析过度或不足、摄入水分过多或不足、术后多尿期尿液过多等有关。

(4)潜在并发症:出血、感染、急性排斥反应、泌尿系统并发症等。

(5)知识缺乏:缺乏术前、术后配合知识。

【护理目标】

(1)患者恐惧与焦虑是否减轻或缓解,情绪是否稳定。

(2)患者是否发生水、电解质紊乱和酸碱平衡失调,或者发生后是否得到及时发现并纠正。

(3)出血、感染、排斥反应和泌尿系统并发症是否得到预防或及时发现和处理。

(4)患者是否具备相关知识,是否能积极应对疾病所致的各项变化。

【护理措施】

(一)术前护理

1.心理护理　术前可向患者介绍肾移植手术和术后可能出现的并发症,让患者了解器官移植的相关知识,增强对移植手术的信心。

2.皮肤准备　保持皮肤清洁卫生,预防皮肤感染;皮肤准备范围为上起肋弓,下至大腿上1/3,两侧至腋后线;术前淋浴或手术日前晚用消毒液擦身。

3.营养支持　根据患者的营养状况指导并鼓励患者进食低钠、优质蛋白、高碳水化合物、高维生素饮食,必要时遵医嘱通过肠内、外途径补充营养,以改善患者的营养状况和纠正低蛋白血症,提高手术耐受性。

(二)术后护理

1.术后常规护理

(1)体位:术后平卧24 h,要求移植肾侧下肢髋关节水平屈曲15°～25°,禁忌突然改变体位。

(2)饮食指导和营养支持:术后第2天如胃肠道功能恢复,即可给予少量饮食,以后逐渐加量,并严格记录饮食和饮水量。

(3)指导活动:术后第2天指导患者进行床上活动,术后第3天可根据病情协助其下床活动,活动量以逐渐增大为原则。

2.病情观察

1)生命体征:开始时每小时测量1次,待平稳后逐渐减少测量次数。术后如温度大于38 ℃注意是否发生排斥反应或感染。

2)监测尿量与维持体液平衡:详细记录出入液量,尤其要严密监测每小时尿量,并根据尿量及时调整补液速度与量,保持出入液量平衡。

(1)监测尿量:尿量是反映移植肾功能状况及体液平衡的重要指标,术后早期维持在200～500 mL/h为宜。尿毒症患者由于手术前存在不同程度的水钠潴留和术后早期移植肾功能不全,多数患者肾移植术后早期(一般为3～4日)出现多尿,尿量可达1000 mL/h以上,每日尿量可达5000～10000 mL,称为多尿期。保持导尿管引流通畅并防止扭曲受压,特别应严密监测并记录每小时尿液的量、色和补液的种类与量,以了解移植肾的功能。

(2)合理补液:①静脉选择:原则上不在手术侧下肢和动静脉造瘘肢体建立静脉通道,且术后早期应建立两条静脉通道。②输液原则:应遵循"量出为入"的原则,多出多入,少出少入。根据尿量和CVP及时调整补液速度与量,及时补充水、电解质,后1 h的补液量与速度依照前1 h排出的尿量而定。③输液种类：除治疗用药外，以糖和盐交替或0.45%氯化钠溶液补给；当尿量＞30 mL/h时，应加强盐的补充，盐与糖的比例为2∶1。另外，术后早期一般不补钾，如出现低钙血症应适当补钙。

3）伤口及引流液的观察与护理：①观察伤口有无红、肿、热、痛及分泌物，视伤口渗出情况及时换药。②观察并记录髂窝引流管引出液的色、质、量，若引流出血性液体大于100 mL/h，提示有活动性出血的可能；若引流出尿液样液体且引流量超过100 mL，提示尿瘘的可能；若引流出乳糜样液则提示淋巴瘘，均应及时向医生报告。③注意移植肾局部有无压痛，加强对移植肾质地的检查。

3. 并发症的观察与护理

1）出血：肾移植患者术后可发生移植肾的血管出血和创面出血。

（1）表现：常见于术后72 h内，表现为心率增快、血压迅速下降及CVP降低，出现血尿，伤口引流管瞬间有大量鲜血涌出或者伤口敷料有较多渗血。有时因血凝块堵塞引流管，仅有少量甚至没有血性液体排出，表现为局部包裹性肿块。血常规示红细胞数量及血细胞比容明显下降。

（2）护理措施：密切观察患者神志、生命体征的变化；注意观察外周循环情况、伤口和各引流管引流情况，注意保持引流管通畅；正确记录每小时出入液量，特别是尿液量及颜色的变化；按时送检和查询血常规等检验结果。

（3）防止血管吻合口破裂：①采取适当体位并指导活动。②保持大便通畅以避免腹内压增高。一旦发现出血征象，应保持输液通畅，加快补液速度，并及时报告医生、配合处理。

2）感染：器官移植后最常见的致命并发症。肾移植术后以并发肺部感染和败血症的病死率较高。加强观察可及时发现感染先兆。术后针对感染的预防和护理措施同肝移植。

3）急性排斥反应：表现为体温突然升高且持续高热，伴有血压升高、尿量减少、血肌酐上升、移植肾区闷胀感、压痛及情绪改变等。做好患者的心理护理，消除其紧张、恐惧心理，密切观察患者的生命体征、尿量、肾功能及移植肾区局部情况。加强隔离工作和基础护理。遵医嘱给予抗排斥的冲击治疗。排斥逆转的判断：抗排斥治疗后如体温下降至正常，尿量增多，体重稳定，移植肾肿胀消退，质变软，无压痛，全身症状缓解或消失，血肌酐、尿素氮下降，往往提示排斥逆转。

4）泌尿系统并发症：肾移植术后早期即观察有无尿瘘、移植肾输尿管梗阻、肾动脉血栓形成或栓塞和移植肾自发性破裂等并发症发生。通过观察伤口引流管、导尿管引出物，有无尿量突然减少或无尿、血尿，有无移植肾区胀痛和压痛、移植肾质地改变、血尿素氮和肌酐增高等来判断有无并发症发生。如有上述情况，及时报告医生，协助进行B超检查，并做好再次手术的术前准备。

【护理评价】

（1）患者能否主动表述内心的恐惧和焦虑，能否积极配合各项治疗、检查和护理，情绪是否稳定。

（2）通过治疗与护理，患者水、电解质和酸碱代谢是否平衡。

（3）出血、感染、排斥反应和泌尿系统并发症是否得到预防和及时处理。

（4）患者能否复述相关疾病的预防和保健知识，能否适应疾病所致环境、健康和生活的改变。

【健康教育】

肾移植患者出院健康指导基本同肝移植（参见任务10-2相关内容），患者要学会自我监测，每日定时测体重、体温、血压、尿量，特别注意尿量变化，控制体重，如有异常及时就诊。定期门诊随访，一般患者术后3个月每周门诊随访1次，术后4～6个月每2周门诊随访1次，6个月～1年每月1次，以后根据患者的身体状况及医嘱安排随访时间，但每年至少要有2次门诊随访。

案例分析10-3-1

（1）应考虑患者为肾移植后多尿期，依据：①该患者术后24 h内尿量800 mL/h，超过正常尿量。②多尿发生在肾移植术后24 h内。

(2)肾移植术后静脉输液应遵循"量出为入"的原则,以保持出入液量的平衡。

(3)护理诊断为"有体液不足的危险",该患者的尿量过多,再加上引流量和不显性失水,患者丢失的液体较多,但目前血压、脉搏和CVP尚正常,说明血容量未明显减少,但患者处于多尿期,尿量过多可造成体液不足,故护理诊断为"有体液不足的危险"。

(石镁虹)

任务10-4　断肢(指)再植患者的护理

【课程目标】

1. 知识目标

(1)掌握断肢(指)再植的急救处理方法,断肢(指)再植的基本原则和程序。

(2)熟悉断肢(指)再植的适用条件。

(3)了解断肢(指)再植患者术后的病情观察项目。

2. 能力目标

(1)能用所学知识,向患者和家属说明断肢(指)再植患者术后断肢(指)血管危象。

(2)能用所学知识,指导断肢(指)再植患者进行功能锻炼。

(3)能根据肾移植患者的护理诊断,提出有针对性的护理措施。

3. 素质目标

(1)在护理过程中,具备基本的护理礼仪规范。

(2)具备良好的护患沟通能力。

(3)在护理过程中,具备爱伤观念,减轻患者的痛苦。

【预习目标】

(1)项目1任务5中"围手术期患者的护理",四肢手术的术前护理。

(2)通读本项目本任务的全部内容,重点找到课程目标中要求掌握的全部知识点。

教学案例10-4-1

刘先生,35岁,在工作中右手中指和示指被机器压断。伤后约4 h患者被同事送达医院,并将离断手指用纸巾包裹送到医院。急诊给予断指再植手术,术后7 h,护士发现患者断指肿胀明显,颜色变暗紫色,指腹张力高,皮温高于健侧。

请问:(1)该患者的离断手指应如何保存?

(2)目前患者出现什么问题?依据是什么?

(3)应如何处理?

【概述】

断肢(指)再植是将完全或不完全离断的肢(指)体,在光学显微镜的助视下,将离断的血管重新吻合,彻底清创,进行骨、神经、肌腱及皮肤的整复术,术后进行各方面的综合治疗,以恢复其一定功能的精细手术。断肢(指)再植能否成功的关键在于血管能否接通。

(一)断肢(指)再植的发展

外伤造成肢(指)体离断,没有任何组织相连或有少量组织相连,但在清创时必须切除的,称为完全性断肢(指);肢(指)体骨折或脱位、断面相连的软组织少于断面总量的1/4,主要血管断裂,如果不修复血管远端肢(指)体将发生坏死的,称为不完全性断肢(指)。

目前国内已普遍开展断肢(指)再植手术,再植成活率在90%以上,并有多例双手10指同时离断再植成活的报道。

(二)再植条件

1. 全身情况 全身情况良好是断肢(指)再植的必要条件,若有重要器官损伤应先抢救,待全身情况稳定后再实施再植。

2. 肢(指)体条件

(1)损伤程度:与受伤的性质有关。切割伤断面整齐,污染较轻,血管、神经、肌腱等重要组织挫伤轻,再植成活高,效果较好;碾压伤局部组织损伤严重,但切除碾压部分后,可使断面变整齐,在肢体一定范围缩短后再植成功率也较高;撕脱伤局部损伤广泛且血管、神经、肌腱从不同平面撕脱,常需复杂的血管移植方能再植,成功率和功能恢复均较差。

(2)再植时限:不同组织对缺血的耐受性不一,耐受时限与断肢的平面有关;缺血引起的组织学变化随时间延长而加重,因此再植原则上是越早越好。一般以伤后6~8 h为限,若伤后早期将断肢(指)冷藏保存,可延长再植时限。

(3)离断平面:肢(指)体离断的平面与再植时限对于术后全身情况的影响及功能恢复有明显关系。

3. 以下情况不宜再植

(1)患全身慢性疾病,不允许长时间手术或有出血倾向者。

(2)断肢(指)多发性骨折及严重软组织挫伤,血管床严重破坏,血管、神经、肌腱高位撕脱者。

(3)断肢(指)经刺激性液体及其他消毒液长时间浸泡者。

(4)高温季节,离断时间长,断肢(指)未经冷藏保存者。

(5)患者精神不正常,本人无再植要求且不能合作者。

(三)急救处理

1. 止血包扎 对断肢(指)完全离断者首先控制近端出血。由于血管离断后发生回缩痉挛及血凝块常使血管闭塞,一般用敷料局部加压包扎即可;大动脉(如肱动脉、腘动脉)出血时用止血带止血,每隔1 h放松15 min,以免压迫过久导致肢体坏死。放松止血带时按压肢体近心端主干血管,以减少创口出血。如离断部位较高,如在肩下或髋下,无法使用止血带,而加压包扎又不能控制出血时,可用止血钳夹住血管断端。

2. 断肢(指)保存 完全离断的肢(指)体,原则上不做任何无菌处理,禁忌冲洗、涂药或浸泡。对断肢(指)进行干燥冷藏,用无菌敷料或清洁布类将断肢(指)包好后放入塑料袋内,再将其放入加盖的容器中,四周加放冰块。避免断肢(指)与冰块直接接触而冻伤,同时也要避免融化的冰水浸泡断肢(指),造成组织细胞肿胀。不可用任何液体浸泡断肢(指),包括生理盐水。对不完全性断肢(指),包扎止血后,用夹板固定,以减轻疼痛及深部组织的进一步损伤。如断肢(指)仍在机器中,应将机器拆开取出断肢(指),切不可强行拉出或将机器倒转,以免加重损伤。到医院后,立即检查断肢(指),刷洗消毒后用肝素盐水从动脉端灌注冲洗血管,然后用无菌敷料包好,放在无菌盘内,置入4 ℃冰箱冷藏。如为多指离断,分别包好,标记后放入冰箱,再按顺序逐一取出。

(四)再植的基本原则和程序

(1)麻醉一般用臂丛阻滞麻醉,必要时采用连续高位硬膜外麻醉,个别情况也有应用醚插管麻醉或屈指肌腱鞘管内麻醉。

(2)清创时注意避免误将陷缩在皮下组织的血管和指神经切除,强调显微镜下的清创。

(3)骨与关节的固定,整齐切伤的骨折断端一般缩短0.5 cm,不整齐的损伤根据清创的情况给予相应的骨折断端的切除。用直径1 mm的不锈钢针1枚做髓腔内固定,或用2枚不锈钢针做交叉固定,也有用微型螺丝固定或骨钉髓内固定的方法。

(4)肌腱缝合伸肌腱常用2-0或3-0的丝线间断缝合,屈肌腱在较清洁断指中,可用3-0的尼龙线,外周用7-0尼龙线间断缝合。

(5)血管吻合的顺序是先缝指背静脉,然后再缝指动脉。指背静脉和指动脉缝合的针距与边距要均匀,静脉的针距可较动脉宽些。

(6)神经缝合：手指神经纤维为单纯感觉神经纤维，只要有良好的对合即能迅速再生，得到较满意的恢复，故应尽可能一期修复。

(7)皮肤缝合：一般采用间断缝合，不要缝得过密、过紧和内外翻，以免压迫血管。应避开缝接的静脉和动脉。

【护理评估】

(一)术前评估

1.健康史

(1)一般情况：包括年龄、工作性质。

(2)受伤史：受伤原因、现场急救情况及离断肢(指)体保存情况。

(3)既往史：既往有无血管性疾病及高血压、糖尿病、冠心病等病史。

2.身体状况 评估全身情况，判断有无接受再植手术的条件。

3.心理-社会状况 评估患者有无恐惧、悲观、自卑等心理反应；评估患者及其家属对手术后功能锻炼知识的了解程度。

(二)术后评估

了解手术过程，观察再植肢(指)体皮肤颜色、温度、毛细血管充盈时间、动脉搏动情况，有无血管危象和感染征象等。定时评估患肢(指)感觉和运动功能恢复程度，以及肢(指)体功能锻炼的情况。

【常见护理诊断/问题】

(1)组织灌注量改变 与血管痉挛、血管栓塞有关。

(2)有失用综合征的危险 与不能进行有效的功能锻炼有关。

(3)潜在并发症：感染、休克、急性肾功能衰竭、断肢(指)再植失败。

【护理目标】

(1)患者再植肢(指)体组织灌流正常，无血管痉挛或栓塞现象。

(2)患者能主动进行功能锻炼，未出现失用综合征。

(3)患者的病情变化得到及时的发现和处理。

【护理措施】

(一)术前护理

1.心理护理 术前要向患者介绍手术的目的和方法，给予关心、安慰和心理支持，说明通过治疗和长期功能锻炼有助于恢复患肢功能，解除患者及其家属的忧虑，鼓励其勇敢面对现实，积极配合，力争手术成功。

2.环境准备 保持室温20～25 ℃。病房安静、明亮、通风、空气新鲜，限制人员探视。

3.病情观察 监测生命体征，严密观察有无其他器官损伤，以及离断肢(指)体的局部治疗情况。

(二)术后情况

1.全身情况观察与处理 一般低位断肢(指)再植术后全身反应较轻。高位断肢再植，特别是缺血时间较长的高位断肢再植，患者可出现休克、肾功能衰竭等。

2.血管危象的观察、预防与处理

(1)主要观察指标：皮肤温度、皮肤颜色、毛细血管回流试验、指(趾)腹张力及指(趾)端侧方切开出血等。正常情况下，再植的指(趾)腹饱满、颜色红润，早期颜色可较健侧稍红，皮温亦可比健侧稍高，毛细血管回流良好。一般术后48 h内易发生血管危象，如未及时处理，将危及再植肢(指)体的成活。因此，术后应每1～2 h观察1次。

(2)临床表现：①如果颜色变苍白，皮温下降，毛细血管回流消失，指(趾)腹干瘪，指(趾)腹切开不出血,说明动脉血供中断;②如颜色由红润变成紫红色,指(趾)腹张力降低,毛细血管回流缓慢,皮温降低,指(趾)腹侧方切开缓缓流出淡红色血液,是动脉血供不足的表现;③如指(趾)腹由红润变成暗紫色,且指(趾)腹张力高,毛细血管回流加快,皮温从略升高至逐渐下降,指(趾)腹切开立即流出暗紫色血液,不久又流出鲜红色血流,且流速较快,指(趾)腹由紫色逐渐变红,表明静脉回流障碍。

(3)预防措施:①体位:抬高患肢(指),使之处于略高于心脏水平,以利于静脉回流,减轻肢体肿胀。术后患者平卧10~14天,勿侧卧,以防患侧血管受压影响患肢血管的血流速度。勿起坐,包括吃饭及大小便时,因起坐可导致患肢的血管压力的改变而可能危及血供。②肢体加温:再植肢(指)体局部用落地灯照射,既利于血液循环观察,也利于局部保温。一般用60~100 W照灯,照射距离30~40 cm。但在患肢血液循环较差的情况下则不宜照射,以免增加局部组织代谢。③止痛:应用麻醉性止痛药,既可止痛,亦可保持血管扩张,防止血管痉挛。④抗凝解痉药使用:适当使用抗凝解痉药物,如低分子右旋糖酐、复方丹参注射液、山莨菪碱等。⑤禁烟:严禁患者及其他人员在室内吸烟,以防刺激患肢(指)血管发生痉挛。

(4)处理:血管危象是由血管痉挛或栓塞所致,一旦发现应立即通知医生,首先解除血管外的压迫因素,完全松解包扎,如血液循环无好转,再拆除部分缝线,清除积血降低局部张力,并应用解痉药物如罂粟碱、山莨菪碱、妥拉唑林等,有条件者可行高压氧治疗。经短时间观察仍未见好转者,多为血管栓塞,应立即手术。

3. 抗感染 伤口感染可直接威胁再植肢(指)体的成活,严重时还可危及患者的生命。术中应严格执行无菌操作,彻底清创,伤口放置引流管,并应用抗生素预防感染。患肢(指)伤口愈合前,保持局部干燥、清洁,敷料浸湿后及时更换。如有高热,应打开创口观察是否有局部感染。当感染严重并危及患者生命时,应将再植肢(指)体截除。

4. 功能锻炼 功能锻炼是术后康复护理的重要环节,遵循循序渐进、主动的原则,按计划进行,不可操之过急。在肢(指)体成活、骨折愈合拆除外固定后,进行主动或被动功能锻炼,并适当辅以物理治疗,促进功能恢复。一般做法如下。

(1)术后3周左右:再植肢(指)体血液供应基本平稳,软组织已愈合,此期康复护理的重点是预防和控制感染。可用红外线理疗等方法,促进淋巴回流,减轻肿胀,促进伤口一期愈合。未制动的关节可做轻微的伸屈活动,以免因长期制动而影响关节活动。

(2)术后4~6周:骨折断端愈合尚不牢固,康复护理的重点是预防关节僵直、肌肉和肌腱粘连及肌肉萎缩。应以主动活动为主,练习患肢(指)伸屈、握拳等动作;被动活动时动作轻柔,并对再植部位进行妥善保护。

(3)术后6~8周:骨折已愈合,康复护理的重点是促进神经功能的恢复,软化瘢痕,减少粘连。应加强受累关节的主动活动,患手做提、挂、抓的使用练习,并配合理疗、中药熏洗等,促进肢体运动和感觉功能的恢复。

【护理评价】

通过治疗和护理,评估患者:①再植肢(指)体组织灌注是否正常;②有无血管痉挛或栓塞现象;③是否主动进行功能锻炼,有无失用综合征发生;④病情变化是否被及时发现和处理。

【健康教育】

(1)注意安全,加强劳动保护。

(2)告知患者术后恢复的注意事项,如出院后坚持戒烟,不到有吸烟人群的场所,寒冷季节注意保暖。

(3)讲解术后功能锻炼的意义和方法,协助患者制订功能锻炼计划,坚持再植肢(指)体的分期功能锻炼。

案例分析 10-4-1

(1)完全离断的肢(指)体,原则上不做任何无菌处理,禁忌冲洗、涂药或浸泡。对断肢(指)进行干燥冷藏,用无菌敷料或清洁布类将断肢(指)包好后放入塑料袋内,再将其放入加盖的容器中,四周加放冰块。避免断肢(指)与冰块直接接触而冻伤,同时也要避免融化的冰水浸泡断肢(指),造成组织细胞肿胀。不可用任何液体浸泡断肢(指),包括生理盐水。对不完全性断肢(指),包扎止血后,用夹板固定,以减轻疼痛及深部组织的进一步损伤。到医院后,立即检查断肢(指),刷洗消毒后用肝素盐水从动脉端灌注冲洗血管,然后用无菌敷料包好,放在无菌盘内,置入4℃冰箱冷藏。如为多指离断,分别包好,标记后放入冰箱,再按顺序逐一取出。

(2)患者出现了血管危象。依据:急诊给予断指再植手术,术后7 h,护士发现患者断指肿胀明显,颜色变暗紫色,指腹张力高,皮温高于健侧。

(3)血管危象是由血管痉挛或栓塞所致,一旦发现应立即通知医生,首先解除血管外的压迫因素,完全松解包扎,如血液循环无好转,再拆除部分缝线,清除积血降低局部张力,并应用解痉药物如罂粟碱、山莨菪碱、妥拉唑林等,有条件者可行高压氧治疗。经短时间观察仍未见好转者,多为血管栓塞,应立即手术。

(石镁虹)

复习思考题

一、单项选择题

1.体液是指(　　)。
A.细胞外液及溶解在其中的物质　　B.体内的水与溶解在其中的物质
C.体内的水与溶解在其中的无机盐　　D.体内的水与溶解在其中的蛋白质
E.细胞内液及溶解在其中的物质

2.电解质是指(　　)。
A.体液中的各种无机盐　　B.细胞外液中的各种无机盐
C.细胞内液中的各种无机盐　　D.一些低分子有机物以离子状态溶于体液中
E.体液中的各种无机盐和一些低分子有机物以离子状态溶于体液中

3.正常成年男性体液含量占体重的(　　)。
A.40%　　B.50%　　C.40%～50%　　D.60%　　E.70%

4.细胞内外液的含量(　　)。
A.是固定不变的
B.是处于不平衡状态的
C.主要由动脉血压变化来决定其动态平衡
D.主要由细胞膜两侧渗透压决定其动态平衡
E.主要由肾排出尿量的多少决定其动态平衡

5.体液中各部分间渗透压关系是(　　)。
A.细胞内液高于细胞外液　　B.细胞内液低于细胞外液　　C.血浆低于组织间液
D.组织间液低于细胞内液　　E.细胞内外液基本相等

6.一般情况下正常成人每天出入液量为(　　)。
A.3000～4000 mL　　B.2500～3000 mL　　C.2000～2500 mL
D.1500～2000 mL　　E.1000～1500 mL

7.正常成人血清钠浓度范围为(　　)。
A.100～120 mmol/L　　B.120～130 mmol/L　　C.135～150 mmol/L

D. 150~170 mmol/L E. 170~190 mmol/L

8. 正常成人血清钾浓度为（　　）。
   A. 1.0~2.5 mmol/L   B. 2.0~3.0 mmol/L   C. 2.5~3.5 mmol/L
   D. 3.5~5.5 mmol/L   E. 5.0~6.5 mmol/L

9. 低渗性缺水时血浆渗透压低于（　　）。
   A. 320 mmol/L   B. 310 mmol/L   C. 300 mmol/L   D. 290 mmol/L   E. 280 mmol/L

10. 血浆中含量最多的阳离子是（　　）。
    A. Na^+ B. K^+ C. Mg^{2+} D. Ca^{2+} E. H^+

11. 血浆中含量最多的阴离子是（　　）。
    A. HCO_3^- B. HPO_4^{2-} C. SO_4^{2-} D. Cl^- E. 蛋白质

12. 组织间液和血浆所含溶质的主要差别是（　　）。
    A. Na^+ B. K^+ C. 有机酸   D. 蛋白质   E. 尿素

13. 决定细胞外液渗透压的主要因素是（　　）。
    A. 蛋白质   B. 球蛋白   C. K^+ D. Na^+ E. Ca^{2+}

14. 因为体液内起渗透作用的溶质主要是电解质，细胞外液的渗透压90%～95%来源于（　　）。
    A. K^+、HPO_4^{2-}和蛋白质   B. Na^+、Mg^{2+} C. Na^+、Ca^{2+}
    D. Na^+、K^+ E. Na^+、Cl^-、HCO_3^-

15. 高渗性缺水是指（　　）。
    A. 失水＞失钠，细胞外液渗透压＞310 mmol/L，血清钠＞150 mmol/L的缺水
    B. 失水＞失钠，细胞外液渗透压＞280 mmol/L，血清钠＞135 mmol/L的缺水
    C. 失钠＞失水，细胞外液渗透压＜310 mmol/L，血清钠＜135 mmol/L的缺水
    D. 失钠＞失水，细胞外液渗透压＜280 mmol/L，血清钠＜145 mmol/L的缺水
    E. 失钠＜失水，细胞外液渗透压＝280 mmol/L，血清钠＝135 mmol/L的缺水

16. 高渗性缺水患者尿量减少的主要机制是（　　）。
    A. 细胞外液渗透压升高，刺激下丘脑口渴中枢
    B. 细胞外液渗透压升高，刺激下丘脑渗透压感受器
    C. 肾血流减少
    D. 细胞内液减少
    E. 细胞外液减少

17. 患者口渴，尿少，尿中钠高，血清钠＞150 mmol/L，其水、电解质紊乱的类型是（　　）。
    A. 等渗性缺水   B. 水中毒   C. 高渗性缺水   D. 水肿   E. 低渗性缺水

18. 高烧患者出汗多，呼吸增快易出现（　　）。
    A. 高渗性缺水   B. 低渗性缺水   C. 等渗性缺水   D. 水中毒   E. 低钠血症

19. 低渗性缺水时，首先出现（　　）。
    A. 细胞外液渗透压升高   B. 细胞外液渗透压降低   C. 血浆渗透压增加
    D. 组织间液渗透压增加   E. 细胞外液渗透压正常

20. 低渗性缺水的婴儿发生皮肤弹性降低、眼窝凹陷、前囟下陷主要是由于（　　）。
    A. 血容量减少   B. 细胞内液减少   C. 淋巴减少   D. 组织间液减少   E. 细胞外液减少

21. 下列哪一类水及电解质紊乱早期易发生休克？（　　）
    A. 低渗性缺水   B. 高渗性缺水   C. 水中毒   D. 低钾血症   E. 高钾血症

22. 低渗性缺水时体液丢失的特点是（　　）。
    A. 细胞内外液均减少，但以细胞内液减少为主
    B. 细胞内液并未丢失，主要是细胞外液明显减少
    C. 细胞内液无丢失，仅仅丢失血浆

D. 细胞内液无丢失,仅仅丢失组织间液

E. 细胞内外液均明显减少

23. 不同类型缺水的分型依据是( )。
   A. 体液丢失的总量　　　　　　B. 细胞外液丢失的总量　　　　　C. 细胞外液的渗透压
   D. 细胞外液的胶体渗透压　　　E. 细胞内液丢失的总量

24. 给严重低渗性缺水患者输入大量水分而未补钠盐可引起( )。
   A. 高渗性缺水　　B. 等渗性缺水　　C. 水中毒　　D. 低钾血症　　E. 水肿

25. 下列哪一项不是低钾血症的原因? ( )
   A. 长期使用速尿　　　　　　　B. 代谢性酸中毒　　　　　　　C. 禁食
   D. 肾上腺皮质功能亢进　　　　E. 代谢性碱中毒

26. 低钾血症时,心电图表现为( )。
   A. T波低平、QT间期缩短　　　　　　　B. T波高尖、QT间期缩短
   C. ST段压低,T波压低或双向,T波后出现U波
   D. T波高尖、QT间期延长　　　　　　　E. ST段压低,T波高尖

27. 某患者做消化道手术后禁食一周,仅静脉输入葡萄糖盐水,此患者最容易发生的电解质紊乱是( )。
   A. 低血钠　　B. 低血钙　　C. 低血镁　　D. 低血磷　　E. 低血钾

28. 经肾丢失钾过多可见于( )。
   A. 肾上腺皮质功能低下　　　　B. 长期应用一些噻嗪类利尿剂、利尿酸、速尿
   C. 用安体舒通利尿　　　　　　D. 用氨苯蝶啶利尿
   E. 垂体功能低下

29. 细胞内的钾转移到细胞外引起高钾血症见于( )。
   A. 碱中毒　　　　　　　　　　B. 静脉输入大量葡萄糖
   C. 静脉输入大量胰岛素　　　　D. 血管溶血
   E. 静脉输入大量氨基酸

30. 大面积肌肉挤压伤患者易出现( )。
   A. 低钾血症　　B. 低镁血症　　C. 低钠血症　　D. 高钠血症　　E. 高钾血症

31. 高钾血症心电图表现为( )。
   A. T波狭窄高耸,QT间期缩短　　　　　B. T波压低,QT间期缩短
   C. T波压低,QT间期延长　　　　　　　D. T波狭窄高耸,QT间期延长
   E. T波压低或双向,出现U波

32. 下列哪项不是引起外科手术后低血钾的原因? ( )
   A. 术后禁食或厌食　　　　　　B. 胃肠引流
   C. 术后注射大量葡萄糖溶液　　D. 呕吐
   E. 术后肾功能衰竭、少尿

33. 低渗性缺水早期症状可有( )。
   A. 口渴、尿少、比重低　　　　B. 口渴、尿少、比重高
   C. 口不渴、尿不少、比重低　　D. 口不渴、尿少、比重正常
   E. 皮肤弹性差、尿少

34. 高钾血症和低钾血症均可引起( )。
   A. 代谢性酸中毒　　　　　　　B. 代谢性碱中毒　　　　　　　C. 肾小管泌氢增加
   D. 心律失常　　　　　　　　　E. 肾小管泌钾增加

35. 血浆 HCO_3^- 浓度原发性增高可见于( )。
   A. 代谢性酸中毒　　　　　　　B. 代谢性碱中毒　　　　　　　C. 呼吸性酸中毒
   D. 呼吸性碱中毒　　　　　　　E. 呼吸性酸中毒合并代谢性酸中毒

36. 血浆 HCO_3^- 浓度原发性降低可见于（　　）。
   A. 代谢性酸中毒　　　　　　　　B. 代谢性碱中毒　　　　　　　　C. 呼吸性酸中毒
   D. 呼吸性碱中毒　　　　　　　　E. 呼吸性碱中毒合并代谢性碱中毒

37. 血浆 H_2CO_3 浓度继发性增高可见于（　　）。
   A. 代谢性酸中毒　　　　　　　　B. 代谢性碱中毒　　　　　　　　C. 慢性呼吸性酸中毒
   D. 慢性呼吸性碱中毒　　　　　　E. 呼吸性碱中毒合并代谢性碱中毒

38. 血浆 H_2CO_3 浓度继发性降低可见于（　　）。
   A. 代谢性酸中毒　　　　　　　　B. 代谢性碱中毒　　　　　　　　C. 呼吸性酸中毒
   D. 呼吸性碱中毒　　　　　　　　E. 呼吸性碱中毒合并代谢性碱中毒

39. 下述哪项原因不易引起代谢性酸中毒？（　　）
   A. 糖尿病　　　　　　　　　　　B. 休克　　　　　　　　　　　　C. 呼吸、心跳骤停
   D. 呕吐　　　　　　　　　　　　E. 腹泻

40. 代谢性酸中毒在没有发展到循环衰竭程度时，首选治疗应该是（　　）。
   A. 使用碳酸氢钠　　　　　　　　B. 使用乳酸钠　　　　　　　　　C. 使用枸橼酸钾
   D. 使用三羟氨基甲基甲烷　　　　E. 实施病因治疗

41. 幽门梗阻患者呕吐 10 天，血压 90/75 mmHg，血清钾 3.1 mmol/L，pH 7.5，应诊断为（　　）。
   A. 呼吸性酸中毒　　　　　　　　B. 呼吸性碱中毒　　　　　　　　C. 代谢性酸中毒
   D. 代谢性碱中毒　　　　　　　　E. 代谢性酸中毒合并呼吸性酸中毒

42. 代谢性碱中毒伴有的电解质紊乱是（　　）。
   A. 低血钾　　　B. 高血钾　　　C. 镁缺乏　　　D. 高血钙　　　E. 高血钠

43. 男性，45 岁，腹胀、呕吐已半年，多于午后发作，吐出隔夜食物，吐量较大，吐后舒服，由于长期呕吐除缺水外还会造成（　　）。
   A. 低氯、高钾性碱中毒　　　　　　　　　　B. 低氯、低钾性碱中毒
   C. 低氯、高钾性酸中毒　　　　　　　　　　D. 低氯、低钾性酸中毒
   E. 低钾性酸中毒

44. 患者，女，20 岁，因十二指肠溃疡所致幽门梗阻引起反复呕吐 15 天入院，测得血清钾值为 3 mmol/L，动脉血 pH 7.5，首选补液种类应为（　　）。
   A. 乳酸、氯化钾溶液　　　　　　B. 氯化钾溶液　　　　　　　　　C. 等渗盐水
   D. 葡萄糖盐水　　　　　　　　　E. 葡萄糖盐水、氯化钾溶液

（45～47 题共用备选答案）
   A. 呼吸性酸中毒　　　　　　　　B. 代谢性酸中毒　　　　　　　　C. 呼吸性碱中毒
   D. 代谢性碱中毒　　　　　　　　E. 呼吸性酸中毒合并代谢性碱中毒

45. 幽门梗阻患者可发生（　　）。

46. 重度肺气肿患者可发生（　　）。

47. 外科临床上最常见的酸碱失衡是（　　）。

48. 关于休克代偿期微循环改变，下列哪一项是错误的？（　　）
   A. 动-静脉短路开放　　　　　　　B. 直捷通道开放　　　　　　　　C. 微动脉收缩
   D. 毛细血管前括约肌收缩　　　　E. 毛细血管内血液淤积

49. 休克患者经补液后，血压仍低。5～10 min 内经静脉注入等渗盐水 250 mL，如血压上升，而 CVP 不变，提示（　　）。
   A. 心功能不全　　B. 血容量不足　　C. 血容量过多　　D. 血管张力升高　　E. 以上都不是

50. 中心静脉压（CVP）是指（　　）。
   A. 主动脉内的压力　　　　　　　B. 肺动脉内的压力　　　　　　　C. 左心房内的压力
   D. 左心室内的压力　　　　　　　E. 右心房及胸腔内腔静脉的压力

51. 治疗失血性休克最基本的措施是（　　）。
    A. 应用血管活性药物　　　　B. 应用抗生素　　　　C. 扩充血容量
    D. 应用强心药　　　　E. 纠正酸中毒
52. 对休克患者的护理中,错误的是（　　）。
    A. 密切观察生命体征　　　　B. 吸氧　　　　C. 开放两条静脉通道
    D. 准确记录出入液量　　　　E. 使用热水袋保温
53. 休克的实质是（　　）。
    A. 微循环障碍、脑缺氧　　　　　　B. 脑缺氧、意识障碍
    C. 心功能不全、血压下降　　　　　D. 氧供不足和需求增加
    E. 肺水肿、呼吸困难
54. 治疗失血性休克的关键措施是（　　）。
    A. 取中凹卧位　　　　B. 补充血容量　　　　C. 纠正酸碱平衡失调
    D. 维护重要器官功能　　　　E. 应用血管活性药物
55. 休克经扩容治疗后,测 CVP 1.96 kPa,BP 80/50 mmHg,应（　　）。
    A. 快速输液　　　　　　　　　　　B. 适当输液
    C. 减慢输液,强心利尿　　　　　　D. 使用扩血管药物
    E. 做补液试验
56. 休克早期血压及脉搏的变化是（　　）。
    A. 收缩压下降,舒张压下降,脉搏细速　　　B. 收缩压正常,舒张压下降,脉搏细速
    C. 收缩压正常,舒张压升高,脉搏徐缓　　　D. 收缩压正常,舒张压升高,脉搏细速
    E. 收缩压升高,舒张压升高,脉搏细速
57. 休克患者护理时观察神志变化,可反映（　　）。
    A. 血容量　　B. 心功能　　C. 微循环灌注　　D. 脑血流灌注　　E. 机体缺氧程度
58. 麻醉前常规禁食的时间是（　　）。
    A. 5 h　　B. 6 h　　C. 12 h　　D. 18 h　　E. 24 h
59. 下列常用的麻醉前用药哪项不对？（　　）
    A. 巴比妥类　　B. 镇痛类药　　C. 抗胆碱药　　D. 阿片类　　E. 丙嗪类
60. 以1%普鲁卡因做局部浸润麻醉,一次最大用量是（　　）。
    A. 30 mL　　B. 50 mL　　C. 100 mL　　D. 200 mL　　E. 300 mL
61. 有减少呼吸道分泌作用的麻醉前用药是（　　）。
    A. 阿托品　　B. 苯巴比妥钠　　C. 安定　　D. 哌替啶　　E. 氯丙嗪
62. 最适合于表面麻醉的药物是（　　）。
    A. 普鲁卡因　　B. 丁卡因　　C. 利多卡因　　D. 布比卡因　　E. 异氟醚
63. 硬脊膜外麻醉最危险的并发症是（　　）。
    A. 血压下降　　B. 呼吸抑制　　C. 恶心、呕吐　　D. 全脊髓麻醉　　E. 神经根损伤
64. 腰麻后患者去枕平卧6~8 h主要是预防（　　）。
    A. 头痛　　B. 呕吐　　C. 低血压　　D. 切口痛　　E. 腰痛
65. 腰麻后头痛的主要原因是（　　）。
    A. 术中血压下降　　B. 脑脊液外漏　　C. 颅内压增高　　D. 迷走神经亢进　　E. 精神因素
66. 患者,女,成人,拟行阑尾切除术,在腰麻开始后不久,收缩压从麻醉前14.7 kPa下降至11.7 kPa。应从静脉输液中加入下列何种药物？（　　）
    A. 间羟胺　　B. 麻黄碱　　C. 肾上腺素　　D. 多巴胺　　E. 去甲肾上腺素
67. 吸入性全身麻醉不可缺少的术前用药是（　　）。
    A. 苯巴比妥钠　　B. 安定　　C. 阿托品　　D. 吗啡　　E. 异丙嗪
68. 全身麻醉患者清醒前最危险的意外及并发症是（　　）。

A. 呕吐物窒息　　B. 体温过低　　C. 坠床　　D. 引流管脱出　　E. 意外损伤

69. 全身麻醉患者清醒前,下列哪一项护理最重要?(　　)
A. 每 15 min 测生命体征一次　　B. 去枕平卧,头偏向一侧　　C. 保持输液通畅
D. 注意观察伤口渗血情况　　E. 防止意外损伤

70. 全身麻醉患者完全清醒的标志是(　　)。
A. 睫毛反射恢复　　B. 能睁眼看人　　C. 眼球转动
D. 呻吟、翻身　　E. 能准确回答问题

71. 手术前至少应在多长时间内避免吸烟?(　　)
A. 1 天　　B. 3 天　　C. 2 周　　D. 3 周　　E. 1 个月

72. 直肠癌手术前准备,下列哪项处理不正确?(　　)
A. 术前 2~3 天进流质饮食　　B. 术前 3 天服用肠道吸收抗生素　　C. 应用维生素 K
D. 术前清洁灌肠　　E. 术前口服番泻叶

73. 手术区皮肤消毒范围应距离切口至少(　　)。
A. 5 cm　　B. 10 cm　　C. 15 cm　　D. 20 cm　　E. 30 cm

74. 手术前有关皮肤的准备,下列哪一项是不正确的?(　　)
A. 手术前一日沐浴,洗头　　B. 修剪指(趾)甲,更换衣服
C. 剃去手术区皮肤的毛发　　D. 腹部手术擦净脐部污垢
E. 备皮由患者或家属来完成

75. 下腹部手术的备皮范围包括(　　)。
A. 上平剑突,下至大腿上 1/3 前,内侧及外阴部,两侧至腋后线
B. 上至乳头连线,下至耻骨联合,两侧至腋后线
C. 上至乳头连线,下至耻骨联合,前后超过正中线
D. 上至乳头连线,下至大腿上 1/3 前,内侧及外阴部,两侧至腋后线
E. 以上都不正确

76. 下列不是巡回护士的职责的是(　　)。
A. 安置手术体位　　B. 参与清点器械　　C. 监督无菌操作
D. 整理器械台　　E. 做好手术前环境的准备

77. 手术人员穿好无菌手术衣、戴好无菌手套后,双手应放在(　　)。
A. 腰部　　B. 胸前　　C. 身体两侧　　D. 高举头前　　E. 交叉于腋下

78. 手术中最常用的结是(　　)。
A. 方结　　B. 外科结　　C. 假结　　D. 三迭结　　E. 滑结

79. 手术铺巾中较大手术野最少要铺(　　)。
A. 3 层　　B. 5 层　　C. 6 层　　D. 4~6 层　　E. 以上都不正确

80. 肥皂洗手法中下列哪项是错误的?(　　)
A. 先用普通肥皂将双手及手臂清洗一遍　　B. 刷手时双手交替进行
C. 从一侧手指尖洗到肘上 10 cm　　D. 一遍 3 min,三遍 10 min
E. 双手浸泡要达 5 min

81. 预防腹腔手术患者发生术后肠粘连的措施中,哪项是手术护士应该做到的?(　　)
A. 手术中提拉肠管时要轻柔　　B. 勿将肠管在腹腔外暴露过久
C. 手套上滑石粉应冲洗干净　　D. 术后鼓励早期起床活动
E. 腹腔引流管放置时间不应太长

82. 手术后半卧位的目的不包括(　　)。
A. 利于引流　　B. 利于呼吸　　C. 利于循环
D. 防止膈下脓肿　　E. 利于利尿

83. 下列哪项不是手术后并发症?(　　)

A. 出血　　　　　　　　　　B. 肺不张和肺炎　　　　　　　　C. 切口感染和裂开
D. 伤口疼痛　　　　　　　　E. 血栓性静脉炎

84. 伤口裂开后肠管脱出应采取措施不正确的是(　　)。
A. 立即还纳入腹腔　　　　　　　　　　　　　B. 立即以无菌敷料覆盖
C. 立即用相对清洁敷料覆盖　　　　　　　　　D. 立即用无菌生理盐水纱布覆盖
E. 初步包扎伤口后,迅速转送

85. 下列哪项不是手术后切口感染的表现?(　　)
A. 术后 24 h 内切口剧烈疼痛　　　　　　　　B. 术后 3 天切口处疼痛剧烈
C. 术后 3 天体温上升至 38 ℃以上　　　　　　D. 切口红、肿、热、痛
E. 术后白细胞总数持续上升

86. 择期手术后第 2 天,患者体温 37.8 ℃,最可能的原因是(　　)。
A. 手术切口感染　　　　　　B. 并发上呼吸道感染　　　　　　C. 并发肺部感染
D. 并发尿路感染　　　　　　E. 外科手术热

87. 抗菌药物的选择最好是依据(　　)。
A. 病原菌的种类　　　　　　　　　　　　　　B. 药物的抗菌谱
C. 细菌培养和抗生素敏感试验　　　　　　　　D. 脓液的性状
E. 全身情况

88. 急性感染是指病情在多长时间内?(　　)
A. 1 周　　　　B. 2 周　　　　C. 3 周　　　　D. 1 个月　　　　E. 2 个月

89. 不符合外科感染的特点的是(　　)。
A. 多数由单一细菌引起　　　　B. 病变由局部炎症引起　　　　C. 常与创伤有关
D. 常需手术治疗　　　　　　　E. 可分为特异性感染和非特异性感染

90. 感染转为慢性结局是由于(　　)。
A. 病灶内细菌太多　　　　　　B. 局部组织血运不畅　　　　　C. 抗生素使用不当
D. 人体抵抗力与细菌毒力相等　　E. 人体抵抗力太强

91. 外科感染体温过高患者护理不包括(　　)。
A. 适当降低室温　　　　　　　B. 进高热量、高维生素饮食　　　C. 鼓励多活动
D. 多饮水　　　　　　　　　　E. 按时做好口腔护理

92. 急性蜂窝织炎的主要致病菌为(　　)。
A. 溶血性链球菌　　　　　　　B. 金黄色葡萄糖球菌　　　　　　C. 铜绿假单胞菌
D. 厌氧菌　　　　　　　　　　E. 大肠杆菌

93. 有传染性需隔离的外科感染性疾病是(　　)。
A. 疖　　　　B. 痈　　　　C. 丹毒　　　　D. 淋巴管炎　　　　E. 蜂窝织炎

94. 感染灶表面出现一条或多条"红线"是(　　)。
A. 网状淋巴管炎　B. 浅部静脉炎　C. 浅部淋巴管炎　D. 深部淋巴管炎　E. 急性蜂窝织炎

95. 疖和痈的根本区别是(　　)。
A. 感染细菌不同　B. 好发部位不同　C. 病理改变不同　D. 治疗原则不同　E. 预防措施不同

96. 鼻部疖挤压后,头痛、寒战、高热、昏迷、鼻眼部红肿、眼睑膜水肿,应考虑为(　　)。
A. 败血症　　　　　　　　　　B. 蜂窝织炎　　　　　　　　　C. 脓血症
D. 颅内化脓性感染　　　　　　E. 急性淋巴管炎

97. 面部较大的疖已形成脓肿时,最好的治疗方法是(　　)。
A. 挤压使之破溃排脓　　　　　B. 让其自行破溃排脓　　　　　C. 切开排脓
D. 局部热敷　　　　　　　　　E. 使用抗生素

98. 面部疖伴有全身发热等症状,最好的治疗方法是(　　)。
A. 挤压使之破溃排脓　　　　　B. 让其自行破溃排脓　　　　　C. 切开排脓

D. 局部热敷　　　　　　　　　　E. 使用足量抗生素控制感染

99. 丹毒的致病菌是（　　）。
A. 溶血性链球菌　　　　　B. 金黄色葡萄球菌　　　　　C. 破伤风梭菌
D. 大肠杆菌　　　　　　　E. 铜绿假单胞菌

100. 口底、颌下急性蜂窝织炎的致命并发症是（　　）。
A. 颅内化脓性海绵状静脉窦炎　　　　　B. 化脓性心包炎
C. 炎症扩散到纵隔，导致纵隔急性化脓性蜂窝织炎
D. 败血症　　　　　　　　　　　　　　E. 喉头水肿、呼吸困难，严重者窒息

101. 外敷疖肿一般使用（　　）。
A. 0.02%呋喃西林溶液　　　B. 0.1%雷夫奴尔溶液　　　C. 氧化锌软膏
D. 10%鱼石脂软膏　　　　　E. 0.75%碘伏

102. 手指化脓性腱鞘炎可引起掌中间隙感染的有（　　）。
A. 拇指　　　B. 小指　　　C. 无名指　　　D. 示指　　　E. 中指

103. 脓性指头炎最主要的治疗措施是（　　）。
A. 大量抗生素　　　　　B. 患肢抬高，制动　　　　　C. 早期切开引流
D. 鱼石脂外敷　　　　　E. 理疗

104. 小指化脓性腱鞘炎感染扩散首先引起（　　）。
A. 鱼际间隙感染　B. 桡侧滑囊炎　C. 尺侧滑囊炎　D. 掌中间隙感染　E. 前臂感染

105. 中指急性化脓性腱鞘炎蔓延时易引起（　　）。
A. 手背蜂窝织炎　　　　　B. 鱼际间隙感染　　　　　C. 掌中间隙感染
D. 桡侧滑液囊感染　　　　E. 尺侧滑液囊感染

106. 示指急性化脓性腱鞘炎扩散时可引起（　　）。
A. 鱼际间隙感染　　　　　B. 掌中间隙感染　　　　　C. 桡侧滑液囊感染
D. 尺侧滑液囊感染　　　　E. 以上都不对

107. 下列关于甲沟炎叙述不正确的是（　　）。
A. 发病初期患者就有体温升高　　　　　B. 可发展成甲下脓肿
C. 可发展成慢性甲沟炎　　　　　　　　D. 可发展成指头炎
E. 多因局部皮肤破损所致

（108～111题共用题干）
患者，女，35岁。4天前不慎刺伤中指末节指腹，当时少量出血，未予处理。前1天发现手指明显肿胀、皮肤苍白、搏动性跳痛，尤以夜间为甚，全身不适。

108. 目前考虑该患者发生了（　　）。
A. 甲沟炎　　　　　　　　B. 甲下脓肿　　　　　　　C. 脓性指头炎
D. 急性化脓性腱鞘炎　　　E. 化脓性滑囊炎

109. 对该患者的首要处理措施是（　　）。
A. 鱼石脂软膏贴敷手指头　B. 拔除指甲　　　　　　　C. 脓肿切开
D. 应用抗生素　　　　　　E. 局部热敷和理疗

110. 若治疗不及时，患者易发生（　　）。
A. 指骨坏死　　B. 肌腱坏死　　C. 慢性甲沟炎　　D. 掌中间隙感染　E. 鱼际间隙感染

111. 对患者的健康指导不包括（　　）。
A. 保持手清洁　　　　　　　　　　　　B. 预防受损伤
C. 伤后自行清洗、包扎　　　　　　　　D. 伤后及时消毒、清创
E. 手感染后及时就诊

112. 创伤急救顺序，下列应首先处理的是（　　）。
A. 伤口出血　　B. 窒息　　C. 气胸　　D. 骨折　　E. 内脏脱出

113. 严重挤压伤的患者,护士除严密观察生命体征外,应特别注意( )。
　　A. 意识和瞳孔　　　　　　　　B. 肢体的疼痛和肿胀　　　　　　C. 肢端的颜色和温度
　　D. 尿量和尿比重　　　　　　　E. 是否并发感染

114. 污染伤口的主要处理措施是( )。
　　A. 消毒　　　　B. 缝合　　　　C. 清创　　　　D. 换药　　　　E. 切排

115. 易并发破伤风感染的创伤是( )。
　　A. 挫伤　　　　B. 刺伤　　　　C. 切割伤　　　　D. 扭伤　　　　E. 擦伤

116. 换药的基本操作,下列哪项不正确?( )
　　A. 外层敷料可用手揭除　　　　　　　　　　B. 内层敷料应用镊子揭除
　　C. 两手持双镊目的是便于污染后更换　　　　D. 敷料与伤口粘连宜浸湿后再揭除
　　E. 根据伤口情况选择引流物或湿敷药液

117. 患者,女,20岁,学生,跑步时不慎左踝关节扭伤1 h,剧烈疼痛和肿胀,此时正确的处理是( )。
　　A. 局部包扎加用冰袋冷敷　　　B. 局部热敷加按摩　　　　C. 冷敷后热敷
　　D. 肢体制动休息,但不抬高　　　E. 温水洗后局部敷贴伤筋止痛膏

118. 患者,男,19岁,背部被钝器打击后形成伤口,边缘不整齐,出血不多,周围组织损伤和污染较严重,该创伤应为( )。
　　A. 擦伤　　　　B. 挫伤　　　　C. 刺伤　　　　D. 裂伤　　　　E. 挤压伤

(119～121题共用题干)
患者,男,28岁,左前臂被柴刀砍伤10 h,敷土药粉后包扎,伤口长约5 cm,出血已止,内有较多污物,予清创后延期缝合处理。

119. 该患者伤口延期缝合的原因最可能是( )。
　　A. 伤口洒过土药粉　　　　　B. 伤口长度太长　　　　　C. 伤口内有污物
　　D. 伤后时间长　　　　　　　E. 清创不彻底

120. 清创术的最好时机是伤后( )。
　　A. 6～8 h内　　B. 8～12 h内　　C. 12 h内　　D. 12～24 h内　　E. 72 h内

121. 影响伤口愈合的主要因素是( )。
　　A. 年龄　　　　　　　　　　B. 伤口清创　　　　　　　C. 伤口发生感染
　　D. 患者免疫功能　　　　　　E. 患者营养状况

122. 烧伤患者创面见树枝状栓塞血管可评估烧伤深度为( )。
　　A. Ⅰ度　　　　B. 浅Ⅱ度　　　　C. 深Ⅱ度　　　　D. Ⅲ度　　　　E. Ⅱ度+Ⅲ度

123. 严重烧伤创面渗液引起的休克是( )。
　　A. 失血性休克　　　　　　　B. 低血容量性休克　　　　　C. 创伤性休克
　　D. 心源性休克　　　　　　　E. 感染性休克

124. 按新九分法计算烧伤面积,8岁小儿的双下肢(包括臀部)占全身面积的( )。
　　A. 36%　　　　B. 42%　　　　C. 45%　　　　D. 46%　　　　E. 50%

125. 烧伤创面处理不正确的是( )。
　　A. 先行烧伤清创术　　　　　　　　　　B. 浅Ⅱ度烧伤水疱完整者予保留
　　C. 创面可涂红汞或龙胆紫,以防感染　　　D. 大面积烧伤或四肢、躯干可采用包扎疗法
　　E. 头颈部、会阴部烧伤宜用暴露疗法

126. 大面积烧伤患者创面下大量细菌生长繁殖,其毒素释放入血,甚至细菌进入血循环,称为( )。
　　A. 毒血症　　　　　　　　　　B. 创面蜂窝织炎　　　　　　　C. 吸入性烧伤
　　D. 烧伤创面脓毒症　　　　　　E. 脓毒血症

127. 严重烧伤后第1个8 h应输当日总量的1/2液体,而且要输得快点,其原因是( )。

A. 严重烧伤早期是低血容量性休克
B. 严重烧伤后 6~8 h 内血浆渗出速度最快
C. 烧伤休克是烧伤患者早期的主要并发症与死亡原因
D. 要符合先快后慢的输液原则
E. 早期烧伤患者心、肺功能尚处于良好状态

128. 患者,男,29岁,大面积烧伤,近日来常寒战、高热,呈间歇热,四肢厥冷、发绀,尿量明显减少,很快发生血压下降、休克。引起感染的最大可能是(　　)。

　　A. 革兰阳性细菌　　　　B. 革兰阴性细菌　　　　C. 真菌
　　D. 厌氧菌　　　　　　　E. 二重感染

(129~131题共用题干)

患者,男,45岁,体重65 kg,火场烧伤后4 h入院。疼痛剧烈,感口渴,咳出炭末样痰,声音嘶哑,呼吸困难。面色苍白,P 150次/分,BP 85/65 mmHg,鼻毛烧焦,口鼻有黑色分泌物,头颈部、躯干部皮肤焦黄色,无水疱,两上肢布满大小不等水疱,可见潮红创面。

129. 该患者急救措施首先是(　　)。
　　A. 保护创面　　B. 气管切开　　C. 抗休克　　D. 镇静止痛　　E. 创面清创

130. 该患者的烧伤深度与面积是(　　)。
　　A. Ⅱ度9%,Ⅲ度36%　　　　　　　B. Ⅱ度18%,Ⅲ度35%
　　C. Ⅱ度18%,Ⅲ度33%　　　　　　　D. Ⅱ度9%,Ⅲ度35%
　　E. Ⅱ度18%,Ⅲ度36%

131. 烧伤后第一个24 h补液量大约是(　　)。
　　A. 7250 mL　　B. 6250 mL　　C. 7150 mL　　D. 6950 mL　　E. 6150 mL

132. 毒蛇与无毒蛇的特征主要区别是(　　)。
　　A. 头部形状为三角形　　　B. 身体粗短,颈部较细,尾短而细　　C. 有色彩鲜艳的花纹
　　D. 有毒器,可见一对较长的毒牙　　E. 有成排的毒牙

133. 患者,男,38岁,在山上草丛中行走,不慎被毒蛇咬伤,现场急救时下列哪项错误?(　　)
　　A. 立即呼救　　　　　　B. 伤肢制动、抬高　　　　　C. 切勿奔跑
　　D. 就地取材、绑扎　　　E. 伤口冲洗、排毒

134. 下列毒蛇咬伤治疗和护理措施哪项不正确?(　　)
　　A. 立即采取绑扎、冲洗、排毒的急救
　　B. 注射抗蛇毒血清及口服、外敷蛇药
　　C. 大量快速输液及应用利尿剂排毒
　　D. 早期应用抗生素和TAT,预防感染和破伤风
　　E. 防治器官功能衰竭等并发症

135. 不符合含血液毒的毒蛇咬伤表现的是(　　)。
　　A. 局部症状轻微,迅速出现全身神经肌肉、呼吸系统侵犯的症状
　　B. 伤口剧痛、明显肿胀,伴出血、血疱、淤斑
　　C. 出现全身广泛性出血的症状
　　D. 伤口会经久不愈,出现区域淋巴结肿痛
　　E. 主要因休克、心力衰竭、急性肾功能衰竭而死亡

136. 毒蛇咬伤后,为减慢蛇毒的吸收和扩散,伤肢应(　　)。
　　A. 抬高于心脏水平　　　　　B. 制动并放低或下垂　　　　C. 局部热敷、按摩
　　D. 外敷跌打药及涂擦乙醇　　E. 伤口周围注射胰蛋白酶或地塞米松

(137~139题共用题干)

患者,男,28岁,在田间劳动时左示指被毒蛇咬伤,当时伤口仅少许渗血,并不严重,也未处

理,6 h后自觉头晕、眼花、胸闷、神志模糊,遂送去医院。

137. 咬伤该患者的毒蛇可能是(　　)。
 A. 竹叶青或五步蛇　　　　　　B. 金环蛇或银环蛇　　　　　　C. 眼镜蛇或眼镜王蛇
 D. 蝮蛇　　　　　　　　　　　E. 蜂蛇

138. 该患者被咬伤当时应首先采取的急救措施是(　　)。
 A. 立即呼救　　　　　　　　　　　　　　B. 立即伤口清洗
 C. 立即绑扎伤口近心端肢体　　　　　　　D. 立即挤压伤口排毒
 E. 立即跑步去医院

139. 为防范蛇咬伤,对该患者在田间劳动时的健康教育,下列哪项不正确?(　　)
 A. 进入深山草丛时应用棍棒开路　　　　　B. 夜行要带照明工具
 C. 田间劳作时要穿鞋、长袖、长裤　　　　D. 最好扣紧衣领、袖口及戴手套劳动
 E. 蛇咬伤后要立即呼救,不要擅自采取救治措施

140. 关于良性肿瘤,下列叙述错误的是(　　)。
 A. 细胞分化程度较高　　　　　　B. 多呈膨胀性生长　　　　　　C. 少数可恶变
 D. 不危及生命　　　　　　　　　E. 多数有包膜,与周围组织有分界

141. 肉瘤的概念是(　　)。
 A. 来自上皮组织的肿瘤　　　　　　　　　B. 来自上皮组织的恶性肿瘤
 C. 来自软组织的恶性肿瘤　　　　　　　　D. 来自间叶组织的恶性肿瘤
 E. 来自肌肉组织的恶性肿瘤

142. 下列属于三级癌症预防的是(　　)。
 A. 减少暴露于致癌物　　　　　　B. 消除暴露于致癌物　　　　　　C. 早期治疗癌前病变
 D. 早期治疗癌症　　　　　　　　E. 诊断和治疗后的康复

143. 肿瘤的主要表现是(　　)。
 A. 肿块　　　B. 疼痛　　　C. 溃疡　　　D. 炎症　　　E. 畸形

144. 下列肿瘤中,癌胚抗原阳性率最高的是(　　)。
 A. 结肠癌　　　B. 淋巴癌　　　C. 肝癌　　　D. 骨肉瘤　　　E. 胃癌

145. 目前提高恶性肿瘤疗效的关键环节是(　　)。
 A. 手术切除肿瘤　　　　　　　　B. 综合治疗　　　　　　　　C. 免疫和基因治疗
 D. 中西医结合治疗　　　　　　　E. 早期诊断和治疗

146. 关于放疗的护理,下列哪一项是错误的?(　　)
 A. 要了解患者以前是否接受过放疗
 B. 术后患者应待伤口完全愈合,全身情况基本恢复后才开始放疗
 C. 放疗对骨髓有抑制作用,应每月检查一次白细胞和血小板
 D. 若血小板降至$80000/mm^3$时应暂停
 E. 若白细胞、血小板下降可少量多次输新鲜血

147. 关于恶性肿瘤化疗护理,下列哪一项不恰当?(　　)
 A. 使用抗癌药前应了解患者血象、肝肾功能
 B. 抗癌药配制药时应核对无误,注意有效期
 C. 给药途径有口服、肌内注射和静脉滴注
 D. 配制的药液必须在短时间内应用,不可久置
 E. 若静脉给药,应从大静脉开始,以减少药液刺激

148. 抗癌药静脉注射漏出血管外,处理错误的是(　　)。
 A. 生理盐水局部注射　　　　　　B. 普鲁卡因局部封闭　　　　　　C. 局部冷敷
 D. 局部热敷　　　　　　　　　　E. 硫代硫酸钠局部封闭

149. 关于使用抗癌药物的护理,下列哪一项有错?(　　)

A. 配制药液时应核对无误,注意有效期
B. 所有药液必须一次性配足,以供多次使用
C. 操作时穿长袖防护衣,戴帽子、口罩
D. 多次给药应有计划使用静脉,避免过早闭塞
E. 如药液外漏引起局部疼痛、肿胀,应立即停止注药或输液,局部冷敷

150. 肾移植供、受者淋巴细胞毒交叉配合试验结果的要求为( )。
  A. <5%   B. <10%   C. <15%   D. <25%   E. <50%

151. 目前应用最广泛的器官保存液是( )。
  A. 0.9%的氯化钠   B. 蒸馏水   C. HTK液
  D. UW液   E. 中药

152. 按移植物植入的部位分类,肾移植多为( )。
  A. 原位移植   B. 异位移植   C. 原位旁移植   D. 结构移植   E. 单独移植

153. 按移植物植入的部位分类,肝移植多属于( )。
  A. 原位移植   B. 异位移植   C. 原位旁移植   D. 结构移植   E. 单独移植

154. 急性排斥反应治疗不彻底或反复发生,可导致( )。
  A. 超急性排斥反应   B. 加速血管排斥反应   C. 亚急性排斥反应
  D. 症状性排斥反应   E. 慢性排斥反应

155. 肾移植术后24 h内,每小时尿量不应小于( )。
  A. 30 mL   B. 50 mL   C. 100 mL   D. 300 mL   E. 500 mL

156. 肾移植术后,不宜用作补液的静脉是( )。
  A. 移植对侧下肢静脉   B. 移植侧上肢静脉   C. 移植对侧上肢静脉
  D. 移植侧下肢静脉   E. 移植侧上下肢静脉

157. 肾移植术后24 h内正确的卧位是( )。
  A. 去枕平卧,头偏向一侧
  B. 半坐卧位,移植侧下肢髋、膝关节屈曲10°~15°
  C. 侧卧位,移植侧下肢髋、膝关节屈曲15°~25°
  D. 头低脚高位,移植侧下肢髋、膝关节屈曲10°~15°
  E. 平卧位,移植侧下肢髋、膝关节屈曲15°~25°

158. 患者,女,45岁,肝移植后5天,诊断为急性排斥反应,首选的药物是( )。
  A. 抗生素   B. 止血药   C. 环孢素   D. 甲泼尼龙   E. 水溶性维生素

159. 患者,男,33岁,肝移植术后第7天,黄疸逐渐消退,胆汁呈金黄色黏性液,约55 mL/h;痰液增多、黏稠,不易咳出,体温逐渐升高。应首先考虑( )。
  A. 急性排斥反应   B. 慢性排斥反应   C. 肺部感染
  D. 手术伤口感染   E. 排斥反应并感染

(160~162题共用题干)
钱先生,41岁,因原发性肾小球肾炎发展为慢性肾功能衰竭,靠血液透析维持生命,建议患者行肾移植手术。目前正等待合适的供体。

160. 在为患者选择供体时,要求混合淋巴液培养的转化率不应超过( )。
  A. 3%~5%   B. 6%~10%   C. 11%~15%
  D. 20%~30%   E. 50%~60%

161. 有关肾移植术前1日的准备,以下哪项不适当?( )
  A. 应用免疫抑制剂   B. 应用抗生素   C. 清洁全身皮肤
  D. 药物过敏试验   E. 无需血液透析治疗

162. 若该患者接受肾移植,在术后24 h内最关键的监测指标为( )。
  A. 尿量   B. 营养   C. 活动   D. 体温   E. 睡眠

二、填空题

1. 中心静脉压的正常值是（　　），降低提示（　　），增高提示（　　）。
2. 机体维持足够血流灌注的三大因素是（　　）、（　　）、（　　）。
3. 外科感染按致病菌种类和病变性质一般分为（　　）和（　　）两大类。
4. 外科感染发展的转归有（　　）、（　　）、（　　）和（　　）。
5. 为了更准确地诊断疾病细菌培养采血的最佳时间是在（　　）、（　　）时。
6. 全身感染患者常常出现转移性脓肿的是（　　）。
7. 烧伤严重程度主要取决于烧伤的（　　）和（　　）。
8. 热力烧伤的热力主要包括（　　）、（　　）、（　　）和（　　）。
9. 严重烧伤的全身反应根据临床经过可分为（　　）、（　　）和（　　）三期。
10. 人体受到各种致伤因素作用后造成（　　）和（　　）总称为损伤,狭义的损伤指（　　）。
11. 创伤按皮肤或黏膜的完整性可分为（　　）和（　　）两类。
12. 创伤的愈合可分为（　　）和（　　）两类。
13. 创伤急救应遵循"首先（　　）、先急后缓、安全及时有效"的原则。
14. 按毒蛇蛇毒的性质,可把蛇毒分为（　　）、（　　）和（　　）。
15. 具有血液毒的常见毒蛇是（　　）、（　　）和（　　）。
16. 毒蛇咬伤后急救措施主要包括（　　）、（　　）和（　　）三个方面。
17. 毒蛇咬伤患者急救时,在伤口近心端进行环形绑扎的松紧度应以（　　）为宜。
18. 毒蛇咬伤处局部可见（　　）的牙痕,随后会出现（　　）症状,而无毒蛇咬伤不会。

三、简答题

1. 外科护理的范畴有哪些？
2. 如何成为一名合格的外科护士？
3. 正常人动脉血液 pH 值范围是多少？临床上,有哪些意义？
4. 酸碱失衡的治疗与护理原则有哪些？
5. 疖或痈患者的护理要点是什么？
6. 全身化脓性感染患者的护理措施是什么？
7. 全身化脓性感染的处理原则是什么？
8. 如何做好破伤风患者的呼吸道管理工作？
9. 气性坏疽的局部症状有哪些？
10. 你需给多种伤口换药时,如何安排其顺序？
11. 如何区分浅Ⅱ度和深Ⅱ度烧伤？
12. 烧伤患者的紧急救护措施有哪些？
13. 烧伤患者休克期输液过程中的观察指标是什么？
14. 毒蛇咬伤的紧急救护措施有哪些？
15. 移植的遗传学关系分类有哪些？
16. 简述急性排斥反应的临床表现。

四、病案分析题

1. 患者,女,38岁,因减肥连续服用泻药1周,现在感觉虚弱乏力,偶有直立性眩晕而入院。体格检查:36.7 ℃,血压从入院时的110/60 mmHg 很快降至80/50 mmHg,心率100次/分,皮肤弹性差,黏膜干燥,尿量120 mL/24 h。实验室检查:血 Na^+ 140 mmol/L,血浆渗透压295 mmol/L,尿比重1.038,尿钠6 mmol/L。

请问:患者发生了何种水、电解质紊乱？

2. 患者,男,40岁,呕吐、腹泻伴发热、口渴、尿少4天入院。体格检查:T 38.2 ℃,BP 110/80 mmHg,汗少、皮肤黏膜干燥。实验室检查:血 Na^+ 155 mmol/L,血浆渗透压320 mmol/L,尿比重>1.020,其余化验检查基本正常。立即给予静脉滴注5%葡萄糖溶液2500 mL/d和抗生素等。2

天后除体温、尿量恢复正常和口不渴外,反而出现眼窝凹陷、皮肤弹性明显降低、头晕、厌食、肌肉软弱无力。肠鸣音减弱,腹壁反射消失。浅表静脉萎陷,脉搏 110 次/分,血压 72/50 mmHg,血 Na^+ 120 mmol/L,血浆渗透压 255 mmol/L,血 K^+ 3.0 mmol/L,尿比重<1.010,尿钠 8 mmol/L。

请问:患者在治疗前后发生了何种水、电解质紊乱?为什么?

3.患者,女,因大面积烧伤和严重呼吸道烧伤入院。体格检查:头面及胸腹部烧伤,面积约占 85%(Ⅲ度占 60%)。经全面积极处理,病情一直比较稳定。第 28 天发现创面感染,随后患者体温 39 ℃,血细菌培养阳性(主要为铜绿假单胞菌),血压降至 70/50 mmHg,尿量 400 mL/d,pH 7.088,HCO_3^- 浓度 9.8 mmol/L,$PaCO_2$ 4.45 kPa(33.4 mmHg),血 K^+ 6.8 mmol/L,血 Na^+ 132 mmol/L,血 Cl^- 102 mmol/L。心电图显示:P 波和 QRS 波群振幅降低,QRS 波群间期增宽,T 波高尖。虽经积极救治,病情仍无好转,最终于第 33 天时引发心室纤颤和心脏停搏死亡。

请思考并回答:患者血钾增高的原因是什么?患者死亡的主要原因是什么?

4.患者,男,45 岁,教师,刺激性干咳,偶有少量咯血 3 个月,近日出现胸痛入院,查体 T 36 ℃,P 72 次/分,BP 110/70 mmHg,X 线检查发现左肺有块状阴影,血常规检查:白细胞 5× 10^9/L,中性粒细胞 0.65。诊断:肺癌。医嘱:择期在全麻下行左肺全切术。

请问:(1)全身麻醉患者术后采取何种卧位?

(2)如何维持全身麻醉手术后患者循环系统功能?

项目2 颅脑疾病患者的护理

任务11 颅脑疾病患者的护理

任务11-1 颅内压增高患者的护理

【课程目标】

1. 知识目标

(1)了解颅内压正常的生理调节。

(2)熟悉颅内压增高的病因和处理原则。

(3)掌握颅内压增高、脑疝的评估和护理措施。

2. 能力目标

(1)能运用护理程序为颅内压增高、脑疝患者制订护理计划。

(2)能及时发现脑疝并发症,并能及时配合医生进行抢救。

3. 素质目标

在护理过程中,具备爱伤护理观念、基本的护理礼仪规范、良好的沟通表达能力。

【预习目标】

(1)预习颅脑解剖和脑脊液循环相关知识。

(2)通读本项目本任务的全部内容,重点注意并找到课程目标中要求掌握的全部知识点。

教学案例 11-1-1

患者,男,40岁,饮酒后突发头痛,随即出现喷射性呕吐,意识模糊,右侧肢体活动无力,送入医院途中意识逐渐不清。体检:浅昏迷,舌后坠,体温36.6 ℃,脉搏52次/分,呼吸18次/分,血压200/138 mmHg。

请问:患者出现了什么情况?其最严重的并发症是什么?如何护理?

【概述】

> 颅内压是指颅内容物对颅腔所产生的压力,一般以脑脊液静水压来表示,通过侧卧位腰椎穿刺或直接穿刺脑室测定。成人正常颅内压为70～200 mmH$_2$O,儿童正常颅内压为50～100 mmH$_2$O。颅腔是由颅骨形成的半封闭体腔,成年后颅腔的容积固定不变,为1400～1500 mL。颅内容物包括脑组织、脑脊液和血液,三者与颅腔容积相适应,维持正常的颅内压力。

当颅腔内容物体积增加或颅脑容积减少超过颅脑可代偿的容量,导致颅内压持续高于200 mmH$_2$O,并出现头痛、呕吐、视神经乳头水肿三大症状时,称为颅内压增高。颅内压增高是许多颅脑疾病共有的综合征。造成颅内压增高的原因有两类。

1. 颅腔内容物体积或量的增加 ①脑体积增加:如脑组织损伤、炎症、缺血缺氧、中毒等导致脑水肿。②脑脊液过多:脑脊液分泌和吸收失调导致脑积水。③脑血流增加:如颅内动静脉畸形、恶性高血压、高碳酸血症等。

重难点:
颅内压、颅内压增高。

2. 颅腔空间或容积缩小 ①颅内占位性病变使颅腔空间相对变小：如颅内肿瘤、血肿、脓肿和脑寄生虫病等。②颅腔容积缩小：如狭颅畸形、颅底陷入症、向内生长的颅骨肿瘤、大片凹陷性颅骨骨折等。

【护理评估】

(一)健康史

了解有无颅脑外伤、颅内感染、脑肿瘤、高血压、颅脑畸形等疾病史，初步明确颅内压增高的原因，有无呼吸道梗阻、咳嗽、癫痫、便秘等诱发颅内压增高的因素；了解有无合并其他系统疾病。

(二)身体状况

1. 颅内压增高"三主征" 通常将头痛、呕吐、视神经乳头水肿合称为颅内压增高"三主征"，是颅内压增高的典型表现。头痛是颅内压增高最常见的症状，多位于前额和颞部，以清晨和夜间为重，程度随颅内压增高进行性加重，以胀痛和撕裂样痛为多见，咳嗽、打喷嚏、用力、弯腰和低头时可加重。呕吐呈喷射状，常出现在剧烈头痛时，呕吐后头痛可缓解，患者因此常拒食。视神经乳头水肿是颅内压增高的重要客观体征，常为双侧性。表现为视神经乳头充血、水肿、边缘模糊不清、生理凹陷变浅或消失，视网膜静脉曲张等，严重者乳头周围可见火焰状出血。早期视力无明显障碍或仅有视野缩小，继而视力下降甚至失明。

2. 意识障碍 急性颅内压增高患者常有明显的进行性意识障碍甚至昏迷，慢性颅内压增高者表现为神志淡漠、反应迟钝。

3. 生命体征紊乱 颅内压增高患者早期代偿期可伴有典型的生命体征变化，出现库欣(Cushing)反应，表现为典型的两慢一高：脉搏缓慢有力、呼吸深慢和血压增高。后期失代偿时，血压下降，脉搏细快，呼吸浅快不规则，严重者可因呼吸、循环衰竭而死亡。

4. 其他症状和体征 颅内压增高还可引起一侧或双侧外展神经麻痹或复视、阵发性黑矇、头晕、猝倒、头皮静脉怒张。婴幼儿可出现头颅增大、囟门饱满、颅缝增宽、破罐头颅等。

5. 脑疝 脑疝是颅内压增高的严重并发症和引起死亡的主要原因。当颅腔某一分腔有占位性病变时，该分腔的压力大于邻近分腔的压力，部分脑组织被挤入颅内生理空间或裂隙，产生相应的临床症状和体征，称为脑疝。根据脑疝发生部位和脑组织移位的不同，可分为小脑幕切迹疝(颞叶钩回疝)、枕骨大孔疝(小脑扁桃体疝)、大脑镰下疝等(图11-1-1)。

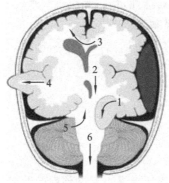

幕上疝
1. 钩回疝
2. 下行性小脑幕切迹疝
3. 大脑镰下疝
4. 颅外疝
   幕下疝
5. 上行性小脑幕切迹疝
6. 枕骨大孔疝

图 11-1-1 脑疝的类型

(1)小脑幕切迹疝：又称颞叶钩回疝，是幕上占位性病变引起颅内压增高，颞叶海马回、钩回通过小脑幕切迹向幕下移位，使脑干和动眼神经受压。典型的临床表现是在颅内压增高的基础上，出现进行性加重的意识障碍，患侧瞳孔短暂缩小后逐渐扩大，直接和间接对光反射迟钝或消失，病变对侧肢体肌力减弱或麻痹，病理征阳性。晚期双侧瞳孔明显散大，对光反射消失，眼球固定，四肢瘫痪，生命体征严重紊乱，最后呼吸、心跳停止而死亡。

(2)枕骨大孔疝：又称小脑扁桃体疝，是小脑扁桃体及延髓经枕骨大孔向椎管内发生移位。常因幕下占位性病变或腰椎穿刺放脑脊液过快过多引起。临床上缺乏特征性表现，生命体征紊乱出现较早,呼吸、脉搏减慢,可迅速出现呼吸、循环衰竭,早期即可出现突发呼吸骤停而死亡。

枕骨大孔疝与小脑幕切迹疝的不同之处在于呼吸、循环障碍出现较早,而意识障碍与瞳孔变化较晚;小脑幕切迹疝则是意识障碍与瞳孔变化出现较早,生命体征变化较晚。

(三)辅助检查

1. 影像学检查

(1) X线检查:主要用于诊断颅内压增高是否为颅脑外伤导致颅骨骨折引起的。

(2) CT和MRI:CT是诊断颅内占位性病变的首选检查,通常能显示病变的位置、大小和形态,对判断引起颅内压增高的原因有重要参考价值。CT和MRI检查均能较准确地定位诊断并可帮助定性诊断。

(3) 脑造影检查:包括脑血管造影、数字减影血管造影(DSA)、脑室造影等,主要用于疑有脑血管畸形或动脉瘤等疾病患者,可提供定位和定性诊断。

2. 腰椎穿刺 可测定颅内压力,同时取脑脊液做生化指标检测,但对颅内压增高症状和体征明显者应禁用,以免诱发脑疝。

(四)心理-社会状况

头痛、呕吐等可致患者烦躁不安、焦虑等心理反应,应了解患者对疾病的认知程度,了解家属对疾病的认知和心理反应及对患者的关心和支持程度。

(五)治疗要点

1. 处理原发疾病 处理原发疾病是最根本、有效的治疗方法。对颅内占位性病变,争取手术切除,如手术清除颅内血肿、异物,切除颅内肿瘤等。有脑积水者,行脑脊液分流术。

2. 减少颅腔内容物体积,降低颅内压 对病因不明或暂时不能手术解除病因者。常用的治疗方法有以下几种。

(1) 减少脑血流量:①抬高床头15°～30°,以促进脑静脉回流,降低颅内压。②限制液体入量,颅内压增高明显者,摄入量应限制在1500～2000 mL,使机体处于轻度脱水状态。③过度换气或给氧:可增加血液中的氧分压,排出CO_2,使脑血管收缩,减少脑血流量。④冬眠低温治疗或亚低温治疗:收缩脑血管,降低脑代谢和耗氧量。

(2) 减少脑组织的体积:①脱水治疗:常用高渗性脱水剂(如20%甘露醇)和利尿剂(如呋塞米)两种。②激素治疗:激素可改善毛细血管通透性,预防和缓解脑水肿。

(3) 减少脑脊液的量:紧急情况下,脑室穿刺引流和各种脑脊液分流术,可缓解颅内压增高。

3. 对症处理 高热患者给予降温治疗;疼痛者适当应用镇痛剂,但禁用吗啡和哌替啶,以免抑制呼吸;外伤和感染者给予抗生素;抽搐者给予抗癫痫药物;呕吐者应禁食和维持水、电解质及酸碱平衡。

【护理诊断/问题】

(1) 疼痛 与颅内压增高有关。

(2) 组织灌注量改变 与颅内压增高有关。

(3) 体液不足/有体液不足的危险 与颅内压增高引起剧烈呕吐及应用脱水剂有关。

(4) 营养失调:低于机体需要量 与呕吐、不能进食和脱水治疗等有关。

(5) 焦虑/恐惧 与颅脑疾病的诊断、手术与预后不佳等有关。

(6) 潜在的并发症:脑疝、窒息等。

【预期目标】

(1) 患者主诉头痛减轻,舒适感增加。

(2) 脑组织灌注正常,意识障碍得到改善。

(3) 体液恢复平稳,生命体征平稳,尿比重正常,无脱水的症状和体征。

(4) 患者营养状态得到改善。

(5) 焦虑/恐惧减轻,情绪稳定。

(6) 患者呼吸道通畅,无脑疝、呛咳、误咽的发生。

【护理措施】

(一) 一般护理

1. 体位 抬高床头15°~30°,以利于颅内静脉回流,减轻脑水肿,降低颅内压。昏迷者取侧卧位,以免误吸呕吐物。

2. 给氧 持续或间断吸氧,使脑血管收缩,降低脑血流量,降低颅内压。

3. 饮食与补液 控制液体摄入量,不能进食者,成人每日输液量控制在2000 mL以内,24 h尿量不少于600 mL。神志清醒者,给予低盐普食;使用脱水剂时应注意水、电解质的平衡。

4. 加强基础护理 满足患者日常生活需要,如做好口腔护理,预防肺部并发症、压疮发生、泌尿系统感染,注意安全,防止损伤。

(二) 病情观察

1. 生命体征 注意呼吸的节律和深度、脉搏快慢和强弱及血压和脉压的变化。血压升高、脉搏缓慢有力、呼吸深而慢,同时有进行性意识障碍,是颅内压增高所致的代偿性生命体征改变。

2. 意识状态 意识反映大脑皮层和脑干的功能状态,意识障碍的程度、持续时间和演变过程是分析病程进展的重要指标。目前临床上主要使用的有两种。

(1) 传统方法:意识状态的分级见表11-1-1。

表11-1-1 意识状态的分级

意识	语言刺激反应	痛刺激反应	生理反应	大小便自理	配合检查
清醒	灵敏	灵敏	正常	能	能
模糊	迟钝	不灵敏	正常	有时不能	尚能
浅昏迷	无	迟钝	正常	不能	不能
昏迷	无	无防御	减弱	不能	不能
深昏迷	无	无	无	不能	不能

(2) 格拉斯哥(Glasgow)昏迷评分法:评定睁眼、言语及运动反应,累计得分最高15分,表示意识清醒,8分以下为昏迷,最低3分,分数越低表示意识障碍越严重(表11-1-2)。

表11-1-2 格拉斯哥昏迷评分法

睁眼反应	计分	言语反应	计分	运动反应	计分
自动睁眼	4	回答正确	5	遵命动作	6
呼唤睁眼	3	回答错误	4	定痛动作	5
痛时睁眼	2	吐词不清	3	肢体回缩	4
不能睁眼	1	有音无语	2	异常屈曲	3
		不能发音	1	异常伸直	2
				无动作	1

3. 瞳孔观察 瞳孔的观察对判断病变部位具有意义。正常的瞳孔两侧等大,圆形,在自然光线下直径3~4 mm,直接、间接对光反应灵敏。颅内压增高患者出现患侧瞳孔先小后大,对光反应迟钝或消失,提示发生小脑幕切迹疝。

4. 肢体活动 小脑幕切迹疝压迫患侧大脑脚,出现对侧肢体瘫痪,肌张力增高,腱反射亢进,病理反射阳性。

(三) 配合治疗的护理

1. 脱水治疗的护理 颅内压增高者常用高渗性和利尿性脱水剂。首选20%甘露醇250 mL,30 min内快速静脉滴注;配合使用呋塞米20~40 mg,口服、静脉或肌内注射。脱水治疗期间,准确记录24 h出入液量。脱水药物应按医嘱定时、反复使用,停药前逐渐减量或延长给药间隔,以防止颅内压反跳现象。

2. 激素治疗的护理 肾上腺皮质激素如地塞米松、氢化可的松等,可预防和缓解脑水肿,但激素可引起消化道应激性溃疡出血、增加感染机会等不良反应,在按医嘱给药的同时应加强观察和护理。

3. 辅助过度换气的护理 过度换气可导致脑血流减少,甚至加重脑缺氧,因此,应根据病情,按医嘱给予肌松剂后,调节呼吸机的各项参数,定时进行血气分析,维持患者PaO_2于90～100 mmHg、$PaCO_2$于25～30 mmHg水平为宜。过度换气时间不宜超过24 h,以免引起脑缺血。

4. 冬眠低温疗法的护理

(1)环境准备:将患者安置于单人房间,光线宜暗,室温18～20 ℃。室内准备氧气袋、血压计、听诊器、水温计、冰袋或冰毯、导尿包、冬眠药物、急救药物或器械、护理记录单等,由专人护理。

(2)降温方法:根据医嘱先给予足量冬眠药物,待患者御寒反应消失,进入睡眠状态后,方可加用物理降温,降低温度以每小时下降1 ℃为宜,以维持肛温32～34 ℃、腋温31～33 ℃为宜。用药半小时内不能搬动患者或为患者翻身,防止体位性低血压。

(3)密切观察病情:用药前记录生命体征、意识状态、瞳孔和神经系统症状,作为治疗后观察对比的基础。冬眠低温疗法期间,收缩压低于100 mmHg,脉搏超过100次/分,呼吸次数减少或不规则时,应及时通知医生停止冬眠低温疗法或更换冬眠药物。

(4)终止冬眠低温疗法:冬眠低温治疗时间一般为3～5天。停用时,应先停止物理降温,再逐步减少药物剂量或延长相同剂量的药物维持时间直至停用;为患者加盖被毯,让体温自然回升。复温不宜过快,以免出现颅内压反跳、体温过高、酸中毒等。

5. 脑疝的急救与护理

(1)快速静脉输注20%甘露醇200～400 mL,留置导尿管观察脱水效果。
(2)保持呼吸道通畅并给氧,呼吸功能障碍者,应气管插管行人工辅助呼吸。
(3)密切观察患者意识、呼吸、脉搏和瞳孔的变化,配合医生完成必要的诊断性检查。
(4)做好紧急手术的准备。

(四)对症护理

1. 高热 因高热造成脑组织相对缺氧,加重脑损害,及时采取降温措施,中枢性高热以物理降温为主,药物为辅,必要时使用冬眠低温疗法。

2. 头痛 避免咳嗽、打喷嚏、弯腰、低头等使头痛加重因素,适当应用止痛剂,但禁用吗啡和哌替啶,以免抑制呼吸中枢。

3. 躁动 寻找原因及时处理,慎用镇静剂,禁忌强制约束,以免患者挣扎而使颅内压进一步增高,必要时加床栏,防止坠床等意外伤害。

4. 呕吐 及时清除呕吐物,防止误吸,观察并记录呕吐物的量和性状。

(五)避免颅内压增高的诱因

1. 休息 绝对卧床休息,保持病室安静;劝慰患者,避免情绪激动,以免血压骤升,引起颅内压升高。

2. 保持呼吸道通畅 引起呼吸道梗阻的原因有呼吸道分泌物积聚、呕吐物误吸、卧位不正确导致气管受压或舌根后坠等。及时清除呼吸道分泌物、呕吐物,卧位时防止颈部屈曲、过伸、扭曲,舌后坠者可托起下颌或放置口咽通气管。

3. 避免剧烈咳嗽和便秘 剧烈咳嗽、用力排便可使胸腹腔内压骤然升高而引起脑疝,应避免并及时治疗感冒、咳嗽,防止便秘,对已有便秘者,给予开塞露或低压小剂量灌肠,禁忌高压灌肠。

4. 及时控制癫痫发作 癫痫发作加重脑缺氧和脑水肿,注意观察有无癫痫症状,一旦发生,及时给予抗癫痫及降颅内压处理。

(六)心理护理

及时发现患者的心理异常和行为异常,查找并去除原因;协助患者对人物、时间、地点定向力的辨识,用爱心、细心、同情心、责任心照顾患者,有助于改善患者的心理状况。

【护理评价】

(1)患者头痛、呕吐是否得到有效控制。

(2)患者脑组织灌注是否正常,意识障碍有无改善。

(3)体液平衡是否得到维持。

(4)患者基本营养是否得到满足。

(5)患者心理及社会反应是否减轻。

(6)患者并发症是否发生或发生后是否被及时发现和处理。

【健康教育】

1. 心理指导 颅脑疾病后,患者及家属均对脑功能的康复有一定的忧虑,担心影响今后的生活和工作,应鼓励患者尽早自理生活,对恢复过程中出现的头痛、耳鸣、记忆力下降等给予适当的解释,树立患者信心。

2. 康复训练 颅脑疾病手术后,可遗留语言、运动或智力障碍,伤后1~2年内仍有恢复的可能,制订康复计划,进行语言、肢体运动和记忆力等方面的训练,改善生活自理能力和社会适应能力。

案例分析 11-1-1

患者发生了急性颅内压增高,最严重的并发症是脑疝。护理措施:①降低颅内压:20%甘露醇脱水治疗,给氧,冬眠低温疗法,紧急情况下行脑室穿刺引流和各种脑脊液分流术。②保持呼吸道通畅并给氧,呼吸功能障碍者,应气管插管行人工辅助呼吸。③密切观察患者意识、呼吸、脉搏和瞳孔的变化。④做好紧急手术的准备。

(赵春阳)

任务 11-2 颅脑损伤患者的护理

【课程目标】

1. 知识目标

(1)了解各种类型头皮损伤的临床表现和治疗原则。

(2)熟悉颅骨骨折和脑损伤的处理原则。

(3)掌握颅骨骨折和脑损伤的身体状况和护理措施。

2. 能力目标

(1)能评估颅脑损伤患者的病情,并能初步判断颅脑损伤的类型,完成护理评估记录。

(2)能观察颅脑损伤患者的生命体征、意识、瞳孔等变化,判断损伤程度和病情变化,采取有效的护理措施。

(3)能对颅脑损伤患者进行饮食、休息、体位等健康教育。

(4)能对脑室引流管进行正确护理。

3. 素质目标

(1)运用所学知识能评估各类型颅脑损伤患者病情变化,并能合理采取护理措施。

(2)护理过程中,具备基本的护理礼仪规范和良好的护患沟通能力。

【预习目标】

(1)预习头皮、颅骨和脑组织的解剖和生理相关知识。

(2)通读本项目本任务的全部内容,重点注意并找到课程目标中要求掌握的全部知识点。

教学案例 11-2-1

患者,男,38 岁,1 h 前被重物砸伤头顶,伤后立即昏迷,意识障碍加深,30 min 后出现呕吐、抽搐、尿失禁。体格检查:体温 36.8 ℃,脉搏 70 次/分,呼吸 16 次/分,血压 130/70 mmHg。浅昏迷,双侧瞳孔等大等圆,直径 2.5 cm,对光反射迟钝,疼痛刺激肢体逃避,GCS 6 分。头顶部正中头皮挫裂伤口 6 cm,可见粉碎性凹陷性骨折,陷入深度近 1.5 cm,活动性出血,耳鼻无血性液体。其他检查无异常。

请问:(1)该患者目前存在哪些主要的护理诊断/问题?
(2)如何护理该患者?

颅脑损伤常见于交通、工矿、爆炸、坠落等事故,占全身损伤的 15%~20%,仅次于四肢损伤,常与其他部位损伤并存,伤残率和死亡率均居首位。<u>颅脑损伤包括头皮损伤、颅骨骨折和脑损伤,三者可单独或合并存在</u>。脑损伤的程度及处理效果对预后起决定作用。

一、头皮损伤患者的护理

【概述】

头皮损伤是因外力作用导致头皮完整性或皮内发生改变,是最常见的颅脑损伤,包括头皮血肿、头皮裂伤和头皮撕脱伤。

重难点:
头皮损伤。

1. 头皮血肿 多由钝器伤所致,按血肿所在头皮层次(图 11-2-1)分为皮下血肿、帽状腱膜下血肿和骨膜下血肿。皮下血肿位于皮肤层和帽状腱膜之间,常见于产伤或碰伤;帽状腱膜下血肿位于帽状腱膜和骨膜之间,常因斜向暴力使头皮发生剧烈滑动,撕裂该层间的血管所致;骨膜下血肿位于骨膜和颅骨外板之间,常由颅骨骨折引起。

2. 头皮裂伤 头皮裂伤是指头皮组织断裂损伤,是常见的开放性头皮损伤,多为锐器切割或钝力直接作用所致。

3. 头皮撕脱伤 头皮撕脱伤是一种严重的头皮缺损,常因发辫受机械力牵拉,使大块头皮自帽状腱膜下层或连同骨膜一并撕脱。

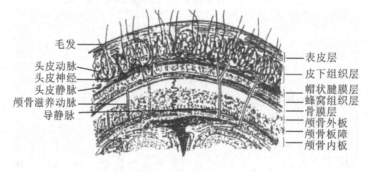

图 11-2-1 头皮及颅骨的层次结构

【护理评估】

(一)健康史

了解受伤的原因、时间及经过,评估受伤部位、有无伤口及颅骨暴露,有无其他部位损伤;评估出血量、意识及生命体征的变化,以判断有无休克发生;评估疼痛的部位、性质和程度,了解现场急救情况。

(二)身体状况

1. 头皮血肿

(1)皮下血肿:血肿不易扩散,体积小、张力高、压痛明显,血肿一般无需处理,数日后可自行吸收。

(2)帽状腱膜下血肿:因组织疏松,出血易扩散,可蔓延至整个帽状腱膜下层,使整个头部明显变形,头皮触之软,波动感明显,出血量多,但疼痛较轻。小儿及体弱者可出现休克或贫血。

(3)骨膜下血肿:血肿局限在颅骨外膜和各颅骨缝线连接的区域之间,一般不跨越骨缝线,张力较高,疼痛显著,触之可有波动感,常伴有颅骨线性骨折。头颅 X 线摄片可了解有无合并颅骨骨折。

2. 头皮裂伤 伤口大小不一、深度不一,创缘多不规则,可有组织缺损,因头皮血管丰富,出血量大且不易自行停止,严重者可导致失血性休克。

3. 头皮撕脱伤 头皮缺失,颅骨外露,剧烈疼痛和大量失血可导致疼痛性和失血性休克。此外,对于一些损伤特别严重者,还常伴有颈椎和脑组织的损伤。

(三)辅助检查

单纯头皮损伤的诊断一般不难,注意检查有无颅骨骨折、颅脑损伤和休克等发生,必要时做 X 线、CT、MRI 等检查。

(四)心理-社会状况

受伤后患者因病情及预后、家庭关系、经济和社会因素等,出现紧张、焦虑、恐惧,因此,应及时了解患者情绪变化。

(五)处理原则

1. 头皮血肿 较小的血肿无需特殊处理,可在 1~2 周内自行吸收,伤后早期给予冷敷以减少出血和疼痛,24 h 后改用热敷以促进血液吸收,忌用力揉搓;血肿较大的,在无菌操作下分次穿刺抽吸后加压包扎,若穿刺治疗无效,可切开清除血肿并止血。感染的血肿,尽早切开引流,全身应用抗菌药物治疗。处理头皮血肿时,警惕合并颅骨损伤及脑损伤的可能。

2. 头皮裂伤 现场紧急处理主要是止血,最常用的方法是加压包扎,并争取在 24 h 内施行清创缝合。常规使用抗生素和破伤风抗毒素预防感染。

3. 头皮撕脱伤 基本原则是镇痛、止血、抗炎、防休克。因损伤范围较大,常伴有头皮缺损,急救时,加压包扎止血,补充血容量,防止休克;保留撕脱头皮,用无菌敷料包裹,采用干燥冷藏法随患者一起送入医院,争取在伤后 6~8 h 内清创后行头皮再植,无法再植者,做全厚或中厚皮片植皮,术后加压包扎。

【常见护理诊断/问题】

(1)疼痛 与头皮损伤有关。

(2)焦虑/恐惧 与头皮损伤及出血有关。

(3)潜在并发症:感染、出血性休克。

【预期目标】

(1)患者疼痛和不适得到缓解。

(2)情绪稳定,能配合治疗和护理。

(3)并发症得到及时的发现和处理。

【护理措施】

1. 病情观察 密切监测生命体征、神志、尿量变化,注意有无休克和脑损伤的发生。

2. 伤口护理 观察创面有无渗血、渗液以及红、肿、热、痛等感染征象,协助医生及早行清创缝合;皮瓣有无坏死和感染,撕脱的头皮保存在无菌、无水和低温密封环境下,尽快完善术前准备,行头皮再植术;常规注射破伤风抗毒素,遵医嘱合理使用抗菌药物。

3. 疼痛护理 早期冷敷可减少出血和疼痛;疼痛剧烈者遵医嘱合理使用镇静、止痛剂,对合并脑损伤者禁止使用吗啡类止痛药。

4. 预防并发症 严格执行无菌操作，遵医嘱常规使用抗生素，预防感染。出血不止、量较多者加压包扎止血，加强生命体征的监测，观察神志和瞳孔的变化，防止休克的发生，必要时遵医嘱补液、输血。

5. 心理护理 认真倾听患者主诉，耐心解释所提出的问题；加强沟通，指导并帮助患者装饰自己，保持较好的自我形象；主动把可能给患者带来的痛苦和威胁做适当说明，并给予安全暗示和保证。

【护理评价】

（1）患者疼痛和不适是否得到缓解。

（2）患者情绪是否稳定，能否配合治疗和护理。

（3）并发症是否得到及时的发现和处理。

【健康教育】

（1）注意伤口愈合情况，伤口拆线后，如愈合良好，1~2周后可洗头，但应注意动作轻柔，避免抓破。

（2）加强营养，多摄入高蛋白，富含维生素、纤维素、易消化的食物。

二、颅骨损伤患者的护理

【概述】

颅骨损伤即颅骨骨折，是指颅骨受暴力作用所致颅骨结构改变，以顶骨和额骨多见，枕骨和颞骨次之，常合并脑损伤。骨折的临床意义不在于骨折本身，而在于骨折所引起的脑膜、脑组织、血管和神经的损伤，可合并脑脊液漏、颅内血肿以及颅内感染等。颅骨骨折按其形态分为线性骨折（包括骨缝分离）、凹陷性骨折、粉碎性骨折和洞形（穿入）骨折；按骨折部位分为颅盖骨折和颅底骨折；按骨折部位是否与外界相通分为闭合性骨折和开放性骨折，开放性骨折和累及鼻窦的颅底骨折有合并骨髓炎和颅内感染的可能。

重难点：
颅骨损伤。

【护理评估】

（一）健康史

评估受伤过程，如暴力的性质、大小、方向及作用的部位，当时有无意识障碍；评估有无局部软组织挫伤、压痛、肿胀或血肿，有无骨片凹陷；有无癫痫、偏瘫和其他神经系统阳性体征；有无脑脊液漏、皮下淤斑等；评估有无合并颅内血肿等其他疾病。

（二）身体状况

1. 颅盖骨折 常为线性骨折，是最为常见的颅骨骨折，表现为局部压痛、肿胀，颅骨 X 线摄片可确诊，警惕合并脑损伤和颅内血肿；凹陷性骨折多发生于额颞部，局部可扪及局限性下陷区，若骨折损坏脑重要功能浅表区，常可出现偏瘫、失语、癫痫等神经系统定位体征；小儿颅骨骨折具有显著的特殊性，颅骨虽有凹陷，但很少发生断裂，无骨折线，形成所谓的"乒乓球样"凹陷性骨折。

2. 颅底骨折 常为线性骨折，多因强烈的间接暴力作用于颅底所致。颅底与硬脑膜粘连紧密，骨折时易撕裂硬脑膜；颅底与鼻窦相邻，骨折后易使蛛网膜下腔与外界相通，均产生脑脊液漏形成开放性骨折。颅底骨折按骨折部位分为颅前窝、颅中窝、颅后窝骨折，其临床表现各异（表11-2-1）。

表 11-2-1 颅底骨折的临床表现

骨折部位	脑脊液漏	淤斑部位	可能累及的脑神经
颅前窝	鼻漏	眶周或球结膜下（"熊猫眼"征）	嗅神经、视神经
颅中窝	鼻漏或耳漏	乳突部（Battle征）	面神经、听神经
颅后窝	无	乳突部、咽后壁	舌下神经、舌咽神经、迷走神经及副神经，但少见

(三)辅助检查

(1)X线检查可发现骨折线的长短、走行、骨折凹陷深度和有无合并脑损伤,但对颅底骨折的诊断意义不大。

(2)CT检查可确定有无骨折和协助脑损伤的诊断。

(四)心理-社会状况

患者常因头部损伤表现出焦虑、恐惧等心理反应,对预后缺乏信心,应了解患者的心理反应、家属对疾病的认识和对患者的关心及支持程度。

(五)处理原则

1. 颅盖骨折 单纯线性骨折常无需特殊处理,卧床休息,对症治疗如镇静、止痛,警惕有无继发性脑损伤的发生,尤其是硬脑膜外血肿;凹陷性骨折,如凹陷不深,范围不大可等待观察。骨折压迫脑重要功能区、合并脑损伤、大面积骨折片陷入颅腔(凹陷直径>5 cm,或深度>1 cm),或开放性粉碎性凹陷性骨折,应行手术复位或摘除碎骨片。

2. 颅底骨折 本身无需特殊治疗,重点在于观察有无脑损伤和处理脑脊液漏、脑神经损伤等合并伤。脑脊液漏者视为开放性损伤,使用破伤风抗毒素和抗生素预防感染,防止逆行颅内感染。脑脊液漏多在1~2周内自行愈合,超过4周应行手术修补硬脑膜。

【护理诊断/问题】

(1)有感染的危险　与脑脊液漏有关。

(2)知识缺乏:缺乏脑脊液漏的护理知识。

(3)疼痛　与颅骨骨折有关。

(4)感知改变　与脑神经损伤有关。

(5)焦虑/恐惧　与颅脑损伤有关。

(6)潜在并发症:颅内出血、颅内压增高、颅内低压综合征等。

【护理目标】

(1)患者生命体征平稳,无颅内感染发生。

(2)疼痛和不适得到缓解。

(3)感知功能障碍得到改善。

(4)能叙述脑脊液漏的相关护理知识。

(5)情绪稳定,能配合治疗和护理。

(6)并发症得到及时的发现和处理。

【护理措施】

1. 密切观察病情 密切观察患者意识、瞳孔、生命体征、颅内压增高症状和肢体活动等情况,及时发现和处理并发症。

2. 明确有无脑脊液漏 脑脊液漏应与血液和鼻腔分泌物相鉴别,具体方法:①将血性液体滴于白色滤纸上,如果血迹周围出现月晕样淡红色浸渍圈,则为脑脊液漏;②行红细胞计数并与周围血的红细胞计数比较,以明确诊断;③用尿糖试纸测试,结果阳性提示为脑脊液漏。

3. 脑脊液漏的护理 ①取头高位:床头抬高15°~30°,维持到脑脊液漏停止后3~5天。其目的是借助重力的作用,使脑组织移向颅底硬脑膜漏孔处,使漏口粘连封闭。②保持外耳道、鼻腔、口腔清洁,每天2次,清洁消毒,棉球不能过湿,以免逆流入颅。③在鼻前庭或外耳道口松松地放置干棉球,随湿随换,24 h计算棉球数,估计脑脊液外漏量,并做好记录。④严禁从鼻腔吸痰和放置胃管,禁止耳鼻滴药、冲洗和堵塞,禁忌腰椎穿刺。⑤避免用力咳嗽、打喷嚏、擤鼻涕及用力排便,以免导致气颅或脑脊液逆流。⑥观察有无颅内感染的迹象。⑦按医嘱应用抗生素和破伤风抗毒素。

4. 加强心理护理,缓解疼痛 做好患者的解释和安慰工作,以积极的态度和言语鼓励患者,增强信心,战胜病痛。遵医嘱合理使用镇静及止痛药物,观察用药效果。

【护理评价】

患者生命体征是否平稳,颅内压感染有无发生;疼痛和不适是否得到缓解;感知功能障碍是否得到改善;患者是否能叙述脑脊液漏的相关护理知识;患者情绪是否稳定;并发症是否得到及时的发现和处理。

【健康教育】

(1)告知患者如何保护头颅,防止再次受伤;告知患者如何摆放体位,劝告患者勿用力咳嗽、打喷嚏、擤鼻涕、排便等。

(2)颅骨损伤达到骨性愈合需要一定的时间:线性骨折一般成人需 2～5 年,小儿需 1 年;若有颅骨缺损,可在伤后半年左右做颅骨成形术。

三、脑损伤患者的护理

【概述】

脑损伤是指脑膜、脑组织、脑血管及脑神经在受到外力作用后所发生的损伤。根据伤后脑组织是否与外界相通分为开放性和闭合性脑损伤。开放性脑损伤多为锐器或火器伤所致,常伴头皮破裂、颅骨骨折和脑膜破裂,有脑脊液漏;闭合性脑损伤多为钝器伤或间接暴力所致,脑膜完整,无脑脊液漏。根据损伤病理改变先后分为原发性和继发性脑损伤;原发性脑损伤是指暴力作用头部后立即发生的脑损伤,包括脑震荡和脑挫裂伤;继发性脑损伤是指受伤一段时间后出现的脑受损病变,包括脑水肿和颅内血肿等。

【护理评估】

(一)健康史

了解受伤的过程,如暴力性质、大小、方向、速度;评估患者当时有无意识障碍,程度及持续时间,有无中间清醒期、逆行性遗忘,受伤当时是否出现头痛、恶心、呕吐等情况,有无口鼻、外耳道出血或脑脊液漏;评估患者的记忆力,了解有无近事遗忘现象;评估是否存在局灶性体征(如偏瘫、失语、癫痫)及程度;初步判断是颅骨损伤、脑损伤还是复合损伤;了解现场急救情况;评估患者既往健康史。

(二)身体状况

1. 脑震荡 脑震荡是最常见的轻度原发性脑损伤,为一过性脑功能障碍,无肉眼可见的神经病理改变。表现为伤后立即出现的短暂意识障碍,持续数秒或数分钟,一般不超过 30 min;清醒后多不能回忆伤前及当时情况,而对往事记忆清楚,称逆行性遗忘;常伴有头痛、头晕、呕吐、恶心等症状;神经系统检查无阳性体征,脑脊液检查正常,CT 检查无阳性发现。

2. 脑挫裂伤 脑挫裂伤为脑实质性损伤,包括脑挫伤和脑裂伤,两者常并存。意识障碍是脑挫裂伤最突出的表现,伤后立即出现昏迷,昏迷时间超过 30 min,严重者可长期昏迷,昏迷持续时间越长,伤情越重。挫伤发生在功能区,出现相应的神经功能障碍和体征,如失语、偏瘫、锥体束征等;因继发性脑水肿或颅内血肿,出现颅内压增高与脑疝表现。

3. 原发性脑干损伤 原发性脑干损伤是脑挫裂伤中最严重的特殊类型,患者出现持久昏迷,伤后早期常出现严重的生命体征紊乱;双侧瞳孔时大时小,眼球歪斜或凝视;有单侧或双侧锥体束征;常出现高热、消化道出血。

4. 颅内血肿 颅内血肿是脑损伤中最常见、最危险的可逆性继发性病变,如未及时处理,可引起脑疝危及生命。颅内血肿根据症状出现时间分为急性(3天以内)、亚急性(3天至3周内)和慢性血肿(3周以上);根据血肿来源和部位分为硬脑膜外血肿、硬脑膜下血肿和脑内血肿(图 11-2-2)。

(1)硬脑膜外血肿:出血积聚在颅骨与硬脑膜之间,以急性型最多见,症状取决于血肿大小、

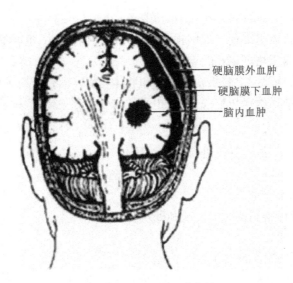

图 11-2-2 颅内血肿类型

部位及扩展的速度。患者的意识障碍有三种类型：①典型意识障碍是伤后昏迷有"中间清醒期"，即伤后立即昏迷，然后有一段意识清楚时间，其后由于颅内血肿形成，再次出现意识障碍并逐渐加重，即"昏迷—清醒—再昏迷"；②原发性脑损伤较为严重或脑损伤后血肿迅速形成者，无"中间清醒期"；③原发性脑损伤轻，伤后无原发性昏迷，至血肿形成后出现继发性昏迷。患者在昏迷前或中间清醒期常有头痛、呕吐等颅内压增高症状，幕上血肿大多有典型的小脑幕切迹疝表现。

(2) 硬脑膜下血肿：出血积聚在硬脑膜下腔，是最常见的颅内血肿。根据发病时间分为急性、亚急性和慢性硬脑膜下血肿。①急性、亚急性硬脑膜下血肿多见于额颞部，表现为持续昏迷或昏迷进行性加重，颅内压增高症状明显，脑疝出现迅速。②慢性硬脑膜下血肿病程可为数月甚至数年，因致伤力小，出血缓慢，临床症状常不典型，通常表现为头痛、呕吐、神经定位体征或精神症状。

(3) 脑内血肿：头部外伤后脑实质内出血形成的血肿，包括浅部血肿和深部血肿。临床表现类似于急性硬脑膜下血肿，以进行性加重的意识障碍为主，神经系统症状和体征表现更为突出。

(三) 辅助检查

1. 影像学检查　CT 检查是首选检查项目，可了解脑损伤的部位、范围及周围脑水肿的程度，还可了解脑室受压及中线结构的移位等。MRI 检查有助于明确诊断。

2. 腰椎穿刺　可以了解脑脊液压力和成分改变，但对已有脑疝表现或疑有颅后凹血肿者应视为禁忌。

(四) 心理-社会状况

了解患者和家属对脑损伤及后期功能恢复的心理反应，有无焦虑、恐惧及其程度，了解家属对患者的支持能力和程度。

(五) 治疗要点

1. 脑震荡　一般无需特殊处理，卧床休息 1~2 周可自愈。自觉症状较重者，可给予镇静、止痛药对症处理。

2. 脑挫裂伤　以非手术治疗为主，防止脑水肿，促进脑功能恢复，预防并发症。重度脑挫裂伤导致颅内压增高明显甚至脑疝时，应尽早做脑室穿刺术或开颅局部病灶清除术。

3. 颅内血肿　急性颅内血肿，一经确诊立即行手术清除血肿；慢性硬脑膜下血肿多采用颅骨钻孔引流术。

【常见护理诊断/问题】

(1) 意识障碍　与脑损伤、颅内压增高有关。

(2)清理呼吸道无效　与脑损伤后意识不清有关。

(3)营养失调：低于机体需要量　与脑损伤后机体高代谢、高热、呕吐等有关。

(4)潜在并发症：颅内压增高、脑疝、癫痫发作等。

(5)有废用综合征的危险　与脑损伤后意识和肢体功能障碍及长期卧床有关。

(6)焦虑/恐惧　与缺乏脑损伤相关知识，担心疾病预后有关。

【护理目标】

(1)患者意识逐渐恢复，能够有效进行语言沟通。

(2)呼吸道通畅，无缺氧征象。

(3)体液和营养状态维持平衡。

(4)未发现并发症或已得到及时的发现和处理。

(5)维持患者肢体功能。

(6)情绪稳定，能遵从指导，配合治疗和护理。

【护理措施】

(一)现场急救

1. 现场急救　首先争分夺秒抢救心跳骤停、窒息、开放性气胸、大出血等危及患者生命的伤情。

2. 脑损伤救护　①应保持呼吸道通畅，禁用吗啡止痛，以防呼吸抑制；②凡出现休克征象者，将患者平卧，注意保暖、补充血容量；③妥善处理伤口，防止感染，注意现场伤口局部不冲洗、不用药；④外露的脑组织周围可用消毒纱布卷保护，外加干纱布适当包扎，避免局部受压；⑤若伤情许可将头部抬高以减少出血，尽早进行全身抗感染治疗和注射破伤风抗毒素；⑥准确记录受伤经过、初期检查发现的症状和体征、急救处理经过、药物使用等情况，为进一步处理提供依据。

(二)一般护理

1. 体位　意识清醒者应采取头高足低位，有利于颅内静脉回流。昏迷患者或吞咽功能障碍者宜取侧卧位或侧俯卧位，以免呕吐物、分泌物误吸。

2. 饮食　昏迷患者须禁食，早期应采用胃肠外营养。每天静脉输液量在1500～2000 mL，其中含钠电解质500 mL，输液速度不可过快。伤后3天仍不能进食者，可经鼻胃管补充营养，应控制盐和水的摄入量。患者意识好转或出现吞咽反射时，可试喂流质或半流质饮食。

3. 保持呼吸道通畅　及时清除呼吸道分泌物和其他血污。

4. 生活护理　昏迷患者因意识不清、长期卧床可造成多种并发症，应预防压疮、肺部感染、泌尿系统感染、暴露性角膜炎、肌萎缩、关节挛缩等并发症。

(三)病情观察

动态的病情观察是鉴别原发性与继发性脑损伤的重要手段，其内容包括意识、瞳孔、生命体征、神经系统体征等，其中意识观察最为重要。

1. 意识障碍　其程度可反映脑损伤的轻重。意识障碍出现的早晚和有无继续加重，是区别原发性和继发性脑损伤的重要依据。观察患者意识时，应了解有无意识障碍、意识障碍程度及变化。

2. 生命体征　患者伤后可出现持续生命体征紊乱。监测时为避免患者躁动影响准确性，应先测呼吸，再测脉搏，最后测血压。伤后早期因组织创伤反应，可出现中度发热；若累及间脑或脑干，可出现体温不升或中枢性高热；伤后即出现高热，多有丘脑下部或脑干损伤；伤后数日体温升高，常提示并发有感染。注意呼吸节律和深度、脉搏快慢和强弱以及血压和脉压变化。若伤后血压上升，脉搏缓慢有力，呼吸深慢，提示颅内压升高，警惕颅内血肿或脑疝发生；枕骨大孔疝患者可突然发生呼吸停止。

3. 瞳孔变化　可因动眼神经、视神经以及脑干部位的损伤引起。观察两侧瞳孔的大小、形态、对光反射,眼裂的大小是否相等、眼球的位置及活动情况。伤后一侧瞳孔进行性散大,对侧肢体瘫痪、意识障碍,提示脑受压或脑疝;双侧瞳孔散大、对光反射消失、眼球固定伴深昏迷或去大脑强直,多为原发性脑干损伤或临终表现;双侧瞳孔大小、形状多变,对光反射消失,伴眼球分离或异位,多为中脑损伤;有无间接对光反射可以鉴别视神经损伤与动眼神经损伤。眼球不能外展且有复视者,为外展神经受损;双眼同向凝视提示额中回后份损伤;眼球震颤见于小脑或脑干损伤。观察瞳孔时应注意某些药物、剧痛、惊骇等也会影响瞳孔变化,如吗啡、氯丙嗪可以使瞳孔缩小,阿托品、麻黄碱可使瞳孔散大。

4. 锥体束征 伤后立即出现一侧上下肢运动障碍且相对稳定,多由对侧大脑皮层运动区损伤所致;伤后一段时间才出现一侧肢体运动障碍且进行性加重,多为幕上血肿引起的小脑幕切迹疝使中脑受压、锥体束受损所致。

5. 其他 观察有无脑脊液漏、呕吐及呕吐物的性质,有无剧烈头痛或烦躁不安等颅内压增高表现或脑疝先兆。注意CT复查结果及颅内压监测情况。

6. 手术治疗的护理

(1)术前护理:按急诊手术前常规准备,手术前2 h内剃净头发,洗净头皮,涂擦75%乙醇溶液,并用无菌巾包扎。

(2)术后护理:①搬运:术后返回病室,搬运患者时动作要轻柔,防止头部转动或受震荡。搬运前后应观察呼吸、脉搏和血压变化。②体位:小脑幕上开颅手术后,取健侧卧位或仰卧位,避免切口受压;小脑幕下开颅手术后,取侧卧位或侧俯卧位。③引流管护理:手术中放置引流管,如脑室引流、创腔引流、硬脑膜下引流等,护理时严格按照无菌操作,预防颅内感染;妥善固定;保持引流通畅。观察并记录引流液的颜色、性状及量。④病情观察:严密观察患者意识、生命体征、瞳孔、肢体活动等情况,以便及时发现和处理术后颅内出血、感染、癫痫以及应激性溃疡等并发症。

【护理评价】

(1)患者呼吸是否平稳,有无误吸发生。

(2)患者意识状态是否逐渐恢复,日常生理需求是否得到满足。

(3)患者营养状况如何,营养素供给是否得到保证。

(4)患者是否出现颅内压增高、脑疝以及癫痫发作等并发症,若出现是否得到及时发现和处理。

【健康教育】

1. 心理指导 患者及家属对脑损伤的恢复存在一定忧虑,担心能否适应今后的生活和工作。对轻型脑损伤者,鼓励患者尽早自理生活,对恢复过程中出现的头痛、耳鸣、记忆力减退者应给予适当解释和宽慰,使其树立信心。

2. 药物治疗 外伤性癫痫患者应定期服用抗癫痫药物,不能单独外出、游泳、登高等,以防意外。

3. 康复训练 脑损伤遗留的语言、运动或智力障碍,在伤后1～2年内有部分恢复的可能,应提高患者自信心,同时制订康复计划,进行废损功能训练,如语言、记忆力等方面的训练,以改善生活自理能力以及社会适应能力。

案例分析11-2-1

(1)该患者目前主要的护理诊断/问题如下。

①意识障碍 与颅脑损伤有关。

②清理呼吸道无效 与颅脑损伤后意识不清有关。

③有颅内感染的危险 与头顶部开放性骨折有关。

④潜在并发症:颅内压增高、脑疝。

(2)护理措施:①昏迷护理:抬高床头15°～30°,保持呼吸道通畅,加强营养支持,防治并发症。

②协助医生处理头顶部粉碎性凹陷性骨折,止血。③病情观察:观察患者意识、瞳孔、生命体征、神经系统体征等,及时发现和处理并发症。④对抗脑水肿,降低颅内压。

(赵春阳)

任务 11-3 颅内肿瘤患者的护理

【课程目标】

1. 知识目标

(1)了解颅内肿瘤的分类。

(2)熟悉颅内肿瘤患者的身体状况和处理原则。

(3)掌握颅内肿瘤患者的护理措施。

2. 能力目标

运用所学知识,为颅内肿瘤患者制订护理计划。

3. 素质目标

在护理过程中,具备爱伤护理观念和良好的沟通表达能力。

【预习目标】

(1)预习肿瘤护理的相关知识。

(2)通读本项目本任务的全部内容,重点注意并找到课程目标中要求掌握的全部知识点。

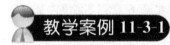

患者,男,39岁,因"头痛伴癫痫发作40余天"入院,神志清楚,正常睁眼,双侧瞳孔等大等圆,直径3 mm,对光反射灵敏,正确回答问题,左上肢活动受限,其余肢体可遵命动作,未见呕吐。查体:体温36.8 ℃,脉搏70次/分,呼吸14次/分,血压110/65 mmHg,头颅 MRI 检查提示右侧顶叶占位。协助完善相关检查,在全麻下行右侧顶叶占位包块切除术,术后返回病房,神志清楚,头部敷料干燥,头部两根引流管在位通畅,正常睁眼,正确回答问题,左上肢刺痛、过伸,其余肢体遵命动作。

请问:(1)该患者目前主要的护理诊断/问题有哪些?

(2)如何对患者进行护理?

【概述】

颅内肿瘤包括原发性肿瘤和继发性肿瘤。原发性肿瘤源于颅内各种组织结构,如脑组织、脑膜、血管、颅神经及胚胎残余组织等;继发性肿瘤是指身体其他部位恶性肿瘤转移或侵入颅内。颅内肿瘤可发生于任何年龄,以 20~50 岁最多见。颅内肿瘤约半数为恶性肿瘤,发病部位以大脑半球最多。无论良性肿瘤还是恶性肿瘤,随着肿瘤增大破坏或压迫脑组织,均可产生颅内压增高,造成脑疝而危及患者的生命。

颅内肿瘤病因尚不清楚,可能的致病因素有遗传学因素、物理因素、化学因素和生物性因素。

【护理评估】

(一)健康史

了解患者的一般情况,患者有无脑肿瘤家族史,有无接触物理、化学、生物性致癌物质等情况。

(二)身体状况

1. 颅内压增高　90%以上的患者有颅内压增高症状,呈慢性、进行性加重过程。随着肿瘤的增大,如未得到及时治疗,可引起脑疝。

2. 局灶症状和体征 局灶症状和体征是肿瘤所在部位的脑、神经、血管受损害的表现,可反映肿瘤的部位所在,有定位诊断意义。临床表现因肿瘤部位而异,如意识障碍、癫痫发作、进行性运动或感觉障碍、视力或视野障碍、语言障碍及共济失调等。位于脑干等重要部位的肿瘤,早期即出现局部症状,而颅内压增高症状出现晚。

(三)辅助检查

CT 或 MRI 是诊断颅内肿瘤的首选方法,既能明确诊断,又能确定肿瘤的部位、大小及周围组织情况;X 线检查、脑血管造影、正电子发射断层扫描(PET)有辅助评估诊断的作用。

(四)心理-社会状况

了解患者及家属有无焦虑、恐惧、失望等情绪;了解其对疾病、拟采取手术及治疗、护理的配合知识;了解家属对患者的关心程度、对疾病治疗的配合情况及家庭经济承受能力。

(五)处理原则

1. 对症治疗 应用脱水治疗、激素治疗、脑脊液外引流等方法降低颅内压,应用抗癫痫药物治疗癫痫发作等,为手术治疗争取时间。

2. 手术治疗 手术是最直接有效的方法,包括肿瘤切除术和脑脊液分流术、颞肌下减压术、枕肌下减压术或去骨瓣减压术等姑息性手术。

3. 其他治疗 放疗适用于因各种原因不宜手术的肿瘤且对放射线敏感的肿瘤,以及肿瘤术后。化疗适用于对化疗药物敏感的肿瘤,选择容易通过血脑屏障、无中枢神经毒性的药物,注意有无肿瘤坏死出血、骨髓抑制、颅内压增高的副作用。其他治疗尚有免疫治疗、基因治疗、光疗及中医药治疗等。

【常见护理诊断/问题】

(1)焦虑/恐惧/预感性悲哀 与肿瘤的诊断、担心疗效有关。

(2)营养失调:低于机体需要量 与呕吐、放疗、化疗等有关。

(3)自理缺陷 与肿瘤压迫导致肢体偏瘫以及开颅手术有关。

(4)潜在并发症:颅内压增高、脑疝、感染、癫痫等。

【预期目标】

(1)患者或家属情绪稳定,能配合治疗和护理。

(2)维持患者足够营养。

(3)有一定的自理能力。

(4)未发生并发症或已得到及时的发现和处理。

【护理措施】

(一)术前护理

除了术前常规准备外,还应注意消除引起颅内压增高的因素,及时实施降低颅内压的措施,并注意保暖、预防感冒、保持大便通畅,防止颅内压骤然增高而发生脑疝。

(二)术后护理

1. 体位 全麻未清醒前平卧,头转向健侧;清醒后血压平稳者头部抬高 15°～30°;幕上开颅术后取健侧卧位,避免切口受压;幕下开颅术后早期取去枕侧卧位或侧俯卧位;体积较大的肿瘤切除术后,因颅腔留有较大空隙,24～48 h 内手术区应保持高位。

2. 饮食 一般术后次日即可进流质饮食,第 2～3 天进半流质饮食,逐渐过渡至普通饮食。较大的颅脑手术或全麻术后伴恶心、呕吐或消化道功能紊乱者,禁食 1～2 天;颅后窝手术或神经瘤手术后采用鼻饲,待吞咽功能恢复后逐渐练习进食。颅脑术后均有脑水肿反应,适当控制输液量,每日以 1500～2000 mL 为宜,并定期监测电解质,记录 24 h 出入液量,保持水、电解质、酸碱平衡。

3. 生活护理 帮助患者保持口腔清洁,帮助患者排便、排尿,保持会阴部清洁,与患者沟通,了解并满足其生活需要。帮助家属学会照顾患者的方法和技巧。

4. 病情观察

(1) 密切观察生命体征、意识、瞳孔及肢体活动,注意有无颅内出血或脑水肿。出现颅内压增高的表现时,应及时向医生报告,并做好抢救准备。

(2) 严密观察伤口渗血、渗液情况,若引流液为鲜红色、黏稠状要怀疑有活动性出血;若引流液为粉红色、呈水样液,应高度怀疑为脑脊液漏;严密观察骨窗压力。

(3) 其他:注意头痛的性质、程度和持续时间,失语的种类、程度(尤其是大脑凸面肿瘤受压明显者),精神症状,有无癫痫发作及发作情况等。

5. 创腔引流护理 肿瘤切除后的创腔内常放置引流物,达到引流创腔内血性渗液和气体,使创腔逐步闭合的目的。具体护理措施见脑室引流的护理。

6. 对症护理 遵医嘱给予抗癫痫药物和抗生素;患者主诉头痛时,了解疼痛的原因、性质和程度,区别伤口疼痛还是颅内压增高引起的疼痛,遵医嘱对症治疗。

7. 并发症的预防和护理

(1) 颅内出血:颅脑术后最危险的并发症,多发生在术后1~2天,常表现为意识障碍和颅内压增高、脑疝征象,应立即报告医生并做好再次手术准备。

(2) 中枢性高热:多于术后12~48 h内出现,体温高达40 ℃以上,一般需采用冬眠低温疗法。

(3) 其他:如胃出血、顽固性呃逆、尿崩症、癫痫发作等,应注意观察,及时发现和处理。

【护理评价】

患者或家属情绪是否稳定,能否配合治疗和护理;患者是否有一定的自理能力;患者是否给予足够营养;并发症是否得到及时的发现和处理。

【健康教育】

(1) 指导患者遵医嘱按时服用抗癫痫药物,并说明药物的作用和按时服药的重要性和不良反应,服药期间每3~6个月监测1次肝功能和血药浓度。

(2) 指导患者及家属功能锻炼,包括肢体训练、语言训练、记忆力康复训练。

(3) 教会患者和家属护理方法,提高生活质量。

案例分析 11-3-1

(1) 该患者目前主要的护理/诊断问题有:

① 焦虑/恐惧/预感性悲哀　与肿瘤的诊断、担心疗效有关。

② 自理缺陷　与开颅手术有关。

③ 潜在并发症:颅内出血、感染、中枢性高热、癫痫等。

(2) 患者已做完手术返回病房,神志清楚,其护理措施包括:①一般护理:头部抬高15°~30°,给氧、保持呼吸道通畅;密切观察生命体征、意识、瞳孔及肢体活动,严密观察伤口渗血、渗液情况及精神症状,有无癫痫发作及发作情况等;定期监测电解质,记录24 h出入液量,保持水、电解质、酸碱平衡;遵医嘱给予止痛、抗菌和抗癫痫药物;加强生活护理。②引流管护理:观察引流管是否妥善固定,引流是否有效,引流液的量、颜色和性质。③预防和护理颅内出血、感染、中枢性高热、癫痫发作等并发症。④指导患者进行功能锻炼。

(赵春阳)

任务 11-4　颅内感染患者的护理

【课程目标】

1. 知识目标

(1) 了解颅内感染的类型。

(2)熟悉颅内感染的处理原则。
(3)掌握颅内感染患者的身体状况和护理措施。

2. 能力目标
(1)能评估颅内感染患者的病情,完成护理记录。
(2)能正确判断病情变化,并采取正确的护理措施。
(3)能及时发现并发症,并能及时进行抢救。

3. 素质目标
在护理过程中,具备爱伤护理观念、基本的护理礼仪规范、良好的沟通表达能力。

【预习目标】
(1)预习项目1任务7中感染相关知识。
(2)通读本项目本任务的全部内容,重点注意并找到课程目标中应掌握的全部知识点。

教学案例 11-4-1

陈女士,51岁,1周前出现无明显诱因的阵发性头晕、头痛,伴发热,偶有恶心感。2天后出现右侧手脚感觉麻木、无力,伴左侧眼睑下垂,并逐渐加重,伴饮水偶有呛咳,外院MRI检查结果提示:脑干占位性病变。入院后血常规和脑脊液检查示白细胞数明显增高,结合临床考虑"脑干脓肿"。

请问:如果医生考虑手术治疗,术前护士应预防哪些危险情况的发生?

【概述】

颅内感染大多由感染性因素引起,如细菌、病毒、寄生虫、螺旋体、立克次体等病原体。根据病变部位分为脑炎和脑膜炎,如病原体同时入侵脑组织和脑膜的称为脑膜脑炎。外科领域的颅内感染多见于颅脑开放性损伤和手术后,本节主要介绍脑脓肿。

脑脓肿是指化脓性细菌侵入颅内引起局限性炎症继而形成脓肿者。脑脓肿常见的致病菌为葡萄球菌,也可见于革兰阴性杆菌混合感染。几乎全继发颅外感染,任何年龄均可发病,以青壮年最常见。根据感染源的不同分为耳源性脑脓肿(最多见)、血源性脑脓肿、鼻源性脑脓肿和隐源性脑脓肿。

重难点:
脑脓肿。

【护理评估】

(一)健康史

了解有无颅脑外伤、颅脑手术史,有无疫地生活史,有无结核病病史,有无慢性中耳炎、乳突炎等,初步明确颅内感染的原因,了解有无合并其他系统疾病。

(二)身体状况

表现可因脓肿形成的快慢、大小、部位与病理发展阶段的不同而不同,通常表现为以下四个方面。

1. 急性感染及全身中毒症状　急性期患者大多有全身乏力不适、寒战、发热等,继而出现头痛、呕吐、颈项强直等急性脑炎或脑膜炎表现。

2. 颅内压增高症状　随着脓肿形成和逐渐增大,颅内压逐渐增高,表现为颅内压增高"三主征"。

3. 局灶定位征　根据脓肿病灶的部位、大小、性质不同可出现相应的神经定位体征。

4. 危象　脑脓肿可发生两种危象:一是脑疝,尤其是颞叶、小脑脓肿容易发生脑疝;二是脑脓肿破溃,造成化脓性炎症扩散,患者可突发高热、昏迷、脑膜刺激征或癫痫发作,危及生命。

(三)辅助检查

1. 实验室检查　血常规检查示白细胞计数和中性粒细胞比例增多,脓液检查和细菌培养可了解感染的类型,指导用药。

2. 腰椎穿刺和脑脊液检查 通过腰椎穿刺可了解是否有颅内压增高及增高程度,严重者脑脊液浑浊,蛋白含量增高,细菌培养可有阳性发现。

3. 影像学检查 X线平片可了解有无耳源性、鼻源性、外伤性脑脓肿等;CT扫描和MRI检查可确定脓肿的位置、大小、数目和形态,是确诊脑脓肿的首选方法。

（四）心理-社会状况

了解患者及家属对颅内感染及后期功能恢复的心理反应,有无焦虑、恐惧及其程度,了解家属对患者的支持能力和程度。

（五）治疗要点

一般治疗原则:急性期脓肿为完全局限时,应以内科综合治疗为主;脓肿局限、包膜形成后可行脓肿穿刺术或切除术等外科手术治疗。

【常见护理诊断/问题】

(1)体温过高　与感染有关。

(2)潜在并发症:脑疝、感染性颅内静脉窦血栓、败血症、弥散性血管内凝血、多脏器衰竭等。

【护理目标】

(1)患者体温恢复正常。

(2)未发现并发症或已得到及时的发现和处理。

【护理措施】

（一）术前护理

完善相关术前常规准备,并使用足量有效抗生素控制感染。若出现高热,及时给予药物或物理降温。

（二）术后护理

1. 脓腔引流管的护理 患者的体位应符合体位引流的要求;引流管的位置应保留在脓腔的中心,根据X线检查结果调整,引流袋(瓶)至少低于脓腔30 cm;术后24 h才能进行囊内冲洗,此时创口周围已初步形成粘连,可防止颅内感染扩散,冲洗时先用生理盐水缓慢注入腔内,再轻轻抽出,注意不可过分加压,冲洗后注入抗菌药物,然后夹闭引流管2～4 h;脓腔闭合后即可拔管。

2. 其他护理措施 同颅内肿瘤患者的护理。

【护理评价】

(1)患者体温是否恢复正常。

(2)患者是否出现并发症,若出现是否得到及时发现和处理。

【健康教育】

(1)防止、及时正确处理原发病灶及其他相关疾病。

(2)发生智力障碍后遗症的患者,指导其尽早开始机能训练和康复治疗。

案例分析 11-4-1

在术前护理过程中,要预防发生两种危象,一是脑疝,二是脑脓肿破溃。

(赵春阳)

任务 11-5　脑血管疾病外科治疗的护理

【课程目标】

1. 知识目标

(1)了解脑血管疾病的分类。

(2)熟悉脑血管疾病的身体状况。
(3)掌握脑血管疾病的护理措施。

2. 能力目标
(1)能评估脑血管疾病患者的病情,完成护理记录。
(2)能正确判断病情变化,并采取正确的护理措施。
(3)能对脑血管疾病患者进行正确的康复指导。

3. 素质目标
在护理过程中,能对脑血管疾病患者做好解释和人文关怀工作。

【预习目标】
(1)预习颅脑解剖和脑脊液循环相关知识。
(2)通读本项目本任务的全部内容,重点注意并找到课程目标中应掌握的全部知识点。

教学案例 11-5-1

患者,男,46岁,6 h前解大便时突然出现意识障碍,伴非喷射状呕吐,呕吐物为胃内容物。30 min后意识好转,诉头痛,呈炸裂性剧痛,伴小便失禁。体格检查:体温36.5 ℃,脉搏72次/分,呼吸18次/分,血压200/110 mmHg。意识朦胧,不能按指令准确完成动作。双侧瞳孔不等大,左侧瞳孔直径4.5 cm,直接和间接对光反射消失,右侧瞳孔直径2.0 cm,对光反射存在。颈部抵抗,四肢肌力4级,其余检查均未见异常。头颅CT结果示"蛛网膜下腔出血,左颈内动脉-后交通动脉瘤破裂"。

请问:该患者急诊入院,现阶段如何护理患者?

脑血管疾病的发病率和死亡率都较高,与恶心肿瘤、冠心病构成人类死亡的三大疾病。需要接受外科治疗的脑血管疾病主要有颅内动脉瘤、颅内动静脉畸形出血、脑卒中等。

【护理评估】

(一)健康史

详细询问病史,初步判断病因;评估患者年龄、职业、性格;了解患者家族史和有无动脉粥样硬化、高血压、动脉硬化、颅内动静脉畸形、头部外伤等病史。

(二)身体状况

1. 颅内动脉瘤 中、小型动脉瘤未破裂出血可无任何症状,巨大动脉瘤可压迫邻近组织出现局灶症状,如视力、视野障碍。动脉瘤破裂出血时发病急剧,表现为严重的蛛网膜下腔出血症状,患者剧烈头痛、频繁呕吐、大汗淋漓、脑膜刺激征,随之出现颅内压增高、脑疝危象并危及生命。

2. 颅内动静脉畸形出血 颅内动静脉畸形出血是最常见的首发症状,常无明确诱因,往往突然发病,畸形血管破裂可导致脑内、脑室内和蛛网膜下腔出血,出现意识障碍、头痛、呕吐等症状,但小的出血临床症状不明显。癫痫也常为首发症状,一半以上为局限性发作,也可为大发作。一般动静脉畸形患者曾有头痛史,表现为阵发性非典型的偏头痛。约10%的患者因"盗血"现象,邻近病变及远端的脑组织缺血萎缩,导致神经功能缺损呈进行性,表现为运动、感觉、视野以及语言功能障碍。个别患者可有头颅杂音或三叉神经痛。

3. 脑卒中

(1)短暂性脑缺血发作:可分为颈动脉系统和椎-基底动脉系统两类。前者常出现对侧单肢无力或不完全性偏瘫,感觉异常,一时性黑矇和失语等大脑半球供血不足的表现。后者以阵发性眩晕最常见,一侧颅神经麻痹、对侧肢体瘫痪或感觉障碍是其典型症状。常反复发作,自行缓解,多不留后遗症。

(2)脑梗死:包括可逆性缺血性神经功能障碍、发展性脑卒中和完全性脑卒中。可逆性缺血性神经功能障碍与短暂性脑缺血发作表现基本相同,但持续时间长,超过24 h,可达数天,最后逐渐完全恢复。发展性脑卒中症状逐渐发展,呈阶梯状或稳步恶化,常于6h至数日内达到高峰。完全性脑卒中有明显梗死病症,突然出现中度以上程度的神经功能障碍,数小时内达到高峰并持续存在,神经功能长期不能恢复。

(3)出血性脑卒中:出血多位于基底节壳部,可扩延至内囊部,引起神经功能障碍、颅内压增高和脑疝。表现为突然意识障碍、呼吸急促、脉搏缓慢、血压升高,随后出血偏瘫、大小便失禁,严重者出现昏迷、完全性瘫痪和去大脑强直。

(三)辅助检查

1. 脑血管造影 脑血管造影是确诊颅内动脉瘤、动静脉畸形必检的方法,对判断动脉瘤的位置、形态、大小、数目、血管痉挛和确定手术方案都十分重要。

2. CT和MRI 可显示出动脉瘤、动静脉畸形,确定脑卒中病变部位,有助于诊断。

3. 脑电图检查 脑卒中患侧大脑半球病变区及其周围可出现慢波或棘波。

(四)心理-社会状况

了解患者及家属对疾病、手术治疗、护理及预后的心理反应,有无焦虑、恐惧、失望等情绪,以及家庭经济承受能力。

(五)处理原则

1. 颅内动脉瘤 治疗方法有非手术治疗、手术治疗和血管内栓塞治疗。手术治疗以开颅夹闭动脉瘤蒂为最理想的方法。

2. 颅内动静脉畸形 手术切除是最根本的治疗方法;位于脑深部重要功能区如脑干、间脑等部位的动静脉畸形,以及直径小于3 cm者,可考虑放疗;对巨大动静脉畸形行血管内介入治疗。

3. 脑卒中 绝对卧床休息,保持安静,缺血性脑卒中一般采取扩血管、抗凝或血液稀释治疗等非手术治疗,脑动脉完全闭塞者可行手术治疗。出血性脑卒中采取止血、脱水减低颅内压等非手术治疗,严重者可采用手术清除血肿。

【常见护理诊断/问题】

(1)知识缺乏:缺乏疾病诊断性检查、治疗、护理相关知识。

(2)躯体移动障碍 与脑缺血或脑出血有关。

(3)潜在并发症:颅内动脉瘤破裂、动静脉畸形破裂、脑血管痉挛、颅内压增高、脑疝、术后出血、感染等。

【预期目标】

(1)患者、家属能配合诊断性检查、治疗和护理。

(2)正确认识躯体功能障碍,坚持功能锻炼,躯体功能是否得到不同程度恢复。

(3)并发症得到及时的发现和处理。

【护理措施】

(一)术前护理

做好术前常规准备;介入治疗者做好双侧腹股沟区皮肤准备;大脑动脉环前部的颅内动脉瘤患者行封闭治疗,为建立侧支循环,术前指导患者进行颈动脉压迫试验及练习;脑卒中患者术前注意控制血压、降低颅内压,在溶栓、抗凝治疗期间注意观察药物疗效及副作用。

(二)术后护理

1. 体位 全麻未醒者,取侧卧位,以利于呼吸道护理。意识清楚、血压平稳后,床头抬高15°~30°,以利于静脉回流、减轻脑水肿、降低颅内压。

2. 饮食 给予高蛋白、高热量、高维生素、易消化饮食,保持大便通畅。

3. 休息 术后绝对卧床休息2天,限制体力活动3~4周,以防弹簧栓子移位。

4. 病情观察 观察生命体征、意识状态、瞳孔等,使血压尽量维持在一个稳定水平;动态观察意识的变化;注意有无颅内压增高症状,避免一切可以引起颅内压增高的因素,如精神紧张、情绪激动、剧烈运动、用力排便或咳嗽等；观察患者瞳孔的大小、对光反射情况。

5. 术后并发症的预防与护理

（1）脑血管痉挛：手术刺激脑血管，可诱发脑血管痉挛，表现为一过性神经功能障碍。术后使用尼莫地平预防脑血管痉挛，给药期间观察药物不良反应。

（2）穿刺部位局部血肿：常发生在介入栓塞术后 6 h 内。嘱患者绝对卧床休息 24 h，术侧下肢制动 8~12 h，穿刺点加压包扎并用沙袋压迫 8~10 h；严密观察穿刺局部有无渗血及血肿、淤斑形成，足动脉搏动情况，下肢温度、颜色和末梢血运情况。

（3）脑梗死：因术后血栓形成或血栓栓塞引起。若患者术后处于高凝状态，用肝素预防。已发生脑梗死者，平卧，绝对卧床休息，遵医嘱给予扩容、扩血管、溶栓治疗。

【护理评价】

（1）患者是否配合诊断性检查、治疗和护理。

（2）患者躯体功能是否恢复及恢复的程度。

（3）患者是否出现并发症，若出现是否得到及时发现和处理。

【健康教育】

（1）加强康复训练，在病情稳定后早期进行，如肢体的被动及主动练习，教会患者及家属自我护理方法，加强练习，尽早、最大程度地恢复功能。

（2）告知患者避免导致再出血的诱发因素，如高血压患者规律服药，将血压控制在适当水平，切忌血压忽高忽低，一旦发现异常及时就诊。控制不良情绪，保持情绪稳定和大小便通畅，避免剧烈运动及咳嗽。

案例分析 11-5-1

（1）绝对卧床休息，抬高床头 15°~30°，避免不良刺激，保持患者情绪稳定。

（2）密切观察患者生命体征及意识变化。

（3）对症护理：血压升高者，遵医嘱使用降压药，维持血压稳定；遵医嘱使用脱水剂，降低颅内压；遵医嘱抗凝和止痛；注意观察药物疗效及副作用。

（4）做好术前常规准备。

（赵春阳）

复习思考题

一、单项选择题

1. 急性颅内压增高的典型表现是（　　）。
  A. 剧烈头痛，频繁呕吐 B. Cushing 反应 C. 意识障碍加深
  D. 去大脑强直发作 E. X 线片示脑回压迹加深

2. 有一名颅内压增高患者，持续颅内压增高导致病理生理紊乱，但应除外（　　）。
  A. 脑血管自动调节功能失调 B. 胃肠道出血、溃疡 C. 脑疝形成
  D. 肺水肿 E. 早期血压下降、脉搏变快，呼吸增快

3. 颅内压增高的护理措施不包括（　　）。
  A. 体温 39 ℃以上用冰枕降温 B. 头痛时用吗啡止痛（呼吸抑制）
  C. 避免咳嗽、打喷嚏等因素 D. 躁动时适当镇静，但禁忌强制约束
  E. 保持呼吸道通畅

4. 关于颅内压增高患者的护理，下列哪项错误？（　　）
  A. 避免情绪激动 B. 保持呼吸道通畅

C. 39 ℃以上用冬眠低温疗法　　　　　　　　　　D. 持续给氧

E. 适当镇静并强制约束

5. 治疗脑水肿,下列药物哪一种效果较好、最常用？（　　）

A. 50%葡萄糖溶液　　　　　B. 30%尿素　　　　　　　C. 25%山梨醇

D. 20%甘露醇　　　　　　　E. 浓缩血清蛋白

6. 下列对颅内压增高患者的处理哪项是错误的？（　　）

A. 密切观察病情变化　　　　B. 保持出入液量平衡　　　C. 保持大便通畅

D. 呼吸不畅可行气管切开　　E. 应用冰帽降温

7. 下列处理颅内压增高的方法,哪一项是错误的？（　　）

A. 频繁呕吐时宜禁食　　　　　　　　　　B. 限制输液量及速度

C. 便秘4天以上给予高位、高压灌肠　　　D. 静脉滴注地塞米松

E. 早期行病因治疗

8. 颅脑损伤患者取床头抬高卧位的主要作用是（　　）。

A. 减轻颅内出血　　　　　　B. 减轻脑水肿　　　　　　C. 减轻头痛

D. 防止呕吐误吸　　　　　　E. 改善呼吸状态

9. 脑干损伤时瞳孔变化的特征是（　　）。

A. 双侧瞳孔散大,固定　　　　　　　　　　B. 一侧瞳孔散大,对光反射消失

C. 一侧瞳孔缩小,对光反射迟钝　　　　　　D. 两侧瞳孔等大,对光反射存在

E. 两侧瞳孔大小多变,不等圆

10. 急性颅内压增高早期生命体征改变的特点是（　　）。

A. 血压升高,脉搏慢,呼吸慢　　　　　　　B. 血压下降,脉搏细速

C. 血压升高,呼吸不规则　　　　　　　　　D. 血压升高,脉搏加快

E. 血压下降,脉搏慢,呼吸慢

11. 颅内压增高"三主征"包括（　　）。

A. 偏瘫,偏盲,偏身感觉障碍　　　　　　　B. 头痛,呕吐,偏瘫

C. 头痛,抽搐,意识障碍　　　　　　　　　D. 头痛,呕吐,视神经乳头水肿

E. 头痛,呕吐,血压增高

12. 颅内压增高患者出现便秘时,不正确的处理方法是（　　）。

A. 使用开塞露　　　　　　　B. 腹部按摩　　　　　　　C. 使用缓泻剂

D. 用肥皂水灌肠　　　　　　E. 鼓励患者多食蔬菜、水果

13. 关于颅内压增高,下列哪项是错误的？（　　）

A. 喷射性呕吐多见　　　　　　　　　　　B. 后期常伴视力障碍

C. 阵发性头痛是主要症状之一　　　　　　D. 某些病例可始终不出现"三主征"

E. 在婴幼儿头痛出现较早且较重

14. 降低颅内压增高的最有效易行的方法是（　　）。

A. 腰椎穿刺大量引流脑脊液　　　　　　　B. 施行物理降温

C. 进行控制性过度换气　　　　　　　　　D. 使用脱水剂或利尿剂

E. 将患者置于高压氧仓内

15. 以下有关颅内压增高并伴呕吐特点的描述不正确的是（　　）。

A. 常呈喷射状　　　　　　　B. 多出现在剧烈头痛时　　C. 常与饮食有关

D. 呕吐后头痛有所缓解　　　E. 可伴有恶心

16. 颅内压增高患者的一般处理中,下列哪项是不正确的？（　　）

A. 注意观察意识、瞳孔及生命体征的变化　　　　B. 频繁呕吐时,予以禁食,用脱水剂

C. 意识不清、痰多者做气管切开吸痰　　　　　　D. 做高位灌肠以疏通大便

E. 静脉补液以保持尿量

17. 小脑幕切迹疝时肢体活动障碍的特点是（　　）。
    A. 病变同侧肢体瘫痪　　　　　　　　　　B. 病变同侧上肢和对侧下肢瘫痪
    C. 病变对侧肢体瘫痪　　　　　　　　　　D. 病变对、同侧肢体瘫痪
    E. 四肢瘫痪
18. 冬眠低温疗法护理的注意事项，下列哪项错误？（　　）
    A. 单人房间，光线宜暗，室温18～20 ℃　　B. 直肠内体温不低于32 ℃
    C. 先物理降温，后冬眠　　　　　　　　　D. 收缩压不低于76.5 mmHg
    E. 防止发生冻伤和肺炎
19. 通过改变毛细血管通透性降低颅内压的治疗方法是（　　）。
    A. 脱水治疗　　　　　　　B. 过度换气　　　　　　　C. 激素治疗
    D. 冬眠低温疗法　　　　　E. 脑室穿刺外引流术
20. 颅内压增高的临床表现不包括（　　）。
    A. 头痛、呕吐　　　　　　B. 视神经乳头水肿　　　　C. 意识障碍
    D. Cushing反应　　　　　 E. 半切综合征
21. 枕骨大孔疝不同于小脑幕切迹疝的临床表现是（　　）。
    A. 头痛剧烈　　　　　　　B. 呕吐频繁　　　　　　　C. 意识障碍
    D. 呼吸骤停出现早　　　　E. 血压升高，脉缓有力
22. 脑干损伤的瞳孔变化特点是（　　）。
    A. 伤后一侧瞳孔立即散大　B. 一侧瞳孔进行性散大　　C. 双侧瞳孔大小多变
    D. 双侧瞳孔散大　　　　　E. 双侧瞳孔不等大
23. 对颅内压增高患者行脱水治疗时，20%甘露醇250 mL静脉滴注的时间是（　　）。
    A. 5～14 min　　B. 15～30 min　　C. 31～45 min　　D. 46～60 min　　E. 61～90 min
24. 小脑幕切迹疝的瞳孔变化特点是（　　）。
    A. 伤后一侧瞳孔立即散大　B. 同侧瞳孔进行性散大　　C. 双侧瞳孔大小多变
    D. 对侧瞳孔散大　　　　　E. 双侧瞳孔不等圆
25. 颅脑损伤患者每日输液量一般限制于（　　）。
    A. 500～800 mL　　　　　　B. 800～1000 mL　　　　　C. 1000～2000 mL
    D. 2000～2500 mL　　　　　E. 2500～3000 mL
26. 枕骨大孔疝最后导致（　　）。
    A. 颅内压增高　　　　　　B. 硬脑膜下血肿　　　　　C. 小脑挫裂伤
    D. 呼吸、循环中枢损伤　　E. 高血压危象
27. 脑震荡的处理原则是（　　）。
    A. 对症处理　　B. 脱水疗法　　C. 急诊手术　　D. 防治休克　　E. 暂不处理
28. 下列关于冬眠低温疗法期间的护理叙述错误的是（　　）。
    A. 不宜翻身或移动体位　　　　　　　　　B. 通常体温降至32～34 ℃
    C. 收缩压低于80 mmHg应停止给药　　　　D. 复温时应先停止使用冬眠药物
    E. 降温前先给患者使用冬眠药物
29. 颅内压增高患者床头抬高15～30 ℃，主要目的是为了（　　）。
    A. 有利于改善心脏功能　　　　　　　　　B. 有利于改善呼吸功能
    C. 有利于颅内静脉回流　　　　　　　　　D. 有利于鼻饲
    E. 防止呕吐物误入呼吸道
30. 患者，女，68岁，因颅内压增高，头痛逐渐加重，行腰椎穿刺脑脊液检查后突然呼吸停止，双侧瞳孔直径2 mm，以后逐渐散大，血压下降，该患者最可能出现了（　　）。
    A. 小脑幕切迹疝　　B. 枕骨大孔疝　　C. 大脑镰下疝　　D. 脑干缺血　　E. 脑血管意外
31. 下列颅脑损伤最急需处理的是（　　）。

A. 脑震荡 B. 顶部凹陷性骨折,深度达 1.5 cm
C. 颅底骨折引起外耳道出血 D. 开放性颅脑损伤,脑组织外溢
E. 颅内血肿并脑疝形成

32. 对颅脑损伤预后起决定性作用的是(　　)。
A. 锐器对头部的伤害 B. 钝器对头部的伤害
C. 头皮、颅骨和脑损伤三者合并存在 D. 脑损伤的程度及其处理
E. 与身体其他部位的损伤复合存在

33. 头皮损伤中最严重的是(　　)。
A. 裂伤　　　B. 挫伤　　　C. 皮下血肿　　　D. 骨膜下血肿　　　E. 撕脱伤

34. 处理开放性颅脑损伤最重要的原则为(　　)。
A. 无专科条件者,立即转院 B. 注射破伤风抗毒素 C. 止血、清创
D. 止痛、镇静 E. 输血、输液

35. 脑损伤患者出现中间清醒期提示有(　　)。
A. 脑挫裂伤　　B. 脑震荡　　C. 硬脑膜外血肿　　D. 颅底骨折　　E. 脑内血肿

36. 关于头皮裂伤,下列哪项是错误的?(　　)
A. 伤口有脑组织外溢,须立即缝合头皮,变开放为闭合损伤
B. 处理时着重检查有无颅骨和脑损伤 C. 尽早清创缝合
D. 清创时限放宽至 24 h E. 即使伤口不大,出血也较多

37. 诊断明确,应急诊手术的是(　　)。
A. 脑震荡 B. 脑挫裂伤 C. 硬脑膜外血肿
D. 颅底骨折 E. 帽状腱膜下血肿

38. 患者,男,30 岁,因汽车撞伤头部发生颅前窝骨折。其护理措施错误的是(　　)。
A. 床头抬高 15°~20° B. 用抗生素溶液冲洗鼻腔 C. 禁忌堵塞鼻腔
D. 禁止腰椎穿刺 E. 枕部垫无菌巾

39. 患者,男,35 岁,因头部受伤昏迷 10 min,清醒后在转送途中又昏迷,估计颅内血肿的位置在(　　)。
A. 帽状腱膜下　B. 硬脑膜外　　C. 硬脑膜下　　D. 脑实质内　　E. 蛛网膜下腔

40. 颅脑损伤后昏迷 10 min,清醒后有逆行性健忘者是发生了(　　)。
A. 脑震荡　　B. 脑挫裂伤　　C. 硬脑膜外血肿　D. 脑内血肿　　E. 硬脑膜下血肿

41. 容易引起颅内感染的是(　　)。
A. 脑震荡　　B. 脑挫裂伤　　C. 硬脑膜外血肿　D. 颅底骨折　　E. 帽状腱膜下血肿

42. 患者,女,43 岁,被汽车撞倒,头部受伤,唤之睁眼,回答问题错误,检查时躲避刺痛,其格拉斯哥昏迷评分为(　　)。
A. 15 分　　　B. 12 分　　　C. 11 分　　　D. 8 分　　　E. 5 分

43. 为保持颅脑损伤深昏迷患者呼吸道通畅,最可靠的措施是(　　)。
A. 及时吸痰 B. 放置口咽通气道 C. 用舌钳牵拉舌头
D. 气管插管 E. 平卧,头转向一侧

44. 头皮帽状腱膜下血肿不能吸收时应(　　)。
A. 继续观察 B. 应用止血药物 C. 切开清除积血
D. 穿刺抽出积血后加压包扎 E. 穿刺抽出积血后局部使用抗生素

45. 以下不符合脑震荡的表现是(　　)。
A. 昏迷 30 min 以上 B. 有逆行性遗忘
C. 清醒后可出现头痛、恶心症状 D. 神经系统检查无阳性体征
E. CT 检查颅内无异常发现

46. 应立即手术的颅脑损伤是(　　)。

A. 脑震荡　　　　　　　　B. 脑挫裂伤　　　　　　　　C. 硬脑膜外血肿
D. 蛛网膜下腔出血　　　　E. 颅底骨折伴脑脊液漏

47. 某患者因车祸被抬入急诊室,下颌骨开放性骨折,并有舌后坠,CT检查显示颅内有血肿,量约30 mL,首要的处理措施是（　　）。
A. 降低颅内压　　　　　　B. 下颌骨固定　　　　　　C. 补充血容量
D. 保持呼吸道通畅　　　　E. 立即手术

48. 颅脑手术后留置脑室引流管,通常情况下每日引流量不宜超过（　　）。
A. 200 mL　　B. 300 mL　　C. 400 mL　　D. 500 mL　　E. 600 mL

49. 脑室引流管留置的时间通常不超过（　　）。
A. 24 h　　B. 3 天　　C. 1 周　　D. 10 天　　E. 2 周

50. 患者,女,45岁,因脑肿瘤、颅内压增高,行脑室引流术后3 h,引流管无脑脊液流出,不正确的处理方法是（　　）。
A. 将引流瓶降低　　　　　B. 报告医生　　　　　　　C. 将引流管轻轻旋转
D. 生理盐水冲洗　　　　　E. 必要时换管

51. 头皮撕脱伤患者被撕脱的头皮的保存方法是（　　）。
A. 浸泡在生理盐水中常温保存　　　　B. 浸泡于无菌用水中
C. 无菌敷料包裹,常温保存　　　　　D. 无菌敷料包裹,隔水低温保存
E. 无菌敷料包裹浸泡于4 ℃的生理盐水中

52. 严重脑损伤患者的急救首先应（　　）。
A. CT检查明确诊断　　　　B. 检查神志、瞳孔、眼底　　　C. 检测生命体征
D. 保持呼吸道通畅　　　　E. 准备手术

53. 脑损伤患者的病情观察项目中最重要的是（　　）。
A. 意识　　B. 神志　　C. 生命体征　　D. 肢体活动　　E. 瞳孔

54. 下列有关脑挫裂伤的临床表现的描述错误的是（　　）。
A. 意识障碍可有中间清醒期　　　　B. 昏迷时间多在半小时以上
C. 有局灶性症状、体征　　　　　　D. 脑脊液检查无红细胞
E. 头痛、恶心、呕吐

55. 下列与硬脑膜外血肿形成机制无关的是（　　）。
A. 骨折撕破硬脑膜动脉出血　　B. 颅骨变形致静脉窦出血　　C. 颅骨骨折板障出血
D. 血肿腔内高压,促使血肿扩大　　E. 硬脑膜与颅骨分离过程中又撕破一些血管导致出血

56. 下列不符合颅前窝骨折临床表现的是（　　）。
A. "熊猫眼"征　　　　　　B. 脑脊液鼻漏　　　　　　C. 眼球结膜下淤血
D. 周围性面神经瘫痪　　　E. 一侧嗅觉丧失

57. 下列有关重度脑挫裂伤深昏迷患者护理的描述不正确的是（　　）。
A. 保证气道的湿化　　　　B. 应用抗酸药物　　　　　C. 少翻身
D. 肠内或肠外营养支持　　E. 密切监测颅内压力

58. 某患者头部损伤后,球结膜下出血、鼻孔出血且有脑脊液流出,首先考虑为（　　）。
A. 鼻骨骨折　　B. 颅盖骨骨折　　C. 颅前窝骨折　　D. 颅中窝骨折　　E. 颅后窝骨折

59. 颅中窝骨折出现脑脊液耳漏的处理原则是（　　）。
A. 卧床休息,取头低位　　　　　　B. 使用脱水剂减少脑脊液外漏
C. 给予镇静、止痛药　　　　　　　D. 用棉球堵塞外耳道减少脑脊液外漏
E. 用生理盐水棉球清洁外耳道

60. 对于昏迷患者,最重要的处理措施是（　　）。
A. 促苏醒　　　　　　　　B. 保持呼吸道通畅　　　　C. 解除尿潴留
D. 给予充足的营养　　　　E. 头部抬高15°

61. 硬脑膜下血肿的出血来源是（   ）。
    A. 颅骨骨折出血　　　　　　　B. 静脉窦出血　　　　　　　　C. 硬脑膜中动脉出血
    D. 脑皮质挫裂伤出血　　　　　E. 板障出血
62. 观察颅脑损伤患者生命体征的顺序是（   ）。
    A. 脉搏、呼吸、血压　　　　　B. 呼吸、脉搏、血压　　　　　C. 脉搏、血压、呼吸
    D. 呼吸、血压、脉搏　　　　　E. 血压、脉搏、呼吸
63. 关于颅内压增高引流患者的护理,下列哪项错误？（   ）
    A. 严格执行无菌操作　　　　　B. 妥善固定引流管并确保通畅　C. 引流高度 12 cm
    D. 观察并记录脑脊液形状和量　E. 拔管前应夹管或降低引流袋
64. 颅内肿瘤最好发的部位是（   ）。
    A. 大脑半球　　B. 鞍区　　C. 小脑　　D. 脑干　　E. 小脑脑桥角
65. 治疗颅内肿瘤首选方法是（   ）。
    A. 手术治疗　　B. 化疗　　C. 放疗　　D. 免疫治疗　　E. 脱水治疗
66. 患者,女,32 岁,头痛 1 年半,近 2 个月头痛加剧,伴有喷射状呕吐,烦躁后出现意识障碍,右侧瞳孔缩小,后又散大,对光反射迟钝,左侧肢体运动障碍。呼吸加快。CT 检查示左顶叶肿瘤。首先选择的急救措施是（   ）。
    A. 立即开颅切除肿瘤　　　　　B. 20%甘露醇静脉注射　　　　　C. 脑脊液体外引流
    D. 去骨瓣减压　　　　　　　　E. 气管插管,保持呼吸道通畅
67. 最常见的脑脓肿是（   ）。
    A. 耳源性脑脓肿　　　　　　　B. 颅内外伤性脑脓肿　　　　　C. 血源性脑脓肿
    D. 鼻源性脑脓肿　　　　　　　E. 隐源性脑脓肿
68. 耳源性脑脓肿患者的护理中最重要的是（   ）。
    A. 防止大便污染床单　　　　　B. 每天做大便常规检查　　　　C. 排便时勿用力过猛
    D. 注意大便颜色　　　　　　　E. 腹泻严重时不能用止泻药
69. 高血压性脑出血最好发的部位是（   ）。
    A. 脑室　　　　　　　　　　　B. 内囊及基底神经节附近　　　C. 丘脑
    D. 脑桥　　　　　　　　　　　E. 小脑
70. 高血压性脑出血最常见诱因是（   ）。
    A. 情绪激动、剧烈活动　　　　B. 睡眠状态　　　　　　　　　C. 头部创伤
    D. 使用抗凝药物　　　　　　　E. 寒冷
71. 颅内动脉瘤的最好发部位是（   ）。
    A. 颈内动脉系统的分叉部　　　B. 后交通动脉　　　　　　　　C. 椎-基底动脉系统
    D. 前交通动脉　　　　　　　　E. 海绵窦
72. 诊断颅内动静脉瘤的最主要的影像学检查是（   ）。
    A. 头颅 X 线平片　　　　　　　B. 头部 CT　　　　　　　　　　C. 脑 MRI
    D. 全脑血管造影　　　　　　　E. 脑 PET
73. 脑出血最常见的原因是（   ）。
    A. 颅内肿瘤破裂　　　　　　　　　　　　　　　B. 颅内动脉瘤破裂
    C. 高血压性脑动脉硬化　　　　　　　　　　　　D. 动静脉畸形
    E. 头部创伤
74. 颅内动静脉畸形最常见的首发症是（   ）。
    A. 高血压性脑出血　　　　　　B. 癫痫　　　　　　　　　　　C. 头痛
    D. 运动障碍　　　　　　　　　E. 视力障碍
75. 患者,女,23 岁,颅内动脉瘤,脑造影显示动脉瘤位于 Willis 环前部,此患者术前最重要的练习是（   ）。

A. 深呼吸　　　B. 咳嗽排痰　　C. 取俯卧位　　D. 取颈仰卧位　　E. 压迫颈动脉

76. 下列关于脑卒中的描述不正确的是(　　)。
A. 缺血性脑卒中多于出血性脑卒中
B. 情绪激动是缺血性脑卒中的诱因
C. 出血性脑卒中是高血压的主要死亡原因
D. 完全性脑卒中患者多遗留神经功能障碍
E. 急性脑出血首选 CT 检查

(赵春阳)

项目 3　甲状腺、乳腺疾病患者的护理

任务 12　甲状腺疾病患者的护理

【课程目标】

1. 知识目标

(1)复述甲状腺功能亢进症的概念、甲状腺功能亢进症患者术前用药目的和方法。

(2)理解甲状腺功能亢进症的临床表现、治疗要点、术后常见并发症的护理。

2. 能力目标

能运用护理程序为甲状腺功能亢进症患者实施整体护理。

3. 素质目标

(1)在护理过程中,具备基本的护理礼仪规范。

(2)具备良好的护患沟通能力。

(3)在护理过程中,具备爱伤观念,减轻患者的痛苦。

【预习目标】

(1)预习本任务中的知识链接,理解甲状腺的解剖特点和主要生理功能。

(2)项目 1 任务 5 中的"围手术期患者的护理"。

(3)通读本项目本任务的全部内容,重点注意并找到课程目标中应掌握的全部知识点。

知识链接

甲状腺解剖生理

甲状腺位于甲状软骨下方、气管两侧,分左右两叶,中间以峡部相连。由内外两层被膜包裹,内层为甲状腺固有被膜,外层为甲状腺外科被膜,甲状腺借外科被膜固定于气管与环状软骨上。成人甲状腺约重 30 g,在正常情况下,既不能清楚看到,也不易被摸到。

甲状腺血液供应非常丰富,主要来自两侧的甲状腺上动脉(颈外动脉分支)和甲状腺下动脉(锁骨下动脉分支),甲状腺上、下动脉均有分支。因此,甲状腺在大部切除后虽然结扎了两侧的甲状腺上、下动脉,但残留的腺体仍有足够的血液供应。甲状腺有三条主要静脉分别汇入颈内静脉和无名静脉(图 12-0-1)。甲状腺淋巴汇入颈深淋巴结。

甲状腺毗邻的神经主要有喉上神经和喉返神经,均起自迷走神经。喉上神经分内支和外支。内支为感觉支,若损伤会致会厌反射消失,饮水呛咳;外支为运动支,若损伤会导致环甲肌瘫痪,使声带松弛,音调降低。喉返神经支配声带运动,一侧喉返神经损伤可造成声音嘶哑、失音,若双侧喉返神经损伤可出现呼吸困难或窒息。

甲状腺有合成、储存和分泌甲状腺素的功能。甲状腺素主要作用包括:①增加全身组织细胞氧消耗和产热;②促进蛋白质、脂肪、碳水化合物的分解;③促进生长发育和组织分化;④影响体内水、电解质代谢等。

在甲状腺两叶背面的两侧被膜间隙内附有 4 个甲状旁腺,甲状旁腺分泌的甲状旁

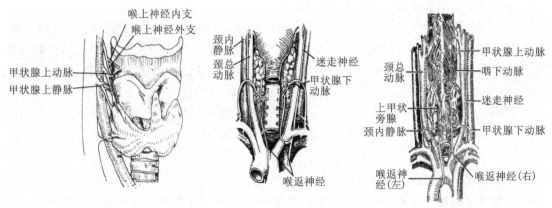

图 12-0-1　甲状腺的血管与神经支配

腺激素可用来调节体内钙的代谢,维持血钙和血磷平衡。如果甲状旁腺被误伤或误切,可出现低钙抽搐。

任务 12-1　原发性甲状腺功能亢进症患者护理

教学案例 12-1-1

吴女士,32 岁,因发现颈部肿物 8 个月,伴有食欲亢进,消瘦乏力,怕热多汗 4 个月入院,查体:颈部弥漫性肿大,质软,血管杂音明显,中度突眼,双手震颤,诊断为原发性甲状腺功能亢进症,准备行甲状腺大部切除术,今晨 6:00 测心率 120 次/分,血压 135/80 mmHg。

请问:(1)请计算该患者基础代谢率。

(2)请列出患者存在的护理诊断/问题。

(3)患者术后第 1 天的主要护理措施有哪些?

【概述】

甲状腺功能亢进症简称甲亢,是由于各种原因导致甲状腺素分泌过多而引起的以全身代谢亢进为主要特征的疾病总称。原发性甲亢病因迄今尚未完全明确,近年来研究证实原发性甲亢是一种自身免疫性疾病。

原发性甲亢即在甲状腺肿大的同时出现功能亢进症状,好发年龄多在 20~40 岁,腺体呈弥漫性肿大,两侧对称,常伴有眼球突出,故又称突眼性甲状腺肿。

重难点:
甲状腺功能亢进症。

【护理评估】

(一)健康史

了解患者发病情况,病程长短,有无甲亢家族史,是否患有结节性甲状腺肿、甲状腺腺瘤或其他自身免疫性疾病,近期有无感染、劳累、创伤或精神刺激等应激因素。

(二)身体状况

1. 交感神经功能亢进　患者出现高代谢症候群和各系统受累表现。

(1)神经系统:常表现为多语、性情急躁、易激动、失眠、双手震颤、怕热多汗、注意力不集中、记忆力减退。

(2)消化系统:食欲亢进、体重减轻、肠蠕动亢进和腹泻。

(3)心血管系统:可出现心悸、胸闷不适、脉快有力,脉率常在 100 次/分以上,休息和睡眠时不减慢,收缩压增高、舒张压降低、脉压增大,严重者出现心律失常、心力衰竭;其中脉率增快及脉压增大常是判断病情程度和治疗效果的重要标志。

(4) 内分泌系统：女性患者表现为月经稀少、闭经、不孕、早产等，男性表现为阳痿、乳房发育。

2. 甲状腺肿大　甲亢一般无局部压迫症状。原发性甲亢的腺体肿大多为弥漫性，两侧对称。因腺体内血管扩张，血流加速，故扪诊有震颤感，听诊可在甲状腺上动脉进入上极处闻及血管杂音。

3. 突眼征　典型病例常有双侧眼球突出，眼裂增宽，瞳孔散大；严重者上下眼睑不能闭合，甚至不能盖住角膜；凝视时瞬目减少，眼向下看时上眼睑不随眼球下闭，两眼内聚能力差等。

(三) 心理-社会状况

1. 认知程度　对疾病、拟采取手术及治疗、护理的配合知识。

2. 心理承受程度　有无焦虑、恐惧、紧张等情绪。因甲亢患者交感神经兴奋性增高，比一般患者更易产生紧张、恐惧、焦虑等不良情绪。

3. 家庭状况　家属的配合情况及家庭经济承受能力。

(四) 辅助检查

1. 基础代谢率(BMR)测定　可根据脉压和脉率计算，或用基础代谢率测定器测定，前者较简便，后者较可靠。测定基础代谢率必须在清晨、空腹、无精神紧张、完全安静时进行。计算公式：基础代谢率(%)=[(脉率+脉压)-111](%)。正常值为±10%，轻度甲亢+20%~+30%，中度甲亢+30%~+60%，重度甲亢为+60%以上。

2. 甲状腺^{131}I率测定　正常人24 h内摄取^{131}I量为人体总量的30%~40%，若2 h内甲状腺摄^{131}I量超过25%，或24 h内甲状腺摄^{131}I量超过50%，且吸收^{131}I高峰提前出现，均表示有甲亢，但不反映甲亢的严重程度。

3. 血清甲状腺素(T_3、T_4)测定　T_3和T_4可反映甲状腺功能状态。甲亢时T_3值上升早而快，可高于正常值4倍左右；T_4值上升较缓慢，仅高于正常值2.5倍，故T_3对甲亢诊断更具有临床意义。

(五) 治疗要点

外科治疗的基本方法是行甲状腺大部切除术，即切除甲状腺的80%~90%，保留两叶腺体约成人拇指末节大小，使甲状腺素分泌量减少。甲状腺大部切除术是目前治疗中度以上甲亢的一种最常用而有效的方法。

手术适应证：①继发性甲亢或高功能腺瘤；②中度以上的原发性甲亢；③腺体较大，伴有压迫症状，或胸骨后甲状腺肿等；④抗甲状腺药物或^{131}I治疗后复发者、坚持长期用药有困难者。妊娠早中期的甲亢患者具有上述指征者，应考虑手术治疗。

手术禁忌证：①青少年患者；②症状较轻者；③年老体弱或有严重器质性疾病无法耐受手术者。

(六) 术后评估

1. 术中情况　手术患者应了解麻醉方式、手术方式、术中出血量与补液和输血情况，引流管放置位置。

2. 术后情况　术后生命体征是否平稳；呼吸道是否通畅；切口渗血及引流情况；观察患者是否出现术后并发症。

【常见护理诊断/问题】

(1) 焦虑　与交感神经功能亢进、环境改变、担心手术及预后有关。

(2) 营养失调：低于机体需要量　与患者基础代谢率增高有关。

(3) 有受伤的危险　与突眼致眼睑不能闭合，可能导致角膜损伤、感染甚至失明有关。

(4) 清理呼吸道无效　与咽喉部、气管受刺激，分泌物增多以及因切口疼痛不敢咳嗽有关。

(5) 潜在并发症：呼吸困难和窒息、喉返神经损伤、喉上神经损伤、手足抽搐、甲状腺危象。

【护理目标】

(1)患者情绪稳定,焦虑减轻。

(2)营养状况改善,体重得以维持或增加。

(3)患者未发生意外伤害,角膜未发生损伤、感染。

(4)能有效清除呼吸道分泌物,保持呼吸道通畅。

(5)术后生命体征平稳,未发生并发症,或出现并发症时能被及时发现和处理。

【护理措施】

(一)术前护理

1. 心理护理 了解患者的心理状态,有针对性地与患者沟通,消除患者的焦虑和恐惧心理,避免过多外来刺激影响患者情绪;最好住单间,保证患者良好的休息、睡眠环境;指导患者减少活动,适当卧床,以免消耗体力。对于精神过度紧张和失眠者,适当应用镇静安眠药物。

2. 完善术前检查 除术前常规检查和必要的化验检查外,还应包括:①颈部透视或摄片,了解气管受压或移位情况;②喉镜检查,确定声带功能;③心脏检查,了解有无扩大、杂音或心律不齐等情况;④测定基础代谢率,了解甲亢程度,确定手术时机。

3. 饮食护理 给予高热量、高蛋白和富含维生素的食物,加强营养支持;给予足够的液体摄入,以补充出汗等丢失的水分,但有心脏疾病的患者应避免大量摄入水,以防肺水肿和心力衰竭。禁用对中枢神经有兴奋作用的浓茶、咖啡等刺激性饮料,戒烟酒。

4. 突眼护理 对于原发性甲亢突眼患者应注意保护眼睛,睡前用抗生素眼膏敷眼,戴黑眼罩或以油纱布遮盖,以免角膜过度暴露后干燥受损,发生溃疡;外出戴墨镜或眼罩以免强光、风沙及灰尘刺激。卧床时取半卧位或头部抬高位,避免眼部充血。

5. 用药护理 术前通过药物降低基础代谢率、控制甲亢症状,是甲亢患者手术准备的重要环节。甲亢症状控制标准:患者情绪稳定,睡眠好转,体重增加,脉率稳定在90次/分以下,脉压恢复正常,基础代谢率+20%以下。通常有以下几种方法。

(1)单用碘剂:常用的碘剂是复方碘化钾溶液,口服3次/天,第1天每次3滴,第2天每次4滴,依次逐日增加1滴至每次16滴止,然后维持此剂量至手术。2~3周后甲亢症状得到基本控制,即可手术。

(2)硫脲类药物加用碘剂:先用硫脲类药物,待甲亢症状基本控制后停药,再单独服用碘剂1~2周后再行手术。由于硫脲类药物能使甲状腺肿大充血,手术时极易发生出血,增加手术困难和危险;而碘剂能减少甲状腺的血流量,减少腺体充血,使腺体缩小变硬,因此服用硫脲类药物后必须加用碘剂。

(3)碘剂加用硫脲类药物后再单用碘剂:少数患者服碘剂2周后症状改善不明显,可加服硫脲类药物,待甲亢症状基本控制、停用硫脲类药物后再继续单独服用碘剂1~2周后手术。在此期间应严密观察用药效果与不良反应。

(4)普萘洛尔单用或合用碘剂:对于不能耐受碘剂或硫脲类药物,或对此两类药物无反应的患者,主张单用普萘洛尔或与碘剂合用做术前准备,每6 h 1次,每次20~60 mg,一般服用4~7天后脉率即降至正常水平。由于普萘洛尔半衰期不到8 h,最末一次须在术前1~2 h服用,术后继续口服4~7天。术前不用阿托品,以免引起心动过速。

知识链接

碘剂作用及服用方法

碘剂为甲状腺素合成的原料,小剂量用以预防和治疗地方性甲状腺肿,大剂量用于甲亢术前准备,能使甲状腺变小变硬,血流减少,并抑制甲状腺素释放,预防术后甲状腺危象。由于碘剂不能抑制甲状腺素的合成,一旦停服,储存于甲状腺滤泡内的甲状球蛋白大量分解,将使甲亢症状重新出现,甚至加重。因此,凡不准备试行手术治疗的甲亢患者不宜服用碘剂。服用碘方法:要将其滴在饼干、面包等固体食物上同服,既能保证剂量准确,又能防止口腔黏膜损伤。同时因碘剂可刺激胃黏膜,引起厌食、呕吐,因此要在饭后服用。

6.其他措施 教会患者取头低肩高体位,可用软枕每日练习数次,使患者适应术中颈过伸体位,利于手术顺利进行;指导患者深呼吸,学会有效咳嗽的方法,有助于术后保持呼吸道通畅;术前床旁备氧气、吸引器、无菌手套、拆线包及气管切开包等抢救用物。

(二)术后护理

1.体位和活动 术后取平卧位,待血压平稳或全麻清醒后取半坐卧位,以利于呼吸和引流。指导患者在床上变换体位、起身、咳嗽时可用手固定颈部减少震动。

2.饮食护理 甲状腺手术对患者的胃肠道功能影响小,只是在吞咽时感觉不适,因此术后患者清醒后,即可给予少量温水或凉水。若无呛咳、误咽等不适,可逐步给予便于吞咽的微温流质饮食,以后逐步过渡到半流质饮食和软食,注意避免过冷过热,过冷可引起患者刺激性咳嗽,过热可使手术部位血管扩张,加重创口渗血。如无不适,应鼓励患者少量多餐,加强营养。

3.保持呼吸道通畅 注意避免引流管阻塞导致颈部积血、形成血肿压迫气管而引起呼吸不畅。鼓励和协助患者进行深呼吸和有效咳嗽,必要时行超声雾化吸入,使痰液稀释易于排出。

4.术后药物治疗 甲亢患者术后继续服用复方碘化钾溶液,3次/天,16滴/次开始,逐日每次减少1滴,术后7~10天病情平稳后停用。若术前用普萘洛尔做准备者,术后继续服用普萘洛尔4~7天。

5.病情观察 ①监测生命体征,密切监测呼吸、体温、脉搏、血压的变化。一旦脉率过快,体温升高,应警惕甲状腺危象的发生。②观察并记录引流液的量、色、性状。术野常规放置橡皮片或胶管引流24~48 h,注意保持引流通畅。③观察切口渗血情况,及时更换浸湿的敷料,估计并记录出血量。

6.并发症的观察与护理

(1)呼吸困难和窒息:术后最危急的并发症,多发生于术后48 h内。常见原因:①切口内出血压迫气管;②喉头水肿;③气管塌陷;④双侧喉返神经损伤。表现:进行性呼吸困难、烦躁、发绀,甚至窒息;可有颈部肿胀,切口渗出鲜血等。紧急护理:对于血肿压迫所致呼吸困难和窒息,须立即进行床边抢救,剪开缝线,敞开伤口,迅速除去血肿,结扎出血的血管;若呼吸仍无改善则行气管切开、给氧;待病情好转,再送手术室做进一步检查、止血和其他处理;喉头水肿者立即应用大剂量激素,如地塞米松30 mg静脉滴注;呼吸困难无好转时,行环甲膜穿刺或气管切开。

(2)喉返神经损伤:发生率约为0.5%,大多数是手术处理甲状腺下极时损伤,喉返神经被切断、缝扎、钳夹或牵拉过度,少数是由于血肿压迫或瘢痕组织的牵拉引起。钳夹、牵拉或血肿压迫所致损伤多为暂时性,经理疗等及时处理后,一般在3~6个月可逐渐恢复。一侧喉返神经损伤可由健侧声带向患侧过度内收而代偿,但不能恢复原音色;双侧喉返神经损伤可导致失声或严重的呼吸困难,甚至窒息,需立即做气管切开。

(3)喉上神经损伤:多因在处理甲状腺上极时损伤喉上神经内支(感觉)或外支(运动)所致。若损伤外支,可使环甲肌瘫痪,引起声带松弛、声调降低;损伤内支,则使喉部黏膜感觉丧失,患者进食特别是饮水时,丧失喉部的反射性咳嗽,易发生误咽或呛咳。一般经理疗后可自行恢复。

(4)甲状旁腺损伤:多于术后1~2天出现,术中甲状旁腺被误切、挫伤或其血液供应受累,可致甲状旁腺功能低下。患者因血钙浓度下降、神经肌肉应激性显著提高,而引起手足抽搐。多数患者症状轻且短暂,仅在面部、唇部或手足部的针刺感、麻木感或强直感。经2~3周后,未受损伤的甲状旁腺增生、代偿,症状可消失。严重者可出现面肌和手足伴有疼痛的持续性痉挛,每日发作多次,每次持续10~20 min或更长,甚至可发生喉和膈肌痉挛,引起窒息死亡。预防的关键

重难点:
并发症的观察与护理。

在于切除甲状腺时注意保留腺体背面的甲状旁腺。一旦发生应适当限制肉类、乳品和蛋类等食品,因其含磷量较高,影响钙的吸收。症状轻者口服葡萄糖酸钙或乳酸钙 2~4 g,3 次/天;症状较重或长期不能恢复者,可加服维生素 D_3,5 万~10 万 U/天,以促进钙在肠道内的吸收。最有效的治疗是口服双氢速甾醇(双氢速变固醇)油剂,能明显提高血钙含量。抽搐发作时,立即遵医嘱静脉注射 10%葡萄糖酸钙或氯化钙 10~20 mL。

(5)甲状腺危象:甲亢术后最严重的并发症。多与术前准备不足、甲亢症状未能很好控制及手术应激有关。表现为术后 12~36 h 内出现高热(大于 39 ℃)、脉快而弱(120 次/分)、大汗、烦躁不安、谵妄,甚至昏迷,常伴有呕吐、腹泻。若不及时处理,可迅速发展至虚脱、休克、昏迷甚至死亡。预防甲状腺危象的关键在于做好充分的术前准备,使患者基础代谢率降至正常范围后再手术。术后早期加强巡视和病情观察,一旦发生危象,立即通知医生予以处理。①碘剂:口服复方碘化钾溶液 3~5 mL,紧急时将 10%碘化钠 5~10 mL 加入 10%葡萄糖溶液 500 mL 中静脉滴注,以降低循环血液中甲状腺素水平。②氢化可的松:200~400 mg/天,分次静脉滴注,以拮抗应激反应。③肾上腺素能阻滞剂:利血平 1~2 mg,肌内注射,或普萘洛尔 5 mg,加入葡萄糖溶液 100 mL 中静脉滴注,以降低周围组织对甲状腺素的反应。④镇静剂:常用苯巴比妥钠 100 mg,或冬眠合剂Ⅱ号半量肌内注射,6~8 h/次。⑤降温:用退热、冬眠降温或物理降温等综合措施,保持患者体温在 37 ℃ 左右。⑥静脉输入大量葡萄糖溶液。⑦给氧:减轻组织缺氧。⑧心力衰竭者,加用洋地黄制剂。

【护理评价】

(1)患者是否情绪稳定,能主动配合治疗护理。

(2)营养状况是否得到改善,体重维持在正常范围。

(3)角膜是否未发生损伤、感染。

(4)是否能有效清除呼吸道分泌物,呼吸道通畅。

(5)术后是否未发生并发症,防治措施得当,术后恢复好。

【健康教育】

(1)康复与自我护理指导:指导患者颈部活动的正确方法,促进功能康复,尽早生活自理。鼓励患者正确面对疾病,保持心情愉快,情绪稳定。劳逸结合,合理饮食。

(2)用药指导:强调甲亢术后继续服药重要性并督促执行。教会患者正确服用碘剂的方法,如将碘剂滴在馒头、面包上同服,既可保证剂量准确,又能避免口腔黏膜损伤,减轻胃肠道不良反应。

(3)复诊指导:嘱患者出院后定期门诊复查,以了解甲状腺功能,若出现心悸、手足震颤、抽搐等情况及时就诊。

任务 12-2 甲状腺肿瘤患者护理

【概述】

甲状腺肿瘤分良性和恶性两种。甲状腺腺瘤是最常见的良性肿瘤,多见于 40 岁以下的妇女,病因尚不明确,一般认为是由甲状腺内残余的胚胎组织发育而成。甲状腺癌是头颈部常见的恶性肿瘤,约占全身恶性肿瘤的 1%,女性比男性多见。目前病因尚不清楚,病理上分为乳头状腺癌、滤泡状腺癌、未分化癌、髓样癌 4 种。

【护理评估】

(一)健康史

主要了解患者的性别、年龄、肿瘤出现的时间、生长速度及近期有无变化,体重是否减轻,家族中有无类似患者。

(二)身体状况

1.甲状腺腺瘤 患者多数无不适症状,常在无意中发现颈部肿块,多为单发,呈圆形或椭圆形,表面光滑,质地稍硬,边界清楚,无压痛,随吞咽动作上下移动。乳头状囊腺瘤因囊壁血管破裂发生出血时肿瘤可在短时间内迅速增大,并伴有局部疼痛。

2.甲状腺癌 初期无明显症状,主要表现为甲状腺肿块,质硬,表面高低不平,并向周围组织浸润性生长,可随吞咽动作移动,但幅度不大;晚期癌肿压迫喉返神经、气管或食管而出现声音嘶哑、呼吸困难、吞咽困难。若压迫交感神经节,可产生 Horner 综合征;若颈丛浅支受侵可有耳、枕、肩等部位疼痛,以及颈淋巴结转移及远处脏器转移。

(三)心理-社会状况

1.认知程度 对疾病、拟采取手术及治疗、护理的配合知识的认知。

2.心理承受程度 因肿瘤性质未确定担心预后,或惧怕手术,担心手术切口影响美观,出现紧张、焦虑、恐惧心理。

3.家庭状况 家属的配合情况及家庭经济承受能力。

(四)辅助检查

1.B超检查 可测定结节的位置、大小、数目;区分结节的实体性或囊肿性,结节若为实体性并呈不规则反射,则恶性程度大。

2.放射性^{131}I 或 ^{99m}Tc 扫描 甲状腺腺瘤多为温结节,如果伴有囊内出血可为冷结节或凉结节,边缘一般较清晰;甲状腺癌为冷结节,边缘较为模糊。

3.X线检查 颈部正侧位片,可了解有无气管移位、狭窄、肿块钙化及上纵隔增宽。若甲状腺部位有细小的絮状钙化影,恶性的可能性大。胸部及骨骼摄片可了解有无肺、骨转移。

4.细针穿刺细胞学检查 结节用细针穿刺、抽吸、涂片,进行病理学检查。

5.血清降钙素测定 有助于髓样癌的诊断。

(五)治疗要点

1.甲状腺腺瘤 由于20%甲状腺腺瘤能引起甲亢,10%患者有恶变可能,故一旦确诊应早期行包括腺瘤的患侧甲状腺大部或部分切除术,切除标本立即行冰冻切片检查,以判断有无恶变。

2.甲状腺癌 手术治疗是各型甲状腺癌(除未分化癌)的基本方法,即包括甲状腺本身的切除及颈部淋巴结清扫,并辅以核素、内分泌(甲状腺片)及外照射治疗。

【常见护理诊断/问题】

(1)焦虑/恐惧 与颈部肿块性质不明、担心手术及预后有关。
(2)清理呼吸道无效 与手术刺激、分泌物增多及切口疼痛有关。
(3)潜在并发症:呼吸困难和窒息、喉返神经损伤、喉上神经损伤、甲状旁腺损伤。

【护理目标】

(1)患者情绪稳定,焦虑/恐惧减轻。
(2)能有效清除呼吸道分泌物,保持呼吸道通畅。
(3)术后生命体征平稳,未发生并发症,或出现并发症时能被及时发现和处理。

【护理措施】

(一)术前护理

1.心理护理 加强与患者及家属沟通,告知患者疾病相关知识,说明手术必要性、手术方法、术后恢复过程及预后情况,消除其焦虑、恐惧,使患者积极配合治疗。

2.术前准备 完善术前检查,指导患者练习颈过伸体位,即将软枕垫于肩部,保持头低、颈过伸位。准备行颈部淋巴结清扫术者,剃除其耳后毛发。保证患者术前充分休息和睡眠,必要时予镇静安眠药。

3.其他 床旁备气管切开包、无菌手套、氧气袋等抢救设施。

(二)术后护理

1. 一般护理 体位与活动、饮食与营养、病情观察要点同原发性甲亢患者手术后护理。

2. 并发症的观察与护理 甲状腺肿瘤术后潜在并发症为呼吸困难和窒息、喉返神经损伤、喉上神经损伤、甲状旁腺损伤。并发症的观察与护理同原发性甲亢患者护理。

【护理评价】

(1)患者是否情绪稳定,积极配合治疗。

(2)患者是否能有效清除呼吸道分泌物,保持呼吸道通畅。

(3)患者术后生命体征是否平稳,未发生并发症,或出现并发症时能被及时发现和处理。

【健康教育】

(1)颈淋巴结清扫术者,斜方肌不同程度受损,切口愈合后即应开始肩关节和颈部功能锻炼,至少持续至出院后3个月,注意随时保持患肢高于健侧,以防肩下垂。

(2)调节情绪:指导患者调整心态,保持良好心情,积极配合后续治疗。

(3)后续治疗:指导甲状腺全切术者坚持服用甲状腺素制剂,按时放疗,预防肿瘤复发。

(4)定期复诊:出院后定期门诊复查,以了解甲状腺功能,若发现颈部结节、肿块,及时就诊。

案例分析 12-1-1

(1)应用基础代谢率公式进行计算,基础代谢率(单位为%)=[(脉率+脉压)-111]%。

基础代谢率=[120+(135-80)-111]%=64%,为重度甲亢。

(2)护理诊断/问题如下。

①焦虑 与交感神经功能亢进、环境改变、担心手术及预后有关。

②营养失调:低于机体需要量 与患者基础代谢率增高有关。

③有受伤的危险 与突眼致眼睑不能闭合,可能导致角膜损伤、感染甚至失明有关。

④清理呼吸道无效 与咽喉部、气管受刺激、分泌物增多,以及因切口疼痛不敢咳嗽有关。

⑤潜在并发症:呼吸困难和窒息、喉返神经损伤、喉上神经损伤、手足抽搐、甲状腺危象。

(3)护理措施如下。

①体位和活动:取半坐卧位,以利于呼吸和引流。指导患者在床上变换体位、起身、咳嗽时可用手固定颈部减少震动。

②病情观察:a.监测生命体征:密切监测呼吸、体温、脉搏、血压的变化。一旦脉率过快,体温升高,应警惕甲状腺危象的发生。b.观察并记录引流液的量、颜色、性状。注意保持引流通畅。c.观察切口渗血情况,及时更换浸湿的敷料,估计并记录出血量。d.观察患者的声音有无变化,有无音调降低或声音嘶哑。e.观察患者进食后有无呛咳和误咽。f.观察患者有无面部、唇部或手足部的针刺感、麻木感或强直感。

③保持呼吸道通畅:注意避免引流管阻塞导致颈部积血、形成血肿压迫气管而引起呼吸不畅。鼓励和协助患者进行深呼吸和有效咳嗽,必要时行超声雾化吸入,使痰液稀释易于排出。

④饮食与营养:若无呛咳、误咽等不适,可逐步给予便于吞咽的微温流质饮食,以后逐步过渡到半流质饮食和软食,如无不适,应鼓励患者少量多餐,加强营养。

⑤特殊药物的应用:术后继续服用复方碘化钾溶液,每日3次,以每次16滴开始,逐日每次减少1滴,直至病情平稳。

(郭素红)

任务 13　乳房疾病患者的护理

【课程目标】

1. 知识目标

(1) 掌握急性乳房炎和乳腺癌的临床表现、护理措施。

(2) 熟悉急性乳房炎和乳腺癌的病因、护理评估和健康教育。

(3) 了解急性乳房炎和乳腺癌的辅助检查、治疗要点。

2. 能力目标

(1) 运用护理程序，为乳腺疾病患者制订护理计划。

(2) 学会正确的乳房自查方法，能正确指导患者进行自我检查。

(3) 能正确指导乳腺癌术后患者术侧上肢功能锻炼。

3. 素质目标

(1) 在护理过程中，具备基本的护理礼仪规范。

(2) 具备良好的护患沟通能力。

(3) 在护理过程中，具备爱伤观念，减轻患者的痛苦。

【预习目标】

(1) 本任务知识链接中乳房的解剖生理。

(2) 通读本项目本任务的全部内容，重点注意并找到课程目标中要求掌握的全部知识点。

知识链接

乳房的解剖生理

成年妇女乳房是两个半球形的性征器官，位于胸大肌浅表，约在第 2 和第 6 肋骨水平的浅筋膜浅、深层之间。乳腺有 15～20 个腺叶，每一腺叶分成很多腺小叶，腺小叶由小乳管和腺泡组成，是乳腺的基本单位。每一腺叶有其单独的导管（乳管），腺叶和乳管均以乳头为中心呈放射状排列。小乳管汇至乳管，乳管开口于乳头。腺叶间有许多与皮肤垂直的纤维束，上连皮肤及浅筋膜浅层，下连浅筋膜深层，称 Cooper 韧带（乳房悬韧带），有支持和固定乳房的作用（图 13-0-1）。

乳房的淋巴网丰富，其淋巴输出有 4 个途径（图 13-0-2）：①大部分淋巴经胸大肌外侧缘淋巴管流至腋窝淋巴结，再流向锁骨下淋巴结，继之到锁骨上淋巴结；②部分乳房

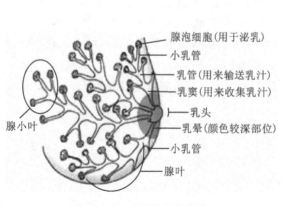

图 13-0-1　乳房的基本结构

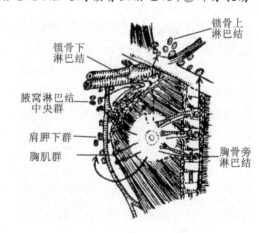

图 13-0-2　乳房的淋巴结

内侧的淋巴通过肋间淋巴管流向胸骨旁淋巴结;③两侧乳房间皮下有交通淋巴网,一侧乳房淋巴可流向对侧乳房;④乳房深部淋巴网可沿腹直肌鞘和肝镰状韧带的淋巴管流向肝。

任务13-1　急性乳房炎患者的护理

教学案例13-1-1

李女士,30岁,初产妇,3个月前产一女婴,母乳喂养,主诉2天前出现右乳胀痛,局部红肿、发热,乳汁减少,今日体温升高,浑身发冷,来院就诊。查体:体温39.0 ℃,呼吸22次/分,血压110/86 mmHg,右乳房压痛性肿块,右侧腋窝淋巴结肿大,被诊为急性乳腺炎,拟接受非手术治疗。

请问:(1)该患者目前的主要护理诊断/问题是什么?
(2)该患者目前的主要护理措施有哪些?
(3)为避免再次发生急性乳腺炎,预防的关键是什么?

【概述】

急性乳房炎是乳房的急性化脓性感染,多见于产后哺乳期妇女,尤以初产妇多见,常发生在产后3~4周。致病菌主要为金黄色葡萄球菌。

重难点:
急性乳房炎。

(一)病因

1. 乳汁淤积　乳汁是细菌理想的培养基,乳汁淤积有利于入侵细菌生长繁殖。引起淤积的主要原因包括:①乳头发育不良(过小或凹陷):妨碍正常哺乳。②乳汁过多或婴儿吸乳过少:导致不能完全排空乳汁。③乳管不通畅:影响乳汁排出。

2. 细菌入侵　乳头破损是细菌沿淋巴管入侵感染的主要途径,细菌也可经乳管逆行致腺小叶感染,如婴儿患口腔炎或含乳头入睡,易致细菌直接侵入乳管,上行至腺小叶而致感染。

(二)病理生理

急性乳房炎局部可出现炎性肿块,一般在数日后可形成单房或多房性脓肿。表浅脓肿可向外破溃或破入乳管自乳头流出;深部脓肿可缓慢向外破溃,也可向深部穿至乳房与胸肌间的疏松组织中,形成乳房后脓肿(图13-1-1)。感染严重者可并发脓毒症。

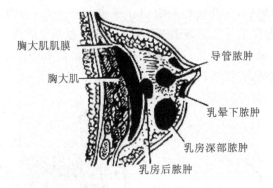

图13-1-1　乳房脓肿

【护理评估】

(一)健康史

主要了解有无引起乳房炎的致病因素,询问患者是否为初产妇,有无引起乳汁淤积因素,如乳头发育是否正常,有无内陷,乳汁分泌及排出情况,乳头有无破损,授乳方法是否恰当。

(二)身体状况

急性乳房炎可分为3期:①早期(乳汁淤积期):主要表现为乳房胀满,有跳痛、胀痛。②进展期:主要表现为胀痛加剧,局部皮肤红肿、发热,界限不清。③脓肿形成期:患侧乳房局部可触及明显的包块,浅表的脓肿表面有波动感,深部的脓肿皮肤发红可不明显,穿刺出脓液即可确诊。患者可有寒战、高热、脉搏加快、食欲减退等全身表现。常伴患侧腋窝淋巴结肿大和触痛。

(三)心理-社会状况

1. 认知程度 对疾病、拟采取手术及治疗、护理的配合知识的认知。

2. 心理承受程度 有无焦虑、恐惧等情绪。患者由于乳房疼痛出现食欲减退、心情烦躁。变换体位触碰乳房时,加重疼痛而长时间不能入眠。有的患者担心婴儿喂养、乳房的功能及形态改变而产生焦虑情绪。

(四)辅助检查

1. 实验室检查 血常规可见白细胞计数及中性粒细胞比例升高。

2. B超检查 可明确脓肿部位、大小、深浅。

3. 诊断性穿刺 在乳房肿块波动最明显的部位或压痛最明显的区域穿刺,若抽出脓液可确定脓肿形成,脓液应做细菌培养及药物敏感试验。

(五)治疗要点

处理原则包括控制感染,排空乳汁。脓肿形成前主要以抗生素等治疗为主;脓肿形成后,则需及时行脓肿切开引流。

1. 非手术治疗

(1)局部处理:①患乳停止哺乳,协助排空乳汁;②热敷、药物外敷或理疗,以促进炎症消散。外敷药可用金黄散或鱼石脂软膏,或用25%硫酸镁溶液湿热敷。

(2)抗感染:①抗生素应用原则为早期、足量。首选青霉素类抗生素或根据脓液的细菌培养和药物敏感试验结果选择。由于抗生素可被分泌至乳汁,故应避免使用对婴儿有不良影响的药物,如四环素、氨基糖苷类、磺胺药和甲硝唑等。②中药治疗:服用清热解毒类中药,如蒲公英、野菊花等。

(3)终止乳汁分泌:感染严重、脓肿引流后或并发乳瘘者终止乳汁分泌。常用方法:①口服溴隐亭1.25 mg,2次/天,服用7~14天;或己烯雌酚1~2 mg,3次/天,共2~3天;②肌内注射苯甲酸雌二醇2 mg,1次/天,至乳汁分泌停止;③中药炒麦芽,每天60 g水煎,分2次服用,共2~3天。

2. 手术治疗 脓肿形成后,应及时切开引流。手术时应注意:①为避免损伤乳管形成乳瘘,做放射状切口;乳晕部脓肿应沿乳晕边缘做弧形切口;乳房深部脓肿或乳房后脓肿可沿乳房下缘做弧形切口。②如为多房脓肿,切开后以手指轻轻分离房间隔膜,以利引流。③脓腔较大时,可在脓腔的最低部位放引流条,必要时做切口对口引流(图13-1-2)。

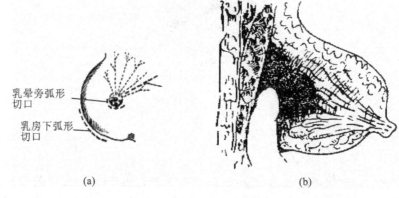

图13-1-2 乳房脓肿手术方法

【常见护理诊断/问题】

(1)急性疼痛 与乳房炎、肿胀、乳汁淤积有关。

(2)体温过高 与乳房炎有关。

(3)知识缺乏:缺乏预防乳房炎的相关知识。

【护理目标】

(1)患者局部疼痛减轻。

(2)患者体温恢复正常。

(3)患者掌握了正确的哺乳方法及预防乳房炎的知识。

【护理措施】

(一)非手术治疗的护理/术前护理

1. 缓解疼痛 ①防止乳汁淤积:患乳暂停哺乳,定时用吸乳器吸净乳汁。②局部托起:用宽松胸罩托起患乳,以减轻疼痛和肿胀。③热敷、药物外敷或理疗:以促进局部血液循环和炎症消散。

2. 控制体温和感染 ①控制感染:遵医嘱早期应用抗生素。②病情观察:定时测量体温、脉搏和呼吸,监测血白细胞计数及分类变化,必要时做血培养及药物敏感试验。③降温:高热者给予物理或药物降温。

(二)术后护理

脓肿切开引流后,保持引流通畅,注意观察引流液量、颜色及气味的变化,及时更换切口敷料。

【护理评价】

患者是否:①疼痛减轻;②体温恢复正常;③掌握了乳房炎预防相关知识。

【健康教育】

1. 保持乳头清洁 孕期经常用肥皂和温水清洗乳头,妊娠后期清洗 1 次/天。哺乳前后均用温开水清洗乳头。

2. 纠正乳头内陷 乳头内陷者在妊娠期和哺乳期每天挤捏、提拉乳头,矫正内陷。

3. 养成良好哺乳习惯 定时哺乳,每次哺乳时尽量将乳汁吸净,否则应通过按摩或用吸乳器排空乳汁。不让婴儿养成含乳头睡觉的习惯,注意婴儿口腔卫生,及时治疗婴儿口腔炎症。

4. 积极处理乳头破损 乳头、乳晕破损或皲裂者,暂停哺乳,改用吸乳器吸出乳汁哺育婴儿;局部用温水清洗后涂抗生素软膏,待愈合后再哺乳。

(郭素红)

任务 13-2 乳房肿瘤患者的护理

一、乳房良性肿瘤患者护理

女性乳房良性肿瘤中以纤维腺瘤最多,约占良性肿瘤的 3/4,其次为乳管内乳头状瘤,约占良性肿瘤的 1/5。乳房纤维腺瘤是女性常见的乳房良性肿瘤,好发年龄为 20~25 岁。乳管内乳头状瘤多见于 40~50 岁经产妇。

【护理评估】

(一)健康史

询问患者既往乳房发育情况,发现肿块时间,肿块增长情况,有无疼痛不适等自觉症状。

(二)身体状况

1. 乳房纤维腺瘤 主要为乳房肿块,好发于乳房外上象限,肿块多单发,呈圆形或卵圆形,质似硬橡皮球的弹性感,表面光滑,与周围组织无粘连,易于推动。患者常无明显自觉症状,多为偶然扪及。

2. 乳管内乳头状瘤 主要表现为乳头溢液,溢液为血性,也可为暗棕色或黄色液体。小肿瘤常不能触及,大的可在乳晕区扪及圆形、质软、可推动的小肿块,轻压肿块乳头可有血性液溢出。

(三)心理-社会状况

了解患者的心理状况,对疾病的认知程度。

(四)辅助检查

1. 乳房纤维腺瘤 乳腺钼靶X线检查、B超检查、活组织病理检查有助于本病的诊断。

2. 乳管内乳头状瘤 ①乳腺导管造影:可明确乳管内肿瘤大小。②乳管内镜检查:将光导管插入溢液的乳管可直接观察乳腺导管内情况。

(五)处理原则

(1)乳腺纤维腺瘤发生癌变的可能性很小,但有肉瘤变的可能;手术切除是唯一有效的方法。切除的肿块常规做病理检查。

(2)乳管内乳头状瘤恶变率为6%~8%,一旦诊断明确,应手术治疗,切除后常规做病检。

【常见护理诊断/问题】

焦虑 与缺乏疾病诊治的相关知识有关。

【护理措施】

(1)告知患者乳腺纤维腺瘤的病因和治疗方法。

(2)暂不手术者应密切观察肿块变化,明显增大者应及时到医院诊治。

(3)行肿瘤切除术后,保持切口敷料清洁、干燥。

二、乳腺癌患者护理

教学案例 13-2-1

王女士,48岁,因左侧乳腺癌行乳腺癌改良根治术,手术顺利。术后患者皮瓣下留置1根负压引流管,胸部用弹力绷带加压包扎,在护士指导下开始进行左手握拳和屈腕练习。术后第3日开始,该患者左侧手臂逐渐出现肿胀且不易消退。

请问:(1)该患者发生上肢肿胀可能的原因是什么?

(2)如何护理减轻患肢肿胀?

【概述】

乳腺癌是女性常见的恶性肿瘤,在我国占全身恶性肿瘤的7%~10%,近年来乳腺癌的发病率呈逐年上升趋势,年龄趋于年轻化。

乳腺癌的病因尚不清楚。目前认为与下列因素有关:①内分泌因素:主要是雌激素、孕激素分泌紊乱和水平的失衡。②家族史:一级亲属中有乳腺癌病史者的发病危险性是普通人群的2~3倍。③月经婚育史:月经初潮年龄早于12岁,绝经年龄晚于55岁,不孕及初次足月产年龄较大者发病机会增加。④饮食与营养:营养过剩、肥胖和高脂肪饮食者,乳腺癌的发病率高。⑤乳腺良性疾病:与乳腺癌的关系尚有争论。

病理分型:非浸润性癌、早期浸润性癌、浸润性特殊癌、浸润性非特殊癌及其他罕见癌。

乳腺癌的转移途径:①局部浸润:癌细胞直接侵及皮肤与Cooper韧带,也可向深部侵及胸筋膜、胸肌等周围组织。②淋巴转移:乳腺癌最主要的转移途径,腋窝淋巴结转移最多(图13-0-2)。

③血行转移：癌细胞可经淋巴途径进入静脉，也可直接侵入血液循环而致远处转移。最常见的远处转移依次为肺、骨、肝。

【护理评估】

(一)健康史

评估患者的月经史、婚育史、哺乳史、饮食习惯、生活环境等，既往是否患乳房良性肿瘤，有无乳腺癌家族史等。手术患者应了解术式、术中情况，观察伤口引流、包扎固定、上肢血液循环情况。术后了解皮瓣切口愈合情况，有无皮下积液，患侧上肢有无水肿，患肢功能锻炼及肢体功能恢复状况，患者对康复期保健和疾病相关知识的了解和掌握程度。

(二)身体状况

1. 症状 无痛性单发乳房肿块是最常见症状；少数患者出现乳头溢液，液体以血性分泌物多见。

2. 体征

(1)乳房肿块：早期表现为患侧乳房出现无痛性、单发小肿块，患者常在无意中发现。肿块好发于乳房外上象限，质硬、表面不光滑，与周围组织分界不清，不易被推动。乳腺癌发展至晚期可出现：①肿块固定：癌细胞侵入胸筋膜和胸肌时，固定于胸壁不易推动。②卫星结节、铠甲胸：癌细胞侵犯大片乳房皮肤时，可出现多个坚硬小结节或条索，呈卫星样围绕原发病灶；若结节彼此融合，弥漫成片，可延伸至背部和对侧胸壁，致胸壁紧缩呈铠甲状，患者呼吸受限。③皮肤破溃：癌肿处皮肤可溃破而形成溃疡，常有恶臭，易出血。

(2)乳房外形改变：①酒窝征：若肿瘤累及Cooper韧带，可使其缩短而致肿瘤表面皮肤凹陷，出现"酒窝征"。②乳头内陷：邻近乳头或乳晕的癌肿因侵入乳管使之缩短，可将乳头牵向癌肿一侧，使乳头扁平、回缩、凹陷。③橘皮征：如皮下淋巴管被癌细胞堵塞，引起淋巴回流障碍，可出现真皮水肿，乳房皮肤呈"橘皮样"改变。

重难点：
酒窝征、乳头内陷、橘皮征。

(3)转移征象：①淋巴转移：最初患侧腋窝出现少数散在的、肿大的淋巴结，质硬、无痛、可被推动，继而逐渐增多并融合成团，甚至与皮肤或深部组织粘连，不易推动。②血行转移：乳腺癌转移至肺、骨、肝时，可出现相应症状。

(4)特殊类型乳腺癌：①炎性乳腺癌表现为患侧乳房皮肤发红、水肿、增厚、粗糙、表面温度升高等，类似急性炎症，但无明显肿块。本病好发于年轻女性，恶性程度高，发展迅速，早期即发生转移，预后极差，患者常在发病数月内死亡。②乳头湿疹样乳腺癌少见，乳头有瘙痒、烧灼感，之后出现乳头和乳晕皮肤发红、糜烂，如湿疹样，进而形成溃疡；有时覆盖黄褐色鳞屑样痂皮，病变皮肤较硬。部分患者于乳晕区可扪及肿块。本病恶性程度低，发展慢，转移较晚。

(三)心理-社会状况

评估患者有无因疾病、手术、各种治疗等产生不良心理反应及其应对情况。乳腺癌患者除了对癌症的恐惧外，术后身体外观的改变，会给患者带来忧虑或精神上的困扰。

(四)辅助检查

1. 影像学检查

(1)X线检查：常用方法是钼靶X线摄片，是早期发现乳腺癌的最有效方法，可作为普查方法。乳腺癌X线表现为密度增高的肿块影，边界不规则，或呈毛刺状，或见细小钙化灶。

(2)B超检查：能清晰显示乳房各层次软组织结构及肿块的形态和质地，主要用来鉴别囊性或实性病灶，为肿瘤的定性诊断提供依据。

(3)磁共振检查：软组织分辨率高，敏感性高于X线检查。在国外及国内一些大城市已经广泛应用于乳腺癌的早期诊断。

2. 活组织病理检查和细胞学检查

(1)肿块穿刺针吸细胞学检查：多数病例可获得较肯定的细胞学诊断。也可行乳头溢液涂片细胞学检查;乳头糜烂者可做糜烂部刮片细胞学检查排除乳头湿疹样乳腺癌。

(2)活组织病理检查:操作多在手术室进行,将肿块及少许周围正常组织整块切除,快速做病理学检查,同时做好进一步手术准备。

(五)治疗要点

以手术治疗为主,辅以化学药物、内分泌、放射、生物等治疗措施。

1. 手术治疗 对病灶仍局限于局部及区域淋巴结患者,手术治疗是首选。已有远处转移、全身情况差、主要脏器有严重疾病、年老体弱不能耐受手术者为手术禁忌。常用手术方式:①乳腺癌根治术:切除整个乳房、胸大肌、胸小肌、腋窝及锁骨下淋巴结。②乳腺癌扩大根治术:在乳腺癌根治术基础上行胸廓内动、静脉及其周围淋巴结(即胸骨旁淋巴结)清除术。③乳腺癌改良根治术:该术式主要优点是保留了胸肌,术后外观效果较好,适用于Ⅰ、Ⅱ期乳腺癌患者,目前已成为常用的手术方式。④全乳房切除术:切除整个乳腺,包括腋尾部及胸大肌筋膜,适用于原位癌、微小癌及年迈体弱不宜做根治术者。⑤保留乳房的乳腺癌切除术:完整切除肿块及其周围 1 cm 的组织,并行腋窝淋巴结清扫。适用于Ⅰ期、Ⅱ期患者,且乳房有适当体积,术后能保持外观效果者,术后必须辅以放疗、化疗等。

2. 化疗 乳腺癌是实体瘤中应用化疗最有效的肿瘤之一。常用的药物有环磷酰胺(C)、甲氨蝶呤(M)、氟尿嘧啶(F)、阿霉素(A)、表柔比星(E)、紫杉醇(T)。一般认为辅助化疗应于术后早期应用,联合化疗的效果优于单药化疗。

3. 内分泌治疗 雌激素受体(ER)、孕激素受体检测阳性的患者应用雌激素拮抗剂三苯氧胺(TAM)有较好的抑癌效果。

4. 放疗 在保留乳房的乳腺癌手术后,放疗是一个重要组成部分,应在肿块局部广泛切除后给予较高剂量放疗;在乳腺癌根治术后的放疗,对Ⅱ期以上者可降低局部复发率。

【常见护理诊断/问题】

(1)焦虑 与担心手术造成身体外观改变和预后有关。

(2)自我形象紊乱 与乳腺癌切除术造成乳房缺失和术后瘢痕形成有关。

(3)有组织完整性受损的危险 与留置引流管、患侧上肢引流不畅、头静脉被结扎、腋静脉栓塞或感染有关。

(4)知识缺乏:缺乏有关术后患肢功能锻炼的知识。

(5)潜在并发症:皮下积液、皮瓣坏死和上肢水肿。

【护理目标】

(1)患者焦虑减轻,情绪稳定。

(2)患者能够接受现实,积极面对自我形象的变化。

(3)患者手术创面愈合良好,无感染发生。

(4)患者复述患肢功能锻炼的知识且能正确进行功能锻炼。

(5)护士能及时发现并发症,并予以积极处理。

【护理措施】

(一)术前护理

1. 心理护理 患者面对恶性肿瘤对生命的威胁、乳房缺失导致外形改变、各种复杂而痛苦的治疗、婚姻生活可能受到影响等问题容易产生焦虑、恐惧等心理反应。向患者和家属解释手术的必要性和重要性,并请接受过类似手术且已痊愈者现身说法,告诉患者术后可以通过乳房重建,或者佩戴义乳改善自我形象,树立战胜疾病的信心。同时对其丈夫进行心理辅导,鼓励夫妻双方坦诚相待,取得丈夫的理解、关心和支持,并能接受妻子手术后身体形象的改变。

2. 终止妊娠或哺乳 妊娠期及哺乳期发生乳腺癌的患者应立即停止妊娠或哺乳,以减轻激素的作用。

3. 做好术前常规检查和准备 对手术范围大、需要植皮的患者,除常规备皮外,同时应做好供皮区(如腹部或同侧大腿区)的皮肤准备。乳房皮肤溃疡者,术前每日换药至创面好转。

(二)术后护理

1. 体位 术后麻醉清醒、血压平稳后取半卧位,以利于呼吸和引流。鼓励并协助患者翻身、拍背。

2. 饮食 患者术后 6 h 无恶心、呕吐等不适反应即可正常进食,注意加强营养,促进术后切口愈合。

3. 病情观察 严密观察患者生命体征变化,观察切口敷料渗血、渗液情况,并予以记录。乳腺癌扩大根治术有损伤胸膜的可能,患者若感到胸闷、呼吸困难,应及时报告医生,以便早期发现和协助处理肺部并发症,如气胸等。

4. 伤口护理 ①妥善包扎:手术部位常规用弹力绷带加压包扎,使皮瓣紧贴胸壁,防止积液、积气。包扎松紧度以能容纳一手指、维持正常血运、不影响呼吸为宜,绷带加压包扎一般维持 7~10 天。②包扎期间密切观察患侧上肢远端血液循环情况:若出现手指发麻、皮肤发绀、皮温下降、动脉搏动不能扪及,提示腋窝部血管受压,应及时调整绷带的松紧度。③注意皮瓣颜色及创面愈合情况:正常皮瓣的温度较健侧略低,颜色红润,并与胸壁紧贴;若皮瓣颜色暗红,提示血液循环欠佳,有可能坏死,应报告医生及时处理。

5. 引流管护理 乳腺癌根治术后,胸壁及腋窝部皮瓣下常规放置引流管并接负压引流,以便及时、有效地吸出残腔内的积液、积血,并使皮肤紧贴胸壁,从而有利于皮瓣愈合。护理时应注意:①妥善固定引流管,防止脱出:引流管长度适宜,卧床时固定于床旁,起床时固定于上衣上。②保持负压有效性,确保引流通畅:避免负压过高、过低,防止引流管受压和扭曲。③观察引流液的量、色、性状:术后 1~2 天,引流血性液为 50~200 mL/d,以后颜色逐渐变淡、量减少。④拔管:术后 4~5 天,若引流液转为淡黄色、每日量少于 10~15 mL,创面与皮肤紧贴,手指按压伤口周围皮肤无空虚感,即可考虑拔管。若拔管后仍有皮下积液,可在严格消毒后抽液并局部加压包扎。

6. 预防患侧上肢肿胀 患侧上肢肿胀是因患侧腋窝淋巴结被切除、头静脉被结扎、局部积液或感染等因素导致上肢淋巴回流不畅、静脉回流障碍所致。①保护患侧上肢:平卧时患肢下方垫枕抬高 10°~15°,肘关节轻度屈曲;半卧位时屈肘 90°放于胸腹部;下床活动时用吊带托或用健侧手将患肢抬高于胸前,需要他人扶持时只能扶健侧,以防腋窝皮瓣滑动而影响愈合;避免患肢下垂过久。②避免损伤:勿在患侧上肢测血压、抽血、做静脉或皮下注射等,避免患肢过度负重和外伤。③促进肿胀消退:按摩患侧上肢或进行握拳,屈、伸肘运动,以促进淋巴回流。肢体肿胀严重者,可用弹力绷带包扎或戴弹力袖以促进淋巴回流。

7. 患侧上肢功能锻炼 由于手术切除了胸部肌肉、筋膜和皮肤,使患侧肩关节活动明显受限制。为最大程度地恢复肩关节的活动范围,应鼓励和协助患者早期开始患侧上肢的功能锻炼。①术后 24 h 内:活动手指和腕部,指导患者做手指和腕部的屈曲和伸展运动,如伸指、握拳、屈腕等锻炼。②术后 1~3 天:进行上肢肌肉等长收缩训练,协助患侧上肢进行屈肘、伸臂等锻炼,逐渐过渡到肩关节的小范围前屈、后伸运动(前屈小于 30°,后伸小于 15°)。③术后 4~7 天:鼓励患者用患侧手洗脸、刷牙、进食等,并做以患侧手触摸对侧肩部及同侧耳朵的锻炼。④术后 1 周皮瓣基本愈合后,开始做肩关节活动,以肩部为中心,前后摆臂。⑤术后 10 天左右皮瓣与胸壁贴附已较牢固,循序渐进地抬高患侧上肢,进行患侧手指爬墙、梳头、转绳等运动。锻炼时应循序渐进,逐渐增加功能锻炼的内容、时间、次数。特别注意术后 7 天内不上举,10 天内不外展肩关节。不要以患侧肢体支撑身体,以防皮瓣移动影响愈合。

【护理评价】

通过治疗与护理,评价患者:①焦虑、恐惧是否缓解,情绪是否稳定;②患者及家属是否能够接受手术所致的乳房外形改变;③患者手术创面是否愈合良好;④是否掌握患肢功能锻炼的方法;⑤患侧肢体是否出现肿胀,是否出现功能障碍。

【健康教育】

1. 活动 近期避免患侧上肢搬动或提拉过重物品,继续进行功能锻炼,使术侧上肢功能尽可能恢复到术前状态。

2. 饮食 加强营养,多食高蛋白、高维生素、高热量、低脂肪的食物,以增强机体抵抗力。

3. 坚持放疗、化疗 乳腺癌是一种全身性疾病,手术治疗虽是重要的治疗手段,但癌细胞可通过局部浸润、淋巴转移、血运转移向全身扩散,进行全身治疗以有效控制远处转移是影响远期疗效的关键。因此要鼓励患者坚持放疗或化疗,提高治疗效果。

4. 避孕 术后5年内避免妊娠,防止乳腺癌复发。

5. 钼靶X线检查 40岁以上女性或乳腺癌术后患者每年应行钼靶X线检查。

6. 心理辅导 鼓励患者正视现实,积极参加各种社会活动,正常工作、生活。

7. 自我检查 定期的乳房自我检查有助于及早发现乳房的病变。自查对象:①20岁以上妇女、高危人群、乳腺癌术后患者。②自查时间:最好选在月经周期的7～10天,或月经结束后2～3天,已经绝经的女性应选择每个月固定的日期检查。③自查方法:包括视诊和触诊两种方法。视诊:站在镜前取各种姿势,观察双侧乳房的大小和外形是否对称;有无局限性隆起、凹陷或皮肤橘皮样改变;有无乳头回缩或抬高等。触诊:患者平卧,肩下垫软薄枕或将手臂置于头下进行触诊。一侧手的示指、中指和无名指并拢,用指腹在对侧乳房上进行环形触摸,要有一定的压力。从乳房外上象限开始检查,依次为外上、外下、内下、内上象限,然后检查乳头、乳晕,最后检查腋窝有无肿块,乳头有无溢液。若发现肿块和乳头溢液,应及时到医院做进一步检查(图13-2-1)。

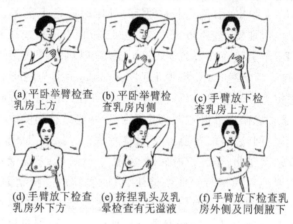

图 13-2-1 乳房自查示意图

案例分析 13-1-1

(1)该患者目前的主要护理诊断/问题:

①急性疼痛 与乳腺炎症、肿胀、乳汁淤积有关。

②体温过高 与乳腺炎症有关。

(2)该患者目前的主要护理措施:

①缓解疼痛:a.防止乳汁淤积:患乳暂停哺乳,定时用吸乳器吸净乳汁。b.局部托起:用宽松胸罩托起患乳,以减轻疼痛和肿胀。c.热敷、药物外敷或理疗:以促进局部血液循环和炎症消散。d.脓肿切开引流后,保持引流通畅,注意观察引流液量、颜色及气味的变化,及时更换切口敷料。

②控制体温和感染:a.控制感染:遵医嘱早期应用抗生素。b.病情观察:定时测量体温、脉搏和呼吸,监测白细胞计数及分类变化,必要时做血培养及药物敏感试验。c.降温:高热者给予物理或药物降温。

(3)预防的关键是做好健康教育:①保持乳头清洁:孕期经常用肥皂和温水清洗乳头,妊娠后期清洗1次/日。哺乳前后均用温开水清洗乳头。②纠正乳头内陷:乳头内陷者在妊娠期和哺乳期每日挤捏、提拉乳头,矫正内陷。③养成良好哺乳习惯:定时哺乳,每次哺乳时尽量将乳汁吸净,否则应通过按摩或用吸乳器排空乳汁。不让婴儿养成含乳头睡觉的习惯,注意婴儿口腔卫生,及时治疗婴儿口腔炎症。④积极处理乳头破损:乳头、乳晕破损或皲裂者,暂停哺乳,改用吸乳器吸出乳汁哺育婴儿;局部用温水清洗后涂抗生素软膏,待愈合后再哺乳。

案例分析 13-2-1

(1)患侧上肢肿胀可能是因患侧腋窝淋巴结被切除、头静脉被结扎、局部积液或感染等因素导致上肢淋巴回流不畅、静脉回流障碍所致。

(2)减轻患肢肿胀的护理:①保护患肢:平卧时患肢下方垫枕抬高10°~15°,肘关节轻度屈曲;半卧位时屈肘90°放于胸腹部;下床活动时用吊带托或用健侧手将患肢抬高于胸前,需要他人扶持时只能扶健侧,以防腋窝皮瓣滑动而影响愈合;避免患肢下垂过久。②避免损伤:勿在患肢测血压、抽血、做静脉或皮下注射等。避免患肢过度负重和外伤。③促进肿胀消退:按摩患肢或进行握拳和屈、伸肘运动,以促进淋巴回流。肢体肿胀严重者,可用弹力绷带包扎或戴弹力袖以促进淋巴回流。

复习思考题

一、单项选择题

1.甲状腺大部切除时通常采取的体位是(　　)。
　A.颈部过伸体位　　　　　　B.平卧位　　　　　　　　C.半坐位
　D.侧卧位　　　　　　　　　E.俯卧位

2.甲亢患者术前准备,下列哪项不妥?(　　)
　A.情绪稳定,睡眠良好　　　B.体重增加　　　　　　　C.脉搏>100次/分
　D.甲状腺变硬变小　　　　　E.BMR<+20%

3.患者,女,30岁,颈部甲状腺弥漫性肿大,出现Horner综合征,是由于肿大的甲状腺压迫何处所致?(　　)
　A.食管　　　　　　　　　　B.气管　　　　　　　　　C.喉返神经
　D.颈交感神经丛　　　　　　E.颈部大静脉

4.甲状腺次全切后出现颈部肿大、呼吸困难,应考虑(　　)。
　A.痰液阻塞　　B.伤口内出血　　C.神经损伤　　D.甲状腺危象　　E.气管软化

5.患者,女,42岁,在甲状腺次全切除术后4 h,突感呼吸困难、颈部肿胀、口唇发绀,紧急处理第一步应(　　)。
　A.吸氧　　　　　　　　　　B.立即拆开颈部缝线,去除血块　　C.气管切开
　D.注射呼吸兴奋剂　　　　　E.请麻醉师插管

6.甲亢患者行甲状腺次全切除术后最危急的并发症是(　　)。
　A.呼吸困难和窒息　　　　　B.甲状腺危象　　　　　　C.手足抽搐
　D.失声　　　　　　　　　　E.误吸

7.甲亢患者行甲状腺次全切除术后最严重的并发症是(　　)。
　A.呼吸困难和窒息　　　　　B.甲状腺危象　　　　　　C.手足抽搐
　D.失声　　　　　　　　　　E.误吸

8.患者行甲状腺大部切除术后回病房,护士接患者时,要求患者回答问题的目的是评估(　　)。
　A.麻醉清醒　　B.意识障碍　　C.痰液阻塞　　D.神经损伤　　E.记忆受损

9.甲状腺肿块的临床检查特征是(　　)。
　A.肿块突出明显　　　　　　B.随吞咽活动　　　　　　C.质地较硬
　D.有压迫感　　　　　　　　E.颈部受压

10.患者,女,40岁,甲状腺大部切除术后1周,医嘱明日出院,护士首先应做的护理工作是( )。
　　A.通知患者及家属做好出院准备　　　　B.通知患者办理出院手续
　　C.填写患者出院护理前评估单　　　　　D.征求意见
　　E.给予健康指导

11.甲状旁腺损伤时会出现( )。
　　A.声调降低　　B.声音嘶哑　　C.饮水呛咳　　D.手足抽搐　　E.进行性呼吸困难

12.患者,女,45岁,因甲亢行甲状腺大部切除术。术后进流汁时,出现误咽、呛咳,可能是术中损伤了( )。
　　A.喉上神经内侧支　　　　　B.喉上神经外侧支　　　　　C.单侧喉返神经
　　D.双侧喉返神经　　　　　　E.甲状旁腺

13.预防甲状腺大部切除术后出现甲状腺危象最重要的是( )。
　　A.充分做好术前准备　　　　　　　　　B.防止损伤甲状旁腺
　　C.尽量多地保留甲状腺　　　　　　　　D.保证残余甲状腺的血液供应
　　E.手术中尽量少地挤压甲状腺

14.患者,女,28岁,患甲亢。入院时体温37℃,脉搏101次/分,血压130/70 mmHg,拟行甲状腺大部切除术。术前按常规服碘剂。患者术前服用碘剂的目的是( )。
　　A.抑制甲状腺素分泌　　　　B.抑制甲状腺素释放　　　　C.减慢心率
　　D.增加体重　　　　　　　　E.稳定情绪

(15~16题共用题干)
患者,女,38岁,以心慌、多汗及乏力入院。清晨患者未起床前安静时测得脉搏110次/分,血压150/100 mmHg,甲状腺Ⅱ度肿大,双手震颤,突眼。诊断为甲亢。

15.患者的基础代谢率为( )。
　　A.+39%　　　B.-39%　　　C.+49%　　　D.-49%　　　E.+29%

16.其基础代谢率属于( )。
　　A.偏低　　　B.正常　　　C.轻度甲亢　　　D.中度甲亢　　　E.重度甲亢

(17~19题共用题干)
患者,女,31岁,甲状腺大部切除术后,出现进行性呼吸困难、烦躁不安、发绀,检查发现颈部肿大,切口有大量渗血。

17.引起该并发症的原因是( )。
　　A.喉头水肿　　　　　　　B.气管塌陷　　　　　　　C.痰液阻塞
　　D.双侧喉返神经损伤　　　E.切口内血肿压迫

18.该并发症多发生在术后( )。
　　A.48 h内　　B.56 h内　　C.72 h内　　D.96 h内　　E.以上均不是

19.应首先进行的处理是( )。
　　A.气管切开　　　　　　　B.气管插管　　　　　　　C.压迫止血
　　D.给氧　　　　　　　　　E.拆除切口缝线,敞开伤口,去除血块

20.急性乳房炎最初的症状是( )。
　　A.局部硬结　　　　　　　　　　　　　B.排奶不畅
　　C.同侧腋窝淋巴结肿大　　　　　　　　D.乳房肿胀、疼痛
　　E.高热、寒战

21.下列不属于急性乳房炎临床特点的为( )。
　　A.局部红、肿、热、痛　　　B.乳头血性溢液　　　C.局部有压痛性肿块
　　D.患侧腋窝淋巴结肿大　　　E.白细胞计数增高

22.指导女性自查乳房,错误的方法是( )。

A. 注意双侧乳房是否对称 B. 乳头有无凹陷
C. 表面有无橘皮样改变 D. 表面皮肤有无破损
E. 以手抓捏乳房找出肿块

23. 乳房深部脓肿,诊断依据应是( )。
 A. 皮肤红肿 B. 乳房胀痛 C. 发热 D. 局部波动感 E. 穿刺抽到脓液

24. 乳腺癌患者短期内出现乳头内陷,是由于( )。
 A. 癌肿阻塞皮下淋巴管 B. 癌肿侵犯Cooper韧带 C. 癌肿与皮肤粘连
 D. 癌肿与胸肌粘连 E. 癌肿侵犯乳管

25. 急性乳腺炎的预防措施,下列哪项不妥?( )
 A. 妊娠期经常擦洗乳头 B. 矫正乳头内陷 C. 每次哺乳排尽乳汁
 D. 避免乳头破损 E. 预防使用抗生素

26. 乳腺癌病变过程中最常见的转移部位是( )。
 A. 肺 B. 肝 C. 腋窝淋巴结 D. 锁骨下淋巴结 E. 胸骨旁淋巴结

27. 乳腺癌根治术后预防皮瓣坏死的措施中,无关的是( )。
 A. 取平卧位,抬高患肢 B. 加压包扎伤口 C. 引流管接负压吸引
 D. 局部用沙袋压迫 E. 早期患侧肩部制动

28. 患者,女,45岁,乳腺癌,护理查体时肿块最多见的部位是( )。
 A. 乳头及乳晕区 B. 乳房外上象限 C. 乳房外下象限
 D. 乳房内上象限 E. 乳房内下象限

(29~31共用题干)
患者,女,45岁,偶然发现左乳房肿块,直径2 cm,质较硬,无压痛,与皮肤有少许粘连,左侧腋下可以扪及直径1 cm大小的淋巴结。

29. 该患者最可能的诊断是( )。
 A. 乳腺囊性增生病 B. 乳管内乳头腺瘤 C. 乳房囊肿
 D. 乳腺癌 E. 乳房结核

30. 针对该患者的治疗方法为( )。
 A. 乳房部分切除术 B. 乳房单纯切除术 C. 乳腺癌根治术
 D. 乳腺癌改良根治术 E. 乳腺癌扩大根治术

31. 下列关于患者的术后护理措施,不正确的是( )。
 A. 抬高患侧上肢 B. 患侧胸壁加压包扎 C. 保持引流管通畅
 D. 早期活动患肢 E. 不在患侧测血压

(郭素红)

项目 4　胸部疾病患者的护理

任务 14　胸部疾病患者的护理

任务 14-1　胸部损伤患者的护理

【课程目标】

1. 知识目标

(1) 掌握胸部损伤患者的护理评估、护理诊断、护理措施和健康教育。

(2) 熟悉多根多处肋骨骨折、开放性气胸、张力性气胸的病理生理变化特点。

2. 能力目标

(1) 能对肋骨骨折、气胸、血胸患者实施急救和护理。

(2) 能用胸腔闭式引流对患者进行护理。

(3) 能运用相关知识,为胸部损伤患者实施整体护理。

3. 素质目标

(1) 在护理过程中,具备爱伤观念,减轻患者的痛苦。

(2) 具备团队协作精神。

【预习目标】

(1) 预习本任务中的知识链接,理解胸膜腔的解剖特点和生理功能。

(2) 项目 1 任务 5 中的"围手术期患者的护理"。

(3) 通读本项目本任务的全部内容,重点注意并找到课程目标中要求掌握的全部知识点。

教学案例 14-1-1

韩某,男,32 岁,2 h 前驾车与前车追尾,车辆翻入沟内,玻璃碎片刺入右胸部。伤后半小时由救护车送入院,患者主诉胸痛、胸闷、呼吸困难。查体:心率 105 次/分,血压 90/62 mmHg,呼吸 26 次/分。右胸壁有一宽约 3 cm 的玻璃碎片刺入但未闻及空气出入的声音,右胸部触压痛明显。胸部 X 线检查提示:右侧第 4～6 肋发生肋骨骨折,右肺萎陷 40%,右侧胸腔积气,气管纵隔略向左移位。此患者初步诊断为开放性胸外伤,多根多处肋骨骨折。

请问:(1) 护士目前应采取哪些措施?

(2) 此患者的主要护理诊断/问题有哪些?

(3) 如何对该患者进行健康教育?

知识链接

胸部的解剖生理

胸部由胸壁、胸膜及胸腔内脏器组成。胸壁由软组织和骨骼构成,软组织包括皮肤、皮下组织、筋膜及肌肉;骨性胸廓包括 1 块胸骨、12 对肋骨及肋软骨,可保护胸内及部分腹内脏器。

肺表面的胸膜为脏层胸膜，胸廓内侧面为壁层胸膜，两者围成的潜在间隙即胸膜腔，左右各一。胸膜腔为潜在的密封腔隙，其内有少量浆液起润滑作用。腔内保持0.784～0.980 kPa 的压力，吸气时负压增大，呼气时减小；稳定的负压对维持正常的呼吸至关重要，且能防止肺萎缩。

胸腔分为三部分：右肺间隙、左肺间隙和纵隔。两侧胸膜腔之间的纵隔内有心脏、大血管、气管、食管、胸导管、神经、淋巴及脂肪组织等。两侧胸膜腔负压的平衡是维持纵隔位置恒定居中的保证。若一侧胸腔积液或积气会挤压伤侧肺，甚至影响腔静脉回流。

【概述】

胸部损伤根据是否穿破壁层胸膜、胸膜腔是否与外界相通分为闭合性损伤和开放性损伤两类。胸部损伤轻者仅有软组织挫伤、单纯性肋骨骨折；重者出现气胸、血胸，甚至心脏、大血管、气管、食管、胸导管等重要器官损伤及呼吸、循环功能衰竭。胸部损伤同时合并腹部脏器损伤，称为胸腹联合伤。胸部损伤无论在战时还是平时都极为常见，常见的胸部损伤包括肋骨骨折、气胸和血胸。

一、肋骨骨折

肋骨骨折是指暴力直接或间接作用于肋骨，使肋骨的完整性和连续性中断，是最常见的胸部损伤。由于第4～7肋骨长而薄，胸部损伤时最易发生骨折。中老年人因骨质疏松，脆性较大，易发生骨折，肿瘤侵犯肋骨也可发生病理性骨折。若发生骨折，应警惕腹内脏器和膈肌损伤。

单根或数根肋骨单处骨折，因骨折附近有完整的肋骨支撑胸廓，对呼吸影响不大。多根多处肋骨骨折，胸壁损伤区域因失去完整肋骨支撑而形成胸壁软化区，此类胸廓称为连枷胸。此时患者吸气时软化区胸壁内陷、呼气时向外鼓出，这种现象称为反常呼吸运动（图14-1-1）。反常呼吸可严重影响气体交换，造成机体缺氧和二氧化碳潴留。若软化区范围较大，呼吸时两侧胸膜腔压力不平衡，可致纵隔左右摆动，将进一步影响肺通气和静脉血液回流，严重者可导致呼吸和循环衰竭。

重难点：
肋骨骨折。

重难点：
连枷胸、反常呼吸运动。

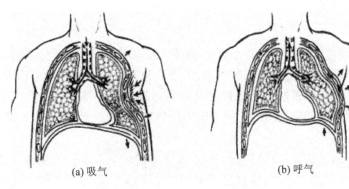

(a) 吸气　　　　(b) 呼气

图 14-1-1　反常呼吸运动

【护理评估】

（一）健康史

患者的一般情况，有无胸部外伤史，外力的性质、作用部位，受伤后急救及治疗经过。

（二）身体状况

1. 单根或数根肋骨单处骨折　主要表现为骨折部位疼痛，在深呼吸、咳嗽或变换体位时加重；局部有肿痛、压痛、畸形，有时可触及骨擦感。若骨折断端向内移位刺破壁胸膜和肺组织，可产生气胸、血胸、皮下气肿或引起血痰、咯血等;若刺破肋间血管,可引起出血。

2. 多根多处肋骨骨折 疼痛和反常呼吸限制胸廓的活动,患者呼吸变浅,或自觉胸闷和呼吸困难;肺有挫伤时,出现咳嗽、咳血性泡沫痰或咯血;可见胸壁畸形和反常呼吸现象,局部压痛,甚至触及骨折断端。

3. 开放性肋骨骨折 骨折胸壁有伤口,有时可见突出的骨折断端。

（三）心理-社会状况

损伤后患者的心理反应是复杂的,既可因为呼吸和循环系统症状而表现为极度焦虑、恐惧,也可因担心预后而产生其他不良心理反应。

（四）辅助检查

胸部X线检查可清晰显示肋骨骨折。动脉血气分析可用来判断通气和换气受损的程度。

（五）治疗要点

1. 闭合性单处肋骨骨折 骨折常无明显移位,多可自行愈合。治疗的重点是镇痛、固定胸廓和防治并发症。

2. 闭合性多根多处肋骨骨折 治疗重点是控制反常呼吸,保持呼吸道通畅,改善呼吸和循环功能。应用包扎、牵引和内固定法固定软化的胸壁,病情危重者进行呼吸支持。

3. 开放性肋骨骨折 清创胸壁伤口,固定骨折断端,应用抗生素防治感染。如胸膜已穿破,行胸腔闭式引流;合并胸内脏器损伤,应行剖胸探查术。

【护理诊断】

(1)疼痛 与骨折有关。

(2)低效性呼吸型态 与胸部损伤所致疼痛、胸部活动受限、肺损伤有关。

(3)焦虑 与担心预后、环境陌生、意外创伤有关。

(4)潜在并发症:肺不张、休克、感染。

【护理目标】

(1)患者疼痛减轻,舒适感增强。

(2)患者的反常呼吸运动得到及时控制,呼吸改善。

(3)患者情绪稳定,焦虑减轻。

(4)患者未出现并发症。

【护理措施】

1. 减轻疼痛 疼痛可影响肋骨骨折患者的肺部扩张及咳嗽,所以止痛是治疗和护理的关键步骤。闭合性单根单处肋骨骨折可用宽胶布条、多带条胸布或弹性胸带固定胸廓,以减少肋骨断端的活动,减轻疼痛。闭合性多根多处肋骨骨折患者可采用肋间神经阻滞的方法止痛。患者咳嗽时,协助或指导其用手按压患侧胸壁。同时给予安静环境,取舒适体位,给予精神支持,以转移其对疼痛的注意力。

2. 控制反常呼吸,纠正缺氧 现场急救时,采取紧急措施对危及患者生命的情况进行紧急处理;闭合性多根多处肋骨骨折的现场急救是用坚硬的垫子或手掌施压于胸壁软化区。对咳嗽无力、不能有效排痰或呼吸衰竭者,需要行气管插管或气管切开,以利于吸痰、给氧和实施呼吸机辅助呼吸。通过给氧提高动脉血氧分压和氧饱和度,增加动脉血氧含量,纠正缺氧状态。

3. 防治并发症

(1)休克:迅速建立静脉输液通道,遵医嘱进行补液扩容,必要时输血,维持血容量和水、电解质及酸碱平衡。

(2)感染:密切观察患者体温,若体温超过38.5℃,应通知医生进行及时处理;鼓励和协助患者有效咳嗽;对开放性肋骨骨折者骨折处彻底清创,保持敷料洁净干燥和引流管通畅;遵医嘱合理使用抗菌药物。

(3)肺不张:协助、鼓励患者进行深呼吸和有效咳嗽,每1~2 h改变一次体位;加强营养,增加机体抗感染能力及组织的修复能力,鼓励患者进食高热量、高蛋白、高维生素、易消化饮食。

4. 病情观察 密切观察患者的生命体征,注意神志、胸部、腹部和肢体活动等情况,疑有复合伤时应立即报告医生;注意呼吸频率、节律、幅度及缺氧症状;有无气管移位、皮下气肿等。

【护理评价】

患者的疼痛是否缓解,气体交换是否良好,有无并发症出现。

【健康教育】

(1)加强安全宣传教育,减少意外伤害。

(2)遇有肋骨骨折,尤其是多根多处肋骨骨折时,正确处理软化区的胸壁。

(3)告诉患者深呼吸和有效咳嗽的重要性。

二、气胸

胸膜腔内积气称为气胸。在胸部损伤中,气胸的发生率仅次于肋骨骨折。气胸是因利器或肋骨断端刺破胸膜、肺及气管后,空气进入胸膜腔所致,或因胸壁伤口穿破胸膜,外界空气进入胸膜腔所致。根据胸膜腔内压力的变化,损伤性气胸一般分为闭合性气胸、开放性气胸和张力性气胸三类。

1. 闭合性气胸 闭合性气胸多为肋骨骨折的并发症,因肋骨断端刺破肺表面,空气漏入胸膜腔所致。空气经肺或胸壁的伤口进入胸膜腔,伤口立即闭合,不再有气体进入胸膜腔,此类气胸抵消胸膜腔内负压,但胸膜腔内压仍低于大气压,使伤侧肺部分萎陷、有效气体交换面积减少,影响肺的通气和换气功能,纵隔向健侧移位。

2. 开放性气胸 开放性气胸是由刀刃锐器或弹片、火器造成胸部穿透伤,胸膜腔经胸壁伤口与外界大气相通,以致空气可自由出入胸膜腔,伤侧胸膜腔负压消失,肺萎缩,两侧胸膜腔压力不等使纵隔移位,健侧肺受压。吸气时,健侧胸膜腔负压升高,与伤侧压力差增大,纵隔向健侧进一步移位;呼气时,两侧胸腔膜压力差减小,纵隔向伤侧移动,导致纵隔位置随呼吸运动而左右摆动,称为纵隔扑动(图14-1-2)。纵隔扑动影响静脉回流,可导致循环功能严重障碍,同时,含氧低的气体在两侧肺内重复交换造成严重缺氧。

重难点:
气胸。

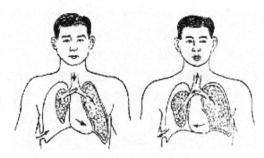

图14-1-2 纵隔扑动示意图

3. 张力性气胸 张力性气胸又称高压性气胸,常见于较大肺泡破裂、较大较深的肺裂伤或支气管破裂,其裂口与胸膜腔相通,且形成活瓣,导致吸气时空气从裂口进入胸膜腔内,呼气时活瓣关闭,空气只能进入而不能排出,使胸膜腔内积气不断增多,压力不断升高。胸膜腔内的高压使伤侧肺不断萎缩,并将纵隔推向健侧,挤压健侧肺,导致呼吸和循环功能严重障碍。由于胸膜腔内压高于大气压,使气体经支气管、气管周围疏松结缔组织或壁层胸膜裂口处进入纵隔或胸壁软组织,并向皮下扩散,形成纵隔气肿或颈、面、胸部等处的皮下气肿。

【护理评估】

(一)健康史

详细询问患者有无胸部外伤情况,受伤的经过、暴力大小、受伤部位与时间,既往有无肺部疾病。

(二)身体状况

1. 闭合性气胸 根据胸膜腔内积气的量及肺萎陷的程度,轻者胸闷、胸痛,重者出现呼吸困难。肺萎陷30%以下者为小量气胸,多无明显症状;肺萎陷在30%~50%者为中量气胸,肺萎陷在50%以上者为大量气胸,中量以上气胸患者可出现胸闷、胸痛和气促等症状。查体可见患侧肋间隙饱满,气管向健侧移位,触诊患侧呼吸动度降低、语颤减弱,患侧胸部叩诊呈鼓音,听诊呼吸音减弱或消失。

2. 开放性气胸 患者有明显的呼吸困难、口唇发绀,重者伴有休克症状。胸部检查:肋间隙明显增宽,胸部伤口处能听到空气出入胸膜腔的吹风声;气管和纵隔向健侧移位;可产生纵隔扑动。触诊语颤明显减弱,胸部及颈部皮下可触及捻发音;患侧胸部叩诊呈鼓音,听诊呼吸音减弱或消失。

3. 张力性气胸 患者主要表现为极度呼吸困难、大汗淋漓、烦躁、意识障碍、发绀、休克,甚至窒息。胸部检查:气管明显移向健侧,患侧肋间隙增宽,颈静脉怒张,呼吸幅度减小;触诊多有皮下气肿;叩诊呈高度鼓音;听诊呼吸音消失。

(三)心理-社会状况

气胸患者可因突发持续剧烈的疼痛和呼吸困难,活动能力受到限制,担心疾病的迁延不愈,迫切希望得到及时诊治和治疗而感到恐惧或烦躁不安。

(四)辅助检查

1. 影像学检查 胸部X线检查是诊断气胸的简单有效的方法。胸片可显示胸膜腔内积气的量及肺萎陷的程度,并可见纵隔向健侧移位。

2. 诊断性穿刺 胸腔穿刺既能明确有无气胸存在,又能抽出气体降低胸膜腔内压力,缓解症状。张力性气胸者胸腔穿刺有高压气体向外冲出。

(五)治疗要点

1. 闭合性气胸 少量积气无需特殊处理;大量气胸应行胸膜腔穿刺抽气,或行胸腔闭式引流术,排出积气,促使肺尽早复张;应用抗生素防治感染。

2. 开放性气胸 立即变开放性气胸为闭合性气胸,赢得抢救生命的时间。使用无菌敷料如凡士林纱布加棉垫封闭胸壁伤口,随后行胸膜腔穿刺,减轻肺受压,暂时解除呼吸困难。送至医院后应给予补充血容量纠正休克,给氧、清创、缝合伤口,并进行胸腔闭式引流。

3. 张力性气胸 急救原则是迅速穿刺排气,降低胸膜腔内压力。在危急状况下可用一粗针头在伤侧第2肋间锁骨中线处刺入胸膜腔排气,以降低胸膜腔内压力。转送途中,可在针尾系一末端剪一小口的橡胶指套,形成活瓣作用。入院后立即进行胸腔闭式引流、吸氧、补充血容量、应用抗生素等。

【护理诊断】

(1)气体交换受损 与胸膜腔负压破坏及肺萎陷有关。

(2)低效性呼吸型态 与通气不足、疼痛有关。

(3)心排血量减少 与纵隔移位、心脏受压、静脉血回流减少有关。

【护理目标】

(1)患者恢复正常的气体交换功能。

(2)患者维持正常的呼吸型态,缺氧症状明显改善。

(3)患者能维持有效循环血量。

【护理措施】

(一)急救护理

开放性气胸应立即封闭胸壁伤口,阻止气体继续进入胸膜腔;张力性气胸应进行胸膜腔穿刺抽气,排气减压。有条件时行胸腔闭式引流。

(二)一般护理

1. 体位　患者清醒、病情稳定时取半卧位,以利于呼吸和引流;有支气管胸膜瘘者取患侧卧位,以免脓液流向健侧或发生窒息。

2. 饮食　加强营养支持,给予高糖、高蛋白、高维生素饮食;摄入不足时,遵医嘱静脉补液。

3. 维持有效呼吸　保持呼吸道通畅,鼓励和指导患者深呼吸、咳嗽和排痰,及时清除呼吸道分泌物,酌情给予吸氧。

4. 疼痛护理　指导患者进行腹式呼吸,咳嗽时用双手按压患处,以减轻疼痛,必要时遵医嘱使用止痛剂。

(三)病情观察

1. 生命体征　患者出现呼吸急促、脉搏细速、血压下降等症状时,应及时查找原因,进行处理。

2. 胸部症状和体征　包括有无呼吸困难、呼吸频率和动度、气管移位、皮下气肿、语颤、呼吸音等。

3. 其他　观察患者意识情况和腹部体征,及时发现复合伤。

(四)并发症的观察与护理

1. 切口感染　保持切口敷料完整、清洁、干燥并及时更换,同时观察切口有无红、肿、热、痛等炎症表现,如有异常,及时报告医生采取抗感染措施。

2. 肺部感染和胸腔内感染　监测体温,因开放性损伤易导致胸腔或肺部感染,应密切观察体温变化及痰液性质,如患者出现畏寒、高热或脓痰等感染征象,及时通知医生并配合处理。

(五)胸腔闭式引流的护理

1. 妥善固定,保持管道密闭　①引流管周围应用油纱布严密包盖;随时检查引流装置是否密闭及引流管有无脱落;若引流管从胸腔滑脱,立即用手捏闭伤口处皮肤,消毒处理后,以凡士林纱布封闭伤口,并协助医生进一步处理;若引流瓶损坏或引流管连接处脱落,立即用双钳夹闭胸壁引流管,并更换引流装置。②水封瓶长玻璃管没入水中3~4 cm,并始终保持直立。③更换引流瓶或搬动患者时,先用止血钳双向夹闭引流管,防止空气进入;松开止血钳时,先将引流瓶安置于低于胸壁引流平面的位置。

2. 严密观察,保持管道通畅　①观察并准确记录引流液的量、颜色和性质,定时挤压引流管,防止受压、扭曲和阻塞。②密切注意水封瓶长玻璃管中水柱波动的情况,以判断引流管是否通畅。水柱波动的幅度范围反映肺无效腔的大小及胸膜腔内负压的情况,一般水柱上下波动的范围为4~6 cm。若水柱波动幅度过大,提示可能存在肺不张;若水柱无波动,提示引流管不通畅或肺已经完全扩张;若患者出现气促、胸闷、气管向健侧偏移等肺受压症状,提示引流管堵塞,应积极采取措施,通过捏挤或使用负压间断抽吸引流瓶中的短玻璃管,促使其通畅,并立即通知医生处理。③患者可采取半坐卧位,鼓励患者咳嗽和深呼吸,以利于胸腔内液体和气体排出,促进肺复张;经常改变体位,有助于引流。

3. 观察引流情况　定时观察引流管是否通畅,引流液的颜色、性状和量,并详细记录。引流量多、持续呈现红色或伴有血凝块,提示胸膜腔内有活动性出血,因立即通知医生进行处理,做好剖胸探查的准备。

4. 严格无菌技术操作,防止逆行感染　①保持引流装置无菌状态,定时更换引流装置,并严格遵守无菌技术操作原则。胸壁引流口处敷料清洁、干燥,一旦渗湿,及时更换。②引流瓶低于胸壁引流口平面60~100 cm,防止逆行感染。

5. 拔管　①拔管指征:一般置管48~72 h后,引流瓶中无气体逸出且引流液颜色变浅,24 h内引流量<50 mL、脓液<10 mL,患者无呼吸困难,听诊呼吸音恢复,胸部X线显示肺复张良好即可考虑拔管。②拔管:患者取半坐位或健侧卧位,局部消毒,剪去固定缝线,一手持凡士林纱布置于胸壁引流口处,嘱患者先深吸一口气,在吸气末迅速拔管,并立即用凡士林纱布和厚敷料封

闭胸壁伤口,包扎固定。③观察:拔管后 24 h 内,应注意观察患者是否有胸闷、呼吸困难、发绀、切口漏气、渗液、出血和皮下气肿等,如发现异常及时通知医生处理。

【护理评价】

(1)患者呼吸功能是否恢复正常,有无气促、呼吸困难或发绀等。

(2)疼痛是否减轻或消失。

(3)并发症是否得到有效预防或控制。

三、血胸

胸部损伤引起胸膜腔内积血称为血胸。血胸可与气胸同时存在,称为血气胸。血胸一方面造成循环血量减少,另一方面胸膜腔积血后,随着胸膜腔内压力增高,患侧肺受压萎陷,纵隔被推向健侧,致健侧肺也受压,阻碍静脉血液回流,严重影响患者呼吸和循环。由于心、肺和膈肌的运动有去纤维蛋白的作用,故胸膜腔内的积血不易凝固。若短时间内大量积血,去纤维蛋白作用不完善,即可凝固成血块。血块机化后形成纤维组织,束缚肺和胸廓,限制呼吸运动和影响呼吸功能。血液是良好的培养基,细菌经伤口或肺破裂口侵入后,会在血液中迅速滋生繁殖,形成感染性血胸。

【护理评估】

(一)健康史

详细询问患者胸部受伤的性质、部位、时间及程度,受伤后呼吸频率、幅度的改变。

(二)身体状况

临床表现与出血量和速度有关。

1. 小量(成人 0.5 L 以下)血胸 可无明显症状和体征。

2. 中量(0.5~1 L)和大量(1 L 以上)血胸 在急性失血时,可出现面色苍白、脉搏细速、血压下降、四肢湿冷等低血容量性休克症状。同时伴有呼吸急促等胸腔积液征象,如肋间隙饱满,气管向健侧移位,伤侧胸部叩诊呈浊音,呼吸音减弱或消失。胸腔穿刺抽得血液即可确诊。血胸患者多并发感染,表现为高热、寒战、出汗和疲乏等全身表现。

(三)心理-社会状况

同肋骨骨折患者的评估内容。

(四)辅助检查

1. 实验室检查 血常规检查显示血红蛋白和血细胞比容下降。继发感染者,血白细胞计数和中性粒细胞比例增高,血涂片和细菌培养可发现致病菌。

2. 影像学检查 ①胸部 X 线检查:小量血胸者,胸部 X 线检查仅显示肋膈角消失。大量血胸时,显示胸膜腔有大片阴影,纵隔移向健侧;合并气胸者可见气液平面。②胸部 B 超检查:可明确胸腔积液位置和量。

3. 胸膜腔穿刺 抽出不凝固的血液即可确诊。

(五)治疗要点

重点是维持有效循环血量,控制出血、排出积血,促进肺早期复张和预防并发症。

1. 非进行性血胸 小量积血可自行吸收,不必穿刺抽吸;积血量较多者,早期即行胸膜腔穿刺,抽出积血,必要时行胸腔闭式引流,以促进肺膨胀,改善呼吸功能。

2. 进行性血胸 在积极纠正休克的基础上,迅速剖胸止血。

3. 凝固性血胸 在出血停止后数日内剖胸清除积血和血块,以防感染和机化;对于已机化血块,待病情稳定后早期行血块和胸膜表面纤维组织剥除术;感染的血胸按脓胸处理,及时做胸腔引流,排尽积血、积脓。电视胸腔镜在凝固性血胸和感染性血胸处理中已得到广泛应用,具有创伤小、疗效好、费用低及住院时间短等优点。

【护理诊断】

(1)气体交换受损　与胸膜腔负压消失、肺萎缩有关。

(2)心排血量减少　与静脉回流减少有关。

(3)有体液不足的危险　与大量失血有关。

【护理目标】

(1)患者恢复正常的气体交换功能。

(2)患者能维持有效循环血量。

(3)患者体液能维持平衡,生命体征平稳。

【护理措施】

(一)病情观察

如患者出血量较少,严密观察生命体征变化。对于出血量多的休克患者,应密切观察生命体征及缺氧症状,必要时吸氧。观察胸腔引流液的量、色、质和性状。以下征象提示有进行性出血:①胸腔闭式引流量超过 200 mL/h 并持续 3 h 以上;②引流出的血液很快凝固;③持续脉搏加快,血压降低,补充血容量后血压仍不稳定;④红细胞计数、血红蛋白及血细胞比容持续下降;⑤胸部 X 线检查显示胸腔大片阴影。应积极做好开胸手术前的术前准备。

(二)预防并发症

(1)遵医嘱合理使用抗生素。

(2)密切观察体温、局部伤口和全身情况的变化。

(3)鼓励患者咳嗽、咳痰,保持呼吸道通畅,预防肺部并发症的发生。

(4)在进行胸腔闭式引流护理过程中,严格遵守无菌操作原则,保持引流通畅,以防胸部继发感染。

(5)其他护理措施同气胸患者的护理。

【护理评价】

(1)患者是否恢复正常的气体交换功能。

(2)患者能否维持有效循环血量。

(3)患者体液能否维持平衡,生命体征平稳。

【健康指导】

1. 休息与营养　指导患者合理休息,加强营养,提高机体免疫力。

2. 呼吸与咳嗽　指导患者腹式呼吸和有效咳嗽的方法。

3. 自我保健　定期复诊,出现呼吸困难、高热等不适及时就医。

案例分析 14-1-1

(1)护理措施:①立即吸氧,改善缺氧状况;②建立静脉通道,补液,抗感染处理;③做好术前准备工作。

(2)护理诊断/问题:

①疼痛　与骨折有关。

②低效性呼吸型态　与胸部损伤所致疼痛、胸部活动受限、肺损伤有关。

③焦虑　与担心预后、环境陌生、意外创伤有关。

④潜在并发症:肺不张、休克、感染。

(3)健康教育:①加强安全宣传教育,减少意外伤害;②告诉患者深呼吸和有效咳嗽的重要性。

任务 14-2　脓胸患者的护理

【课程目标】

1. 知识目标

(1)掌握脓胸患者的评估要点及其主要护理诊断和护理措施。

(2)了解脓胸的发病机制。

2. 能力目标

运用相关知识,为急性脓胸患者制订护理计划。

3. 素质目标

培养学生良好的职业素质、尊重患者,具有良好的沟通能力及团队协作精神。

【预习目标】

(1)项目1任务7有关外科感染的相关内容。

(2)通读本项目本任务的全部内容,重点注意并找到课程目标应掌握的全部知识点。

教学案例 14-2-1

患者,男,22岁,于半月前因受凉出现发热、咳嗽、间断咳痰,热型为稽留热,于10日前住院,诊断为肺炎。给予静脉滴注头孢类抗生素及激素治疗8天,仍持续高热,咳嗽转为干咳。体格检查:体温39.1 ℃,脉搏118次/分,呼吸36次/分;发育正常,胸廓对称无畸形,触诊语颤减弱,叩诊浊音,未闻及呼吸音。实验室检查:血白细胞17.2×10^9/L,中性粒细胞0.64,淋巴细胞0.30。胸部CT检查示:左侧胸腔12 cm×6.5 cm大小阴影。左侧胸膜腔穿刺,抽出少许稀薄脓性液体。临床诊断:急性脓胸。

请问:(1)导致急性脓胸最常见的原因是什么?

(2)该患者的护理诊断/问题有哪些?

(3)应采取哪些针对性护理措施?

【概述】

脓胸是指脓性渗出液积聚于胸膜腔内的化脓性感染。脓胸根据感染波及的范围,可分为局限性脓胸和全脓胸;按致病菌不同可分为化脓性、结核性和特异性脓胸;按病理发展过程可分为急性脓胸和慢性脓胸。急性脓胸和慢性脓胸没有明确的分界线,临床上习惯性地将病程6周以内者称为急性脓胸,病程超过6周者称为慢性脓胸。

急性脓胸多为继发性感染,病原菌来自肺或其他的感染病灶,主要致病菌为金黄色葡萄球菌,其次是肺炎球菌、链球菌、大肠杆菌、真菌等。当急性脓胸未及时治疗或急性脓胸处理不当;脓腔内有异物存在导致感染难以控制或有特殊病原菌存在,如结核杆菌、放线菌等慢性炎症导致纤维层增厚、肺膨胀不全,使脓腔长期不愈,则发展为慢性脓胸。

在临床的急性期,胸膜腔内有大量渗出液(渗出期)。早期脓液稀薄,含有白细胞和纤维蛋白,呈浆液性,胸腔积液压迫肺,纵隔移向健侧。随着病程进展,渗出液逐渐由浆液转为脓液,纤维蛋白沉积于脏、壁层胸膜表面。以后随着纤维层的不断增厚(纤维素期),韧性增强而易于粘连,并有使脓液局限化的倾向,使肺膨胀受到限制。在临床的慢性期,在壁、脏层胸膜上纤维蛋白沉着机化,形成韧厚致密的纤维板,构成脓腔壁(机化期)。纤维板固定紧束肺组织,牵拉胸廓向内凹陷,纵隔向患侧移位,并限制胸廓的活动,从而降低呼吸功能。

【护理评估】

(一)健康史

应详细询问患者的胸部外伤史或手术史,身体其他部位的感染病史,以便了解胸膜腔细菌感染的来源和途径。

(二)身体状况

1. 急性脓胸 患者常有高热、脉快、胸痛、咳嗽、咳痰(合并支气管胸膜瘘者咳脓痰)、呼吸急促、食欲不振、全身乏力,严重可出现呼吸困难、发绀,甚至休克等。查体可见患侧肋间饱满,呼吸运动减弱,气管和纵隔移位,叩诊浊音,呼吸音减弱或消失。

2. 慢性脓胸 患者常有长期低热、慢性咳嗽、脓痰、胸闷不适、消瘦、贫血、低蛋白血症等。查体可见患者胸壁塌陷,呼吸活动受限制,叩诊呈浊音,听诊呼吸音减弱或消失,气管向患侧移位。

(三)辅助检查

1. 实验室检查 急性期患者血白细胞计数和中性粒细胞比例升高;慢性期患者红细胞、血细胞比容和血清蛋白水平降低。

2. 胸膜腔穿刺 抽得脓液即可确诊。可抽得脓液,化验培养脓液,明确致病菌种类。

3. 胸部 X 线检查 急性期可显示胸腔积液;慢性期显示胸壁及肺表面均有增厚阴影或钙化,也可见气液平面或气管移向患侧。

(四)心理-社会状况

脓胸一般病程较长,患者常常出现情绪抑郁状态,表现为悲观、失望、急躁、焦虑等。

(五)治疗要点

1. 急性脓胸 尽早行胸腔穿刺抽脓。抽脓后,胸腔内注射抗生素。脓液黏稠、抽吸困难或伴有支气管胸膜瘘者应行胸腔闭式引流。

2. 慢性脓胸 行胸部成形术或胸膜纤维板剥脱术。

【护理诊断】

(1)体温过高 与感染有关。

(2)气体交换受损 与脓肿压迫肺组织,纵隔移位,通气、换气量不足有关。

(3)清理呼吸道无效 与脓液引流不畅有关。

(4)营养不足:低于机体需要量 与长期感染发热、摄入营养不足有关。

(5)疼痛 与炎症刺激有关。

【护理目标】

(1)患者体温恢复正常。

(2)患者呼吸功能改善,无气促、发绀等缺氧征象。

(3)患者能够进行有效咳嗽、排痰。

(4)患者营养状况改善,血红蛋白、总蛋白在正常范围。

(5)患者疼痛明显改善。

【护理措施】

(一)降温

高热者给予冷敷、乙醇擦浴等物理降温措施,鼓励患者多饮水,必要时应用药物降温。

(二)改善呼吸功能

1. 体位 取半坐卧位,以利于呼吸和引流,有支气管胸膜瘘者取患侧卧位,以免脓液流向健侧或发生窒息。

2. 保持呼吸道通畅 痰液较多者协助排痰或体位引流,遵医嘱应用抗生素。

3. 给氧 酌情给氧。

4. 呼吸功能训练 鼓励患者有效地进行咳嗽、排痰、吹气球等呼吸功能训练,促使肺充分膨胀,增加通气容量。

5. 保持胸腔引流管通畅,维持有效引流 急性脓胸患者如能及时彻底排除脓液,使肺逐渐膨胀,脓腔闭合,一般可治愈。对慢性脓胸患者应注意引流管不能过细。引流位置适当,勿插入太深,以免影响脓液排出。若脓腔明显缩小,脓液不多,纵隔已固定,可将闭式引流改为开放引流。开放引流应保持局部清洁,按时更换敷料,妥善固定引流管,防止滑脱。引流口皮肤涂氧化锌软膏,防止发生皮炎。

(三)加强营养

鼓励患者多进食高蛋白、高热量和富含维生素的食物。根据患者口味合理调配饮食,保证营养素的供给。必要时给予少量多次输血或肠内、外营养支持,以纠正贫血、低蛋白血症和营养不良。

(四)减轻疼痛

指导患者做腹式深呼吸,减少胸廓运动,减轻疼痛,必要时行镇静、镇痛处理。

【护理评价】

(1)患者的体温是否恢复正常。

(2)患者呼吸功能是否改善,是否维持正常的呼吸型态。

(3)患者心理状态如何,能否正确对待病情并能有效地配合治疗。

(4)患者的营养状况是否改善。

(5)患者能否进行正确的康复训练。

【健康教育】

胸廓成形术后的患者,由于手术需要切断某些肌群,特别是肋间肌,使之功能受损,易引起脊柱侧弯和术侧肩关节的运动障碍,故患者需采取正确姿势,坚持练习头部前后左右回转运动,练习上半身的前屈运动及左右弯曲运动。自手术后第一天起即开始上肢运动,如上肢屈伸、抬高上举、旋转等,使之尽可能恢复到健康时的活动水平。

案例分析 14-2-1

(1)常见原因:急性脓胸多为继发性感染,病原菌来自肺或其他的感染病灶,主要致病菌为金黄色葡萄球菌,其次是肺炎球菌、链球菌、大肠杆菌、真菌等。

(2)该患者的护理诊断/问题:

①体温过高　与感染有关。

②气体交换受损　与脓肿压迫肺组织,纵隔移位,通气、换气量不足有关。

③清理呼吸道无效　与脓液引流不畅有关。

(3)护理措施:①降温:高热者给予冷敷、乙醇擦浴等物理降温措施,鼓励患者多饮水,必要时应用药物降温。②改善呼吸功能:取半坐卧位,保持呼吸道通畅,酌情给氧,做呼吸功能训练。

(卞　倩)

任务 14-3　肺癌患者的护理

【课程目标】

1. 知识目标

(1)掌握肺癌的评估要点及其主要护理诊断和护理措施。

(2)了解肺癌的分类、发病机制。

2. 能力目标

能运用相关知识,为肺癌患者制订护理计划。

3. 素质目标

培养良好的职业素质、尊重患者,具有良好的沟通能力及团队协作精神。

【预习目标】

预习项目1任务9"肿瘤患者的护理"。

教学案例 14-3-1

钱先生,52岁,化工企业职工。因刺激性干咳、痰中带血丝2个月余来院求治。近2个月来,常在无诱因情况下出现刺激性干咳,并伴有声音嘶哑,无呛咳、发热及胸痛。发病后,体重减轻6 kg。既往吸烟30年,每日1包。入院查体:体温、脉搏、呼吸、血压均正常。神志清楚,胸廓无畸形,胸壁无肿块,叩诊清音,两肺未闻及干、湿啰音。胸片X线检查显示左肺门处有一圆形阴影,怀疑肺癌。

请问:(1)该患者主要的护理诊断是什么?

(2)针对以上护理诊断,护士应采取的主要护理措施是什么?

【概述】

肺癌多数起源于支气管黏膜上皮,亦称支气管肺癌。近50多年来,世界各国特别是工业发达国家,肺癌的发病率和病死率均迅速上升,肺癌目前是全世界癌症死因的第一名。肺癌患者多数是男性,男女之比为(3~5):1,发病年龄大多在40岁以上。

肺癌的病因至今尚不完全明确,与肺癌发生有关的因素有:①大量资料表明肺癌的危险因子包含吸烟(包括二手烟)、空气污染。②长期接触放射性物质及其衍化物均可诱发肺癌,主要是鳞癌和未分化小细胞癌。③肺结核、肺纤维化、矽肺、尘肺等可与肺癌并存,这些病例中癌肿的发病率高于正常人。④家族遗传、免疫机能降低、代谢活动内分泌功能失调及饮食不合理等因素都可增加肺癌的发生概率。

肺癌的分布以右肺多于左肺,上叶多于下叶。起源于主支气管、肺叶支气管的肿瘤,位置靠近肺门者称为中心型肺癌。起源于肺段支气管以下的肿瘤,位置在肺的周围者称周围型肺癌。按细胞类型将肺癌分为以下四种类型:①鳞状细胞癌(鳞癌),在肺癌中最为常见,约占50%。②小细胞癌(未分化小细胞癌),发病率比鳞癌低,发病年龄较轻,多见于男性,在各型肺癌中预后最差。③腺癌,发病年龄较小,女性相对多见。④大细胞癌,较少见,多为中心型,预后很差。

淋巴转移是肺癌最常见的扩散途径,此外还可发生直接转移。在肺癌晚期,通常癌细胞经血流转移到其他器官和组织,常见的有肝、骨骼、脑、肾上腺等。

【护理评估】

(一)健康史

重点询问患者有无导致肺癌发生的危险因素,包括患者的吸烟史,应包括吸烟时间、吸烟量及有无戒烟;环境中是否存在职业性危险因素;患者是否患有肺部疾病。

(二)身体状况

肺癌早期缺乏典型症状,后期临床表现与肿瘤的部位、大小、是否压迫和侵犯邻近器官以及有无转移等密切相关。

1. 早期 多数患者无典型症状,尤其是周围型肺癌往往无任何症状,大多在胸部X线检查时发现。主要症状有:癌肿增大后,常出现刺激性咳嗽,痰中带血丝、血点或持续地少量咯血。

2. 晚期 癌肿压迫、侵犯邻近器官、组织或发生远处转移时,可产生以下征象:①压迫或侵犯膈神经:同侧膈肌麻痹。②压迫或侵犯喉返神经:声带麻痹,声音嘶哑。③压迫上腔静脉:肿瘤压迫或侵犯上腔静脉,静脉回流受阻,产生头面、颈、上肢水肿,上腔静脉压升高。④侵犯胸膜:胸膜腔积液,常为血性;大量积液可引起气促。⑤侵犯纵隔,压迫食管,引起吞咽困难。⑥上叶顶部肺癌:可侵入纵隔和压迫位于胸廓上口的器官或组织,而产生剧烈胸肩痛、上肢水肿、臂痛、上腔静脉怒张和运动障碍,同侧上眼睑下垂、瞳孔缩小、眼球内陷、面部无汗等颈交感神经综合征(Horner征)等。肺癌血行转移后,侵入不同的器官而产生不同症状。

少数患者可出现非转移性的全身症状:如骨关节病综合征(杵状指、骨关节痛、骨膜增生等)、Cushing综合征、重症肌无力、男性乳腺增大、多发性肌肉神经痛等。

(三)心理-社会状况

评估患者和家属对疾病的认知程度,社会支持系统和常用的应对机制,对治疗有何顾虑,有何思想负担。评估家属对患者的关心程度、支持力度,家庭对手术的经济承受能力。

(四)辅助检查

1. X线检查 X线检查是诊断肺癌的主要手段,大多数肺癌可以经胸部X线和CT检查获得临床诊断。在肺部可见块状阴影,边缘不清或呈分叶状,周围有毛刺。

2. 痰细胞学检查 尤其是较大支气管的中央型肺癌,表面脱落的癌细胞随痰咳出,通过痰细胞学检查找到癌细胞,可以明确诊断,多数病例还可判别肺癌的病理类型。

3. 支气管镜检查 诊断中心型肺癌的阳性率较高,可直接观察到肿瘤大小、部位及范围,并可取穿刺组织做病理学检查。

4. 其他 如纵隔镜检查、正电子发射断层扫描(PET)、经胸壁穿刺活组织检查、转移病灶活组织检查、胸腔积液检查、剖胸检查等。

(五)治疗要点

肺癌的治疗以手术治疗为主,结合放射、化学药物、中医中药以及免疫治疗等方法。手术目的是尽可能切除肺部原发癌肿病灶和局部及纵隔淋巴结,并尽可能保留健康的肺组织。常见的手术方式有肺叶切除术、肺段切除术、一侧全肺切除术。

【护理诊断】

(1)气体交换受损 与癌组织病变、手术、麻醉等因素有关。
(2)低效性呼吸型态 与肿瘤阻塞支气管、肺膨胀不全、呼吸道分泌物过多等有关。
(3)营养失调:低于机体需要量 与肿瘤导致代谢增加有关。
(4)疼痛 与肿瘤侵犯周围结构、手术所致组织损伤有关。
(5)焦虑/恐惧 与担心手术、疾病的预后等因素有关。
(6)潜在并发症:出血、感染、肺不张、急性肺水肿、心律不齐、ARDS。

【护理目标】

(1)患者恢复正常的气体交换功能。
(2)患者维持正常的呼吸型态。
(3)患者营养状况明显改善。
(4)患者疼痛缓解。
(5)患者自述焦虑/恐惧减轻。
(6)患者的并发症得到及时发现、控制或无并发症发生。

【护理措施】

(一)术前护理

1. 改善呼吸功能、预防术后感染

(1)戒烟:劝解患者戒烟,告诉患者吸烟的危害性,吸烟会刺激肺、气管及支气管分泌物增加,妨碍纤毛的活动和清洁功能,导致肺部感染。

(2)保持呼吸道通畅:若有大量支气管分泌物者应先行体位引流。若痰液黏稠不易咳出,可行超声雾化。同时,注意观察痰液的量、颜色、黏稠度及气味;遵医嘱给予支气管扩张剂、祛痰剂等药物改善呼吸状况。注意口腔卫生,若有龋齿或上呼吸道感染应先治疗,以免术后并发肺部感染等并发症。

2. 营养支持 肺癌患者往往存在不同程度的营养不良,导致患者对于手术及麻醉的耐受性下降,术后发生并发症的概率增加,影响手术切口的愈合及机体的恢复。因此,要鼓励患者摄取足够的营养及水分,家属要为患者提供色香味俱全的均衡饮食以促进患者的食欲。严重营养不良患者还需进行肠外营养支持。

3. 术前指导 ①指导患者练习腹式呼吸、有效咳嗽和翻身,可促使肺扩张;②指导患者练习使用深呼吸训练器,以配合术后康复;③指导患者在床上进行各种简单运动,预防各种并发症的发生;④介绍术后引流管及胸腔闭式引流设备的放置目的及注意事项。

4. 减轻患者焦虑 患者往往在手术前会担心手术是否成功,担心并发症的产生及预后,护士此时要发动家属对患者做好充足的心理准备,给予患者情绪支持,关心、同情、体贴患者,最大限度地减轻患者焦虑不安的不良心理反应。

(二)术后护理

1. 体位 患者意识未恢复前取平卧位,头偏向一侧,以免呕吐物、分泌物吸入而致窒息或并发吸入性肺炎。血压稳定后,取半坐卧位。肺叶切除者,可采取平卧或侧卧位。肺段切除术者,应避免手术侧卧位,选择健侧卧位,以促进患侧肺组织扩张。全肺切除术者,应避免过度侧卧,宜采用1/4侧卧位,以防纵隔移位和压迫健侧肺而导致呼吸、循环功能障碍。若有血痰或支气管瘘,应采取患侧卧位并通知医生。

2. 维持体液平衡和补充营养 ①严格控制输液的量和速度,防止前负荷过重而导致急性肺水肿的发生。全肺切除术后患者应控制钠盐摄入量,一般24 h补液量宜控制在2000 mL内,速度以20~40滴/分为宜。②术后患者的饮食宜为高蛋白、高热量、高维生素、易消化饮食,以保证营养,提高机体抵抗力,促进伤口愈合。

3. 鼓励患者早期活动 术后尽早活动有助于预防肺不张,改善呼吸、循环功能,促进食欲,有利于手术切口的愈合及机体的恢复。术后24 h内可协助患者在床上进行一些力所能及的被动运动;术后1~2天协助患者床旁站立或行走;术后3天可进行室内活动,逐渐增加运动量及运动时间。鼓励患者进行手臂和肩膀的运动,预防术侧肩关节强直及失用性萎缩。患者在运动过程中护士应密切观察患者有无不适,若出现心动过速、气急、出汗等症状应立即停止活动。告诫患者及家属在运动过程中要注意胸腔闭式引流管的护理,防止出现意外。

4. 维持呼吸道通畅 ①患者麻醉清醒后采取半坐卧位,有利于肺的扩张和通气。②鼓励患者深呼吸,有效咳嗽、咳痰,必要时进行吸痰。③观察患者呼吸频率、幅度、节律及双肺呼吸音;观察患者有无缺氧征象,若有异常及时报告医生予以处理。④吸氧:由于手术后患者肺通气量及气体交换面积的减少,患者会出现不同程度的缺氧。术后给患者吸氧并注意监测患者血氧饱和度的变化。⑤稀释痰液:若患者呼吸道分泌物黏稠,可使用药物进行超声雾化吸入,以达到稀释痰液、消炎、解痉、抗感染的目的。

5. 监测生命体征 术后2~3 h内,每15 min监测生命体征一次,脉搏和血压平稳后改为30 min至1 h一次;注意观察有无呼吸窘迫的现象;若血压有波动,需严密观察有无异常现象。

6. 减轻疼痛,增进舒适 开胸手术创伤较大,以及留置胸腔闭式引流管等诸多原因可导致患者术后疼痛剧烈。护士应评估患者疼痛的原因及程度,从而采取正确的止痛方法,并教会患者尽量使用非药物止痛方法。使用止痛剂的患者,护士要观察药物治疗的效果,及时调整药物治疗方案。告诉家属在患者翻身、深呼吸、咳嗽时帮助保护伤口;妥善固定胸腔闭式引流管,防止因引流管移位造成的不适。

7. 胸腔闭式引流管的护理 ①按胸腔闭式引流常规进行护理;②对全肺切除术的患者,由于术后患侧胸膜腔成为空腔,纵隔可因两侧胸膜腔压力不等而移位,所以全肺切除术后胸腔闭式引流管一般呈钳闭状态,酌情放出适量的气体或引流液,以维持气管、纵隔处于中间位置。每次放液量不宜超过100 mL,速度宜慢,避免快速大量放液引起纵隔突然移位,导致心跳骤停。

【护理评价】

(1)患者呼吸功能是否改善,有无缺氧征象。

(2)患者是否维持正常的呼吸型态。

(3)患者心理状态如何,能否正确对待病情并能有效地配合治疗。
(4)患者疼痛时是否获得适当的处理,是否主述疼痛减轻。
(5)患者有无发生并发症,如出血、感染、肺不张、急性肺水肿、心律不齐、ARDS等。

【健康教育】

1. 早期诊断 40岁以上者应定期进行胸部X线检查,中年以上、久咳不愈或出现痰中带血时应高度警惕,并做进一步检查。

2. 戒烟 使患者了解吸烟的危害,建议戒烟。

3. 指导患者进行康复锻炼 ①练习腹式呼吸及有效咳嗽可减轻切口疼痛,促进肺扩张;②练习使用深呼吸训练器、吹气球等促使肺膨胀;③进行一些力所能及的体育运动增强抵抗力。

4. 出院前指导 ①若有伤口疼痛、剧烈咳嗽及咯血等症状,应返院复诊;②化疗患者在治疗过程中应注意血象的变化,定期复查血细胞和肝功能等。

案例分析 14-3-1

(1)主要的护理诊断:
①营养失调:低于机体需要量 与肿瘤导致代谢增加有关。
②焦虑/恐惧 与担心手术、疾病的预后等因素有关。
(2)护理措施:①营养支持:要鼓励患者摄取足够的营养及水分,家属要为患者提供色香味俱全的均衡饮食以促进患者的食欲。严重营养不良患者还需进行肠外营养支持。②减轻患者焦虑:护士此时要发动家属对患者做好充足的心理准备,给予患者情绪支持,关心、同情、体贴患者,最大限度地减轻患者焦虑不安的不良心理反应。

(卞 倩)

任务 14-4 食管癌患者的护理

【课程目标】

1. 知识目标
(1)掌握食管癌患者的护理评估、护理诊断、护理措施及健康教育。
(2)熟悉食管癌的病因、辅助检查手段及治疗原则。

2. 能力目标
(1)能对食管癌患者实施整体护理。
(2)能进行食管癌的三级预防健康宣教。

3. 素质目标
关心、爱护、尊重患者。

【预习目标】

(1)项目1任务9"肿瘤患者的护理"的相关内容。
(2)本任务中知识链接"食管的解剖与生理"。
(3)通读本项目本任务的全部内容,重点注意并找到课程目标中的全部知识点。

教学案例 14-4-1

林先生,52岁,进行性吞咽困难3个月。查体未发现任何阳性体征。实验室检查:红细胞 $4.0×10^{12}/L$,血红蛋白 $85\ g/L$。食管镜检查示:食管中段5 cm处管腔狭窄,黏膜中断。病检报告为鳞癌Ⅱ级。临床诊断为食管癌。

请问:(1)该患者现可行何种治疗?

(2)术后 4 日,患者出现胸闷、气急、心悸,该患者出现了何种并发症?

(3)如何护理上述并发症?

> **知识链接**
>
> **食管的解剖与生理**
>
> 食管是一长管状的肌性器官,成人食管长 25~30 cm,上方起于咽食管括约肌,下连胃贲门部。食管有三处生理性狭窄:第一处在环状软骨下缘平面,即食管入口处;第二处在主动脉弓水平位,有主动脉和左支气管横跨食管;第三处在食管下端,即食管穿过膈肌裂孔处。该三处狭窄虽属生理性,但常为肿瘤、憩室、瘢痕性狭窄等病变所在的区域。
>
> 食管壁自管腔向外由黏膜、黏膜下层、肌层和外膜层构成,无浆膜层,术后易发生吻合口瘘。食管的血液供应来自不同的动脉,呈节段性,尽管这些动脉间有交通支,但不丰富,尤其是主动脉弓以上的部位血液供应差,故食管手术后愈合能力较差。食管有丰富的黏膜及黏膜下淋巴网。食管的主要功能是将食物迅速输送至胃内。

【概述】

食管癌是常见的一种消化道癌肿。我国是世界上食管癌高发地区之一,男性多于女性,发病年龄多在 40 岁以上。发病率有明显的地域差异,以太行山地区、秦岭东部地区、大别山地区、四川北部地区及苏北地区等为高发区,其中以河南林县食管癌的发病率最高。

食管癌的病因至今尚未明确,可能与下列因素有关:①亚硝胺是公认的化学致癌物,在高发区的粮食和饮水中,其含量显著增高,各种霉变食物能产生致癌物质。②生物因素如某些真菌能促使亚硝胺及其前体形成,少数真菌还能合成亚硝胺。③饮食中缺乏动物蛋白、新鲜蔬菜和水果,摄入的维生素 A、B_1、B_2、C 缺乏,是食管癌的危险因素。④饮食习惯不良如嗜烟酒者食管癌发生率明显升高。进食粗糙食物,进食过热、过快等因素易致食管上皮损伤,增加了对致癌物的敏感性。⑤食管癌的发病与遗传因素有关。⑥食管慢性炎症、黏膜损伤及慢性刺激亦与食管癌发病有关。

胸中段食管癌最多,其次为胸下段及胸上段,95% 以上为鳞癌。食管癌主要通过淋巴转移,血行转移较少见,主要向肺、肝、肾脏等转移。

【护理评估】

(一)健康史

了解患者生活地区情况及饮水;有无烟酒嗜好,有无喜食过热、过硬食物的习惯;有无慢性刺激,如龋齿、口腔不洁等病史;是否存在癌前病变,如食管炎、食管息肉、瘢痕性食管狭窄等;家族中有无肿瘤患者。

(二)身体状况

1. 症状

(1)早期:常无明显症状,仅在吞咽粗硬食物时有不同程度的不适感觉,包括哽噎感、胸骨后烧灼样、针刺样或牵拉摩擦样疼痛,食物通过时伴有停滞感或异物感。

(2)中晚期:进行性吞咽困难为其典型症状,先是吞咽干硬食物困难,继而只能进半流质、流质饮食,最后滴水难进。随着病情继续发展,肿瘤可侵犯邻近器官及向远处转移,出现相应的晚期症状。若出现持续而严重的胸背疼痛为肿瘤外侵的表现。癌肿侵犯喉返神经,可发生声音嘶哑;侵入主动脉,溃烂破裂,可引起大量呕血;侵入气管,可形成食管气管瘘,出现吞咽水或食物时剧烈呛咳,并发呼吸系统感染。

2. 体征 患者逐渐出现消瘦、贫血、乏力、营养不良。中晚期患者可有锁骨上淋巴结肿大。晚期患者可出现恶病质。若出现肝、脑等脏器转移,可出现黄疸、腹腔积液、昏迷等。

(三) 心理-社会状况

食管癌患者往往因进行性吞咽困难而进食困难,恶病质日渐加重而焦虑不安;手术前又担心麻醉和手术意外、能否彻底切除病灶、可能出现的术后并发症、术后肿瘤的转移和复发,出现恐惧、失眠、食欲下降、情绪低落。

(四) 辅助检查

1. 食管吞钡造影 可见食管黏膜皱襞紊乱、粗糙或有中断现象;局限性管壁僵硬,蠕动中断;充盈缺损,有龛影;食管不规则狭窄,狭窄以上食管有不同程度的扩张。

2. 内镜及超声内镜检查 内镜检查可直视肿块部位、形态,并可取活组织做病理学检查。超声内镜检查可用于判断肿瘤侵犯的深度、食管周围组织及结构有无受累,以及局部淋巴结转移情况。

3. 脱落细胞学检查 我国首创的用带网气囊食管细胞采集器做食管拉网检查脱落细胞,早期病变阳性率可达90%～95%,是一种简便易行的普查筛选诊断方法。

4. CT检查 胸、腹部CT检查能显示食管癌向管腔外扩展的范围及淋巴结转移情况,有助于判断能否手术切除。

(五) 处理原则

以手术治疗为主,辅以放疗、化疗等综合治疗。

1. 内镜治疗 食管原位癌可在内镜下行黏膜切除,术后5年生存率可达86%～100%。

2. 手术治疗 手术是治疗早中期食管癌的首选方法。常用的手术方式有开胸及非开胸食管癌切除术两种。食管癌切除后常用胃、结肠重建食管,以胃最为常用。对晚期食管癌、不能根治或放疗后进食有困难者,可做姑息性手术,如胃或空肠造瘘术、食管腔内置管术等,以达到改善营养、延长生命的目的。电视胸腔镜下或纵隔镜辅助下食管癌切除已应用于临床。

3. 放疗 与手术治疗综合应用,适用于颈段、胸上段食管癌或晚期癌,也可用于有手术禁忌证而病变不长、尚可耐受放疗的患者。

4. 化疗 食管癌对化疗药物敏感性差,与其他方法联合应用,有时可提高疗效。

【护理诊断】

(1) 营养失调:低于机体需要量 与进食量减少或不能进食、消耗增加等有关。
(2) 体液不足 与吞咽困难、水分摄入不足有关。
(3) 焦虑 与对癌症的恐惧和担心预后等有关。
(4) 潜在并发症:出血、肺不张、肺部感染、吻合口瘘、乳糜胸等。

【护理目标】

(1) 患者营养状况改善。
(2) 患者的水、电解质维持平衡。
(3) 患者自述焦虑减轻,表现为情绪稳定。
(4) 患者未发生并发症或并发症得到及时发现和控制。

【护理措施】

(一) 术前护理

1. 营养支持 多数患者因不同程度吞咽困难而出现营养不良及水、电解质紊乱,故术前应保证患者的营养摄入。能进食者,指导患者合理进食高热量、高蛋白、含丰富维生素的流质或半流质饮食,以纠正低蛋白血症。对不能进食流质饮食且营养状况较差的患者,可遵医嘱补充液体、电解质或提供肠内、肠外营养。

2. 口腔护理 保持口腔清洁卫生,以免口腔中细菌在梗阻或狭窄部位停留、繁殖,造成局部感染,影响术后吻合口愈合。

3. 术前准备

胃肠道准备:①术前 1 周遵医嘱给予患者分次口服抗生素溶液,可起到局部消炎、抗感染作用;②术前 3 天改流质饮食,术前 1 天禁食;③对进食后有滞留或反流者,术前晚遵医嘱予以生理盐水 100 mL 加抗生素经鼻胃管冲洗食管及胃,可减轻局部充血水肿、减少术中污染、防止吻合口瘘;④行结肠代食管手术患者,术前 3~5 天口服抗生素,如甲硝唑、庆大霉素或新霉素等,术前 2 天进食无渣流质饮食,术前晚清洁灌肠或全肠灌洗后禁饮、禁食;⑤手术日晨常规置胃管,通过梗阻部位时不能强行进入,以免穿破食管,可置于梗阻部位上端,待手术中直视下再置于胃中。

(二)术后护理

1. 监测并记录生命体征 术后 2~3 h 内,严密观察患者的生命体征,尤其是呼吸型态、频率和节律,双肺呼吸音是否清晰,有无缺氧征兆。

2. 呼吸道护理 护理措施包括:①密切观察呼吸型态、频率和节律,有无缺氧征兆;②拔除气管插管前,及时吸痰,保持气道通畅;③鼓励患者深呼吸、吹气球、吸深呼吸训练器,促使肺膨胀;④痰多、咳痰无力的患者若出现呼吸浅快、发绀、呼吸音减弱等痰阻塞现象时,应立即行鼻导管深部吸痰,必要时行纤维支气管镜吸痰或气管切开吸痰;⑤气管切开者,按气管切开常规护理。

3. 胃肠道护理

(1)饮食护理:①术后早期吻合口处于充血水肿期,需禁饮、禁食 3~4 天,期间不可下咽唾液,以免感染造成食管吻合口瘘;②停止胃肠减压 24 h 后,若无吻合口瘘的症状时,可开始进食,先试饮少量水;③术后 5~6 天可进全清流质饮食,每 2 h 给 100 mL,每天 6 次,进食量逐日增加;④术后 8~10 天起进半流质饮食;⑤3 周后患者无不适可进普食,但仍应注意少量多餐,细嚼慢咽,进食不宜过多、过快,避免进食生、冷、硬食物,以免导致后期吻合口瘘;⑥食管、贲门癌切除术后,易发生胃液反流至食管,患者可有反酸、呕吐等症状,平卧时加重,嘱患者进食后 2 h 内勿平卧,睡眠时将床头抬高;⑦食管、胃吻合术后患者,可能有胸闷、进食后呼吸困难,应告知患者是由于胃已拉入胸腔,肺受压暂不能适应所致。建议患者少食多餐,经 1~2 个月后,此症状多可缓解。

(2)胃肠减压的护理:①术后 3~4 天内持续胃肠减压,妥善固定胃管,防止滑脱。②保持胃肠减压管通畅,防止堵塞。胃管不通畅者,可用少量生理盐水冲洗并及时回抽,避免胃扩张时吻合口张力增加导致吻合口瘘。③严密观察引流液的量、性状及颜色并记录。正常术后 6~12 h 可从胃管内抽吸出少量血性液或咖啡色液,以后引流液颜色逐渐变浅。若引流出大量鲜血或血性液,同时患者出现烦躁、血压下降、脉搏增快、尿量减少等,应考虑吻合口出血,需立即通知医生并配合处理。④待胃肠道功能逐渐恢复正常,肛门排气、胃肠减压引流量减少后,拔除胃管。

(3)结肠代食管术后护理:①保持置于结肠袢内的减压管通畅;②注意观察腹部体征,了解有无发生吻合口瘘、腹腔内出血或感染等,发现异常及时通知医生;③若从减压管内吸出大量血性液或呕吐大量咖啡样液伴全身中毒症状,应考虑代食管结肠袢坏死,需立即通知医生并配合抢救;④结肠代食管后,因结肠逆蠕动,患者常嗅到粪便气味,需向患者解释原因,并指导其注意口腔卫生,半年后可逐步缓解。

(4)胃造瘘术后的护理:①观察造瘘管周围有无渗出液或胃液漏出,并在瘘口周围涂氧化锌软膏或置凡士林纱布保护皮肤,防止发生皮炎。②妥善固定用于管饲的胃造瘘管,防止脱出或阻塞。③术后 72 h 胃肠道功能逐渐恢复正常后,可经造瘘导管灌注营养液。

4. 胸腔闭式引流的护理 见任务 14-1 中胸腔闭式引流的护理。

5. 并发症的预防及护理

(1)吻合口出血:观察并记录引流液的性状、颜色和量。若患者出现低血容量表现,应考虑有活动性出血,及时报告医生,并做好再次开胸的准备。

(2)吻合口瘘:食管癌术后最严重的并发症,多发生在术后 5~10 天,死亡率高达 50%。主要表现为呼吸困难、胸腔积液和全身感染中毒症状。胸腔穿刺抽出带臭味呈暗褐色的浑浊液体,或胸腔闭式引流出食物残渣样物,口服亚甲蓝,如经引流管引出蓝色液体则可诊断为吻合口瘘。一旦出现,应嘱患者立即禁食,遵医嘱予以抗感染治疗及营养支持,需再次手术者,积极配合医生完善各项术前准备。

(3)乳糜胸:多发生在术后2～10天,少数病例可在2～3周后出现,多因术中损伤胸导管所致。患者表现为胸闷、气急、心悸,甚至血压下降。由于乳糜液中95%以上是水,并含有大量脂肪、蛋白质、胆固醇、酶、抗体和电解质,若未及时治疗,可在短期内因全身消耗衰竭而死亡。若诊断成立,迅速处理,行胸腔闭式引流,及时引流胸腔内乳糜液,促使肺膨胀;可用负压持续吸引,以利于胸膜形成粘连;必要时禁食,给予肠外营养支持;输血、血浆及清蛋白,纠正营养失衡,并注意纠正水、电解质紊乱。

(三)心理护理

护士应加强与患者和家属的沟通,了解其对疾病和手术的认知程度、心理状况,实施心理疏导。讲解手术和各种治疗的相关知识和注意事项等,减轻其不良心理反应。为患者营造安静、舒适的环境,必要时使用镇静类药物,保证患者充分休息。争取亲属在心理和经济方面的积极支持和配合,解除患者的后顾之忧。

【护理评价】

(1)患者的营养状况是否得到改善,体重是否增加。
(2)患者的水、电解质是否平衡,尿量是否正常,有无体液失衡的表现。
(3)患者的心理问题是否得以解决,睡眠是否充足,能否积极配合治疗和护理。
(4)患者有无并发症发生或发生后是否得到及时处理和护理。

【健康教育】

1. 疾病预防 避免接触引起癌变的因素;应用维A酸类化合物及维生素等预防药物;积极治疗食管上皮增生;避免过烫、过硬饮食等;加大防癌宣传教育,在高发区人群中做普查和筛查。

2. 饮食与体位 指导患者术后选择合理的饮食,保持口腔卫生,预防并发症的发生。进食后取半卧位,防止进食后反流、呕吐,以利于肺膨胀。

3. 活动与休息 活动时应掌握活动量,避免疲劳,保证充分睡眠。术后早期不宜采取下蹲姿势排大小便,以免引起体位性低血压或发生意外。

4. 定期复查 坚持后续治疗。

案例分析 14-4-1

(1)治疗方法:食管癌根治术。
(2)术后并发症:可能为乳糜胸。
(3)乳糜胸的护理措施:迅速处理,行胸腔闭式引流,及时引流胸腔内乳糜液,促使肺膨胀;可用负压持续吸引,以利于胸膜形成粘连;必要时禁食,给予肠外营养支持;输血、血浆及清蛋白,纠正营养失衡,并注意纠正水、电解质紊乱。

(卞 倩)

复习思考题

一、单项选择题

1. 最易发生骨折的肋骨是( )。
A. 第1～2肋 B. 第2～3肋 C. 第3～4肋 D. 第4～7肋 E. 第8～10肋
2. 开放性气胸患者出现纵隔扑动时,首要的急救措施是( )。

A. 封闭伤口、固定胸壁　　　　B. 清创　　　　　　　　　　C. 穿刺排气
D. 放置胸腔闭式引流管　　　　E. 吸氧

3. 张力性气胸患者的主要致死原因为(　　)。
A. 气管移位　　B. 纵隔扑动　　C. 反常呼吸　　D. 严重缺氧　　E. 皮下气肿

(4～6题共用题干)

患者,男,40岁,外伤后出现呼吸困难、发绀、冷汗。体检：心率112次/分,血压70/45 mmHg,气管向左偏移,颈部广泛皮下气肿,右侧胸廓饱满,叩诊鼓音,右肺呼吸音消失。

4. 最可能的诊断是(　　)。
A. 血胸　　　　B. 肺挫裂伤　　C. 肋骨骨折　　D. 张力性气胸　　E. 创伤性窒息

5. 此时,首选的治疗措施是(　　)。
A. 气管切开　　　　　　　　　B. 剖胸探查　　　　　　　　C. 胸腔穿刺抽气减压
D. 补液、输血抗休克　　　　　E. 镇静、止痛

6. 若对该患者实施胸腔闭式引流,以排气为主要目的的引流管安放的位置是(　　)。
A. 锁骨中线第2肋间　　　　　B. 锁骨中线第4肋间　　　　C. 锁骨中线第6肋间
D. 腋中线第5、6肋间　　　　　E. 腋中线第7、8肋间

7. 脓胸的致病菌多来自(　　)。
A. 胸腔手术污染　　　　　　　　　　　　　B. 肺内的感染灶
C. 胸腔内其他脏器的感染灶　　　　　　　　D. 纵隔内脏器的感染灶
E. 身体其他部位的感染灶

8. 对急性脓胸具有确诊意义的表现是(　　)。
A. 胸痛、气促　　　　　　　　B. 肋间饱满　　　　　　　　C. 呼吸音减弱
D. 胸片示大片浓密阴影　　　　E. 胸腔穿刺抽出脓液

(9～12题共用题干)

患者,男,57岁,有吸烟嗜好,每日1包。曾患肺结核疾病,2个月前因高热、呼吸困难住院,诊断为结核性胸膜炎,治疗后胸片示左侧胸腔大量积液。穿刺抽出脓液,给予胸腔抽脓及全身抗菌药物治疗,患者体温正常后要求出院,未进一步做胸片检查。患者主诉近来一直咳嗽,食欲不好,并日渐消瘦。体检发现胸廓内陷,呼吸运动减弱,肋间隙变窄,听诊呼吸音减弱。支气管偏向左侧。红细胞3×10^{12}/L,血红蛋白6.5 g/L。

9. 该患者目前的诊断可能为(　　)。
A. 血胸　　　B. 慢性脓胸　　C. 张力性气胸　　D. 闭合性气胸　　E. 急性脓胸

10. 该患者最主要的发病原因是(　　)。
A. 吸烟　　　　　　　　　　　　　　　　　B. 合并支气管胸膜瘘或食管胸膜瘘
C. 合并特异性感染　　　　　　　　　　　　D. 胸内留有异物
E. 急性脓胸治疗不及时或治疗不当

11. 该患者目前的处理原则是(　　)。
A. 抗生素治疗　　　　　　　　B. 胸腔闭式引流　　　　　　C. 胸腔穿刺抽脓
D. 消除病因,闭合胸腔　　　　E. 胸腔内注入抗生素

12. 该患者的护理措施不正确的是(　　)。
A. 鼓励患者有效咳嗽、排痰
B. 用较细的引流管进行引流以便减少刺激、减轻疼痛
C. 指导患者做腹式深呼吸
D. 可给予少量多次输血
E. 行胸膜纤维板剥脱术后应严密观察生命体征

13. 肺癌患者的术前护理指导中错误的是(　　)。
A. 术前2周戒烟　　　　　　　B. 练习腹式深呼吸　　　　　C. 保持口腔清洁

D.有龋齿不影响手术,可不处理　　E.进食高热量、高蛋白、高维生素饮食

14.肺段切除术后患者最适宜的体位是(　　)。
　　A.俯卧位　　　　　　　　　　B.健侧卧位　　　　　　　　C.患侧卧位
　　D.1/4侧卧位　　　　　　　　E.头低足高仰卧位

15.全肺切除术后患者胸腔引流的护理措施错误的是(　　)。
　　A.保持引流管呈持续钳闭状态
　　B.保持患侧胸腔内有一定的渗液,减轻或纠正明显的纵隔移位
　　C.若发现气管向健侧移位,可酌情放出适量的引流液
　　D.每次放液量不宜超过100 mL
　　E.放液速度要快

(16~18题共用题干)

刘先生,56岁。每日吸烟1包,近2个月出现咳嗽、咳痰、痰中带血,疑为上呼吸道感染,但经抗感染治疗后效果不佳。后行X线检查发现右肺上叶有一孤立性的球形阴影,直径1.5 cm,经支气管镜诊断为肺癌。患者已在全麻下行右肺上叶切除术。

16.术后早期协助患者进行深呼吸、有效咳嗽、排痰及床上活动,其目的是预防(　　)。
　　A.支气管胸膜瘘　　　　　　　B.心律失常　　　　　　　　C.急性肺水肿
　　D.切口感染　　　　　　　　　E.肺不张和肺部感染

17.术后第2日指导患者进行活动,正确的是(　　)。
　　A.床上肢体主动或被动运动　　B.床旁站立移步
　　C.病室内行走3~5 min　　　　D.出现头晕、心悸、气促等情况时,仍应坚持活动
　　E.可自由活动

18.术后第5日,患者自觉切口疼痛,体温38.5 ℃,应考虑(　　)。
　　A.外科热　　B.泌尿系统感染　　C.肺部感染　　D.膈下脓肿　　E.切口感染

19.食管癌患者出现持续性胸背痛多提示(　　)。
　　A.癌肿部位有炎症　　　　　　B.癌肿已侵犯食管外组织　　C.有远处血行转移
　　D.有食管气管瘘　　　　　　　E.癌肿较大

20.患者,男,66岁,诊断为食管癌半年,今晨突然出现大量呕血,提示癌肿(　　)。
　　A.侵犯喉返神经　　　　　　　B.侵犯主动脉　　　　　　　C.致组织脱落
　　D.致食管穿孔　　　　　　　　E.致细胞坏死

21.食管癌切除术后早期最严重的并发症是(　　)。
　　A.胸腔感染　　　　　　　　　B.反流性食管炎　　　　　　C.吻合口水肿狭窄
　　D.吻合口瘘　　　　　　　　　E.肺不张或感染

(22~23题共用题干)

患者,男,56岁,因进行性吞咽困难5个月就诊入院,经食管镜检查示食管中段6 cm长的管腔狭窄,黏膜中断,病理报告为鳞癌Ⅱ级。查体:锁骨上无淋巴结肿大,无声音嘶哑。

22.手术后最严重的早期并发症有(　　)。
　　A.胸膜腔感染　　　　　　　　B.反流性食管炎　　　　　　C.吻合口瘘
　　D.吻合口狭窄　　　　　　　　E.肺不张或肺部感染

23.若出现该并发症,护理措施不妥的是(　　)。
　　A.改流质饮食　　　　　　　　　　　　　　　　B.行胸腔闭式引流
　　C.遵医嘱予以抗感染治疗　　　　　　　　　　　D.营养支持
　　E.严密观察生命体征

二、名词解释

1.纵隔扑动

2.连枷胸

三、填空题

1.（　　）是肺癌常见的早期症状。

2. Horner综合征可引起患侧（　　）、（　　）、（　　），同侧（　　）。

四、简答题

改善脓胸患者呼吸功能的主要护理措施有哪些?

五、病案分析题

蒋先生,62岁。于3个月前无明显诱因出现刺激性干咳,偶有痰中带血,无胸痛、发热、盗汗。既往体健,无结核病、肝炎等传染病史。吸烟40年,每日1包。经X线检查发现在靠右肺门处有一孤立性的球形阴影,直径2.5 cm,初步诊断为右肺中央型肺癌。患者已在全麻下行右肺叶全切除加淋巴结清扫术,术后带胸腔引流管返回病房。

请问:(1)该患者术后最可能出现哪些并发症?

(2)如何对该患者进行胸腔引流管的护理?

（卞　倩）

项目5 腹部疾病患者的护理

腹部疾病主要是指腹腔脏器由于功能性或器质性病变所导致的疾病总称。腹部疾病的功能性改变属于内科治疗、护理的范畴,腹腔脏器的器质性病变则往往需要外科手术治疗。腹部疾病内容广泛,按腹腔内脏器解剖分类,常分为胃肠道疾病和肝胆胰腺疾病。考虑到腹部疾病常有共同的临床特点,例如,常以腹痛作为患者就诊的首要症状,腹痛同时伴有恶心、呕吐等表现,腹部体征常表现出腹膜炎体征和内出血的表现。因此,在学习中要注意比较不同疾病临床表现的细微差别。例如,同样都是腹痛,注意总结患者腹痛的病因、诱因,腹痛部位,腹痛程度,腹痛性质,腹痛时是否有放射性疼痛及放射部位,这些都将有利于判断病变部位和病变性质,也有利于记忆。

任务15 腹部疾病概述

任务15-1 外科急腹症患者的护理

【课程目标】

1. 知识目标

(1)掌握急腹症患者的护理评估、护理诊断、护理措施和健康教育。
(2)熟悉急腹症的常见病因、辅助检查要点。
(3)了解急腹症的病理生理。

2. 能力目标

(1)能运用视、触、叩、听的方法,对急腹症患者进行腹部检查。
(2)能根据患者的症状、腹部检查、辅助检查等结果,提出患者的护理诊断。
(3)能根据急腹症患者的护理诊断,提出有针对性的护理措施。
(4)能对急腹症手术后的患者进行健康教育。

3. 素质目标

(1)护理过程中,具备基本的护理礼仪规范。
(2)具备良好的护患沟通能力。
(3)在护理过程中,具备爱伤观念,减轻患者的痛苦。

【预习目标】

(1)理解腹壁的结构中脏层腹膜和壁层腹膜的关系,腹腔内各个脏器的解剖关系和比邻,空腔脏器和实质脏器的结构特点以及在临床护理中的重要意义。
(2)项目1任务5中的"围手术期患者的护理",腹部手术的手术前、后胃肠道护理。
(3)《健康评估》中"腹部评估"章节内容。
(4)通读本项目本任务的全部内容,重点注意并找到课程目标中应掌握的全部知识点。
(5)腹部检查的操作程序,实施该检查操作时患者的身心需求和护士能给患者减轻痛苦的技能。

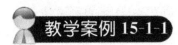 **教学案例 15-1-1**

王先生,68岁,入院前1周无明显原因出现腹胀、腹痛,疼痛位于脐周,伴呕吐胃内容物数次,偶有排气排便,每3日仅排出少量黄色便。体检:体温37.5 ℃,脉搏72次/分,呼吸18次/分,血压130/80 mmHg;腹平软,未见肠型、蠕动波,脐周轻压痛、无反跳痛,未触及包块,指套退出无染血。腹部X线检查示:中上腹部分肠管扩张,可见数个气液平面,下腹部普遍密度增高。白细胞计数 11.6×10^9/L,中性粒细胞0.77,曾患急性阑尾炎并行阑尾切除术。初步诊断为"急腹症"。患者入院后述疼痛难忍,强烈要求止痛处理。

请问:(1)该患者是何种类型的急腹症?依据是什么?

(2)该患者目前主要的护理诊断/问题有哪些?

(3)如何对患者进行止痛处理?

【概述】

急腹症是一类以急性腹痛为主要表现、需要早期诊断和紧急处理的腹部疾病。特点为发病急、病情重、进展快、变化多,有一定的死亡率,需予以足够重视。

1. 病因 引起急腹症的疾病种类繁多,多由外科疾病和妇产科疾病引起,如腹部损伤和腹腔内脏病变导致的腹腔内急性感染、腹腔内脏破裂、穿孔、梗阻、扭转、缺血和出血等。亦有少部分急腹症由内科疾病、误服腐蚀性物品或异物所引起。

2. 分类与病理 根据引起急腹症的病变性质不同,可将急腹症归纳为五类。

(1) 炎症性疾病:起病慢,腹痛由轻转重、呈持续性,病变部位有固定的压痛,腹膜刺激征局限于病变部位,可随病情加重而逐渐扩展范围,体温升高、脉搏增快、白细胞升高,常见疾病如急性阑尾炎等。

(2) 穿孔性疾病:腹痛常突然发生或突然加重,呈持续性剧痛,常伴休克,腹膜刺激征明显,肠鸣音减弱或消失,可并有腹腔积气或积液,腹腔诊断性穿刺有利于诊断,外科常见疾病有消化性溃疡急性穿孔、肠穿孔等。

(3) 破裂出血性疾病:腹痛较炎症性疾病轻,呈持续性,腹膜刺激征轻,有失血性休克征象,腹部叩诊有移动性浊音,腹腔穿刺抽出不凝固血液,化验检查可见红细胞计数、血红蛋白、血细胞比容下降,常见疾病如实质脏器损伤。

(4) 梗阻性疾病:起病急骤、腹痛剧烈、呈阵发性绞痛或渐进性阵发性加重,相关辅助检查有助于诊断,机械性肠梗阻有气过水声,伴呕吐、腹胀,胆道梗阻多出现右上腹或右季肋部疼痛,伴发热、黄疸等表现,泌尿系统梗阻可引起腰部或上腹部疼痛,可向下腹部放射,多伴有血尿。

(5) 绞窄性疾病:起病急,腹痛剧烈,常伴轻度休克,容易出现腹膜刺激征,严重者可出现中毒症状或中毒性休克,外科常见绞窄疝、绞窄性肠梗阻。

以上各型急腹症,可两类同时存在,也可相互转化,在分析判断病情时需注意。

知识链接

腹痛的机制

腹痛可分为内脏性疼痛、躯体性疼痛和牵涉性疼痛三类。

1. 内脏性疼痛 指胃肠收缩与牵拉时某些感觉由交感神经通路传入引起的疼痛。因交感神经支配范围的节段性不明显,传导速度又慢,故单纯性内脏性疼痛特点如下:①深部的钝痛或灼痛,疼痛过程缓慢、持续;②疼痛部位含混,痛感弥散;③不伴有局部腹肌紧张;④通常伴有恶心、呕吐等症状。

2. 躯体性疼痛 来自腹膜壁层及腹壁的痛觉信号,经体神经传入脊神经根,反映到相应脊髓节段所支配的皮肤。疼痛的特点:①具有脊髓节段性神经分布的特点,能准确地反映病变刺激的部位;②对各种疼痛刺激表现出迅速而敏感的反应,疼痛剧烈而持续;③伴有局部腹壁的肌紧张、压痛及反跳痛。

3. **牵涉性疼痛** 内脏的疼痛经常反映在同一脊神经所支配的皮肤感觉区;反之某些躯体病变的刺激冲动也能通过神经反射表现为腹痛,这种现象称为牵涉性疼痛,如急性胆囊炎常表现为右肩部疼痛。牵涉性疼痛的特点:①位置明确,在一侧;②多为锐痛,程度较剧烈;③局部腹壁可有皮肤过敏或肌紧张;④通常反映器官有炎症或已发生器质性病变。

【护理评估】

(一)健康史

1. 一般情况 如年龄、性别、居住地等可提供有关疾病的线索。青壮年急腹症以急性胰腺炎、十二指肠穿孔为常见;中老年急腹症以急性胆囊炎、胆结石、消化系统肿瘤多见;已婚的生育期妇女易发生宫外孕、卵巢囊肿蒂扭转等;幼儿易发生肠套叠、嵌顿性腹股沟疝;在我国南方和沿海地区以胆石症最常见,在农村与肠蛔虫病有关的急腹症较多。

2. 病史 仔细询问既往史、现病史有助于急腹症的诊断和治疗。如:上消化道出血患者往往有胃病或肝病史;粘连性肠梗阻患者常有腹部的手术史;溃疡病史者或暴饮暴食后突发上腹部剧烈疼痛,溃疡穿孔的可能性大;酗酒或饱食后发生上腹痛者,可考虑急性胰腺炎;进食油腻食物后可诱发胆绞痛;饮食不洁可发生急性胃肠炎;外伤后突然发生的腹痛,应考虑有腹腔内脏器损伤的可能。此外,创伤、受凉、精神因素等都可能是某些急腹症的诱因。了解女性患者月经量、末次月经的日期、既往周期是否规律,有无停经及停经后有无再出血等。

(二)身体状况

1. 腹痛 急性腹痛为急腹症中最早和最主要的症状。在评估患者腹痛症状时,需重点了解腹痛的部位、腹痛性质、腹痛的程度、腹痛的放射与转移以及腹痛发生的缓急,患者对腹痛症状的描述能帮助检查者明确引起腹痛的病因。

(1)腹痛的部位:一般来说疼痛开始的部位或最显著的部位可反映腹部不同器官的病变,有定位价值。但应注意某些炎症性病变时,早期的腹痛部位与病变部位有时不一致,当炎症刺激波及壁层腹膜时,疼痛才转移到病变器官所在的部位,如阑尾炎的腹痛,最初可在右上腹或脐周,然后才转移至右下腹。

(2)腹痛的性质 ①阵发性绞痛:常因空腔脏器梗阻、平滑肌痉挛收缩而引起,如机械性小肠梗阻、胆管结石和输尿管结石等。疼痛持续时间长短不一,有间歇期,但可反复发作,阵发性加重。②持续性钝痛或隐痛:多为炎症性或出血性病变,如胆囊炎、阑尾炎、肝脾破裂出血等。③持续性腹痛伴有阵发性加重:表明炎症的同时伴有梗阻或梗阻性疾病伴血运障碍,如胆结石合并胆道感染、肠梗阻发生绞窄等。④刀割样或烧灼性锐痛:多见于消化性溃疡穿孔,消化液的化学刺激作用于腹膜而引起的剧痛。⑤钻顶样疼痛:常见于胆道蛔虫病与胰管蛔虫病。⑥胀痛:常为器官包膜张力的增加、系膜的牵拉或肠管胀气扩张等所致。

(3)腹痛的程度:有时能反映病变的严重程度,如单纯的炎症,腹痛较轻;腹膜炎、梗阻、绞窄等病变腹痛剧烈;胃、十二指肠溃疡穿孔,可以导致患者出现难以忍受的剧烈疼痛甚至休克。临床上也有腹痛的程度与病变的轻重不完全一致。如:胆道蛔虫病,没有或仅有轻微的器质性损害,但患者表现为剧烈疼痛;阑尾炎坏死、穿孔或腹膜炎导致休克等特殊情况下,腹痛似有减轻,但却是病情恶化征兆。

(4)腹痛放射或转移:由于神经分布的关系,一些部位病变引起的疼痛常放射至固定的区域,因此放射性疼痛是某些疾病的特征。如:胆道或膈下的疾病可放射至右肩或肩胛下部;胰腺疼痛常涉及后腰部;肾盂、输尿管结石,疼痛多沿两侧腹部放射至腹股沟部等。此外,疾病的不同病理阶段,可引起腹痛部位的转移,如急性阑尾炎的疼痛。

(5)腹痛发生的缓急:起病缓,以后逐渐加重,多为炎症性病变;腹痛突然发生,迅速恶化或伴有休克,常提示有实质性脏器破裂、空腔脏器穿孔及脏器急性梗阻、绞窄或扭转。

2.消化道症状

(1)恶心、呕吐:在评估呕吐时,对疼痛与呕吐的关系、呕吐出现的早晚、呕吐物性状的判断等都有重要的意义。①疼痛与呕吐的关系:呕吐为胃肠道疾病所致,呕吐常在腹痛发生后不久出现;上腹钻顶样疼痛伴呕吐或吐蛔虫,考虑胆道蛔虫病;机械性肠梗阻在阵发性绞痛的同时,呕吐频繁而剧烈;麻痹性肠梗阻在持续性胀痛的同时,呕吐呈溢出性;急性胆囊炎患者在阵发性绞痛的同时伴有呕吐。②呕吐出现的早晚:急性胃肠炎患者发病早期频繁呕吐;急性阑尾炎患者的呕吐常在腹痛后3~4 h出现;胃、十二指肠溃疡瘢痕性幽门梗阻患者,一般在下午或晚间发生呕吐;高位小肠梗阻呕吐出现早且频繁;低位小肠梗阻呕吐出现迟而少,结肠梗阻呕吐到晚期才出现。③呕吐物的性状:呕吐物宿食量多且不含胆汁,见于胃、十二指肠溃疡瘢痕性幽门梗阻;呕吐物含有胆汁、浑浊,多见于高位肠梗阻;呕吐物有粪臭味常为低位肠梗阻;呕血或吐咖啡样物为上消化道出血;呕吐物呈咖啡色,有腥臭味则提示可能是急性胃扩张。

(2)排便情况:急腹症患者应注意有无便秘、腹泻、便血、停止排气排便等。如:腹腔内有急性炎症病变常抑制肠蠕动,引起便秘,急性腹膜炎致肠麻痹时也出现便秘;骤然发生的腹痛伴有腹泻和脓血便常提示发生了肠道感染;腹腔脏器炎症伴腹泻或里急后重感、排黏液便,应考虑盆腔脓肿形成;腹泻并伴有腥臭味血便则提示急性坏死性肠炎;果酱样便是小儿肠套叠的特征;腹痛后肛门停止排便、排气,为肠梗阻典型症状;若腹痛伴有尿急、尿频、尿痛、血尿、脓尿、排尿困难等症状,表示患有泌尿系统感染或结石。

3.其他伴随症状 急性腹痛伴寒战、高热、黄疸,首先应考虑胆道系统炎症;腹腔内细菌性感染,如急性阑尾炎、腹腔脏器脓肿可伴有不同程度的发热;梗阻性黄疸,常见于胆石症、壶腹周围癌及肝脏病变;腹痛合并贫血、休克则提示可能有腹腔内出血或消化道出血。

4.全身检查 包括患者神志、生命体征、一般状态、痛苦程度和有无贫血、黄疸等,以及重要脏器如心、肺、肝、脾、肾的功能。

5.腹部检查 按视、触、叩、听的顺序检查,主要检查腹部外形、肠鸣音的变化、肝浊音界和移动性浊音、压痛与肌紧张等。

(1)腹部外形:腹部弥漫性胀大,见于胃肠道梗阻;全腹对称性胀满为低位梗阻或肠麻痹,局限性隆起见于腹腔肿瘤、肠扭转、肠套叠、嵌顿疝;中上腹胀满,见于胃扩张;出现胃型和胃蠕动波(胃蠕动波由幽门区向剑突下移动),提示幽门梗阻;一旦出现肠型及肠蠕动波(肠蠕动波由左上腹向右下腹移动),提示肠梗阻;急性腹膜炎时腹式呼吸运动减弱或消失。

(2)肠鸣音的变化:如肠鸣音由亢进转为减弱以至消失,提示肠管有绞窄或麻痹;幽门梗阻或胃扩张时上腹有振水音。

(3)肝浊音界和移动性浊音:若肝浊音界偏小或消失,对肠穿孔有一定的诊断意义。移动性浊音阳性,说明腹腔内有渗液或渗血,对腹膜炎的诊断有意义。

(4)压痛与肌紧张:固定的、持续性的腹部压痛常是原发病灶所在处,局限性腹壁压痛、反跳痛和肌紧张表示病变局限;全腹都有明显压痛、反跳痛与肌强直,常为空腔脏器穿孔引起弥漫性腹膜炎的体征;表浅的压痛或轻度肌紧张而压痛不明显、疼痛不剧烈,常为邻近器官病变引起的牵涉痛;若触及腹部包块时,应注意其部位、大小、质地、活动度及有无压痛等。

6.直肠与阴道检查 直肠指检是判断急腹症病因及病情变化的简便而有效的方法。对于下腹部的急腹症,直肠指检可以触及深部的压痛或摸到炎性的包块;如盆腔位阑尾炎可有右侧盆腔触痛,盆腔脓肿或积血在直肠膀胱凹陷处呈饱满感、有触痛,有时有波动感。若阴道检查子宫颈有举痛、后穹窿饱满等有助于盆腔病变的诊断。

知识链接

内科、外科、妇科急腹症的疼痛特点

1.**内科急腹症** 特点:一般先有发热、头痛、胸痛、气促等症状,后有腹痛或胃肠道症状,如恶心、呕吐、腹泻。腹痛多无固定部位,程度不重,亦无肌紧张或反跳痛。经对症治疗后腹痛可缓解。

2. **外科急腹症**　特点:一般先有腹痛,后出现消化道或其他伴随症状;腹痛常较剧烈,压痛部位较固定、程度重;常出现腹膜刺激征,重者可发生休克;可伴有腹部肿块等体征。

3. **妇科急腹痛**　特点:腹痛多与月经紊乱或生育史有关,可有停经史,疼痛常发生在月经中期或中后期。以下腹部为主,向会阴部放射,可有阴道不规则流血、内出血或阴道分泌物增多,亦可有直肠刺激症状。

(三)辅助检查

1. **实验室检查**　血常规、尿常规、便常规、血细胞比容、尿三胆、血清电解质、酮体及血清淀粉酶是最常做的急诊化验。白细胞及其分类计数对炎症性急腹症诊断有意义;红细胞计数、血红蛋白和血细胞比容的连续观察常用于判断腹腔内出血情况;血、尿淀粉酶测定,对诊断急性胰腺炎有一定的帮助;严重急腹症患者肝、肾功能及电解质的测定对判断水、电解质紊乱有重要的诊断价值。若粪便内带鲜红色血,提示下消化道出血;柏油样便提示上消化道出血;脓血便多为细菌性痢疾。

2. **影像学检查**

(1) X线检查:急腹症辅助诊断的重要项目之一。常用的X线检查方法有腹部透视和胸腹立位片。可观察膈肌运动、膈下有无游离气体及肠管积气和肠管积液等情况。膈下游离气体是消化道穿孔或破裂的特征;肠管充气扩张并出现气液平面说明存在机械性肠梗阻;当怀疑乙状结肠扭转或肠套叠时可行钡灌肠检查。

(2) B超检查:迅速评价实质性脏器损伤、破裂和占位性病变的首选方法。对腹腔内出血和积液,可监测积血、积液的量,也可在B超的引导下穿刺抽液;泌尿系统结石可看到结石影像、输尿管扩张及患者肾盂积水等;盆腔妇科疾病用B超检查可清楚地分辨病变的来源和性质;内镜超声诊断在部分急腹症诊断中有特殊价值。

(3) CT检查:不受肠管内气体的干扰,对实质性脏器自发破裂或创伤后出血及胰腺的炎症、囊肿形成等均具有重要诊断价值。

3. **内镜检查**　主要包括纤维胃镜、十二指肠镜、结肠镜等,对上、下消化道急性出血的出血部位、病变性质及肿瘤方面有确定诊断意义。

4. **诊断性腹腔穿刺及其他**　对诊断不确切的急腹症均可试行此法协助诊断。如腹腔穿刺液为不凝血,提示腹腔内脏出血;黄色或黄绿色、浑浊、无臭液体为十二指肠穿孔或小肠穿孔;而恶臭的浑浊液体多为大肠穿孔;若抽出血性腹腔积液,提示为重症胰腺炎或绞窄性肠梗阻,亦可将穿刺物做常规、涂片显微镜检查及细胞培养。当怀疑盆腔内有积血、积液时,女性患者可做后穹隆穿刺,有助于诊断。

5. **腹腔镜检查**　有助于妇科急腹症或疑难急腹症的诊断。

(四)心理-社会状况

1. **认知程度**　对疾病、拟采取手术及治疗、护理的配合知识。

2. **心理承受程度**　有无焦虑、恐惧、失望等情绪。

3. **家庭状况**　家属的配合情况及家庭经济承受能力。

(五)治疗要点

外科急腹症发病急、进展快、病情危重,处理应以及时、准确、有效为原则。

1. **非手术治疗**　适用于诊断尚未明确且病情较轻,全身情况较好,腹部症状和体征不明显者。非手术治疗包括:①观察生命体征和腹部体征。②禁食、胃肠减压,补液、记录出入液量。③药物治疗:解痉和抗感染治疗;出现休克时,应予以抗休克治疗,同时做好手术前准备。④观察辅助检查结果的动态变化,以助于及时判断病情变化。

2. 手术治疗 适用于诊断明确,需立即处理的急腹症患者。对诊断不明,但腹痛和腹膜炎体征加剧、全身中毒症状加重者,应积极完善术前准备,尽早进行手术治疗。

【常见护理诊断/问题】

(1)急性疼痛　与腹腔内器官炎症、梗阻、破裂出血、损伤或手术有关。

(2)有体液不足的危险　与腹腔内脏破裂出血、腹膜炎导致的腹腔内液体渗出、呕吐或禁食、胃肠减压等所致的液体丢失有关。

(3)恐惧/焦虑　与未曾经历过此类腹痛有关。

(4)个人应对能力失调　与缺乏相关的应对知识和方法有关。

(5)知识缺乏:缺乏术后恢复知识。

(6)潜在并发症:腹腔内残余脓肿、出血和瘘。

【护理目标】

(1)患者自诉疼痛得到缓解或控制。

(2)患者未发生水、电解质紊乱和酸碱平衡失调,并发症得到预防或及时发现和处理。

(3)患者恐惧/焦虑得以减轻或缓解,情绪稳定。

(4)患者具备相关知识,能积极应对疾病所致的各项变化。

(5)患者未发生腹腔内残余脓肿、瘘和出血等并发症。

【护理措施】

(一)术前护理

1. 减轻或有效缓解疼痛

(1)体位:非休克患者取半卧位,有助于减轻腹壁张力,减轻疼痛。

(2)禁食和胃肠减压:禁食并通过胃肠减压抽吸出胃内残存物,减少胃肠内的积气、积液,减少消化液和胃内容物自穿孔部位漏入腹膜腔,从而减轻腹胀和腹痛。

(3)观察:密切观察患者腹痛的部位、性质、程度和伴随症状有无变化,及其与生命体征的关系。

(4)解痉和镇痛:①对疼痛剧烈、诊断明确的急腹症患者或术后切口疼痛患者,可遵医嘱给予药物止痛措施;②评估镇痛效果和观察不良反应,如吗啡类镇痛药物可致Oddi括约肌痉挛、呼吸抑制、瞳孔散大、呼吸减慢和血压降低等反应。

(5)非药物性措施:静息疗法(如按摩、指导患者有节律地深呼吸)、分散注意力法、暗示疗法、催眠疗法和安慰剂疗法等。

2. 维持体液平衡

(1)消除病因:有效控制体液的进一步丢失。

(2)采取合适体位:对休克患者取头低脚高卧位。

(3)补充容量:迅速建立静脉通道,根据医嘱正确、及时和合理地安排晶体和胶体液的输注种类和顺序。

(4)准确记录出入液量:对神志不清或伴休克者,应留置导尿管,并根据尿量调整输液量和速度。

3. 减轻焦虑和恐惧

(1)术前:患者往往缺乏思想准备,担心不能得到及时有效的诊断、治疗或预后不良,常表现为恐惧、躁动和焦虑。护理人员要主动、积极迎诊和关心患者,向患者解说引起腹痛的可能原因,在患者做各项检查和治疗前耐心解释,使患者了解其意义并积极配合,以稳定其情绪,并创造良好氛围,减少环境改变所致的恐惧感。

(2)术后:对担忧术后并发症或因较大手术影响生活质量的患者应加强心理护理和指导其如

何正确应对。

4. 提供有效应对措施 加强护患沟通,消除患者孤寂感;提供因人而异的病情解释和健康教育,缓解患者因知识储备不足或不能适时正确应对疾病所致环境、健康、生活和工作改变的情况。此外,护士要主动与患者家属或患者单位沟通,争取家属和社会力量的支持。

（二）术后护理

1. 体位 麻醉未清醒前按照麻醉方式不同采取适当的体位;麻醉清醒且生命体征平稳后使患者取半卧位。

2. 饮食指导 待胃肠蠕动恢复后给患者进流质饮食,逐渐过渡到普通饮食。估计7天以上不能恢复正常饮食的患者,尤其是年老、体弱、低蛋白血症和手术后可能发生并发症的高危患者,应积极提供肠内、外营养支持护理。

3. 活动指导 病情允许情况下,鼓励患者早期离床活动,促进肠蠕动恢复,防止发生肠粘连。

4. 并发症的观察与护理

(1) 出血:①生命体征:患者的呼吸、脉搏、血压和体温变化。若脉搏增快、面色苍白、皮肤湿冷,多为休克征象;若血红蛋白值及血压进行性下降,提示有腹腔内出血;若体温逐渐上升,同时伴白细胞计数及中性粒细胞比例上升,多为感染征象。②腹部体征:患者腹痛加剧,表示病情加重;局限性疼痛转变为全腹痛,并出现腹肌紧张、反跳痛,提示炎症扩散,应及时报告医生。

(2) 感染:①遵医嘱合理、正确使用抗菌药物。②保持引流通畅,并观察引流物的量、色和质。③腹部或盆腔疾病患者取斜坡卧位,可使腹腔内炎性渗液、血液或漏出物积聚并局限于盆腔,可减轻全身中毒症状并有利于积液或脓液的引流。

(3) 瘘:①对伴有高热的患者,可用药物或物理方法降温,以减少患者的不舒适;②对生活自理能力下降或缺失者,加强基础护理和生活护理;③对神志不清或躁动者,做好保护性约束;④对长期卧床者,预防压疮的产生。

【护理评价】

(1) 患者腹痛是否得以缓解,能否复述自我缓解疼痛的方法。

(2) 患者体液是否维持平衡,或已发生的代谢紊乱是否纠正。

(3) 患者能否主动表述内心的恐惧和焦虑,能否积极配合各项治疗、检查和护理,情绪是否稳定。

(4) 患者能否复述相关疾病的预防和保健知识,能否适应疾病所致环境、健康和生活的改变。

(5) 患者是否发生腹腔残余脓肿、出血或瘘等并发症,若发生并发症是否得到及时发现、有效治疗和护理。

【健康教育】

(1) 形成良好的饮食和卫生习惯。

(2) 保持清洁和易消化的均衡膳食。

(3) 积极控制诱发急腹症的各类诱因,如:有溃疡者,应按医嘱定时服药;胆道疾病和慢性胰腺炎者需适当控制油腻饮食;反复发生粘连性肠梗阻者当避免暴饮暴食及饱食后剧烈运动;月经不正常者应及时就医。

(4) 急腹症行手术治疗者,术后应早期开始活动,以预防粘连性肠梗阻。

案例分析 15-1-1

(1) 该患者为梗阻性急腹症,粘连性肠梗阻可能性大。

依据如下:①病因与诱因:无明显病因,可排除外伤穿孔和外伤出血。②主要症状:腹痛、腹胀伴呕吐,排便、排气减少,提示由不完全性肠梗阻转变为完全性梗阻。③生命体征:体温升高不明显,脉搏、呼吸、血压正常,基本可排除炎症。④腹部体征:腹膜炎表现不明显,进一步排除肠穿孔和腹腔炎；未触及包块，指套退出无染血，可排除肿瘤所导致。⑤腹部X线检查：见气液平面，说明肠梗阻可能性大。⑥血常规检查：白细胞计数、中性粒细胞比例基本正常，进一步排除炎症可能性。⑦病史评估：曾有阑尾手术史，而粘连性肠梗阻是手术后常见并发症之一。

(2)该患者可能存在的护理诊断/问题：

①疼痛：患者主诉疼痛难忍　与腹腔内器官炎症、梗阻、破裂出血、损伤或手术有关。

②有体液不足的危险　与呕吐或禁食、胃肠减压等所致的液体丢失有关。

③个人应对能力失调：强烈要求止痛　与缺乏相关的应对知识和方法有关。

④排便异常：3日仅排出少量黄色便　与肠梗阻有关。

(3)对患者进行止痛处理：①观察：密切观察患者腹痛的部位、性质、程度和伴随症状有无变化，以及其与生命体征的关系。②体位：非休克患者取半卧位，有助于减轻腹壁张力，减轻疼痛。③禁食和胃肠减压：禁食并通过胃肠减压抽吸出胃内残存物，减少胃肠内的积气、积液，从而减轻腹胀和腹痛。④解痉和镇痛：诊断未明确的情况下，禁忌使用止痛药物，以免掩盖病情。⑤采用非药物性措施：静息疗法，如按摩、指导患者有节律地深呼吸；分散注意力法，如默念数字或听音乐；暗示疗法、催眠疗法和安慰剂疗法等。

(刚海菊)

任务15-2　急性化脓性腹膜炎患者的护理

【课程目标】

1. 知识目标

(1)掌握急性腹膜炎患者的护理评估、护理诊断、护理措施和健康教育。

(2)熟悉急性腹膜炎的常见病因、辅助检查要点。

(3)了解急性腹膜炎的病理生理。

2. 能力目标

(1)能运用视、触、叩、听的方法，对患者进行腹部检查。

(2)能运用所学知识为急性腹膜炎患者提供整体护理。

3. 素质目标

(1)在护理过程中，具备基本的护理礼仪规范。

(2)具备良好的护患沟通能力。

(3)在护理过程中，具备爱伤观念，减轻患者的痛苦。

【预习目标】

(1)理解腹壁的结构中脏层腹膜和壁层腹膜的关系，腹腔脏器的结构特点及功能，以及因腹腔脏器病变引发腹膜炎时的临床特征。

(2)项目1任务5中"围手术期患者的护理"，腹部手术的手术前、后胃肠道护理。

(3)《健康评估》中"腹部评估"章节内容。

(4)通读本项目本任务的全部内容，重点注意并找到课程目标中应掌握的全部知识点。

教学案例 15-2-1

王先生，44岁，既往有溃疡病史，近期时有胃痛。今日午餐后突发右上腹剧烈疼痛，并迅速蔓延至全腹，发病后呕吐2次，为胃内容物。查体：急性面容，体温38℃，脉搏108次/分，血压90/60 mmHg，呼吸30次/分，平卧屈膝被动体位，心肺正常，腹平，腹式呼吸消失，腹肌紧张，有明显压痛和反跳痛，移动性浊音(＋)，肝浊音界缩小。X线检查：膈下可见游离气体。

请问：(1)该患者最可能的医疗诊断是什么？依据是什么？

(2)该患者目前主要的护理问题有哪些?

(3)目前护理措施有哪些?

重难点：
急性化脓性腹膜炎的概念与病因。

【概述】

急性化脓性腹膜炎是指由化脓性细菌(包括需氧菌和厌氧菌或由两者混合)引起腹膜的急性化脓性炎症。按炎症波及的范围可分为局限性腹膜炎和弥漫性腹膜炎；按发病机制可分为原发性腹膜炎和继发性腹膜炎。

(一)病因与分类

1. 继发性腹膜炎 最常见，常继发于腹腔内脏器病变：①腹腔内脏器穿孔、破裂是继发性腹膜炎最常见的原因，如胃、十二指肠溃疡及穿孔，外伤性胃肠破裂后，消化液流入腹腔，先引起化学性腹膜炎，继发细菌感染后形成化脓性腹膜炎；②腹腔内脏器缺血及炎症扩散也是常见原因，如绞窄性疝、绞窄性肠梗阻、急性阑尾炎、化脓性胆囊炎时含有细菌的渗出液在腹腔内扩散引起腹膜炎；③其他原因，如手术污染腹腔，或胃肠道吻合口渗漏也可引起。主要致病菌是胃肠道内的常驻菌群，以大肠杆菌最多见，其次是肠球菌、链球菌等，大多为混合感染。

2. 原发性腹膜炎 很少见，腹腔内无原发病灶，细菌经血液、淋巴途径或女性生殖道侵入腹膜腔引起的腹膜炎。多数是机体抵抗力低下时，并发上呼吸道感染后发生。常发生于小儿，尤其是10岁以下的女孩多见。致病菌多为溶血性链球菌、肺炎双球菌或大肠杆菌。

(二)病理生理

腹膜由相互连续的脏层腹膜和壁层腹膜所构成，具有润滑、吸收、渗出、防御、修复等生理功能。一方面腹膜受细菌感染或胃肠道内容物、血液、胆汁、胰液等刺激后，即发生充血、水肿、渗出，产生大量浆液性渗液，以稀释腹腔内毒素及消化液，减轻对腹膜的刺激；另一方面腹膜的大量渗出可引起脱水、电解质紊乱、酸碱平衡失调及血浆蛋白减少和贫血，可导致低血容量性休克。渗液中的中性粒细胞和吞噬细胞，吞噬细菌、细微颗粒后形成脓细胞，加上坏死组织、细菌和凝固的纤维蛋白，浆液性渗液形成脓液。

腹膜炎发生后，根据患者的抵抗力，感染的严重程度和治疗措施是否得当，会产生各种不同的转归。当机体抵抗力强、感染程度轻和治疗措施得当时，病变周围的脏器和大网膜互相粘连，使病变局限，成为局限性腹膜炎，在此基础上，炎症可完全吸收、消退而痊愈。如果炎性渗出液未能完全吸收而积聚于膈下、肠袢间、髂窝或盆腔等处，则可形成腹腔脓肿。当机体抵抗力弱、感染程度重而治疗不及时或措施不当时，感染可迅速扩散，细菌和毒素通过腹膜的吸收，可导致全身感染，甚至感染性休克。脓液刺激肠管，肠蠕动减弱甚至消失，形成麻痹性肠梗阻。肠管高度胀气可使膈肌抬高，腹腔内压力增高，影响肺功能和静脉回心血量，使休克加重。

【护理评估】

(一)健康史

询问既往史，尤其注意患者有无胃、十二指肠溃疡病史及阑尾炎发作史、腹部疼痛和手术史，近期有无腹部外伤史。对于儿童，重点询问近期有无呼吸道感染史或其他疾病导致抵抗力下降的情况。

(二)身体状况

1. 腹痛 腹痛是腹膜炎最主要的症状。腹痛剧烈，呈持续性，开始于原发病灶处，随着炎症扩散疼痛蔓延及全腹，仍以原发病灶处疼痛最为显著。深呼吸、咳嗽、变动体位时疼痛加重，故患者多不愿变动卧位。

2. 恶心、呕吐 恶心、呕吐为早期常见症状。因腹膜受炎症刺激而引起反射性呕吐，呕吐物为胃内容物。后期出现麻痹性肠梗阻时，频繁呕吐，呕吐物常含胆汁，甚至为棕褐色粪样肠内容物。

3. 发热 开始时体温正常，随着病情发展体温逐渐升高。年老体弱的患者，体温不一定随着病情加重而升高。脉搏通常随体温升高而加快。如果脉搏增快而体温反而下降,多为病情恶化的征象。

4. 中毒症状 当腹膜炎进入严重阶段时,出现高热、大汗、口干、脉搏增快、呼吸急促等全身中毒症状。后期因大量毒素吸收,患者则表现为表情淡漠、眼窝凹陷、口唇发绀、四肢发冷、皮肤干燥、脉搏细弱、血压下降、体温剧升或下降等感染性休克的表现。合并严重脱水、代谢性酸中毒,甚至出现肝、肾、呼吸功能衰竭。

5. 腹部体征 ①视:腹胀、腹式呼吸减弱或消失。②触:腹部压痛、反跳痛、肌紧张是其典型体征,称为腹膜刺激征。腹膜刺激征以原发病灶处最为显著。腹肌紧张的程度与患者胖瘦、年龄、病因有关。③叩:腹部叩诊可因胃肠胀气而呈鼓音。胃肠道穿孔时腹内有大量气体移至膈下,叩诊时肝浊音界缩小或消失。腹腔内积液过多时,可以叩出移动性浊音。④听:听诊肠鸣音减弱或消失。直肠指检时,如直肠前壁饱满及触痛,则提示有盆腔感染存在。

重难点:
腹部体征。

6. 腹腔脓肿 急性腹膜炎局限后,残留脓液淤积在腹壁、腹腔内脏器、肠系膜、肠管间形成腹腔脓肿。根据脓肿的部位分为膈下脓肿、盆腔脓肿、肠间脓肿。

(1)膈下脓肿:全身中毒症状最重。表现为高热持续不退、乏力、出汗、脉速、厌食及全身衰竭。体征为上腹部疼痛,可向肩背部放射,可出现呃逆,局部有深压痛或叩击痛。X线检查可见患侧膈肌抬高,活动减弱,肋膈角模糊。B超定位下诊断性穿刺可提高诊断率。

(2)盆腔脓肿:全身中毒症状较轻。由于脓肿刺激直肠和膀胱,常有典型的直肠刺激征或膀胱刺激征。表现为里急后重,大便次数增多,黏液便及尿频、尿急、尿痛、排尿困难等症状。直肠指检可发现直肠前壁饱满、触痛、有波动感。

(3)肠间脓肿:主要表现为发热与腹痛,主要体征为腹部压痛,有时可扪及包块,易形成肠粘连,导致肠梗阻。

(三)心理-社会状况

急性腹膜炎发病突然,腹痛剧烈,病情急重,故应了解患者及家属对疾病的认知程度,对治疗和护理是否配合;观察患者及家属有无焦虑、恐惧、失望等情绪,重视心理承受能力评估;注意家属的情感支持程度以及经济承受力,必要时给予疏导和协调。

(四)辅助检查

1. 实验室检查 白细胞计数及中性粒细胞比例均有不同程度增高。血液生化检查可出现电解质紊乱和代谢性酸中毒。

2. 腹部X线检查 腹部X线检查可见小肠普遍胀气并有多个气液平面,为肠麻痹征象。胃肠道穿孔时多有膈下游离气体。

3. 诊断性腹腔穿刺 可根据腹腔穿刺液颜色、性状,或涂片、细菌培养以及淀粉酶测定等明确病因。腹腔穿刺无阳性发现者,可进行腹腔灌洗,以协助诊断。

4. B超检查 B超检查可发现腹腔内有积液征象。B超检查对腹腔内实质性脏器的病变有诊断价值。

(五)治疗要点

1. 非手术治疗 对病情较轻或病程较长已超过24 h,且腹部体征已减轻或炎症已有局限化趋势以及原发性腹膜炎者可行非手术治疗。主要治疗措施包括禁食、禁饮,取半卧位,持续胃肠减压,纠正水、电解质紊乱以及酸中毒,应用有效抗生素,镇静、止痛、吸氧等对症处理。诊断不明时,应禁用止痛剂,以免掩盖病情。

2. 手术治疗 适用于病情严重或短时间内非手术治疗无效者。手术治疗原则是探查和确定病因、处理原发病灶、清理并充分引流腹腔积液。术后除继续按非手术治疗措施外,还应保证引流管通畅,密切观察病情变化,维护重要器官功能,防治并发症。

【护理诊断】

(1)疼痛 与腹膜炎症刺激有关。

(2)体温升高 与毒素吸收有关。
(3)有体液不足的危险 与大量腹腔渗出、呕吐和肠管扩张积聚液体、高热有关。
(4)焦虑、恐惧 与心理因素有关。
(5)潜在并发症:腹腔脓肿、感染性休克等。

【护理目标】
(1)缓解或减轻疼痛,增加患者舒适感。
(2)体温恢复正常。
(3)体液得到有效补充。
(4)减轻焦虑、恐惧。
(5)能及时发现并发症并配合医生进行处理。

【护理措施】
1. 非手术治疗患者的护理
(1)心理护理:注意观察患者的心理及情绪变化,对患者及其家属做好有针对性的解释工作,消除患者紧张、焦虑反应,增强战胜疼痛的信心,积极配合治疗和护理。
(2)体位:患者应取半卧位。半卧位时膈肌下降,腹肌松弛,有利于改善呼吸和循环;半卧位时腹腔渗出液积聚盆腔,减少毒素吸收以减轻中毒症状,有利于引流。
(3)禁食、禁饮、胃肠减压:以减轻胃肠道积液、积气,减轻腹胀,改善肠壁血液循环,促使胃肠功能恢复,尤其是胃肠道穿孔患者,可减少胃肠道内容物继续溢入腹腔。保持胃肠减压管引流通畅,观察并记录引流液的性状和量。胃肠减压期间需做好患者口腔护理。
(4)补液:迅速建立静脉通道,遵医嘱补液,纠正水、电解质紊乱和酸碱平衡失调,必要时静脉补充营养以提高机体抵抗力。
(5)应用抗生素:这是重要的治疗措施。腹膜炎多为混合感染,需选用对细菌敏感的抗生素,并注意配伍禁忌。
(6)病情观察:定时测量体温、脉搏、呼吸、血压并观察意识、精神状态,观察患者有无休克的表现;密切观察患者腹部症状和体征的变化,如有手术指征,及时报告医生,做好术前准备。准确记录24 h出入液量,必要时监测每小时尿量。

2. 手术前护理 术前护理原则上同非手术治疗患者的护理,并做好备皮、麻药皮肤过敏试验、交叉配血、术前用药等术前常规准备。

3. 手术后的护理
(1)体位与活动:术后根据术中实施麻醉方法采取相应卧位,待麻醉清醒、血压平稳后宜取半卧位。鼓励患者床上活动,病情稳定时,嘱患者尽早下床活动,以促进胃肠功能恢复,防止肠粘连及下肢静脉血栓形成。
(2)禁食、胃肠减压:术后禁食、禁饮2~3天,并做好胃肠减压管的护理。待患者肠蠕动功能恢复,肛门排气,拔除胃管后方可进食。一般从流质、少量饮食,到半流质饮食,再逐渐过渡到普食。
(3)输液及用药:遵医嘱补充水、电解质、维生素和蛋白质,必要时输新鲜血或血浆,以补充营养,利于术后康复。按医嘱规范使用抗生素,以控制腹腔感染。
(4)病情观察:术后继续监测生命体征、腹部体征及尿量的变化。观察有无脱水、休克和代谢紊乱。注意有无腹腔内出血、腹腔脓肿、粘连性肠梗阻等并发症的发生。
(5)手术切口护理:观察切口有无渗出,并及时更换敷料,保持切口敷料干燥。如有渗血、感染,及时报告医生并做相应处理。术后根据患者切口疼痛程度,遵医嘱给予镇痛处理。
(6)腹腔引流管的护理:保持腹腔引流管通畅、严格无菌操作,每日更换引流袋,准确记录引流液量和性状。
(7)腹腔脓肿防治:观察患者有无发热、呃逆、腹痛、腹部包块、直肠刺激征和膀胱刺激征等腹腔脓肿征象,及时报告医生并配合处理。①盆腔脓肿:盆腔脓肿较小时,可应用抗生素,辅以热水坐浴、温盐水灌肠等治疗,脓液可自行吸收;脓肿较大者,经直肠穿刺置管引流。②膈下脓肿:患者取半卧位,补液支持,应用抗生素,根据脓肿大小、部位选择经皮穿刺引流或腹前壁肋缘下手术引流。③肠间脓肿:多数经抗生素、物理透热及全身支持治疗能吸收、消散;如非手术治疗无效或肠梗阻时,可考虑剖腹探查并行引流术。

【护理评价】

(1)腹痛是否缓解、减轻或消失。

(2)体温是否恢复正常。

(3)水、电解质是否保持平衡,尿量是否正常。

(4)患者情绪是否稳定并配合治疗和护理。

(5)是否出现并发症,若出现是否被及时发现和处理。

【健康教育】

1. 提供疾病相关知识 向患者说明非手术治疗期间禁食、胃肠减压、半卧位的重要性,使患者积极配合。

2. 术后饮食指导 向患者说明术后继续禁食的时间和意义,恢复饮食后嘱患者少食多餐,逐步过渡到普食,注意蛋白质和维生素的适量摄入,以促进术后康复。

3. 术后活动 指导患者尽早下床活动,以促进胃肠功能恢复,防止肠粘连及下肢静脉血栓形成。

4. 出院指导 做好出院患者的健康指导,告知患者如有腹痛、腹胀、恶心、呕吐等不适,应及时复诊。术后定期随访。

案例分析 15-2-1

(1)该患者最可能的医疗诊断是胃溃疡穿孔合并腹膜炎。依据如下:①既往有溃疡病史;②腹膜炎症状和体征;③X线检查可见膈下游离气体。

(2)该患者目前主要的护理问题:

①疼痛 与腹膜炎症刺激有关。

②体温升高 与毒素吸收有关。

③有体液不足的危险 与大量腹腔渗出、呕吐和肠管扩张积聚液体、高热有关。

(3)目前护理措施:①体位:没有休克的患者采用半卧位,促使腹内炎性渗出液流向腹腔,减轻中毒症状。②禁食、胃肠减压:减少胃肠积气、积液,缓解腹胀,改善胃肠壁的血运。③纠正水、电解质紊乱及酸碱平衡失调。④选用足量有效抗生素,一般联合用药;后期应根据细菌培养和药物敏感试验结果选用。⑤病情观察:定时测量体温、脉搏、呼吸、血压并观察意识、精神状态,观察患者有无休克的表现;密切观察患者腹部症状和体征的变化,如有手术指征,及时报告医生,做好术前准备。

(李广霞)

任务 15-3 腹部损伤患者的护理

【课程目标】

1. 知识目标

(1)掌握腹部损伤患者的护理评估、护理诊断、护理措施和健康教育。

(2)熟悉腹部损伤的非手术治疗要点和辅助检查。

(3)了解腹部损伤的病因与分类。

2. 能力目标

(1)能运用视、触、叩、听的方法,对腹部损伤患者进行腹部检查。

(2)能运用所学知识为腹部损伤患者实施整体护理。

3. 素质目标

(1)在护理过程中,具备基本的护理礼仪规范。

(2)具备良好的护患沟通能力。

(3)在护理过程中,考虑患者心理感受,提供整体护理。

【预习目标】

(1)腹腔脏器的结构特点及功能,以及因腹腔脏器病变引发腹膜炎、腹腔内出血时的临床特征。

(2)项目1任务5中"围手术期患者的护理",腹部手术的手术前、后胃肠道护理。

(3)《健康评估》中"腹部评估"章节内容。

(4)通读本项目本任务的全部内容,重点注意并找到课程目标中应掌握的全部知识点。

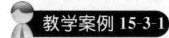

张先生,30岁,汽车司机。不慎发生交通事故后30 min,患者感右上腹部持续剧烈疼痛,短时间内腹痛逐渐扩展到全腹,并出现头晕、心悸、恶心、呕吐2次,呕吐物为咖啡样液体,量不多,被立即送到医院。入院后查体:患者面色苍白,肢端发凉;体温36 ℃,脉搏110次/分,血压100/65 mmHg,呼吸22次/分;腹略胀,腹式呼吸弱;全腹压痛,反跳痛,肌紧张;肝区叩击痛阳性,移动性浊音阳性;腹部穿刺抽出不凝固血并混有胆汁。

请问:(1)该患者最可能的医疗诊断是什么?依据是什么?

(2)该患者目前主要的护理问题有哪些?

(3)目前护理措施有哪些?

【概述】

腹部损伤是指由各种原因所致的腹壁和(或)腹腔内脏器损伤,腹部损伤为外科常见急症。腹部损伤可分为闭合性损伤和开放性损伤两大类。其中,开放性损伤又根据腹膜是否破损分为穿透伤和非穿透伤两类。无论是闭合性损伤还是开放性损伤,都有可能同时伴有内脏损伤。腹部损伤的死亡率可高达50%左右,正确的诊断和及时、合理的处理是降低腹部损伤患者死亡率的关键。

腹部损伤分类如下。

1. 根据体表有无伤口分类

(1)开放性腹部损伤:多因刀刺、枪弹等各种锐器或火器伤所引起。开放性损伤时,腹壁伤口穿破腹膜者为穿透伤(多伴内脏损伤),无腹膜破损者为非穿透伤(偶伴内脏损伤);其中,投射物有入、出口者为贯通伤,有入口无出口者为盲管伤。

(2)闭合性腹部损伤:常因坠落、碰撞、冲击、挤压、拳击等钝性暴力所致。闭合性损伤时,由于体表无伤口,要确定是否伴有内脏损伤有一定困难。

2. 根据损伤的腹腔内脏器性质分类

(1)实质性脏器损伤:肝、脾、肾、胰位置比较固定,组织结构脆弱、血供丰富,遭受暴力后易损伤出血,出血量大,可发生出血性休克。实质性脏器中最易受损的器官是脾脏。

(2)空腔脏器损伤:空腔脏器损伤的排序依次是小肠、胃、结肠、膀胱。空腔脏器损伤后,其内容物流入腹腔,刺激腹膜引发化学性腹膜炎,继发细菌感染后,可引起化脓性腹膜炎、感染性休克。

【护理评估】

(一)健康史

询问伤者或现场目击者及护送人员,了解受伤具体经过,包括受伤时间、地点、致伤因素,以及伤情、伤后病情变化、就诊前的急救措施等。

(二)身体状况

1. 单纯腹壁损伤 单纯的腹壁闭合性损伤仅表现为腹壁局限性肿胀、疼痛、压痛及皮下淤斑等软组织挫伤的特点。单纯的腹壁开放性损伤(非穿透伤)则表现为腹壁伤口及出血。

2. 实质性脏器损伤 肝、脾、胰、肾损伤,以腹腔内出血表现为主。患者出现面色苍白、四肢冰冷、脉搏加快、血压下降,出血较多者有明显腹胀和移动性浊音,严重者血压不稳定甚至休克。腹痛多为持续性,但不很剧烈,腹膜刺激征不明显;肝、脾被膜下破裂伴血肿时,可触及腹部包块,但无腹腔内出血的表现。肝及胰腺损伤者可因胆汁、胰液外漏而出现明显腹痛和腹膜刺激征。肾损伤时可出现血尿。腹腔穿刺抽出不凝固的血液有确诊意义。肝或脾被膜下和实质内破裂者,在伤后数小时或数周内,可因被膜下血肿增大或在某些轻微外力的作用下突然发生被膜破裂而引起急性大出血并出现出血性休克的症状,称延迟性肝、脾破裂。肝破裂者,血液可通过胆管进入十二指肠而出现黑便或呕血。

3. 空腔脏器损伤 小肠、胃、结肠、膀胱损伤,以急性腹膜炎表现为主。伤后有持续剧烈腹痛,腹膜刺激征显著。其严重程度与进入腹腔的内容物有关。一般情况下,胃液、胆汁、胰液刺激最强,腹膜炎表现最明显,肠液次之,血液最轻。随着腹膜炎的发展,肠鸣音减弱或消失,可出现腹胀、肠麻痹或感染性休克。胃肠道破裂时可有气腹征表现,如X线立位透视可见膈下游离气体,肝浊音界缩小或消失。腹腔穿刺可抽出浑浊液体或食物残渣等。

(三)心理-社会状况

观察患者的心理变化,了解患者和家属对损伤后的治疗和可能发生的并发症的认知程度以及家庭的经济承受能力。

(四)辅助检查

1. 实验室检查 实质性脏器破裂可见红细胞、血红蛋白、血细胞比容下降,白细胞计数略有升高。空腔脏器破裂可见白细胞计数和中性粒细胞比例增高。尿常规若发现红细胞,常提示有泌尿系统损伤。胰腺损伤时,血、尿淀粉酶数值多有升高。

2. X线检查 腹部平片显示膈下有游离气体,提示胃肠道破裂。腹膜后积气常见于腹膜后十二指肠或结肠损伤。

3. B超检查 主要用于诊断实质性脏器的损伤,确诊率达90%左右,能提示脏器损伤的部位和程度。若发现腹腔内积液和积气,则有助于空腔脏器损伤的诊断。

4. CT检查 能清晰显示肝、脾、胰、肾等实质性脏器的包膜是否完整、大小及形态结构是否正常,以及判断腹腔内出血量和有无腹膜后损伤。

5. 诊断性腹腔穿刺术 对腹腔内脏器损伤的诊断价值较大,阳性率可达90%以上。穿刺点选在髂前上棘与脐连线的中、外1/3交界处。穿刺抽出液体后,根据穿刺液性状判断是何种脏器受损。如果为不凝固血液,提示实质性脏器破裂出血。其原因是腹膜的去纤维蛋白作用使血液不凝固。如果抽出的血液迅速凝固,则多为误入血管所致。如果穿刺液为浑浊液体或胃肠内容物、胆汁或尿液,提示相应的空腔脏器破裂。肉眼不能确定穿刺液的性质时,对穿刺液做实验室检查,根据实验室检查结果协助诊断。穿刺阴性时,可能是穿刺针被大网膜堵塞或者腹内液体并未流至穿刺区,因此,不能以腹部穿刺阴性来排除内脏损伤的可能,应该继续严密观察,必要时可重复穿刺或者行腹腔灌洗术。

6. 诊断性腹腔灌洗术 在腹中线适当处取穿刺点,穿刺成功后,经穿刺置入细塑料管到腹腔,连接输液瓶,缓慢输入生理盐水500~1000 mL,当液体滴完或者稍感腹胀时,将输液瓶正放至床面以下,借助虹吸原理可以使灌入腹腔内的液体引流到空瓶内,观察灌洗后的引流液性状。腹腔灌洗阳性指标:①灌洗后的引流液呈血性或含黄绿色胆汁、食物残渣、肠内容物,或证明是尿液。②灌洗后的引流液镜检红细胞计数超过 $10\times10^{10}/L$ 或白细胞计数超过 $0.5\times10^9/L$。③灌洗后的引流液中淀粉酶高于 100 索氏单位。④灌洗后的引流液中含有细菌。根据腹腔灌洗阳性指标协助诊断。

(五)治疗要点

1. 单纯腹壁损伤 同一般软组织损伤,但应密切观察病情变化。

2. 非手术治疗

(1)适应证:①暂时不能确定有无腹腔内脏损伤;②血流动力学稳定,收缩压在 12 kPa(90 mmHg)以上,心率低于 100 次/分;③无腹膜炎体征;④未发现其他内脏的合并伤;⑤已证实为轻度实质性脏器损伤,生命体征稳定者。

(2)非手术治疗方法:①防治休克,输液、输血、止血,维持有效循环血量。②抗感染,应用有效抗生素,防治感染。③禁食和胃肠减压,对未明确诊断或疑有空腔脏器破裂、明显腹胀者予以禁食和胃肠减压。④镇痛,对腹痛剧烈的患者,如诊断明确,可酌情应用镇痛剂。⑤对较严重的腹部损伤患者,在非手术治疗的同时做好手术前准备。⑥不随便搬动患者,以免加重病情。

3. 手术治疗 对实质性脏器破裂所致的腹腔大出血,应当机立断,在抗休克的同时,剖腹探查,手术止血。对已确诊的空腔脏器损伤者,应先纠正休克后再手术。手术处理的基本原则是先处理出血性损伤的脏器,后处理穿透性损伤的脏器。手术治疗包括全面探查、止血、修补、切除损伤脏器及清除腹腔内残留液体,必要时放置腹腔引流管。

【护理诊断】

(1)体液不足 与损伤致腹腔内出血、渗血及呕吐致体液丢失过多有关。

(2)疼痛 与腹部损伤、出血刺激腹膜及手术切口有关。

(3)有感染的危险 与开放性腹部损伤或脾切除术后免疫力降低有关。

(4)焦虑/恐惧 与意外创伤的刺激、出血及内脏脱出等视觉刺激有关。

(5)潜在并发症:腹腔感染、腹腔脓肿、休克。

【护理目标】

(1)患者体液平衡能得到维持。

(2)患者自诉疼痛得到缓解或控制,舒适感增加。

(3)患者未发生感染或感染能得到有效控制。

(4)患者恐惧/焦虑得以减轻或缓解,情绪稳定。

(5)患者未发生并发症或并发症能被及时发现和处理。

【护理措施】

1. 现场急救 腹部损伤可合并多发性损伤,急救时要分清轻重缓急。首先处理危及生命的情况,如心跳骤停、窒息、开放性气胸和大出血等。对已发生休克者应迅速建立静脉通道,快速补液,维持循环血量。开放性腹部损伤,应及时止血并用干净的纱布、毛巾、被单等包扎腹部伤口并固定。如有肠管等脱出,用消毒或清洁的器皿覆盖保护后固定,切忌现场还纳腹腔,以免污染腹腔。但是遇到大量肠管脱出时,应先将其还纳至腹腔后暂行包扎,以免伤口收缩导致肠管受压缺血或因肠系膜受牵拉引发神经反射导致休克。

2. 非手术治疗患者的护理

(1)体位:患者绝对卧床休息,不能随便搬动,待病情稳定,可取半卧位。

(2)禁食、胃肠减压:怀疑空腔脏器破裂或腹胀明显者应禁食、胃肠减压,以减轻腹胀和减少胃肠内容物流入腹腔。待病情好转,肠蠕动功能恢复、肛门排气后,可停止胃肠减压,采用流质饮食。

(3)观察病情:每15～30 min测脉搏、呼吸、血压一次。腹部体征每30～60 min检查一次,尤其注意腹膜刺激征的程度和范围、肝浊音界范围、移动性浊音的变化等。对怀疑有腹腔内出血者,每30～60 min检查一次血常规,动态观测红细胞、血红蛋白和血细胞比容的变化,观察腹腔内有无活动性出血,同时观测白细胞计数和分类,判断有无腹腔内感染。必要时可重复做B超检查、诊断性腹腔穿刺术或腹腔灌洗术。观察期间要注意四个禁忌:禁止随意搬动患者,以免加重病情;诊断未明确,禁用镇痛剂,以免掩盖病情,延误诊断和治疗;禁食和禁灌肠,因腹部损伤患者可能有空腔脏器损伤,禁食和禁灌肠可以避免胃肠内容物进一步溢出,导致腹腔感染或加重感染。

观察期间如有以下情况之一,提示有腹腔内脏器损伤的可能,应立即报告医生,并做好紧急手术的术前准备。①持续剧烈腹痛,呈进行性加重,同时伴恶心、呕吐;②受伤后短时间内出现明显的失血性休克表现;③腹部压痛、反跳痛、肌紧张明显且有加重的趋势;④肝浊音界缩小或消失,有移动性浊音;⑤腹胀明显,肠鸣音减弱或消失;⑥便血、呕血或尿血;⑦直肠指检显示直肠前壁有压痛或波动感,指套染血。

(4)用药护理:遵医嘱应用广谱抗生素,注射破伤风抗毒素,防治感染。

3.手术治疗患者的护理 原则上按急性腹膜炎术后护理。

【护理评价】

(1)患者能否维持体液平衡,生命体征是否平稳。

(2)患者自诉腹痛是否缓解或得到控制,舒适感是否增加。

(3)患者是否发生感染或感染能否得到有效控制。

(4)患者的恐惧感是否缓解或降低,情绪是否稳定。

(5)患者是否发生并发症或并发症能被及时发现和处理。

【健康教育】

(1)加强劳动保护及交通安全知识的宣传教育工作,避免意外损伤的发生,同时普及急救知识,一旦发生意外损伤,能进行简单的现场自救或互救。

(2)发生腹部损伤后,一定要及时去医院进行全面检查,以免贻误诊治。

(3)出院后要适当休息,劳逸结合,加强营养,适当活动。如出现腹痛、腹胀、呕吐等不适,及时复诊。

案例分析 15-3-1

(1)该患者最可能的医疗诊断是肝破裂。

依据如下:①病因与诱因:交通事故。②主要症状:右上腹部持续剧烈疼痛,短时间内腹痛逐渐扩展到全腹,并出现头晕、心悸、恶心、呕吐2次,呕吐物为咖啡样液体。③生命体征:体温36℃,脉搏110次/分,血压100/65 mmHg,呼吸22次/分;患者面色苍白,肢端发凉。④腹部体征:全腹压痛,反跳痛,肌紧张;肝区叩击痛阳性,移动性浊音阳性;腹式呼吸弱。⑤腹部穿刺抽出不凝固血并混有胆汁。

(2)该患者目前主要的护理问题:

①疼痛 与腹部创伤有关。

②体液不足 与肝破裂出血有关。

(3)目前护理措施:①取平卧位,禁止搬动。②禁食、禁饮、胃肠减压。③建立静脉通道,补充血容量。④给予抗生素。⑤吸氧,密切观察生命体征变化、腹部体征变化,遵医嘱镇痛。⑥急诊术前准备(如普鲁卡因皮肤过敏试验、备皮、抽血标本、备血等)。

(李广霞)

复习思考题

一、单项选择题

1. 老年急腹症患者的临床特点不包括（　　）。
   A. 症状不典型　　　　　　B. 体征较轻　　　　　　C. 体温改变不明显
   D. 白细胞计数显著增高　　E. 易伴发其他疾病

（2～4题共用题干）

患者，男，40岁。近几天来上腹部疼痛不适反复发作，2 h前在睡眠中突感上腹刀割样剧痛，继之波及全腹。既往有十二指肠溃疡病史。根据临床表现、辅助检查结果，拟诊断为十二指肠穿孔。

2. 肠穿孔的重要诊断依据为（　　）。
   A. 既往病史　　　　　　　　　　　　B. 腹膜炎和腹腔积液体征
   C. B超检查示腹腔液性暗区　　　　　 D. X线检查示膈下游离气体
   E. 患者自觉症状

3. 该患者先试行非手术治疗，其措施不包括（　　）。
   A. 禁食　　B. 胃肠减压　　C. 静脉补液　　D. 腹腔引流　　E. 应用抗生素

4. 该患者最恰当的体位是（　　）。
   A. 平卧位　　B. 半卧位　　C. 膝胸卧位　　D. 侧卧位　　E. 头低足高位

5. 对诊断不明的急腹症患者，禁用泻药的主要原因是（　　）。
   A. 易致感染扩散　　　　　B. 减少肠道蠕动　　　　　C. 易致血压下降
   D. 易致水、电解质紊乱　　E. 易致肠道穿孔

（6～7题共用题干）

刘先生，35岁，午餐后突发上腹刀割样疼痛，3 h后入院，患者蜷缩卧位。查体：脉搏110次/分，血压80/50 mmHg。呈板状腹，腹式呼吸减弱，有移动性浊音。X线检查见膈下游离气体。

6. 该患者的病变属于（　　）。
   A. 炎症性病变　　B. 穿孔性病变　　C. 梗阻性病变　　D. 绞窄性病变　　E. 出血性病变

7. 对该患者的护理措施哪项不妥？（　　）
   A. 定时监测生命体征　　　B. 注意腹部症状、体征　　C. 胃肠减压
   D. 输液及使用抗生素　　　E. 暂不需做术前准备

（8～10题共用题干）

患者，男，38岁，有胃溃疡病史8年，因突发腹痛3 h来急诊。

8. 采集病史时应特别注意询问（　　）。
   A. 近期饮酒情况　　　　　　B. 近期胃镜检查情况　　　C. 胃溃疡病史
   D. 腹痛部位、性质、伴随症状　E. 近期食欲与睡眠情况

9. 对确诊有价值的辅助检查是（　　）。
   A. 腹部CT　　B. 腹部灌洗　　C. 淀粉酶测定　　D. X线检查　　E. 腹部MRI

10. 在没有明确诊断前，应采取的护理措施是（　　）。
    A. 流质饮食　　B. 适当镇痛　　C. 腹部热敷　　D. 胃肠减压　　E. 适当解痉

11. 下列哪项是原发性腹膜炎的病因？（　　）
    A. 胃、十二指肠急性穿孔　　B. 腹腔内脏损伤　　　　　C. 急性阑尾炎穿孔
    D. 病原菌经血行进入腹腔　　E. 绞窄性肠梗阻

12. 原发性腹膜炎与继发性腹膜炎的主要区别是（　　）。
    A. 腹痛性质不同　　　　　　B. 有无腹膜刺激征　　　　C. 腹胀程度

242

D. 腹腔内有无原发性病变　　　　E. 全身感染现象

13. 以下哪种体位可减少腹腔毒素的吸收？（　　）
 A. 平卧位　　B. 侧卧位　　C. 俯卧位　　D. 半卧位　　E. 头低足高位

14. 急性腹膜炎的临床表现不包括（　　）。
 A. 腹痛　　B. 恶心、呕吐　　C. 高热　　D. 休克　　E. 肾功能衰竭

15. 急性腹膜炎术后腹腔安置引流管的护理，下列错误的是（　　）。
 A. 术后6 h后接通引流管　　B. 妥善固定　　C. 保持通畅
 D. 观察引流液性状　　E. 记录出入液量

16. 急性腹膜炎，病情稳定的卧位是（　　）。
 A. 半卧位　　B. 侧卧位　　C. 上半身及下腹各抬高10°~30°
 D. 平卧位　　E. 侧卧位

17. 继发性腹膜炎的腹痛特点是（　　）。
 A. 阵发性全腹绞痛　　B. 逐渐加重的阵发性腹痛
 C. 剧烈持续性全腹痛，原发部位显著　　D. 高热后全腹痛
 E. 疼痛与进食有关

18. 急性弥漫性腹膜炎最重要的体征是（　　）。
 A. 明显腹胀　　B. 叩诊移动性浊音　　C. 压痛、反跳痛、肌紧张
 D. 肠鸣音减弱　　E. 全身中毒症状

19. 引起继发性腹膜炎最常见的致菌病是（　　）。
 A. 肺炎球菌　　B. 变形杆菌　　C. 大肠杆菌　　D. 厌氧类杆菌　　E. 链球菌

20. 急性化脓性腹膜炎的最主要症状是（　　）。
 A. 腹痛　　B. 发热　　C. 恶心、呕吐　　D. 心慌　　E. 疲乏无力

21. 确定腹腔内脏器损伤最有价值的方法是（　　）。
 A. B超检查　　B. 腹腔穿刺　　C. 腹部压痛　　D. X线检查　　E. 同位素扫描

22. 腹腔内脏器损伤，除哪项外均可表现为明显的腹膜刺激征？（　　）
 A. 肝破裂　　B. 脾破裂　　C. 胰破裂　　D. 肠破裂　　E. 膀胱腹膜内破裂

23. 脾破裂大出血患者，血压为零，应（　　）。
 A. 立即手术　　B. 快速输血后手术　　C. 快速输血、输液
 D. 快速输血、补液同时紧急手术　　E. 升压药物应用

24. 空腔脏器损伤的最主要依据是（　　）。
 A. 腹痛　　B. 脉搏细弱　　C. 肠鸣音消失　　D. 腹膜刺激征　　E. 血压下降

25. 闭合性腹部损伤患者，护理时最重要的措施是（　　）。
 A. 取半坐卧位　　B. 抗生素应用　　C. 注意腹痛变化
 D. 持续胃肠减压　　E. 输液、输血

26. 对腹部伤患者首先应做的处理是（　　）。
 A. 胃肠减压　　B. 对脱出的肠管以大块无菌盐水敷料覆盖保护
 C. 输血、输液　　D. 应用抗生素
 E. 应用镇痛剂

27. 腹内实质性脏器破裂出血时，如腹部叩诊有移动性浊音，说明腹腔积血为（　　）。
 A. 300 mL以上　　B. 400 mL以上　　C. 500 mL以上
 D. 600 mL以上　　E. 1000 mL以上

28. 反跳痛主要出现于（　　）。
 A. 腹腔内有炎症　　B. 腹腔内有肿物　　C. 结核性腹膜炎
 D. 炎症累及腹膜壁层　　E. 肠结核

29. 患者，男，41岁，左季肋部跌伤10 h，血压70/50 mmHg，脉搏128次/分，左侧腹压痛明

显,无明显腹肌紧张,腹腔穿刺抽到少量不凝固血液,最大可能是( )。

  A. 左季肋部挫伤   B. 脾破裂   C. 十二指肠破裂

  D. 胰腺损伤   E. 左肾损伤

30. 王某,男,30岁,左上腹部外伤2 h,面色苍白,四肢冰冷,血压68/45 mmHg,腹部叩诊有移动性浊音,应考虑为( )。

  A. 脾破裂   B. 肝破裂   C. 结肠破裂   D. 胃破裂   E. 小肠破裂

任务16　胃肠道疾病患者的护理

任务16-1　腹外疝患者的护理

【课程目标】

1. 知识目标

(1)掌握腹外疝患者手术前后的护理要点。

(2)熟悉嵌顿性疝的定义,腹外疝的病因和治疗原则,斜疝、直疝、股疝的评估要点。

(3)了解腹外疝的概念、病理构成、临床分类。

2. 能力目标

(1)能正确评估常见腹外疝的病情。

(2)能对腹股沟疝患者术前、术后采取正确的护理措施。

(3)能对腹股沟疝患者开展健康指导,预防疝复发。

3. 素质目标

(1)护理过程中,具备基本的护理礼仪规范。

(2)具备良好的护患沟通能力。

(3)在护理过程中,具备爱伤观念,减轻患者的痛苦。

【预习目标】

(1)基础医学中有关腹壁的层次、腹股沟管、直疝三角、股管等解剖内容。

(2)通读本项目本任务的全部内容,重点注意并找到课程目标中应掌握的全部知识点。

教学案例16-1-1

  患儿,男,3岁,因右腹股沟肿块反复突出5个月入院。查体:体温37.2 ℃,脉搏64次/分,呼吸16次/分,血压88/62 mmHg。神志清楚,营养良好,心肺检查无异常,肝脾肋下未触及,站立时右阴囊见4 cm×3 cm大小肿块,平卧后肿块可回纳,右腹股沟外环增大,将阴囊内容物回纳后压住内环嘱其咳嗽,指尖有冲击感,肿块不再出现。

  请问:(1)该患儿是什么腹外疝?临床类型是哪种?

  (2)该患儿应采取什么治疗措施?

  (3)简述术后护理要点。

重难点:
疝、腹外疝的概念。

【概述】

  疝是指体内某个脏器或组织,通过先天或后天所形成的薄弱点、缺损或空隙,从其正常解剖部位进入到另一部位的疾病的总称。腹外疝是腹腔内脏器或组织通过腹壁、盆壁的薄弱点或缺损处向体表突出所形成的疝,是外科最常见疾病之一。

  发生腹外疝的原因主要有以下两大方面。①腹壁抵抗力下降:腹壁存在先天性或后天性的强度减弱,是发生腹外疝的基本原因。先天性的常见于腹股沟管、股管(股动静脉穿过)、脐环(脐血管穿过)、直疝三角、腹白线等一些腹壁薄弱部位的存在。后天性的见于腹壁手术切口处形成的瘢痕或损伤、感染所造成的腹壁缺损,以及年老、久病、肥胖等所造成的腹壁肌肉萎缩。②腹内压力增高:发生腹外疝的诱因。常见的有习惯性便秘、慢性排尿困难或咳嗽、腹腔积液、腹腔肿瘤等病理性因素,或妊娠、重体力劳动、肥胖、婴儿经常啼哭等生理性因素。

典型的腹外疝由疝环、疝囊、疝内容物和疝外被盖四部分构成(图 16-1-1)。①疝环:又称疝门,是疝内容物突出的门户,也是腹壁薄弱或缺损的部位所在,故常见腹外疝通常以疝环所在的部位来命名。疝环也是疝内容物突出和回纳的必经之处,当疝环较狭小时易使疝内容物在此处受到嵌顿或绞窄,发生嵌顿性或绞窄性疝的危险。②疝囊:壁层腹膜随疝内容物经疝环向体表突出所形成的囊袋。③疝内容物:进入疝囊的腹内脏器或组织,其中以小肠最为常见,其次是大网膜,较少见的是盲肠、阑尾、结肠、膀胱等。④疝外被盖:覆盖在疝囊壁以外的腹壁各层组织。

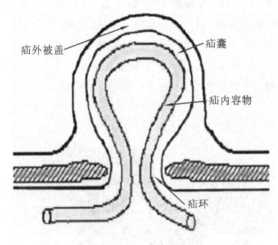

图 16-1-1 腹外疝的构成

1. 根据腹外疝病程的发生发展分类 可分为以下 4 种临床类型。

(1)易复性疝(reducible hernia):疝内容物能很容易地进出腹腔或疝囊的腹外疝,称为易复性疝。在患者站立、行走、劳动等腹内压增高时疝块容易突出增大,平卧、休息或用手轻推即可将疝块回纳入腹腔。易复性疝是腹外疝最早、最常见的阶段。

(2)难复性疝(irreducible hernia):疝内容物不能完全或不容易回纳入腹腔的腹外疝,称为难复性疝。另外,病程长的巨型疝可将腹腔间位器官的腹膜后部分(如盲肠、乙状结肠、膀胱)也逐渐推移至疝囊而成为疝囊壁的一部分,称为滑动性疝,其也属于难复性疝。

(3)嵌顿性疝(incarcerated hernia):疝环较狭小的腹外疝,疝内容物在腹内压突然增高时强行扩张疝囊颈而进入疝囊,随后由于疝囊颈的弹性回缩,将疝内容物卡住,使之不能回纳腹腔,称为嵌顿性疝。若疝内容物是小肠,此时由于肠系膜内静脉回流障碍而淤血和水肿,动脉的搏动可存在,肠管尚未完全发生血运障碍。若能及时解除嵌顿,肠管尚可恢复正常。

(4)绞窄性疝(strangulated hernia):嵌顿性疝如不能及时解除嵌顿,疝内容物的血运将完全阻断而发生缺血、坏死,称为绞窄性疝。此时肠系膜动脉搏动消失,肠壁失去光泽、弹性和蠕动能力,甚至变黑。可继发感染而成为脓性,继而并发疝外被盖组织的蜂窝织炎,甚至流入腹腔并发腹膜炎。绞窄性疝和嵌顿性疝实际上是同一病理过程的两个阶段,绞窄性疝由嵌顿性疝发展而来。

2. 根据腹外疝发生的部位分类 常分为腹股沟疝(inguinal hernia)、股疝(femoral hernia)、脐疝、切口疝、腹白线疝,其中,腹股沟疝又分为腹股沟斜疝(indirect inguinal hernia)和腹股沟直疝(direct inguinal hernia)两种。

(1)腹股沟疝:腹腔内脏器或组织通过腹股沟区的薄弱或缺损处(腹股沟管或直疝三角)向腹壁突出所形成的腹外疝。①腹股沟斜疝:疝囊经过腹壁下动脉外侧的腹股沟管内环(图 16-1-2)突出,斜行经过腹股沟管,再穿出外环,并可进入阴囊者称为腹股沟斜疝,简称斜疝。斜疝是最常见的腹外疝,以儿童和青壮年男性发生为多见。②腹股沟直疝:经直疝三角突出的为腹股沟直疝,简称直疝。直疝三角的外侧边是腹壁下动脉,内侧边为腹直肌外缘,底边为腹股沟韧带(图16-1-2)。此区域腹壁缺乏完整的腹肌覆盖,且腹横筋膜又比周围部分薄弱,直疝即由此发生。直疝常见于年老体弱的男性,约占腹股沟疝的5%,常可双侧发生。

> **知识链接**
>
> **腹股沟管的局部解剖**
>
> 腹股沟管位于腹前壁腹股沟韧带的内上方,长4～5cm,可向内、向下、向前斜行走向,内有精索(男性)或子宫圆韧带(女性)穿过。腹股沟管包括内、外两口和前、后、上、下四壁。内口又称内环或深环,为腹横筋膜的卵圆形裂隙,位于腹股沟韧带中点上方1.5cm处;外口又称外环或浅环、皮下环,为腹外斜肌腱膜的三角形裂隙,位于耻骨联合外上方,正常时可容纳1个示指尖;腹股沟管前壁为腹外斜肌腱膜、皮下组织、皮肤,外侧1/3有腹内斜肌覆盖;后壁为腹膜和腹横筋膜,内侧1/3有联合肌腱;上壁为腹内斜肌和腹横肌的弓状下缘;下壁为腹股沟韧带和腔隙韧带(陷窝韧带)。

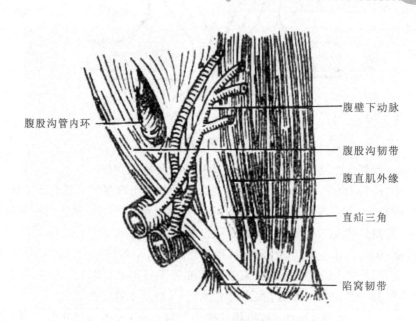

图16-1-2 腹股沟管内环与直疝三角的位置(后面观)

(2)股疝:腹内脏器或组织通过股环、股管向股部卵圆窝突出形成的腹外疝,称为股疝。多见于中年以上经产妇女,女性骨盆较宽阔,联合肌腱和陷窝韧带较薄弱致股管上口宽大、松弛,加之妊娠引起腹内压增高,故易发生股疝。股疝约占腹外疝的5%。

(3)其他疝:经脐环突出的疝称为脐疝,可分为婴儿脐疝和成人脐疝。发生于手术切口部位的疝称为切口疝。经腹部正中白线突出的疝称为腹白线疝。

【护理评估】

(一)健康史

详细询问患者是否存在各种腹内压增高的因素,了解患者有无腹部手术、损伤、感染等现病史和既往史。

(二)身体状况

1. 腹股沟疝

(1)斜疝:易复性斜疝主要表现为腹股沟区可复性肿块,偶有坠胀不适,无其他症状。肿块容易向腹腔回纳而消失,出现时多呈椭圆形,或降至阴囊后呈带蒂柄状的梨形。以示指通过阴囊皮肤伸入耻骨联合外侧的外环时检查,可感到外环松弛、扩大,同时嘱患者咳嗽,指尖有冲击感。肿块消失后用拇指紧压腹股沟管内环处,让患者起立并屏气用腹内压或咳嗽,疝块不再出现,移去拇指,则又见疝块由外上、向内下突出。难复性斜疝的主要特点是疝块回纳较难,不能完全回纳,局部坠胀感较明显或有轻微消化道症状,如胀痛、消化不良、便秘等。嵌顿性斜疝多发生于强体力劳动或用力排便等腹内压骤增时,表现为疝块突然增大,伴有局部剧痛或腹痛、肠梗阻症状,疝块不能回纳,检查疝块紧张且硬,有明显触痛。多数嵌顿性斜疝患者的症状逐步加重,若不及时处理,将发展成为绞窄性疝,疝块表面有明显红、肿、热、痛等局部急性炎症征象,可并发明显腹膜炎症状,可出现发热、全身生化改变等严重症状,甚至发生感染性休克。

(2)直疝:主要表现为腹股沟内侧、耻骨联合外上方区域的可复性肿块,一般无其他症状。因直疝三角基底(疝环或疝囊颈)宽大,疝块呈半球形,疝内容物容易回纳,不会降入阴囊,故也极少发生嵌顿。压迫内环试验肿块仍会出现。

2. 股疝 主要表现为腹股沟韧带内下方卵圆窝处出现一球形或半球形的肿块。疝块常较小,易复性股疝可回纳消失,症状也较轻,肥胖患者由于局部脂肪较厚更不易触及疝块。由于股管的解剖关系,股疝是腹外疝中最容易嵌顿或嵌顿最多者。嵌顿性股疝可迅速发展为绞窄性,此时会出现局部疼痛,若为肠管嵌顿,即刻出现急性肠梗阻症状。下面列表比较斜疝、直疝和股疝的评估要点(表16-1-1)。

表 16-1-1 斜疝、直疝和股疝的评估要点

比较项目	斜 疝	直 疝	股 疝
好发人群	儿童和青壮年男性	老年男性	中年以上妇女
突出途径	经内环、腹股沟管、外环突出,可降入阴囊	经直疝三角突出,不经内环,不降入阴囊	经股环、股管、卵圆窝突出,不降入阴囊
疝块位置	内环斜至阴囊的区域	腹股沟韧带上内方	腹股沟韧带下外方
疝块外形	椭圆形或梨形,上部呈蒂柄状	半球形,基底较宽	半球形,较小
压迫内环试验	疝块不再突出	疝块仍可突出	疝块仍可突出
疝囊颈位置	在腹壁下动脉的外侧	在腹壁下动脉的内侧	与腹壁下动脉无关
嵌顿机会	较多	极少	最多

3. 其他疝 脐疝主要表现为脐部出现疝块,婴儿脐疝多是易复性疝,而成人脐疝因脐环狭小、边缘组织坚韧易发生嵌顿。切口疝常见于腹部纵行切口,表现为切口处逐渐膨出的疝块,疝环宽大而不易发生嵌顿。腹白线疝主要在脐上的腹部正中白线处出现,常因疝块小而无症状。

(三)心理-社会状况

1. 认知程度 对本病及其治疗方法、预后、预防腹内压增高及复发的知识的认识。

2. 心理承受程度 儿童和青少年患者及家属往往担心该病对生殖和性功能的影响,成年患者因疝块反复突出或逐渐增大影响工作和生活而担心和焦虑不安。

3. 家庭状况 家属支持、配合情况及家庭经济承受能力。

(四)治疗要点

1. 非手术治疗 1岁以内小儿的腹股沟疝、2岁以内小儿的脐疝、年老体弱或伴其他严重疾病手术禁忌者、疝小而无症状的其他疝等可先采用非手术治疗。小儿腹股沟疝用棉线束带或绷带压住疝环,以后随其腹肌的发育完善可使疝消失;小儿脐疝用一外包纱布的钱币(要大于脐环)抵住脐环,再用胶布或绷带加以固定,以后随脐环的闭锁而可自愈;老年人可佩戴医用疝带压住疝环,防止疝块突出。

2. 手术治疗 腹外疝一般均应行手术治疗,尽早施行手术修补是其最有效的治疗方法。术前先处理病理性腹内压增高的情况,避免术后疝复发。手术方法包括传统疝修补术(疝囊高位结

扎、疝囊前壁或后壁修补术)、无张力疝修补术和经腹腔镜疝修补术。

嵌顿性和绞窄性疝原则上应紧急行手术治疗,以防疝内容物坏死,避免绞窄性肠梗阻或腹膜炎的严重后果。但对嵌顿时间不长、疝内容物尚未绞窄、年老体弱或伴有其他严重疾病的患者可先试行手法复位,如果手法复位失败或出现腹膜炎、肠梗阻的表现,应尽早手术探查。嵌顿性和绞窄性疝紧急手术主要处理疝内容物加疝囊高位结扎,一般不宜做疝修补术,以防因手术区污染或感染而致修补失败。

知识链接

无张力疝修补术

无张力疝修补术是美国医生 Lichtenstein 首先于 1986 年开展的手术,1997 年开始逐步在我国推广应用。无张力疝修补术是以人工高分子生物材料作为补片来修补疝的薄弱之处的,此法克服了传统疝修补术后存在的缝合张力大、局部牵扯感、疼痛感等缺点,修补后无缝合张力,故命名为无张力疝修补术,具有适用于所有腹股沟疝、术后恢复快、疼痛感轻、复发率低等优点。目前常用的无张力疝修补术有平片无张力疝修补术、疝环充填式无张力疝修补术及巨大补片加强内脏囊手术。

【常见护理诊断/问题】

(1)焦虑　与担心腹外疝手术疼痛、复发、影响生活与劳动有关。

(2)知识缺乏:缺乏腹外疝发生原因和预防疝复发的相关知识。

(3)疼痛　与腹外疝嵌顿或绞窄、手术有关。

(4)潜在并发症:阴囊血肿或水肿、术后切口感染等。

【预期目标】

(1)患者焦虑得以减轻或缓解,情绪稳定。

(2)患者能复述预防腹外疝发生、复发的相关知识要点。

(3)患者疼痛消失。

(4)患者并发症未发生或得到及时处理。

【护理措施】

(一)心理护理

向患者讲解腹外疝的基本原因和诱发因素,讲解手术治疗的必要性、目的、方法,讲解预防疝复发的要点,使患者能积极配合治疗和增强治愈信心。了解患者存在的顾虑及心理状态,并尽可能予以消除,减轻焦虑,稳定情绪,信任医护人员采取的治疗和护理,达到理想的治疗效果。

(二)术前护理

1.休息与活动　疝块巨大者应减少活动,多卧床休息;若离床活动,应使用疝带压住疝环口,避免疝内容物脱出而引起嵌顿。

2.避免腹内压增高　多饮水、多吃粗纤维食物,保持大便通畅;年老男性患者了解其排尿情况,若有前列腺增生引起的排尿困难,应先予治疗解决,保持排尿通畅;吸烟者术前戒烟 2 周,伴呼吸道感染者应控制呼吸道感染,注意保暖,防止咳嗽、受凉感冒。

3.病情观察　观察疝块大小、回纳的变化及是否出现肠梗阻或腹膜炎的症状,若发现疝块突然增大,不能回纳,伴有腹痛等症状,考虑嵌顿性疝,应及时处理。

4.术前训练　年老、腹壁肌肉薄弱者或切口疝、复发疝患者术前做仰卧起坐等锻炼,加强腹壁肌肉。同时练习在床上使用便器排便,避免术后过早下床。

5.术前准备　术前严格备皮防止切口感染,是预防术后疝复发的重要措施;局部皮肤既要剃净毛发又要防止剃破,术日晨再检查一次有无局部皮肤感染,必要时暂停手术。择期疝手术前晚可灌肠通便,避免或减轻术后便秘和腹胀,但嵌顿性和绞窄性疝急症术前则禁忌灌肠,应予输液、应用抗生素及胃肠减压等。嘱患者进手术室前排尽尿液,使膀胱空虚,以免术中损伤膀胱或术后尿潴留。

(三)术后护理

1.体位与活动 术后第1天取平卧位,膝后垫软枕使髋关节微屈,以松弛腹股沟切口的缝合张力和减少腹腔内压力,有利于减轻切口疼痛和切口愈合。术后第2天可改为半卧位,但要避免切口张力增高。传统疝修补术后患者不宜过早下床活动,术后3～5天才考虑逐渐下床活动,刚开始站立时使腰微向前弯曲并用手掌保护切口,避免切口产生张力。采用无张力疝修补术的患者一般术后第2天即可下床活动,且活动不受限制,年老体弱、绞窄性疝、巨大疝、复发性疝等患者因愈合缓慢应适当延迟下床活动的时间。

2.饮食与营养 一般术后6～12 h,待患者麻醉消除后可逐渐开始进流质饮食,以后改为半流质饮食及普食,饮食应加强营养,促进切口修复愈合。行肠部分切除吻合术的患者术后应禁食,待肛门排气标志肠功能恢复后才可逐渐进食。

3.观察病情 密切观察生命体征变化,观察切口有无渗血、感染,观察阴囊部有无水肿、血肿。

4.防止腹内压增高 冬天注意保暖,防止着凉感冒。尽量避免咳嗽,若必须咳嗽时应用手掌压于切口上保护切口。保持大小便通畅,便秘、尿潴留时可用药通便,切忌早期下床或用力排便。

5.并发症护理 术后要预防阴囊血肿或水肿、切口感染等并发症。

(1)阴囊血肿或水肿:术后局部用软枕垫高阴囊或用丁字带兜起阴囊,可促进阴囊部静脉血、淋巴液的回流,预防或减轻阴囊水肿,避免阴囊内积血而产生血肿。术中止血彻底者术后不必常规用沙袋压迫切口,必要时可在切口处用沙袋压迫止血,避免渗血流向低位的阴囊而产生血肿。

(2)切口感染:术后疝复发的重要原因之一,加强切口护理,严格执行无菌操作,保持切口敷料清洁、干燥,避免大小便污染。若发现切口敷料污染或移位、脱落,应及时换药。对绞窄性疝患者,术后易发生切口感染,必须应用抗生素抗感染。

【护理评价】

(1)患者焦虑是否减轻或缓解,情绪是否稳定。

(2)是否能复述预防腹外疝发生、复发的相关知识要点。

(3)疼痛是否消失。

(4)并发症是否未发生或得到及时处理。

【健康教育】

(1)预防、治疗或正确应对各种腹内压增高的因素,防止疝复发。

(2)出院后仍应注意休息,可从事一般工作与活动,活动量逐渐增加,3个月内避免重体力劳动。

(3)按医嘱定期随访,若疝复发,应及早来院诊治。

案例分析 16-1-1

(1)该患儿为右腹股沟斜疝;临床类型是易复性完全性疝。

(2)该患儿的治疗措施是应采取手术治疗。因为患儿年龄已超过1岁,不会随其腹肌的发育完善而使疝消失。

(3)术后护理要点:①体位与活动:术后第1天取平卧位,膝后垫软枕使髋关节微屈,以松弛腹股沟切口的缝合张力和减小腹腔内压力,有利于减轻切口疼痛和切口愈合。卧床期间可床上翻身及活动肢体。②饮食与营养:待麻醉消除后可逐渐开始进食流质饮食,以后改为半流质饮食

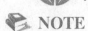

及普食,饮食应加强营养,促进切口修复愈合。③观察病情:密切观察生命体征变化,观察切口有无渗血、感染,观察阴囊部有无水肿、血肿。④防止腹内压增高:冬天注意保暖,防止着凉感冒。尽量避免咳嗽,若必须咳嗽时应用手掌压于切口上保护切口。保持大小便通畅,切忌用力排便。⑤并发症护理:术后局部用软枕垫高阴囊或用丁字带兜起阴囊,预防或减轻阴囊水肿,避免阴囊血肿;必要时术后切口用沙袋压迫,避免渗血流向阴囊而产生血肿。加强切口护理,严格执行无菌操作,保持切口敷料清洁、干燥,避免大小便污染;若发现切口敷料污染或移位、脱落,及时换药。

(沈开忠)

任务 16-2　胃、十二指肠疾病患者的护理

【课程目标】

1.知识目标

(1)掌握胃、十二指肠溃疡及胃癌的临床特点,以及护理评估、护理诊断、护理措施和健康教育。

(2)熟悉胃、十二指肠的解剖生理特点和胃、十二指肠疾病的处理原则。

(3)了解胃、十二指肠溃疡及胃癌的病因和病理生理特点。

2.能力目标

(1)能为胃、十二指肠溃疡并发症患者提供护理。

(2)能为胃、十二指肠溃疡疾病手术患者实施并发症预防、观察、护理。

(3)能够熟练进行留置鼻胃管的操作。

3.素质目标

(1)在护理过程中,具备基本的护理礼仪规范。

(2)具备良好的护患沟通能力。

【预习目标】

(1)理解胃、十二指肠的解剖生理特点,胃、十二指肠各生理结构的意义。

(2)项目1任务5中"围手术期患者的护理",腹部手术的手术前、后胃肠道护理。

(3)《健康评估》中"腹部评估"章节内容。

(4)《基础护理技术》中留置鼻胃管的操作流程。

(5)通读本项目本任务的全部内容,重点注意并找到课程目标中应掌握的全部知识点。

教学案例 16-2-1

患者,女,50岁,突发上腹部剧痛,并渐波及至全腹2 h,恶心、呕吐胃内容物一次而来诊。体检:体温37.5 ℃,脉搏118次/分,呼吸24次/分,血压107/70 mmHg;急性病容,表情痛苦。腹平坦,腹式呼吸消失,未见肠型及蠕动波,全腹肌紧张如板状,压痛和反跳痛阳性,以上腹为著,肝脾触诊不满意,肝浊音界消失,移动性浊音可疑,肠鸣音减弱。诊断性腹腔穿刺抽出含食物残渣的浑浊液体约1 mL。实验室检查:血白细胞计数$12×10^9$/L,中性粒细胞0.87。既往史:十二指肠球部溃疡史4年。

请问:(1)患者的初步诊断是什么?依据是什么?

(2)如需手术,术后的护理措施是什么?

一、胃、十二指肠溃疡患者的护理

【概述】

胃、十二指肠溃疡主要是指发生在胃和十二指肠的慢性溃疡,这些溃疡的形成与胃酸和胃蛋

白酶的消化作用有关,故称消化性溃疡。临床上十二指肠溃疡较胃溃疡多见。十二指肠溃疡可发生于任何年龄,但以青壮年居多;胃溃疡的发病年龄较迟,平均晚10年。

溃疡的病因较复杂,主要致病因素是胃酸分泌过多与胃黏膜屏障受损。近年研究发现溃疡的形成与幽门螺杆菌的存在有关。其他因素(如持续强烈的精神紧张、忧虑、过度脑力劳动等)与溃疡发病有一定关系。

本病属于慢性溃疡,多为单发。胃溃疡多发生于胃小弯,以胃角多见;十二指肠溃疡主要发生在球部,球部以下的溃疡称为球后溃疡。典型的胃、十二指肠溃疡呈圆形或椭圆形,可深达黏膜下层。若溃疡向深层侵蚀,可引起出血或穿孔。幽门处较大溃疡愈合后形成瘢痕可导致幽门梗阻。外科治疗主要用于急性穿孔、出血、幽门梗阻或药物治疗无效的溃疡患者以及胃溃疡恶变等情况。

【护理评估】

(一)健康史

1. 一般情况 了解患者的年龄、性别、性格特征,患者的饮食喜好、生活习惯和生活与工作环境,有无吸烟史,患者有无上腹或胸骨后疼痛、嗳气、反酸、食欲不振,有无呕血和黑便,有无消瘦和体重下降。

2. 既往史 仔细询问既往史,如既往有无慢性萎缩性胃炎、胃溃疡、胃息肉等病史,及药物使用情况,特别是有无非甾体类抗炎药和皮质类固醇等药物的服用史。

3. 其他 此外,创伤、受凉、精神因素等都可能是胃、十二指肠溃疡的诱因。对女性患者应了解月经量、末次月经的日期、既往周期是否规律,有无停经及停经后有无再出血等。

(二)身体状况

1. 腹痛 评估患者上腹疼痛的性质、部位、时间以及疼痛的节律性,有无压痛、反跳痛、肌紧张等腹膜炎的症状和体征。

2. 胃、十二指肠急性穿孔 急性穿孔是胃、十二指肠溃疡的严重并发症,为常见的外科急腹症。急性穿孔时,胃、十二指肠内大量内容物突然流入腹腔,首先引起化学性腹膜炎,数小时后,流入腹腔的胃肠道细菌开始滋生,又逐渐形成细菌性腹膜炎,病情严重者可并发休克。临床特点如下。

(1)病史:暴饮暴食能引起胃酸和胃蛋白酶增加,而很容易诱发胃穿孔。穿孔发生具有季节性,冬季发生穿孔者最多。溃疡患者进食不能快,要细嚼慢咽,平时也不能过饥。精神过度紧张或劳累,会增加迷走神经兴奋,使溃疡加重而穿孔。

(2)症状:大多数患者有溃疡病史,且近期内溃疡症状加重;突然发生的上腹刀割样疼痛,逐渐波及全腹,有时疼痛放射至肩背部;多伴有恶心、呕吐。

(3)体征:全腹压痛,肌紧张,尤以右上腹为甚;肝浊音界缩小或消失;肠鸣音减弱或消失。

(4)辅助检查:X线平片及腹部透视见膈下游离气体;腹腔穿刺抽得黄色混浊液体,石蕊试纸呈酸性反应。

(5)治疗要点:①非手术治疗适用于年龄较轻,溃疡病程短,穿孔小,漏至腹腔的内容物不多,腹膜炎有局限趋势者,但需严密观察病情变化。在无休克情况下采取半卧位,禁食,胃肠减压,应用抗生素,输液,纠正水、电解质紊乱及维持酸碱平衡。②手术指征:经24 h非手术治疗无好转者;再次穿孔者;伴有幽门梗阻或出血者;年老、全身情况差或疑有癌变者。

手术方式:①穿孔缝合及网膜覆盖:适用于穿孔时间长、腹腔污染重、年老体弱不宜做胃切除者,穿孔周围组织柔软、缝合无技术困难者。②胃大部切除:适用于穿孔时间短、炎症轻、胃溃疡穿孔、十二指肠溃疡穿孔合并出血、穿孔缝合术可能发生幽门梗阻者。

3. 胃、十二指肠溃疡大出血 本病最常见的并发症,好发于十二指肠溃疡与老年患者。胃、十二指肠溃疡出血是上消化道出血的常见原因之一。出血是因血管受到溃疡的侵蚀、破裂等所致。毛细血管受损时,仅在大便检查时发现隐血;较大血管受损时,出现黑便、呕血。引起大出血的溃疡区域,一般都位于胃小弯或十二指肠球部后壁。5%～20%的大出血病例需手术治疗。

(1)临床表现:取决于失血的量和速度。少量反复出血,表现为贫血,大便隐血试验阳性;出血量稍多(50～80 mL)临床可出现柏油样便;大出血是指有明显胃肠道出血症状,即大量呕血和便血、血红蛋白降低、血压下降甚或出现休克者。上腹部压痛,肠鸣音活跃。

(2)辅助检查:胃镜检查可发现出血源;选择性腹腔动脉造影,有时可见造影剂从溃疡出血点处溢入消化道。

(3)治疗要点:①非手术治疗方法包括禁食、胃肠减压;输血、输液;应用止血剂。②手术治疗指征:经非手术治疗24～48 h症状未改善或恶化者;出血速度快,发生休克者(经6～8 h输血600～800 mL,血压不能维持,红细胞压积急剧下降);反复多次出血者;疑有癌变者;年龄45岁以上,或有动脉硬化者。手术方式有包括溃疡在内的胃大部切除术;若溃疡切除困难,可行绕过溃疡的胃大部切除术(Bancroft术式),但须用丝线结扎出血点。

4. 胃、十二指肠瘢痕性幽门梗阻 幽门梗阻是由于幽门附近的胃、十二指肠溃疡愈合后的瘢痕挛缩所致。幽门梗阻发生率约为10%。多见于十二指肠溃疡患者,早期常以幽门痉挛、炎症为主,经内科治疗可缓解,后期呈永久性狭窄必须手术治疗。

(1)临床突出的症状是严重的呕吐,呕吐物为隔餐宿食,不含胆汁,可导致患者严重营养不良和水、电解质紊乱;上腹饱胀及沉重感;上腹部可见胃型及蠕动波,有振水音;慢性患者可有营养不良、消瘦、贫血、皮肤干燥松弛等。

(2)辅助检查:①胃容物抽吸是判定有无胃潴留的简单可靠方法。如餐后4 h仍能抽出胃液300 mL以上,或禁食一夜后晨起可抽出胃液200 mL以上,提示胃潴留存在。若胃液中混有宿食,则支持幽门梗阻诊断。②盐水负荷试验是抽尽胃液后,注入等渗盐水750 mL,30 min后再抽出全胃内容物,若达400 mL以上,可认为有幽门梗阻存在。③腹部X线平片可见胀大的胃泡。④纤维胃镜检查不但可确定梗阻的有无,同时可确定梗阻的性质,并可做刷洗细胞检查或活体组织检查以明确诊断。

(3)治疗要点:①非手术治疗包括禁食、胃肠减压,输液、输血,纠正水、电解质紊乱和酸碱平衡失调。②术前3天用等渗盐水洗胃以减轻胃水肿;手术治疗术式有胃大部切除术(适用于胃酸高、溃疡痛明显的青年人);胃酸较少且年老体弱不能耐受胃大部切除者,可做单纯胃空肠吻合术。

(三)心理-社会状况

1. 认知程度 对疾病、拟采取手术及治疗、护理的配合知识的认识,对手术有何顾虑。

2. 心理承受程度 有无焦虑、恐惧、失望等情绪。

3. 家庭状况 家属对患者的关心程度、支持力度及家庭经济承受能力。

(四)手术治疗方法

1. 胃大部切除术

(1)毕Ⅰ式:该术式主要适用于胃溃疡,是在胃大部切除术后,将残胃与十二指肠切端吻合(图16-2-1)。该术式操作简便,吻合后胃肠道接近于正常解剖生理状态,所以术后由于胃肠道功能紊乱引起的并发症少,但为了避免残胃与十二指肠吻合时张力过大导致胃切除范围不足,增加了术后溃疡复发的机会。

(2)毕Ⅱ式:适用于各种胃、十二指肠溃疡,特别是十二指肠溃疡,是在胃大部切除术后,将十二指肠残端闭合,残胃与上段空肠吻合(图16-2-2)。优点是即使胃切除较多,胃空肠吻合也不至于张力过大,胃体可以切除较多,溃疡复发的机会较少。由于食物和胃酸不经过十二指肠,直接进入空肠,十二指肠溃疡即使未能切除,也因不再受刺激而愈合。缺点是胃空肠吻合改变了正常的解剖生理关系,术后发生胃肠道功能紊乱的可能性较毕Ⅰ式多。

2. 迷走神经切断术 主要用于治疗十二指肠溃疡。迷走神经切断后,既消除了神经性胃液分泌,也消除了迷走神经引起的胃泌素分泌,从而减少了体液性胃酸的分泌,达到治愈溃疡的目的。迷走神经切断术有3种类型:迷走神经干切断术、选择性胃迷走神经切断术和高选择性迷走神经切断术(如胃小弯迷走神经切断术)(图16-2-3)。

   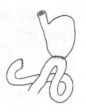 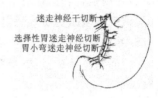

图16-2-1　毕Ⅰ式手术　　　　图16-2-2　毕Ⅱ式手术　　　　图16-2-3　迷走神经切断术

【常见护理诊断/问题】

(1)急性疼痛　与胃、十二指肠黏膜受侵蚀,腹腔器官炎症,手术创伤有关。

(2)体液不足　与溃疡、穿孔、出血、幽门梗阻不能进食、引流管引流体液有关。

(3)营养失调:低于机体需要量　与禁食、禁水、疼痛不能摄入充足的食物有关。

(4)焦虑　与担心手术及预后有关。

(5)知识缺乏:缺乏术后恢复知识。

(6)潜在并发症:吻合口出血、十二指肠残端破裂、吻合口瘘、消化道梗阻、胃排空障碍、胃小弯坏死、倾倒综合征等。

【护理目标】

(1)患者自诉疼痛得到缓解或控制。

(2)患者未发生水、电解质紊乱和酸碱平衡失调,并发症得到预防或及时发现和处理。

(3)患者摄入足够的营养。

(4)患者恐惧与焦虑得以减轻或缓解,情绪稳定。

(5)患者具备相关知识,能积极应对疾病所致的各项变化。

(6)患者未发生吻合口出血、十二指肠残端破裂、吻合口瘘等并发症。

【护理措施】

(一)非手术疗法或术前护理

1. 减轻或有效缓解疼痛

(1)体位:伴有休克者取平卧位,无休克者或休克改善后取半卧位,可减轻腹壁张力和疼痛。

(2)活动:急性期或有并发症时应卧床休息。恢复期适当活动,避免劳累。

(3)观察:密切观察有无腹痛及腹痛的性质、部位、时间、程度以及疼痛的规律性和饮食的关系。

(4)解痛:遵医嘱给予抗酸、胃黏膜保护剂等药物,必要时给予解痉止痛药缓解疼痛。在等待手术期间可常服用,以稳定病情,给手术创造良好条件。

(5)非药物性措施:静息疗法,如按摩、指导患者有节律地深呼吸;分散注意力法,如默念数字或听音乐,以及暗示疗法、催眠疗法和安慰剂疗法等。

2. 维持体液平衡

(1)消除病因:有效控制体液的进一步丢失。

(2)补充容量:迅速建立静脉通道,根据医嘱正确、及时和合理安排晶体和胶体液的输注种类和顺序。

(3)准确记录出入液量:对神志不清或伴休克者,应留置导尿管,并根据尿量调整输液量和速度。

3. 饮食护理　指导患者饮食要规律,少食多餐,采用高蛋白、高热量、丰富维生素、易消化的饮食,避免酸性及辛辣刺激性食物,避免暴饮暴食。术前1日进食流质饮食,术前12 h禁食、禁饮。胃、十二指肠溃疡急性穿孔、幽门梗阻的患者应禁食、禁饮。

4. 心理护理 护理人员要主动、积极迎诊和关心患者,向患者解说引起腹痛的可能原因,在患者做各项检查和治疗前耐心解释,使患者了解其意义并积极配合,以稳定其情绪,并创造良好氛围,减少环境改变所致恐惧感。教会患者保持乐观情绪,避免情绪紧张、焦虑、忧伤等。

5. 并发症的护理

(1)溃疡急性穿孔:患者取半卧位,禁食、禁饮及胃肠减压,补液及使用抗生素预防感染,严密观察病情变化。做好急诊手术术前准备,若非手术治疗6~8 h病情不见好转或反而加重者,需立即转手术治疗。

(2)溃疡大出血:患者取平卧位头偏向一侧,吸氧,暂禁食;严密观察生命体征,记录呕血量和便血量;输液、输血,按时使用止血药物,以治疗休克和纠正贫血;必要时以0.9%氯化钠溶液200 mL加去甲肾上腺素8 mg,经鼻胃管分次注射,每4~6 h一次;若经止血、输血而出血仍然继续者,做好急诊手术术前准备。

(3)幽门梗阻:完全性幽门梗阻患者应禁食,不完全性幽门梗阻患者给予无渣饮食,输液,改善营养;输血、输液,积极纠正脱水、低氯、低钠、低钾和代谢性碱中毒;一般术前3天,每晚用300~500 mL温盐水洗胃,以改善胃壁水肿,防止术后吻合口愈合不良而出现吻合口瘘。

(二)术后护理

1. 体位 麻醉未清醒前按照麻醉方式不同采取适当的体位。麻醉清醒,生命体征平稳后给患者取半卧位。

2. 饮食护理 拔除胃管后,当天给少量清水,每次4~5汤匙,1~2 h一次;如一切正常,第2天可给半量流质,如藕粉、蛋汤等,每2 h一次;第3天可进全量流质,每3 h一次,每次150 mL左右;若无呕吐、饱胀等现象,拔管后第4天可进稀饭,2周后可进软饭。进食注意事项:要按时少量多餐,食物以柔软、少渣、易消化为宜,任何刺激性食物予以控制,如酸、辣、酒、浓茶、咖啡和冷饮等。

3. 病情观察 严密观察病情变化,密切观察患者的血压、脉搏、呼吸、神志、肤色、尿量、伤口敷料渗液情况。

4. 胃肠减压管的护理 这是一切消化道手术的重要护理内容,术后需常规胃肠减压。首先将胃管接上胃肠减压器,固定妥当。保持引流通畅,并注意有无脱落或侧孔吸胃壁,使胃肠减压停止,如遇堵塞,可用等渗盐水低压冲洗,每次不得超过20 mL。注意引流液的性质并准确记录引流量(术后24 h内可由胃管引出少量暗红色血液或咖啡色液体,一般不超过300 mL,以后胃液颜色逐渐变浅变清,属于正常现象),如有鲜血引出,必须及时报告医生处理。术后24~48 h内,可恢复肠蠕动,在腹部听诊能闻及肠鸣音,即可拔除胃管。

5. 维持水、电解质平衡 禁食患者需补充每天需要量2000~2500 mL,手术当天要补充手术野蒸发的损失。手术后最初2天,因机体失水储钾,故不需补钾,第3天后在补液中应加入10%氯化钾30 mL/d。引流出的胃肠液,应以等量的复方氯化钠溶液补给,每1000 mL胃液再追补氯化钾1 g。

6. 活动锻炼 术后麻醉清醒,病情稳定后即取半卧位,防止肺部感染和腹部胀气。协助和鼓励患者早期活动,以防术后发生肠粘连等并发症。下肢的足背、踝、肘关节做屈曲、伸展和旋转动作,防止下肢静脉栓塞。

7. 并发症的观察与护理

(1)术后胃出血:多发生在术后24 h。正常情况下,术后24 h,胃管抽出暗红色或咖啡色胃液,量少于300 mL,量渐少,色渐淡;如短期内自胃管引流出较大量的血液,尤其是鲜血,甚至呕血、黑便,应考虑是否发生了吻合口出血,需报告医生处理。多采用非手术疗法,包括禁食、应用止血药物和输新鲜血等;若非手术疗法不能达到止血效果时,应手术止血。

(2)十二指肠残端破裂:毕Ⅱ式手术后最严重的并发症,多见于术后3~6天。①原因:十二指肠残端愈合不良,输入段梗阻使肠腔内压力增高所致。②表现:突发右上腹剧痛,明显腹膜刺激征,右上腹穿刺可抽出胆汁样液体。③处理:如发生十二指肠残端破裂,需立刻进行手术治疗;术后持续负压吸引,积极纠正水、电解质紊乱和酸碱平衡失调;经静脉或空肠造瘘管提供营养支持;全身应用广谱抗生素;引流管周围皮肤使用氧化锌软膏保护。

(3)吻合口破裂或瘘:多发生在术后5~7天。①原因:吻合口张力过大或吻合口缝合不当,愈合能力差(贫血、低蛋白、组织水肿)。②表现:患者有高热、脉速、腹痛及弥漫性腹膜炎表现,腹腔引流管引出含肠内容物的浑浊液体。③处理:无弥漫性腹膜炎者,可给予禁食、胃肠减压、充分引流、肠外营养支持、全身使用广谱抗生素等非手术疗法;吻合口破裂引起明显的腹膜炎症状和体征者,需立即行手术修补,术后保持有效胃肠减压、加强全身支持治疗。

(4)胃排空障碍:①原因:含胆汁的十二指肠液进入胃,干扰残胃功能,输出段空肠麻痹、功能紊乱。②表现:上腹持续饱胀、钝痛及呕吐,X线检查示残胃扩张,蠕动弱。③处理:多选择非手术治疗,包括禁食、禁饮、胃肠减压、肠外营养、应用促进胃动力药等。

(5)术后梗阻:吻合口梗阻、输入袢梗阻和输出袢梗阻(图16-2-4,图16-2-5,图16-2-6)。①吻合口梗阻:手术时吻合口过小、吻合口胃肠壁内翻过多所致,表现为进食后上腹胀痛、呕吐食物不含胆汁。②输入袢梗阻:急性完全性输入袢梗阻表现为突发上腹剧痛、频繁呕吐、量少无胆汁、呕吐后症状不缓解,应及早手术处理;慢性不完全性输入袢梗阻表现为进食后半小时上腹胀痛、喷射性呕吐,呕吐物主要为胆汁,呕吐后症状缓解,处理是非手术疗法(禁食、胃肠减压)。③输出袢梗阻:表现为上腹饱胀、呕吐食物和胆汁,非手术疗法无效则应手术治疗。

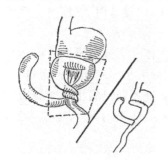 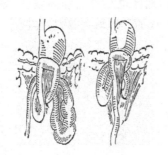 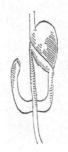 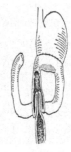

图16-2-4　吻合口梗阻　　　　图16-2-5　输入袢梗阻　　　　图16-2-6　输出袢梗阻

(6)倾倒综合征:由于胃大部切除术后,失去对胃排空的控制,导致胃排空过快所产生的一系列综合征。根据进食后症状出现的时间可分为早期与晚期两种。①早期倾倒综合征多发生于进食后半小时以内,患者以循环系统症状和胃肠道症状为主要表现。循环系统症状包括心悸、脉速、面色苍白、头晕等低血容量性休克表现;胃肠道症状有腹部饱胀不适或绞痛、恶心、呕吐和腹泻等。主要护理措施包括:调整饮食即少量多餐,避免过甜、过咸、过浓流质饮食,宜进食低碳水化合物、高蛋白饮食,用餐时限制饮水,餐后平卧10~20 min。多数患者经调整饮食后,症状可减轻或消失,术后半年到1年内逐渐愈合。②晚期倾倒综合征表现为餐后2~4 h发生无力、出汗、饥饿感、嗜睡、眩晕等低血糖表现。主要原因是含糖高渗食物过快地进入小肠,迅速被吸收,血糖过度增高,刺激胰腺产生过多胰岛素而继发低血糖现象,又称低血糖综合征。护理措施包括少食多餐,食物中添加果胶延缓碳水化合物吸收,增加蛋白,减少糖类饮食,发作时进食糖类可缓解。

【护理评价】

(1)患者是否自诉疼痛得到缓解或控制。

(2)患者是否发生水、电解质紊乱和酸碱平衡失调,并发症是否得到预防或及时发现和处理。

(3)患者是否摄入足够的营养。

(4)患者恐惧与焦虑是否得以减轻或缓解,情绪是否稳定。

(5)患者是否具备相关知识,能积极应对疾病所致的各项变化。

(6)患者是否发生吻合口出血、十二指肠残端破裂、吻合口瘘等并发症。

【健康教育】

1.心理指导 安慰患者,及时、耐心地解答患者提出的问题,指导患者保持乐观情绪,避免情绪紧张、焦虑、忧伤等。

2.健康指导 注意劳逸结合,保持作息规律的健康生活方式,加强自我情绪调整,保持乐观进取的精神风貌。

3.出院指导 胃大部切除术后胃容积受限,宜少量多餐进高营养饮食。如有溃疡复发迹象,如疼痛、反酸、呕吐等症状时及时就医。

4.健康促进 普及宣传饮食定时、定量、细嚼慢咽的卫生习惯。多吃新鲜蔬菜、水果,少吃食盐、咸菜及烟熏食物。忌烟、酒。少食过冷、过烫、过辛辣及油煎炸食物,且忌吸烟酗酒。

5.其他 积极治疗胃溃疡、萎缩性胃炎、多发性息肉等,预防癌变。

二、胃癌患者的护理

【概述】

胃癌是我国最常见的恶性肿瘤之一,死亡率居恶性肿瘤的首位。男性发病率较高,以45～64岁为高发年龄段。

胃癌的发病原因不明,认为与下列因素有关:地域环境与饮食因素,如长期食用熏烤、盐腌食品,食物中缺乏新鲜蔬菜、水果和吸烟;幽门螺杆菌(HP)感染者胃癌的发生危险性是感染阴性人群的6倍,HP感染率较高的国家和地区也是胃癌的高发区;癌前病变,如胃息肉、慢性萎缩性胃炎、胃部分切除后的残胃、胃黏膜上皮的异形增生等;遗传因素也和胃癌的发病有关。

胃癌好发于胃窦部,其次为贲门部,胃体部较少。胃癌按病期和大体形态分为早期胃癌和进展期胃癌。①早期胃癌是指癌组织仅限于黏膜和黏膜下层,而不论病灶大小或有无淋巴结转移。癌灶在10 mm以内的称为小胃癌,在5 mm以内的称为微小胃癌。②进展期胃癌指病变浸润深度已超过黏膜下层,达肌层、浆膜层或浆膜外组织。国际上按Borrmann分型法分为4型:Ⅰ型(结节型)、Ⅱ型(溃疡局限型)、Ⅲ型(溃疡浸润型)、Ⅳ型(弥漫浸润型)。

知识链接

胃癌临床病理分期

国际抗癌联盟(UICC)于1997年修订的胃癌TNM分期法对治疗方法有重要意义。

T代表原发肿瘤浸润胃壁深度。T_1:肿瘤侵及黏膜或黏膜下层。T_2:肿瘤浸润至肌层或浆膜下。T_3:肿瘤穿破浆膜层。T_4:肿瘤侵及邻近结构或器官。

N代表局部淋巴结转移数。N_0:无淋巴结转移。N_1:淋巴结转移数1～6个,为第一站转移。N_2:淋巴结转移数7～15个,为第二站转移。N_3:淋巴结转移数为16个以上,为第三站转移。

M代表肿瘤远处转移。M_0:无远处转移。M_1:有远处转移。

胃癌的扩散与转移主要包括:①直接浸润;②淋巴转移,是胃癌的主要转移途径;③血行转移,常发生于晚期胃癌,常见转移的器官有肝、肺、胰、骨骼等处,以肝转移最常见;④腹腔种植。

【护理评估】

(一)健康史

1.一般情况 患者的饮食喜好、生活习惯和生活与工作环境,有无吸烟史,家族中有无胃癌或其他肿瘤患者。

2. 病史　仔细询问既往史、现病史有助于胃癌诊断和治疗。如既往有无慢性萎缩性胃炎、胃溃疡、胃息肉等病史,患者有无上腹或胸骨后疼痛、嗳气、反酸、食欲不振,有无呕血和黑便,有无消瘦和体重下降。

(二)身体状况

1. 症状　早期胃癌缺乏典型症状。不规律上腹痛是胃癌的最常见症状,常易忽视。多数患者发病初期都有胃部疼痛,易误诊为胃炎、溃疡。消化道症状有恶心、呕吐等,胃窦部癌增长到一定程度可出现幽门梗阻。出血和黑便可在胃癌早期出现,有时黑便为唯一症状。贲门胃底癌可有胸骨后疼痛和进行性吞咽困难。

2. 体征　随着病情发展,患者体重逐渐下降,精神疲乏,体力不支;晚期胃癌患者可出现消瘦、贫血等恶病质表现。癌肿扩散转移可引起左侧锁骨上淋巴结肿大、腹腔积液、黄疸和腹部肿块等。

(三)辅助检查

1. 实验室检查　脱落细胞学检查是一种对胃癌诊断比较准确可靠的方法,操作简便,阳性率高,痛苦较少,易于推广普及,但脱落细胞学检查尚存在诊断不能定位的缺点,需与X线、胃镜检查等方法配合,效果更好。

2. 影像学检查

(1)X线检查:胃癌通过X线气钡双重对比造影检查可发现较小而表浅的病变。

(2)腹部超声检查:主要用于观察胃的邻近脏器受浸润及淋巴结转移的情况。

(3)螺旋CT:有助于胃癌的诊断和术前临床分期。

3. 内镜检查　胃镜检查是诊断早期胃癌的有效方法,可直接观察病变部位,并做活检确定诊断。超声胃镜检查能观察到胃黏膜以下各层次和胃周围邻近脏器的图像。

(四)心理-社会状况

1. 认知程度　对疾病、拟采取手术及治疗、护理的配合知识的认识,对手术有何顾虑。

2. 心理承受程度　有无焦虑、恐惧、失望等情绪。

3. 家庭状况　家属对患者的关心程度、支持力度,及家庭经济承受能力。

(五)治疗要点

早期发现、早期诊断、早期治疗是提高胃癌疗效的关键。外科手术是治疗胃癌的主要手段,也是目前能治愈胃癌的唯一方法。

1. 手术治疗　①根治性切除:彻底切除原发灶、转移淋巴结和受累邻近器官,依据肿瘤原发部位不同分别采用根治性全胃切除或根治性胃次全切除。②姑息切除:主要用于肿瘤已有不能清除的淋巴结转移或累及重要脏器及血管,原发肿瘤在解剖上尚能做胃大部切除。③短路手术:原发肿瘤已无法切除,肿瘤造成幽门梗阻或可引起幽门梗阻,可做胃空肠吻合术,起到解决梗阻、缓解症状、提高生存质量的作用。

2. 化疗和放疗　术前辅助化疗、放疗,可抑制肿瘤细胞活性,提高手术切除率;也可采用术中放疗,清除不能切除或肉眼看不见的癌灶,可提高手术疗效。

3. 其他治疗　包括热疗、免疫治疗、中医中药治疗等,目前尚在探索阶段的还有基因治疗,主要有自杀基因疗法和抗血管形成基因疗法。

【常见护理诊断/问题】

(1)营养失调:低于机体需要量　与长期食欲减退、消化吸收不良及癌肿导致的消耗增加有关。

(2)焦虑　与担心手术及预后有关。

(3)知识缺乏:缺乏术后恢复知识。

(4)潜在并发症　吻合口出血、十二指肠残端破裂、吻合口瘘、消化道梗阻、倾倒综合征等。

【护理目标】

(1)患者摄入足够的营养。

(2)患者恐惧与焦虑得以减轻或缓解,情绪稳定。

(3)患者具备相关知识,能积极应对疾病所致的各项变化。

(4)患者未发生吻合口出血、十二指肠残端破裂、吻合口瘘等并发症。

【护理措施】

(一)术前护理

1. 改善营养状况　胃癌伴有梗阻和出血者,术前常由于食欲减退、摄入不足、消耗增加以及恶心、呕吐导致营养状况欠佳。根据患者的饮食和生活习惯制订合理的食谱,指导患者饮食要规律,少食多餐,采用高蛋白、高热量、丰富维生素、易消化的饮食,避免酸性及辛辣刺激性食物。对不能进食者,应遵医嘱予以静脉输液,补充足够的热量,必要时输入血浆或全血,以改善患者的营养状况,提高其对手术的耐受性。

2. 心理护理　理解、关心患者。应注意胃癌患者的情绪变化,根据患者的需要提供相关信息,使患者看见希望,消除顾虑和消极心理,增强对治疗的信心,能够积极配合治疗和护理。

3. 胃癌术前的其他护理措施　同胃、十二指肠溃疡患者的术前准备。

(二)术后护理

1. 患者的一般护理和病情观察　同胃、十二指肠溃疡手术。

2. 营养支持

(1)肠外营养支持:术后及时补充水、电解质、营养素,拔除胃管后,必要时输入血浆或全血,以改善患者的营养状况,促进切口愈合。

(2)早期肠内营养支持:对术中放置空肠喂养管的胃癌根治术的患者,术后早期经喂养管输注肠内营养液,对改善患者营养状况、切口愈合等都有益处。护理时应注意:①喂养管的护理:妥善固定喂养管,防止滑脱、移动、扭曲、受压,保持管道通畅,每次输注营养液前后用生理盐水或温开水 20 mL 冲管;输注营养液过程中每 4 h 冲洗管道一次。②注意营养液的温度、浓度、速度:温度以接近体温为宜。③观察有无恶心、呕吐、腹胀、腹泻、水和电解质紊乱等并发症的发生。

(3)饮食护理:拔出胃管后可逐步恢复饮食。进食注意事项:要按时少量多餐,食品以柔软、少渣、易消化为宜,任何刺激性食物予以控制,如酸、辣、酒、浓茶、咖啡和冷饮等。

【护理评价】

(1)患者是否摄入足够的营养。

(2)患者恐惧与焦虑是否得以减轻或缓解,情绪稳定。

(3)患者是否具备相关知识,能积极应对疾病所致的各项变化。

(4)患者是否发生吻合口出血、十二指肠残端破裂、吻合口瘘等并发症。

【健康教育】

1. 心理指导　要多安慰患者,及时、耐心地解答患者提出的问题,指导患者保持乐观情绪,避免情绪紧张、焦虑、忧伤等。

2. 健康指导　注意劳逸结合,保持作息规律的健康生活方式,加强自我情绪调整,保持乐观进取的精神风貌。

3. 出院指导　胃大部切除术后胃容积受限,宜少量多餐,进食高营养饮食。如有复发迹象,如疼痛、反酸、呕吐等症状时及时就医。

4. 健康促进　普及宣传饮食定时、定量、细嚼慢咽的卫生习惯。多吃新鲜蔬菜、水果,少吃食盐、咸菜及烟熏食物。忌烟、酒。少食过冷、过烫、过辛辣及油煎炸食物,且忌吸烟酗酒。

5. 其他　积极治疗胃溃疡、萎缩性胃炎、多发性息肉等,预防癌变。对高风险人群定期普查,以早期发现、早期诊断、早期治疗。

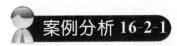

(1)患者的初步诊断:十二指肠球部溃疡急性穿孔。

依据如下:①病史评估:十二指肠球部溃疡史4年,十二指肠溃疡常见并发症为十二指肠溃疡急性穿孔。②主要症状:剧烈腹痛、呕吐。③生命体征:体温升高,脉搏增快。④腹部体征:肝浊音界消失,全腹肌紧张,压痛、反跳痛,提示有腹腔炎症。⑤血常规检查:白细胞计数及中性粒细胞比例增高,表明有炎症。⑥腹腔穿刺:穿刺抽出液体含食物残渣,表明有消化器官穿孔或破裂。

(2)如需手术,术后的护理措施如下:①术后取平卧位,血压平稳后取半卧位,减轻腹部切口张力,减轻疼痛,有利于呼吸和循环。②禁食、胃肠减压:注意妥善固定胃管,保持胃管通畅,观察引流液颜色,保持口腔清洁,做好口腔护理,待患者肛门排气后及时拔出胃管。③严密观察病情变化:密切观察患者的血压、脉搏、呼吸、神志、肤色、尿量、切口敷料渗液。④输液、应用抗生素:维持水与电解质平衡,抗感染治疗。⑤腹腔引流管的护理:保持腹腔引流管通畅,注意观察引流液的量、颜色。⑥饮食护理:胃肠功能恢复后,停胃肠减压当天,可试行少量饮水,如无不良反应,次日可给予适量流质饮食,每日5~6次,每次100~200 mL,顺利情况下,术后第5~6日可以开始改为半流质饮食,术后2周可以增加一些固体食物,主要是淀粉和蛋白质,应限制脂类。⑦注意观察有无术后并发症。

(朱小霞)

任务16-3 肠梗阻患者的护理

【课程目标】

1. 知识目标

(1)掌握肠梗阻患者的护理评估、护理诊断、护理措施和健康教育。

(2)熟悉肠梗阻的病因、分类和辅助检查要点。

(3)了解肠梗阻的病理生理。

2. 能力目标

(1)能根据患者的症状、腹部检查、辅助检查等结果,提出患者的护理诊断。

(2)能对肠梗阻患者进行病情观察并提供护理,预防和处理并发症。

(3)能对肠梗阻患者进行健康教育。

3. 素质目标

(1)护理过程中,具备基本的护理礼仪规范。

(2)具备良好的护患沟通能力。

(3)在护理过程中,具备爱伤观念,减轻患者的痛苦。

【预习目标】

(1)理解小肠的解剖和生理特点以及在临床护理中有何重要意义。

(2)"围手术期患者的护理",腹部手术的手术前、后胃肠道护理。

(3)《健康评估》中"腹部评估"章节内容。

(4)通读本项目本任务的全部内容,重点注意并找到课程目标中应掌握的全部知识点。

教学案例 16-3-1

曹某,男,62岁,已婚,退休工人,因腹胀伴排便困难1周余,不伴腹痛、发热、恶心、呕吐等不适。自4月15日起停止排便,且腹胀进一步加重,于4月22日急诊入院。体检:患者神志清楚,表情痛苦,体型中等。体温37.5 ℃,脉搏88次/分,呼吸20次/分,血压105/70 mmHg。腹部检查:全腹膨隆,腹部张力较高,未见肠型及蠕动波。未扪及包块,无压痛及肌紧张。叩诊呈鼓音,无移动性浊音,肠鸣音低。实验室检查:红细胞4.27×10^{12}/L,白细胞17.8×10^9/L,中性粒细胞0.88。腹部平片:肠腔明显扩张并可见气液平面。纤维结肠镜检查:距肛缘30 cm处有肿块完全堵住肠腔。B超检查:肝胆未见异常既往无手术史。

请问:(1)该患者可能的诊断是什么?依据是什么?

(2)该患者目前主要的护理问题有哪些?

(3)如何对患者进行护理?

【概述】

肠梗阻是指肠内容物在肠道中不能顺利通过和运行。当肠内容物通过受阻时,则可产生腹胀、腹痛、恶心、呕吐及排便障碍等一系列症状,严重者可导致肠壁血供障碍,继而发生肠坏死,如不积极治疗,可导致死亡。肠梗阻是常见的急腹症之一。

(一)病因与分类

1. 按引起肠梗阻的病因不同分类

(1)机械性肠梗阻:最常见的一种类型,是各种原因导致的肠腔缩窄,肠内容物通过障碍。常见病因:①肠腔内阻塞:肠石、寄生虫、大的胆石及粪块堵塞或嵌顿。②肠管外受压:如腹腔内、网膜、肠系膜的巨大肿瘤和腹膜后巨大肿瘤、胰腺假性囊肿等均可使肠管受压,严重者发生肠梗阻。近年来肠管外压迫所致的肠梗阻有增多的趋势。③肠壁病变:先天性肠道内闭锁、肠套叠、梅克尔憩室狭窄等。

(2)动力性肠梗阻:因肠壁肌肉活动紊乱,导致肠内容物不能运行,而非肠腔内外由机械性因素引起的肠梗阻,因此也称为假性肠梗阻,可分为麻痹性肠梗阻及痉挛性肠梗阻。前者见于急性弥漫性腹膜炎、低钾血症、细菌感染及某些腹部手术后;后者较少见,可继发于尿毒症、肠功能紊乱等。

(3)血运性肠梗阻:由于肠管血运障碍,引起肠失去蠕动能力,肠内容物停止运行,如肠系膜血栓形成,导致肠内容物停止运行。

2. 按肠壁有无血运障碍分类

(1)单纯性肠梗阻:仅肠内容物通过障碍,而无肠壁血运障碍。

(2)绞窄性肠梗阻:存在肠壁血运障碍的肠梗阻。

3. 其他分类 根据梗阻部位分为高位和低位肠梗阻,根据梗阻程度分为完全性和不完全性肠梗阻,根据肠梗阻的发展过程分为急性和慢性肠梗阻。

上述肠梗阻类型并不是固定不变的,随着病情的发展,某些类型的肠梗阻在一定条件下可以相互转换。

(二)肠梗阻的病理生理变化

1. 肠管局部病理生理变化

(1)肠腔梗阻增强:梗阻以上段蠕动增强,以克服肠内容物通过障碍。

(2)肠腔积气、积液、扩张:梗阻部位越低、时间越长,肠腔扩张越明显;梗阻以下肠管则空虚或仅有少量粪便。

(3)肠壁充血水肿、血运障碍:随着梗阻时间的延长和梗阻的加剧,梗阻近端肠内压力升高并压迫肠壁,达到一定程度则可使肠壁的血运发生障碍。早期表现为静脉血回流受阻,肠壁淤血水肿,呈暗红色;若肠腔内压力进一步增高,可使小动脉血流受阻,血栓形成,肠壁表面失去光泽,呈暗黑色,最后肠管可因缺血、坏死而穿孔。

2. 全身病理生理变化

(1)水、电解质紊乱:肠梗阻发生后,由于频繁的呕吐,胃肠液大量丢失,尤以高位肠梗阻时严重。低位肠梗阻时,消化道分泌的液体不能被吸收而滞留在肠腔内,同时由于组织缺氧,毛细血管通透性增加,致使液体自肠壁渗透至肠腔和腹膜腔,即丢失于第3间隙。

(2)全身性感染和毒血症:肠腔内容物的积聚致细菌繁殖并产生大量毒素;同时因肠壁通透性的改变,肠内容物和毒素渗入腹腔,并经腹膜吸收,可引起腹膜炎、脓毒症,甚至全身性感染。

(3)呼吸和循环功能障碍:肠腔膨胀使内压增高、腹式呼吸减弱,影响肺内气体交换;同时妨碍下腔静脉血液回流,致循环、呼吸功能障碍。

知识链接

常见肠梗阻

1. **粘连性肠梗阻** 粘连性肠梗阻是指由于各种原因引起腹腔内肠粘连导致肠内容物在肠道中不能顺利通过和运行。当肠内容物通过受阻时,则可产生腹胀、腹痛、恶心呕吐及排便障碍等一系列症状。其属于机械性肠梗阻范畴。该病部分患者可经非手术治疗消退症状,但大多数患者反复发作或保守治疗无效,仍需要接受手术治疗。

2. **肠扭转** 肠扭转是由肠管的某一段肠袢沿一个固定点旋转而引起,常常是因为肠袢及其系膜过长,肠扭转后肠腔受压而变窄,引起梗阻、扭转与压迫影响肠管的血液供应,因此,肠扭转所引起的肠梗阻多为绞窄性。饱餐后体力劳动或剧烈运动常是肠扭转的诱发因素。扭转肠袢极易因血循环中断而坏死,是机械性肠梗阻中最危险的一种类型。大多数肠扭转发生在小肠,小肠扭转好发于20~40岁的青壮年,盲肠扭转好发于40岁以下的成年,而乙状结肠扭转则好发于40~70岁的中老年。男性的发病率高于女性。

3. **肠套叠** 肠套叠是指一段肠管套入与其相连的肠腔内,并导致肠内容物通过障碍。临床上常见的是急性肠套叠,慢性肠套叠一般为继发性。急性肠套叠最多见于婴儿期,以4~10个月婴儿多见,2岁以后随年龄增长发病逐年减少。男女之比为(2~3):1。在我国发病率较高,占婴儿肠梗阻的首位。空气灌肠有助于肠套叠的诊断,同时也可加压进行复位治疗。

【护理评估】

(一)健康史

1.一般情况 患者的年龄,有无感染、饮食不当、过劳等诱因。

2.病史 既往有无腹部手术及外伤史、克罗恩病、溃疡性结肠炎、结肠憩室、肿瘤等病史。

(二)身体状况

1.局部症状

(1)疼痛:单纯性机械性肠梗阻由于梗阻部位以上肠蠕动增强,患者表现为阵发性腹部绞痛;如为绞窄性肠梗阻,腹痛间歇期缩短,呈持续性剧烈腹痛;麻痹性肠梗阻腹痛特点为全腹持续性胀痛;肠扭转所致闭袢性肠梗阻多为突发性持续性腹部绞痛伴阵发性加剧。

(2)呕吐:与肠梗阻的部位、类型有关。高位肠梗阻呕吐出现早而频繁,呕吐物为胃液、十二指肠液和胆汁;低位肠梗阻呕吐出现迟而少,呕吐物为带臭味粪样物;绞窄性肠梗阻呕吐物为血性或棕褐色液体;麻痹性肠梗阻呕吐呈溢出性。

(3)腹胀:出现在梗阻发生一段时间之后,其程度与梗阻部位有关,高位梗阻腹胀轻,低位梗阻腹胀明显,麻痹性肠梗阻表现为显著的均匀性腹胀,绞窄性肠梗阻表现为腹胀不对称和腹部有局限性隆起或触痛性肿块。

(4)肛门排气、排便停止:完全性肠梗阻发生之后出现不排气、排便。但在完全性肠梗阻早期,尤其是高位梗阻,可因梗阻部位以下肠内有粪便和气体残存,仍可自行或灌肠后排出。某些绞窄性肠梗阻如肠套叠、肠系膜血管栓塞或血栓形成可排出血性黏液样便。

2. 腹部体征 按视、触、叩、听的顺序检查，主要检查腹部外形、腹部压痛与肌紧张、肝浊音界和移动性浊音、肠鸣音的变化等。①视诊：机械性肠梗阻常可见肠型及蠕动波，腹痛发作时更明显。肠扭转时因扭转肠袢可见不对称性腹胀。②触诊：单纯性肠梗阻腹壁软，可有轻度压痛；绞窄性肠梗阻压痛加重，有腹膜刺激征，有压痛的包块多为绞窄的肠袢。③叩诊：绞窄性肠梗阻时，因坏死渗出增多，会有移动性浊音。④听诊：机械性肠梗阻时肠鸣音亢进，有气过水声或金属音。如肠鸣音减弱或消失，提示腹膜炎形成，发生了麻痹性肠梗阻。

3. 全身表现 有无眼窝凹陷、皮肤弹性降低等明显的脱水体征；有无水、电解质紊乱和酸碱平衡失调或休克征象。单纯性肠梗阻早期可无全身表现；严重肠梗阻者可有脱水、代谢性酸中毒体征，甚至体温升高、呼吸浅快、脉搏细速、血压下降等中毒和休克征象，评估生命体征的变化情况。绞窄性肠梗阻早期出现休克，抗休克治疗无效，体温升高。

（三）辅助检查

1. 实验室检查 ①血常规：肠梗阻患者出现脱水可因血液浓缩出现血红蛋白、血细胞比容及尿比重升高；绞窄性肠梗阻多有白细胞计数及中性粒细胞比例的升高。②血气分析及血生化检查可出现异常。

2. 影像学检查

X线检查：对肠梗阻诊断价值大。肠梗阻发生4～6h后，腹部立位或侧卧透视、摄片可见多个气液平面及胀气肠袢；空肠梗阻时，空肠黏膜的环状皱襞可显示鱼肋骨刺状改变。绞窄性肠梗阻X线检查可见孤立、突出胀大的肠袢，位置固定不变，或有假肿瘤状阴影、肠间隙增宽。

（四）心理-社会状况

1. 认知程度 评估患者的心理情况，有无接受手术治疗的心理准备，是否了解围手术期的相关知识。

2. 心理承受程度 有无过度焦虑或恐惧。

3. 家庭状况 了解患者的家庭、社会支持情况，包括家属对肠梗阻相关知识的掌握程度，对患者经济和心理的支持情况等。

（五）治疗要点

肠梗阻的治疗原则是纠正因梗阻所引起的全身生理紊乱和解除梗阻。具体治疗方法要根据肠梗阻类型、程度及患者的全身情况而定。

1. 非手术治疗 主要适用于单纯性粘连性肠梗阻、麻痹性或痉挛性肠梗阻。主要措施如下：①禁食，胃肠减压，补液，记录出入液量；②观察生命体征和腹部体征；③药物治疗，包括纠正水、电解质紊乱和酸碱平衡失调，必要时可输血浆或全血，及时使用抗生素防治感染；④观察辅助检查结果的动态变化，以助及时判断病情变化；⑤同时做好手术前准备。

2. 手术治疗 适用于各种绞窄性肠梗阻、肿瘤及先天性肠道畸形引起的肠梗阻及经非手术治疗不能缓解的肠梗阻。常用的手术方式有肠粘连松解术、肠套叠或肠扭转复位术、肠切除吻合术、肠短路吻合术、肠造口或肠外置术等。

【常见护理诊断/问题】

(1)疼痛　与肠内容物不能正常运行或通过肠道障碍有关。

(2)舒适的改变：腹胀、呕吐　与肠梗阻致肠腔积液、积气有关。

(3)体液不足　与呕吐、禁食、肠腔积液、胃肠减压有关。

(4)营养失调：低于机体需要量　与禁食、呕吐有关。

(5)恐惧/焦虑　与未曾经历过此类腹痛有关。

(6)潜在并发症：肠坏死、腹腔感染、休克。

【护理目标】

(1)患者自诉疼痛得到缓解或控制。

(2)缓解腹胀、呕吐不适。
(3)患者未发生水、电解质紊乱和酸碱平衡失调,并发症得到预防或及时发现和处理。
(4)摄入足够的营养。
(5)患者恐惧与焦虑得以减轻或缓解,情绪稳定。
(6)患者未发生肠坏死、腹腔感染等并发症。

【护理措施】

(一)非手术治疗/术前护理

1. 减轻或有效缓解疼痛

(1)体位:取低半卧位,减轻腹肌紧张,有利于患者的呼吸。

(2)禁食、胃肠减压:治疗肠梗阻最基本的措施。通过胃肠减压抽吸出胃内残存物,减少胃肠内的积气、积液,减轻肠腔膨胀,有利于肠壁血液循环,减轻肠壁水肿;胃肠减压还可以降低腹内压,改善膈肌抬高导致的呼吸与循环障碍。

(3)严密观察病情变化:定时测量并记录体温、脉搏、呼吸、血压,严密观察腹痛、腹胀、呕吐及腹部体征情况,若患者症状与体征不见好转或反而有加重,应考虑有肠绞窄的可能。

(4)缓解疼痛:用阿托品类抗胆碱药物,以解除胃肠道平滑肌痉挛,使患者腹痛得以缓解。但不可随意应用吗啡类止痛剂,以免影响观察病情。

(5)缓解腹胀:除行胃肠减压外,热敷或按摩腹部,针灸双侧足三里穴。如无绞窄性肠梗阻,也可从胃管注入液体石蜡,每次20~30 mL,可促进肠蠕动。

2. 呕吐的护理 呕吐时应坐起或头偏向一边,及时清除口腔内呕吐物,以免误吸引起吸入性肺炎或窒息;观察、记录呕吐物的颜色、性状和量。呕吐后给予漱口,保持口腔清洁。

3. 维持体液平衡与营养平衡

(1)记录出入液量:准确记录输入的液体量,同时记录胃肠引流管的引流量、呕吐及排泄的量、尿量,并估计出汗及呼吸的排出量等,为临床治疗提供依据。

(2)纠正水、电解质紊乱和酸碱平衡失调:补液量和种类取决于病情以及皮肤弹性、尿量、血清电解质、血气分析结果等。

(3)饮食与营养:肠梗阻患者应禁食,如梗阻缓解,患者排气、排便,腹痛、腹胀消失后12 h,可进流质饮食,忌易产气的甜食和牛奶等;如无不适,24 h后进半流质饮食,3天后进软食。

4. 减轻焦虑和恐惧 患者往往缺乏思想准备,担心不能得到及时有效的诊断、治疗或预后不良,常表现为恐惧、躁动和焦虑。对此类患者,护理人员要主动、积极迎诊和关心患者,向患者解释引起腹痛的可能原因,在患者做各项检查和治疗前耐心解释,使患者了解其意义并积极配合,以稳定其情绪,并创造良好氛围,减少环境改变所致恐惧感。对担忧术后并发症或因较大手术影响生活质量的患者应加强心理护理和指导其如何正确应对。

5. 及早发现并发症

(1)及早发现绞窄性肠梗阻:定时观察生命体征及腹部症状和体征,及时了解患者的各项实验室指标。如出现下列情况应警惕绞窄性肠梗阻的可能:①腹痛性质表现为持续性剧痛或持续性疼痛伴阵发性加剧;②呕吐出现早,剧烈而频繁,呕吐物为血性胃液或咖啡色胃液;③腹胀不对称,腹部有局限性隆起或触痛性包块;④肛门排出血性黏液便(果酱样大便);⑤体征,有明显的腹膜刺激征,腹部叩诊出现移动性浊音,听诊肠鸣音减弱或消失;⑥腹部X线检查显示孤立、突出、胀大的肠袢,不因时间而改变位置,或有假肿瘤阴影;⑦实验室检查发现血白细胞计数及中性粒细胞比例增高,大便隐血试验阳性;⑧病情发展迅速,早期出现休克,抗休克治疗后,改善不明显。

(2)患者出现休克征象时,积极抗休克治疗;遵医嘱使用抗生素防治感染。

(3)手术前准备:对于有手术指征的患者,应积极做好术前准备,便于及时手术。

(二)术后护理

1. 一般护理

(1)体位:麻醉未清醒前按照麻醉方式不同采取适当的体位。麻醉清醒、生命体征平稳后使患者取半卧位。

(2)饮食指导:在肠蠕动恢复前,继续保持有效胃肠减压,注意引流液的颜色和量。禁食期间应给予补液;肠蠕动恢复并有排气后,可开始进少量流质饮食,进食后无不适,逐步过渡至半流质饮食;肠切除肠吻合后进食时间应适当推迟。

(3)早期活动:术后应鼓励患者早期活动,以利于肠功能恢复,防止肠粘连。

2. 病情观察

(1)观察生命体征变化,观察有无腹痛、腹胀、呕吐及排气等。若进行腹腔引流,应观察、记录引流液颜色、性质及量。

(2)术后并发症的观察与护理:术后尤其是绞窄性肠梗阻后,如出现腹部胀痛,持续发热、白细胞计数增高,腹部切口处红肿,以后流出较多带有恶臭味液体,应警惕腹腔内感染及肠瘘的可能,并积极处理。

【护理评价】

(1)患者腹痛是否得以缓解,能否复述自我缓解疼痛的方法。

(2)患者是否舒适,腹痛、腹胀、呕吐是否得到缓解,肠蠕动是否恢复正常。

(3)是否补充足够的液体,脱水或电解质紊乱、酸碱平衡失调是否得到相应的处理。

(4)是否摄入足够的营养。

(5)患者能否主动表述内心的恐惧和焦虑,能否积极配合各项治疗、检查和护理,情绪是否稳定。

(6)并发症是否得到预防或及时发现。

【健康教育】

(1)告知患者注意饮食卫生,不吃不洁的食物,避免暴饮暴食。

(2)嘱患者出院后进食易消化食物,少食刺激性食物;避免腹部受凉和饭后剧烈活动;保持大便的通畅。

(3)老年便秘者应及时服用缓泻剂,以保持大便通畅。

(4)出院后若有腹痛、腹胀,停止排气、排便等不适,及时就诊。

案例分析 16-3-1

(1)该患者可能的诊断:肠梗阻(疑有结肠肿瘤)。

诊断依据:①老年男性,既往无手术史。②腹胀、停止排便为主要症状。③腹部检查:全腹膨隆、未见肠型及蠕动波、无压痛及肌紧张、肠鸣音低。④实验室检查:白细胞及中性粒细胞比例增高。⑤腹部平片:肠腔明显扩张并可见气液平面。⑥纤维结肠镜检查:距肛缘30 cm处有肿块完全堵住肠腔。

(2)该患者目前主要的护理问题:

①疼痛　与肠内容物不能正常运行或通过肠道障碍有关。

②舒适的改变:腹胀　与肠梗阻致肠腔积液、积气有关。

③体液不足　与肠腔积液有关。

④恐惧/焦虑　与未曾经历过此类腹痛有关。

⑤潜在并发症:肠坏死、腹腔感染、休克。

(3)护理措施:①观察生命体征和腹部体征;②禁食、胃肠减压,补液,记录出入液量;③药物治疗,包括纠正水、电解质紊乱和酸碱平衡失调,必要时可输血浆或全血,及时使用抗生素防治感染,同时做好手术前准备;④观察辅助检查结果的动态变化,以助及时判断病情变化。

(朱小霞)

任务 16-4　阑尾炎患者的护理

【课程目标】

1. 知识目标

(1)掌握急性阑尾炎的护理措施和健康教育。

(2)熟悉急性阑尾炎的护理评估。

(3)了解阑尾炎的概述、护理目标。

2. 能力目标

能运用护理程序为急性阑尾炎患者实施整体护理。

3. 素质目标

(1)在护理过程中,具备预知疾病发展的能力。

(2)具备充当患者知心者和代言人的能力。

(3)在护理过程中,具备逐步提高认识疾病的能力。

【预习目标】

(1)阑尾的解剖位置、结构特点、血供和神经特点。

(2)项目 1 任务 5 中"围手术期患者的护理",腹部手术的手术前、后胃肠道护理。

(3)通读本任务的全部内容,重点注意并找到课程目标中应掌握的全部知识点。

(4)腹部检查的操作程序,阑尾压痛点的位置,实施该检查操作时患者的身心需求和护士能给患者减轻痛苦的技能。

教学案例 16-4-1

王某,男,28 岁,急性腹痛 2 h 伴恶心、呕吐 4 次入院。该患者平时身体好,此次发病前无剧烈运动、暴饮暴食。患者面色苍白、大汗淋漓,右下腹麦氏点压痛、反跳痛明显,强烈要求止痛。血常规:白细胞 $12×10^9/L$,中性粒细胞 0.85。

请问:(1)该患者的临床诊断是什么?依据是什么?

(2)该患者目前主要的护理问题有哪些?

(3)如何对患者进行止痛处理?

(4)应对该患者采取怎样的护理措施?

【概述】

阑尾炎是外科最常见的疾病,阑尾炎分为急性阑尾炎和慢性阑尾炎。急性阑尾炎在各类急腹症中占首位,多发生于青壮年,20～30 岁最多见,男性比女性发病率高。急性阑尾炎预后取决于是否及时诊断和治疗,早期诊治,患者可在短期内康复;若诊断和治疗不及时,可引起严重并发症,甚至造成死亡。慢性阑尾炎发病率低,因此本任务我们重点探讨急性阑尾炎的护理。

1. 病因　急性阑尾炎发病常与阑尾管腔梗阻、细菌感染、神经反射因素有关。①阑尾管腔梗阻:急性阑尾炎最常见的原因。②细菌感染:阑尾管腔发生阻塞后内容物排出受阻,腔内细菌大量繁殖生长引起管壁急性炎症。常见细菌是革兰阴性菌和厌氧菌。③神经反射:通过神经反射因素引起阑尾环行肌收缩导致管腔狭窄梗阻、阑尾缺血。

2. 病理生理　根据急性阑尾炎的病理改变和发病过程可以分为 4 种类型。①急性单纯性阑尾炎:炎症仅累及阑尾黏膜及黏膜下层,主要表现为阑尾充血、水肿,炎症细胞浸润,阑尾外观轻度肿胀。②急性化脓性阑尾炎:病变累及阑尾全层组织,阑尾明显肿胀,腔内积脓,可有局限性腹膜炎形成。③坏疽性及穿孔性阑尾炎:阑尾呈暗紫色或黑色,阑尾充满血性脓液,此时局部可发生穿孔,形成局限性腹膜炎或急性弥漫性腹膜炎。④阑尾周围脓肿:阑尾被右下腹部大网膜和周围组织包裹并导致粘连,形成炎性包块或阑尾周围脓肿。

3. 转归 急性阑尾炎的转归与细菌的致病力、机体的抵抗能力、治疗情况有关。①炎症消散:细菌致病力小,机体抵抗力强,少数患者经非手术治疗可使炎症完全消退。②感染局限:细菌致病力和机体抵抗力相当时,感染可局限于阑尾周围,形成炎性包块或阑尾周围脓肿。③感染扩散:细菌的致病力强,机体抵抗力差,病情发展快而且严重,使炎症扩散。细菌栓子可以随血液进入门静脉,引起化脓性门静脉炎、肝脓肿或全身感染甚至感染性休克。随着患者抵抗力的变化或受治疗、护理方法的影响,以上三种结局可以相互转化。

【护理评估】

(一)健康史

了解有无各种原因引起的胃肠功能紊乱,如暴饮暴食、生活不规律、过度疲劳及急性胃肠炎等。

(二)身体状况

1. 转移性腹痛 转移性右下腹疼痛是急性阑尾炎的典型腹痛特点。腹痛常突然发生,多开始于上腹、剑突下或脐周围,数小时后,腹痛逐渐转移并固定于右下腹,呈持续性并逐渐加重。约80%的患者具有典型的转移性右下腹痛的表现。

2. 胃肠道症状 恶心、呕吐最常见。早期的呕吐多为反射性,晚期的呕吐则与腹膜炎有关;阑尾穿孔致弥漫性腹膜炎者,引起麻痹性肠梗阻;盆腔位阑尾炎或盆腔积脓者,可有大便次数增多、里急后重、黏液便等直肠刺激征。

3. 全身症状 单纯性阑尾炎早期体温正常或轻度升高,一般在38 ℃以下。若突然高热、全身中毒症状明显,多提示阑尾化脓、坏疽、穿孔。发生寒战、高热、轻度黄疸,应考虑化脓性门静脉炎。

4. 主要体征

(1)右下腹压痛:右下腹阑尾点(麦氏点)固定性压痛是最常见、最主要的体征。尤其是腹痛尚在上腹部或脐周时,压痛固定于右下腹麦氏点者,则更具有诊断意义。压痛程度和范围往往与炎症的严重程度一致。

(2)右下腹腹肌紧张:单纯性阑尾炎没有腹肌紧张,阑尾化脓时可有右下腹腹肌紧张。当阑尾穿孔并有弥漫性腹膜炎时,可有全腹肌紧张。小儿、老年人、孕妇、肥胖患者或盲肠后位阑尾炎患者,腹肌紧张可不明显。

(3)反跳痛:在阑尾化脓性炎症波及壁层腹膜时,才有反跳痛。

(4)结肠充气试验:先用一手压降结肠,再以另一手压近侧结肠,并逐步向近侧结肠移动,患者诉右下腹痛者为阳性,是结肠内气体逆行至盲肠冲击发炎的阑尾所致。

(5)腰大肌试验:患者取左侧卧位,右下肢向后过伸,引起右下腹痛者为阳性。临床意义是提示为盲肠后位阑尾炎,贴近腰大肌。

(6)闭孔肌试验:患者取仰卧位,右腿前屈90°并内旋,引起右下腹痛者为阳性。临床意义是提示阑尾位置低,贴近闭孔内肌。

(7)直肠指诊:直肠右前方有触痛为阳性。临床意义是阑尾位置指向盆腔或炎症已经波及盆腔。

(三)心理-社会状况

急性阑尾炎发病突然,疼痛逐渐加剧,患者及家属可产生紧张与焦虑情绪;慢性阑尾炎反复发作,影响工作和学习,患者又往往惧怕手术,易出现烦躁不安、缺乏自信等不良情绪。手术治疗效果良好,但有粘连性肠梗阻等并发症可能,给患者精神上增添了无形的压力,可出现无助、缺乏自信等情绪。

(四)辅助检查

1. 实验室检查 血白细胞计数增多及中性粒细胞比例增高。

2. 影像学检查 B超检查可显示阑尾肿大或阑尾周围脓肿,腹部X线平片可发现少数阑尾粪石。

(五)治疗原则

急性阑尾炎一经确诊,凡符合手术条件的均应尽早手术。

1. 非手术治疗 适合于早期急性单纯性阑尾炎、阑尾周围脓肿已局限、病情趋于好转或有严重器质性疾病、有手术禁忌者。主要措施包括休息、抗感染及全身支持疗法,以促进炎症的吸收及脓肿的消退。阑尾周围脓肿患者暂行禁食、抗感染、局部理疗等非手术治疗,待肿块消失3个月以后,再行阑尾切除术。

2. 手术治疗 常用阑尾切除术和阑尾周围脓肿切开引流术。根据病理类型不同选择单纯阑尾切除术或阑尾切除术加烟卷或乳胶管引流术。术后积极抗感染治疗,预防并发症,常见并发症如内出血、粘连性肠梗阻、粪瘘、腹腔脓肿、手术切口感染等。

【常见护理诊断/问题】

(1)疼痛 与急性阑尾炎的炎症刺激和手术创伤有关。

(2)体液不足 与禁食、呕吐、高热有关。

(3)发热 与急性阑尾炎和穿孔并发弥漫性腹膜炎有关。

(4)潜在并发症:弥漫性腹膜炎、门静脉炎、腹腔脓肿、切口感染、粪瘘等。

【预期目标】

(1)减轻患者的疼痛,舒适感增加。

(2)保持体液平衡,补充足够液体和营养。

(3)恢复正常体温。

(4)预防和及时发现并发症,并能妥善处理。

【护理措施】

(一)非手术治疗护理/术前护理

1. 体位与饮食 患者取半卧位休息,有利于炎症局限。对病情稳定的单纯性阑尾炎患者可给予流质饮食;病情较重者应暂禁食,以减少肠蠕动,禁食期间注意补充水、电解质和能量。

2. 对症护理 高热者应采用物理降温。疼痛明显者给予针刺或按医嘱应用解痉剂缓解症状,但禁用吗啡或哌替啶,以免掩盖病情。便秘者可用开塞露,禁忌灌肠和使用泻剂,以免炎症扩散或阑尾穿孔。遵医嘱使用抗生素以控制感染。

3. 密切观察病情变化 严密观察生命体征。若患者出现高热、寒战、黄疸,可能为门静脉炎,应及时通知医生处理;若短时间内体温升高至38.5℃以上,脉搏为100次/分以上,腹痛加重或出现腹膜刺激征,说明病情加重,应及时报告医生做好手术准备。观察期间如腹痛突然减轻,并有明显腹膜刺激征,且范围扩大,提示阑尾已穿孔,应立即手术治疗。

4. 做好术前准备 凡经非手术治疗短期内病情不见好转,或病情已发展为化脓性、坏疽性阑尾炎应及时手术。如确定手术的应及时做好术前准备。妊娠期阑尾炎手术前后可用黄体酮,以减少子宫收缩,防止流产。老年患者,应注意检查重要器官功能,如做好心电图、肝功能的检查等。

(二)术后护理

1. 一般护理

(1)体位:术后血压稳定后取半卧位,防止膈下感染。

(2)饮食:手术后暂禁食,一般术后6 h可进流质饮食,但合并弥漫性腹膜炎者需进行胃肠减压、静脉补液,待胃肠蠕动恢复、肛门排气后再进食。勿进过多甜食物、豆制品和牛奶,以免引起腹胀,1周内禁忌灌肠和使用泻剂。

(3)活动:鼓励患者尽早下床活动,以促进肠蠕动恢复,防止肠粘连发生。轻症患者手术当天即可下床活动；重症患者应进行床上活动，待病情稳定后尽早下床活动。

2.并发症的护理

(1)术后出血：常发生在术后 24~48 h 内。阑尾系膜结扎线脱落可引起腹腔内大出血，表现为腹痛、腹胀、出血性休克。一旦发现出血征象，应立即输血、补液，纠正休克，必要时再次手术止血。

(2)切口感染：阑尾炎术后常见的并发症，多因手术污染、存留异物、血肿、引流不畅等所致。表现为术后 2~3 天体温升高、切口局部红肿、胀痛或跳痛，甚至有脓性分泌物。应及时报告医生进行处理，常见处理方法为拆除缝线、清创、引流，定期换药至伤口愈合。

(3)其他并发症：如阑尾残株炎、粘连性肠梗阻、粪瘘、腹腔脓肿等。

【护理评价】

(1)患者是否疼痛减轻、舒适感增加、表情放松。

(2)患者体温是否逐渐恢复正常，有无并发症发生。

(3)尿量是否多于 30 mL/h，皮肤弹性如何，血电解质是否在正常范围。

(4)患者病情变化是否被及时发现并报告。

【健康教育】

(1)对于非手术治疗的患者，应向其解释禁食的目的，教会患者自我观察腹部症状和体征的方法。

(2)注意饮食卫生，避免暴饮暴食，饮酒，进辛辣、生冷、刺激性的食物，生活不规律，过度疲劳和腹部受凉等。

(3)鼓励术后患者尽早下床活动，以促使胃肠蠕动恢复，防止术后肠粘连。

(4)阑尾周围脓肿患者出院时，应嘱患者 3 个月后再次住院做阑尾切除术。

(5)发生急、慢性腹痛及恶心、呕吐等腹部症状，应及早就诊。

案例分析 16-4-1

(1)该患者的临床诊断是急性阑尾炎。

依据如下：患者面色苍白、大汗淋漓、疼痛难忍。此次发病前无剧烈运动、暴饮暴食等诱因。查体：患者右下腹麦氏点压痛，反跳痛明显。血常规：白细胞 $12×10^9/L$，中性粒细胞 0.85。

(2)该患者目前的主要护理问题是疼痛、体液不足、有发生并发症的危险。

(3)止痛处理的措施：①观察：密切观察患者腹痛的部位、性质、程度和伴随症状有无变化，及其与生命体征的关系。②体位：取半卧位，有助于减轻腹壁张力，减轻疼痛。③禁食：减少肠内的食物残渣、积液对肠壁的压力，从而减轻腹胀和腹痛。④解痉和镇痛：禁忌使用止痛药物，以免掩盖病情。⑤采用非药物性措施：静息疗法，如按摩、指导患者有节律地深呼吸；分散注意力法，如默念数字或听音乐；暗示疗法、催眠疗法和安慰剂疗法等。

(4)护理措施：①安置于半坐卧位；②暂时禁食；③应用抗生素；④积极做好术前准备；⑤注意观察，防止并发症的发生。

(范炎峰)

任务 16-5　直肠肛管良性疾病患者的护理

【课程目标】

1.知识目标

(1)掌握痔、肛裂、肛瘘等直肠肛管良性疾病的概念、常见病因。

(2)掌握痔、肛裂、肛瘘等直肠肛管良性疾病的临床表现、治疗要点、护理措施。

2.能力目标

(1)能识别常见的直肠肛管疾病。

(2)能运用护理程序对痔、肛裂、肛瘘等直肠肛管良性疾病患者实施整体护理。

3.素质目标

(1)在护理过程中,具备基本的护理礼仪规范。

(2)具备良好的护患沟通能力。

(3)在护理过程中,具备爱伤观念,减轻患者的痛苦。

【预习目标】

(1)项目5任务16-5中的知识链接,理解直肠肛管的解剖特点和主要的生理功能。

(2)项目1任务5中"围手术期患者的护理",腹部手术的手术前、后胃肠道护理。

(3)通读本项目本任务的全部内容,重点注意并找到课程目标中应掌握的全部知识点。

知识链接

直肠肛管解剖生理

直肠位于盆腔的后部,与肛管相连,长12~15 cm。上部直肠管腔与结肠相同,下部扩大为直肠壶腹,为暂存粪便的部位。肛管上自齿状线,下至肛门缘,内层上部为移行上皮,下部为鳞状上皮,长3~4 cm。齿状线是直肠与肛管的交界线,是重要的解剖学标志。齿状线以上为单层立方上皮覆盖,齿状线以下为移行上皮/鳞状上皮覆盖。齿状线以上为自主神经,无痛觉;齿状线以下为阴部内神经,痛觉明显。

肛管周围有肛管内、外括约肌环绕。肛管内括约肌属不随意肌。肛管外括约肌属随意肌。肛管外括约肌深部、耻骨直肠肌、肛管内括约肌和直肠纵肌纤维共同组成肛管直肠环,发挥肛管括约肌的功能,若手术过程中不慎完全切断,则可引起大便失禁。

在直肠与肛管周围有数个充满脂肪结缔组织的间隙,主要有:①骨盆直肠间隙,位于肛提肌以上,盆腔腹膜之下,在直肠两侧,左右各一;②直肠后间隙,位于肛提肌以上,直肠与骶骨之间;③坐骨肛管间隙(亦称坐骨直肠间隙),位于肛提肌以下,坐骨肛管横膈以上,相互经肛管后相通;④肛门周围间隙,位于坐骨肛管横膈以下至皮肤之间,左右两侧也经肛管后相通。这些间隙极易发生感染,形成脓肿。

直肠有排便、吸收和分泌功能。直肠可吸收少量的水、盐、葡萄糖和一部分药物,也可分泌黏液以利于排便。肛管的主要功能是排便。直肠下端是排便反射的主要发生部位,若切除全部直肠,即便保留括约肌,仍可因排便反射丧失而出现大便失禁。

一、痔

教学案例 16-5-1

患者,72岁,间歇性便后鲜血1年伴肿块脱出5个月余。1年前无诱因出现排便后滴鲜血,量不多,呈间歇性。5个月前出现排便时脱出肿块,便后肿块自行回纳,偶伴有疼痛。蹲位排便后可观察到截石位7点处有一暗褐色椭圆形肿块,大小约0.8 cm×0.6 cm。

请问:(1)根据以上描述,该患者的初步诊断是什么?诊断依据是什么?

(2)该患者存在的主要护理诊断/问题是什么?该如何处理?

【概述】

痔是直肠下端黏膜下和肛管皮下静脉丛淤血、扩大、曲张而形成的静脉团,可分为内痔、外痔和混合痔。内痔位于齿状线上方,由直肠上静脉丛扩张、迂曲而成;外痔位于齿状线下方,由远端皮下静脉丛的病理性扩张而成;位于齿状线附近,由直肠上、下静脉丛相互吻合并扩张而形成的静脉团称为混合痔(图16-5-1)。

本病的病因尚未完全明确,目前得到认可的学说主要有肛垫下移学说、静脉曲张学说。

【护理评估】

(一)健康史

评估患者的年龄、性别、职业特点、饮食和排便情况。如:妊娠、前列腺增生、盆腔肿瘤等可使腹内压增高,导致直肠上、下静脉回流受阻;长时间排便用力,可使肛门部淤血,导致直肠静脉曲张;当食物中缺乏纤维素或便秘较重时,肛管黏膜可随每次排便用力向下滑动,久之松弛隆起或脱出;长期站立或取坐位,直肠、肛管处于最低位,静脉回流困难。

(二)身体状况

1. 内痔 痔的位置多位于直肠下端,截石位3、7、11点(图16-5-2)。主要表现为无痛性间歇性便血及痔块脱出;若发生血栓、感染及嵌顿,可伴有肛门疼痛。根据临床表现的轻重,内痔可分为四度:①Ⅰ度:排便时出血,便后出血停止,无痔块脱出。②Ⅱ度:常有便血,痔在排便时脱出肛门,排便后可自行还纳。③Ⅲ度:偶有便血,痔在腹内压增加时脱出肛门,需用手还纳。④Ⅳ度:偶见便血,痔块长期脱出肛门,无法还纳或还纳后立即脱出。

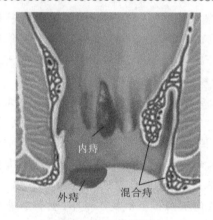

图16-5-1 痔的分类

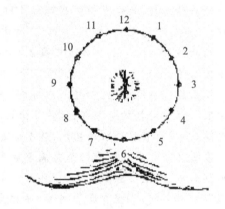

图16-5-2 肛门检查时钟点位

2. 外痔 主要表现为肛门不适、潮湿,有时伴有瘙痒。血栓性外痔最为多见,常伴有剧痛,排便、咳嗽时加剧,数日后可减轻。

3. 混合痔 兼有内痔和外痔的表现。若脱出的痔块发生嵌顿,可引起水肿、淤血甚至坏死。

(三)辅助检查

1. 肛门视诊 除Ⅰ度内痔外,其他各度内痔多能在视诊下见到。

2. 直肠指诊 直肠指诊对诊断痔的意义不大,但可排除直肠肛管的其他疾病。

3. 肛门镜检查 肛门镜不仅能看到痔块的情况,还可观察到直肠黏膜有无充血、水肿、溃疡、肿块等。

(四)心理-社会状况

认知程度:对疾病、拟采取手术及治疗、护理的配合知识的认识。

(五)治疗要点

静止无症状的痔无需治疗;有症状痔的治疗重点是减轻及消除症状;非手术治疗无效时才考虑手术治疗。

1. 非手术治疗 适用于痔的初期及静止无症状的痔。

(1)一般治疗:调整饮食,改变不良的排便习惯,保持大便通畅;便后热水坐浴以改善局部血液循环;肛管内注入抗生素油膏或栓剂;形成血栓时可先予局部热敷,再外敷消炎止痛药物;嵌顿性痔早期可行手法复位。

(2)其他治疗:如注射疗法、胶圈套扎疗法、冷冻疗法、红外线凝固疗法等。

2. 手术治疗 主要适用于非手术治疗无效的Ⅱ、Ⅲ、Ⅳ度内痔或发生血栓、嵌顿等并发症的痔以及以外痔为主的混合痔。手术方法包括痔单纯切除术、吻合器痔上黏膜环切术、血栓性外痔剥离术等。

【常见护理诊断/问题】

(1)急性疼痛 与血栓形成、痔块嵌顿、术后创伤有关。

(2)便秘 与不良饮食、排便习惯有关。

(3)潜在并发症:尿潴留、创面出血、切口感染、肛门狭窄等。

【护理目标】

(1)患者自诉疼痛得到缓解或控制。

(2)患者便秘得到缓解。

(3)患者未发生尿潴留、创面出血、切口感染、肛门狭窄等并发症。

【护理措施】

(一)非手术治疗护理/术前护理

1. 减轻患者的疼痛

(1)肛门坐浴:肛门坐浴是清洁肛门、改善血液循环、促进炎症吸收的有效方法,并有缓解括约肌痉挛、减轻疼痛的作用。坐浴时水温43～46 ℃,2～3次/天,20～30 min/次。对直肠肛管炎症性疾病,或手术后患者可用0.02%高锰酸钾溶液或0.1%苯扎溴铵坐浴。

(2)促进痔块回纳:痔块脱出时应及时回纳,嵌顿性痔应尽早行手法复位,注意动作轻柔,避免损伤;血栓性外痔者局部应用抗生素软膏。

2. 预防便秘

(1)改善不良饮食:嘱患者多饮水,多吃新鲜水果、蔬菜,多吃粗粮,少饮酒,少吃辛辣、刺激性食物。

(2)排便习惯:养成定时排便的习惯,并避免排便时间过长。

(3)促进肠蠕动:适当增加运动量,可促进肠蠕动,切忌久站、久坐、久蹲。

(4)习惯性便秘者,通过增加粗纤维食物,每日服用蜂蜜水,多能自行缓解。对症状顽固者,可服用液体石蜡等润肠通便药,亦可用开塞露20 mL,或肥皂水50～100 mL灌肠通便。

3. 术前准备 缓解患者的紧张情绪,指导患者术前1天进少渣饮食,手术前排空大便,必要时手术前晚或手术日晨清洁灌肠。每晚肛门坐浴,做好会阴部备皮及药物敏感试验,贫血患者应及时纠正。

(二)术后护理

1. 饮食与活动 术后2～3天内进食无渣少渣流质、半流质饮食,以后逐步过渡到普食。在病情允许的情况下,鼓励患者早期离床活动。伤口愈合后可以恢复正常工作、学习和劳动,但避免久站或久坐。

2. 控制排便 术后早期患者会存在肛门下坠感或便意,告知患者是敷料刺激所致;术后3天应尽量避免解大便,促进伤口愈合。可于术后48 h内口服阿片酊以减少肠蠕动,控制排便。3天后应保持大便通畅,防止用力排便,崩裂伤口。如有便秘,可口服液体石蜡或其他缓泻剂,但切忌灌肠。

3. 疼痛护理 手术后常因肛门括约肌痉挛或肛管内填塞敷料过紧而引起剧烈疼痛,可适当应用止痛剂,必要时放松填塞物,并注意防止伤口出血。

4. 并发症的观察与护理

(1)尿潴留:肛管手术后,局部因手术、麻醉刺激、疼痛和肛管内填塞敷料等原因造成尿潴留。术后24 h内,每4～6 h嘱患者排尿1次。若术后8 h仍未排尿且感下腹胀痛、隆起时,可通过诱导排尿、针刺或导尿等方法处理。

(2)创面出血：术后由于创面容易渗血或结扎线脱落等造成出血，需定时观察血压、脉搏、呼吸和伤口渗血情况，警惕内出血的发生。

(3)切口感染：直肠肛管部位易受粪便、尿液等污染，术后易发生切口感染。应注意术前改善患者的营养状况；术后2天内控制好排便；保持肛门周围皮肤清洁，便后用1∶5000高锰酸钾溶液坐浴；切口定时换药，充分引流。

(4)肛门狭窄：观察有无排便困难、大便变细等现象。为防止肛门狭窄，术后5～10天内可用示指扩肛，每天1次，并鼓励患者有便意时即排便。肛门括约肌松弛者，指导其手术3天后做肛门收缩舒张运动。

【护理评价】

(1)患者疼痛是否得以缓解，能否复述自我缓解疼痛的方法。

(2)患者能否复述防止便秘的措施。

(3)手术后有无发生尿潴留、创面出血、创面感染和肛门狭窄的并发症，并发症是否被及时发现。

【健康教育】

(1)防止便秘，注意饮食调节，多吃蔬菜、水果，禁食辛辣食物和饮酒。

(2)出院后，若创面未完全愈合，每次排便后仍需坐浴。

(3)若出现排便困难，应及时到医院就诊，有肛门狭窄者行肛门扩张。

二、直肠肛管周围脓肿

教学案例 16-5-2

患者，28岁，肛门周围持续性疼痛2天。2天前出现肛周疼痛，呈持续性跳痛，坐卧不安，体位改变时疼痛加剧。无畏寒、发热，无乏力、食欲不振等。体检时发现距肛门约4cm皮肤处有一直径约2cm的硬结，红肿，压痛明显，有波动感，穿刺有脓液。

请问：(1)根据以上描述，该患者的初步诊断是什么？诊断依据是什么？

(2)该患者存在的主要护理诊断/问题是什么？该如何处理？

【概述】

直肠肛管周围脓肿是指发生在直肠肛管周围间隙内或其周围软组织内的急性化脓性感染，并发展成为脓肿，是常见的直肠肛管疾病，以青壮年多见。

直肠肛管周围脓肿绝大多数是由肛腺感染引起的。直肠肛管周围间隙为疏松结缔组织，感染极易蔓延、扩散。少数直肠肛管周围脓肿可继发于外伤、肛周皮肤感染、肛裂、内痔药物注射治疗等。直肠肛管周围脓肿按其部位不同可分为肛门周围脓肿、坐骨肛管间隙脓肿、骨盆直肠间隙脓肿等(图16-5-3)。

【护理评估】

(一)健康史

评估患者的年龄、性别、职业特点、饮食和排便情况。

(二)身体状况

脓肿因部位不同而有不同表现，但共同症状是肛周持续性疼痛和全身中毒症状。

1.肛门周围脓肿 以肛门周围皮下脓肿最为常见，以局部症状为主，全身感染症状不明显。多表现为肛周持续性跳动性疼痛，行动不便。病变处红肿、压痛明显，脓肿形成后则有波动感，若自行穿破皮肤，则脓液排出。

2.坐骨肛管间隙脓肿(坐骨直肠窝脓肿) 较为多见。因该间隙较大，形成脓肿较大且深，早

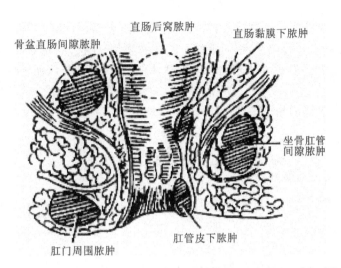

图 16-5-3 直肠肛管周围脓肿部位示意图

期就可出现畏寒、发热等全身感染症状。发病时局部呈持续性胀痛,逐渐发展为明显跳痛。随病情发展可出现患处红肿及深压痛,甚至波动感,穿刺可抽到脓液。

3. 骨盆直肠间隙脓肿(骨盆直肠窝脓肿) 较少见,但很重要。因此间隙位置深、间隙大,故全身感染症状严重而局部症状不明显。早期就可出现持续高热、恶心、头痛等。局部常有直肠坠胀感、排便不尽感,有时伴有排尿困难。直肠指诊可触及肿块隆起,有压痛和波动感。确诊主要依靠穿刺抽到脓液。

(三)辅助检查

1. 直肠指诊 病变位置表浅时可触及压痛性肿块,甚至波动感;深部脓肿局部可有深压痛。

2. 实验室检查 血常规可见白细胞计数和中性粒细胞比例增高,严重者可出现核左移及中毒颗粒。

3. B超检查 有助于深部脓肿的判断。

4. 诊断性穿刺 局部穿刺抽到脓液即可确诊。

(四)心理-社会状况

1. 认知程度 对疾病、拟采取手术及治疗、护理的配合知识的认识。

2. 心理承受程度 有无焦虑、恐惧、失望等情绪。

3. 家庭状况 家属的配合情况及家庭经济承受能力。

(五)治疗要点

1. 非手术治疗 主要适用于感染早期,脓肿尚未形成时。应用抗生素,控制感染;口服缓泻剂,促进排便;温水坐浴或理疗;对症处理。

2. 手术治疗 脓肿形成后应尽早切开引流,手术方式因脓肿部位不同而异。

【常见护理诊断/问题】

(1)急性疼痛 与肛周炎症、术后创伤有关。
(2)便秘 与疼痛、惧怕排便有关。
(3)体温过高 与脓肿继发全身感染有关。

【护理目标】

(1)患者自诉疼痛得到缓解或控制。
(2)患者便秘得到缓解。
(3)患者体温控制到正常范围。

【护理措施】

根据医嘱全身应用抗生素控制感染,有条件穿刺抽脓者,根据药物敏感试验结果选择有针对性的抗生素治疗;脓肿切开引流者,密切观察引流物的颜色、性状、量并记录;当脓液变稀,引流量小于 50 mL/d 时,可考虑拔管;协助患者采取舒适体位,避免局部受压加重疼痛;高热患者给予物理降温。

其余护理措施参见痔的相关护理。

【护理评价】

(1)患者腹痛是否得以缓解,能否复述自我缓解疼痛的方法。

(2)患者便秘是否得到缓解。

(3)患者体温是否维持在正常范围。

三、肛瘘

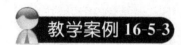

患者,男,34 岁,肛周间歇性肿痛、流脓 5 个月余。5 个多月前出现肛周肿胀、疼痛,呈间歇性发作,时轻时重,总感肛门周围潮湿、瘙痒。胸膝位检查发现 1 点位距肛门 5 cm 处可见瘘口,并溢出少量脓性分泌物。肛门指诊发现 12 点位肛窦扩大、凹陷。半年前曾患坐骨肛管间隙脓肿,后经切开引流"治愈"。

请问:(1)根据以上描述,该患者的初步诊断是什么?诊断依据是什么?

(2)该患者存在的主要护理诊断/问题是什么?

【概述】

肛瘘是肛管或直肠与肛周皮肤相通的肉芽肿性管道,由内口、瘘管、外口三部分组成。内口多位于直肠下端或肛管,外口位于肛周皮肤。肛瘘是常见的直肠肛管疾病之一,多见于青壮年男性。

大部分肛瘘由直肠肛管周围脓肿引起,因此内口多在齿状线上肛窦处,脓肿自行破溃或切开引流处形成外口,位于肛周皮肤上。肛瘘分类方法较多,常用的有两种:①按瘘管数目分为单纯性肛瘘、复杂性肛瘘;②按瘘管位置的高低分为低位肛瘘、高位肛瘘。

【护理评估】

(一)健康史

患者年龄、性别、职业和生活习惯,患者有无肛周脓肿病史。

(二)身体状况

1. 症状 以瘘外口流出少量脓性、血性、黏液性分泌物为主要症状。由于分泌物的刺激,使肛门部潮湿、瘙痒,有时形成湿疹。当外口愈合,瘘管中有脓肿形成时,可感到明显疼痛,同时可伴有发热、寒战、乏力等全身感染症状,脓肿穿破或切开引流后,症状缓解。上述症状的反复发作是肛瘘的临床特点。

2. 体征 外口呈红色乳头状突起,挤压有少量脓液或脓血性分泌物排出。

(三)辅助检查

(1)肛门指诊有时可扪及硬结样内口及条索样瘘管,在内口处可有轻度压痛。

(2)可用软质探针从外口探查肛瘘,也可自外口注入美蓝溶液 1~2 mL,观察填入直肠下端和肛管内纱布染色情况来判断内口位置。

(3)碘油瘘管造影检查,可明确瘘管走向,是临床常用的方法。

(四)心理-社会状况

1. 认知程度 对疾病、拟采取手术及治疗、护理的配合知识的认识。

2. 心理承受程度 有无焦虑、恐惧等情绪。

(五)治疗要点

肛瘘不能自愈,必须手术治疗。处理原则是将瘘管切开,成敞开创面,促进愈合。

1. 肛瘘切开术 适用于低位肛瘘。切开瘘管,去除瘘管内的肉芽组织及坏死组织,敞开创面,加强换药促进愈合。

2. 肛瘘切除术 适用于低位单纯性肛瘘。切开瘘管并将瘘管壁全部切除至健康组织,创面不予缝合或部分缝合,填入油纱布,使创面由底向外生长至愈合。

3. 挂线疗法 适用于距肛门3~5 cm以内的低位或高位单纯性肛瘘,或作为复杂性肛瘘切开、切除的辅助治疗。挂线疗法是利用橡皮筋或有腐蚀作用的药线的机械性压迫作用,使被结扎肌肉组织因血运障碍发生坏死、断开,达到缓慢切开肛瘘的目的。其最大优点是不会造成肛门失禁。

【常见护理诊断/问题】

(1)急性疼痛 与肛周炎症及手术有关。
(2)皮肤完整性受损 与肛周脓肿破溃、皮肤瘙痒、手术治疗有关。
(3)潜在并发症:肛门狭窄、肛门松弛。

【护理目标】

(1)患者自诉疼痛得到缓解或控制。
(2)患者保持皮肤完好、无破损。
(3)患者未出现肛门狭窄、肛门松弛等并发症。

【护理措施】

(一)挂线疗法的护理

1. 皮肤护理 保持肛门皮肤清洁,嘱患者局部皮肤瘙痒时不可搔抓,避免皮肤损伤感染;术前清洁肛门及周围皮肤;术后每次便后采用高锰酸钾溶液或中成药坐浴,创面换药至药线脱落后1周。

2. 饮食护理 挂线治疗前1天晚餐进半流质饮食,术晨可进流质饮食。术后予以清淡、易消化饮食,保持大便通畅。

3. 温水坐浴 术后第2天开始每天早晚及便后采用1∶5000高锰酸钾溶液或中成药坐浴,既可缓解局部疼痛,又有利于局部炎症的消散、吸收。

4. 健康教育

(1)收紧药线:嘱患者每5~7天到门诊收紧药线,直至药线脱落。药线脱落后局部可涂生肌散或抗生素软膏,以促进伤口愈合。

(2)扩肛或提肛运动:为防止肛门狭窄,术后5~10天内可用示指扩肛,1次/天。肛门括约肌松弛者,术后3天可指导患者进行提肛运动。

(二)术后护理

同痔的术后护理。

【护理评价】

(1)患者疼痛是否得以缓解,能否复述自我缓解疼痛的方法。
(2)患者皮肤是否完好无破损。
(3)患者是否发生肛门狭窄、肛门松弛等并发症。

四、肛裂

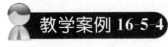

教学案例16-5-4

患者,男,36岁,便秘5年,排便后肛门疼痛2年余。5年前无诱因出现便秘,大便次数1~2

次/周,排便困难,排出如羊粪样粪便,左下腹可有痉挛性疼痛。近 2 年出现排便后肛门疼痛,呈周期性发作,便纸上可有少量鲜血。肛门检查可见肥大乳头、前哨痔。

请问:(1)根据以上描述,该患者的初步诊断是什么?诊断依据是什么?

(2)该患者存在的主要护理诊断/问题是什么?该如何护理?

【概述】

肛裂是齿状线以下肛管皮肤层裂伤后形成的经久不愈的小溃疡。绝大多数肛裂位于肛管后正中线,与肛管纵轴平行,呈梭形或椭圆形,是一种常见的肛管疾病,多见于青中年人。

肛裂的确切病因尚不完全明了,但与很多因素有关。①长期便秘、大便干结造成排便时的机械性创伤是肛裂发生的直接原因;②在解剖上肛门外括约肌浅部在肛管后形成的肛尾韧带较坚硬、弹性差、血供也较差,排便时肛管后壁承受压力最大;③肛窦炎可向肛管皮下蔓延,容易使肛管皮肤裂伤,或形成脓肿破溃。

【护理评估】

(一)健康史

患者的年龄、性别、职业、饮食习惯和排便情况。

(二)身体状况

1. 症状 肛裂患者具有典型的临床表现,即周期性疼痛、便秘和出血。

(1)疼痛:主要症状,有典型的周期性。当排便时,肛裂处神经末梢受到刺激而呈刀割样剧烈疼痛,便后可缓解。数分钟后因肛管括约肌收缩痉挛,再次出现剧痛,常持续 30 min 至数小时,直至括约肌疲劳、松弛后疼痛缓解。这种疼痛特点称为肛裂疼痛周期。

(2)便秘:肛裂患者多有便秘,因害怕疼痛不愿排便而加重便秘,便秘又会加重肛裂,形成恶性循环。

(3)出血:常表现为排便时滴鲜血或粪便表面、便纸上带鲜血,量一般不多。

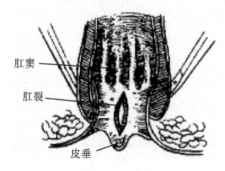

图 16-5-4 肛裂

2. 体征 急性肛裂可见裂口新鲜、色红,边缘整齐,底浅,有弹性且无瘢痕形成。慢性肛裂因反复发作,基底深且不整齐,呈灰白色,质硬,边缘增厚纤维化。裂口上端的肛瓣和肛乳头水肿,形成肥大乳头;下端可见类似外痔的袋状皮垂突出于肛门外,称为前哨痔(图 16-5-4)。肛裂、前哨痔、肥大乳头常同时存在,称为肛裂三联征,为慢性肛裂的典型表现。

(三)辅助检查

已经确诊为肛裂者,一般不宜再行直肠指诊或肛门镜检查,以免增加患者痛苦。可以取活组织做病理检查,以明确诊断。

(四)心理-社会状况

对疾病、拟采取手术及治疗、护理的配合知识的认识。

(五)治疗要点

治疗原则是软化大便,保持大便通畅;解除肛管括约肌痉挛,缓解疼痛,促进创面愈合。

1. 非手术治疗 适用于急性或初发的肛裂及部分慢性肛裂患者。具体措施有调整饮食、服用通便药物、局部坐浴及扩肛疗法。

2. 手术治疗 适用于经久不愈、经非手术治疗无效的慢性肛裂患者。手术方法有肛裂切除术、肛管内括约肌切断术。

【常见护理诊断/问题】

(1)急性疼痛 与粪便刺激及肛门括约肌痉挛、手术创伤有关。

(2)便秘　与患者惧怕疼痛不愿排便有关。

(3)潜在并发症:出血、排便失禁等。

【护理目标】

(1)患者自诉疼痛得到缓解或控制。

(2)患者便秘得到缓解。

(3)患者未发生出血、排便失禁等并发症。

【护理措施】

(一)非手术治疗护理/术前护理

1.心理支持　向患者详细解释肛裂的相关知识,鼓励患者克服因惧怕疼痛而不敢排便的情绪,配合治疗。

2.保持大便通畅　长期便秘是引起肛裂的原因。指导患者养成每日定时排便的习惯,进行适当的户外运动,必要时可服用缓泻剂等,也可选用蜂蜜、番泻叶等泡茶饮用,以润滑松软大便利于排便。

3.调整饮食　增加膳食中新鲜蔬菜、水果等粗纤维食物的摄入,少食或忌食辛辣刺激性食物,多饮水,以促进肠蠕动,防止便秘。

(二)术后护理

并发症的预防与护理如下。

(1)切口出血:多发生在术后1～7天,常见原因为术后便秘、猛烈咳嗽等导致创面裂开、出血。预防措施包括:保持大便通畅,防止便秘;预防感冒;避免腹内压增高的因素,如剧烈咳嗽、用力排便等。密切观察创面情况,一旦出现切口大量渗血,紧急压迫止血,并报告医生处理。

(2)排便失禁:多由于术中不慎切断肛管直肠环所致。询问患者排便前有无便意,每日排便的次数、量和性状。若仅为肛门括约肌松弛,可于术后3天开始指导患者进行提肛运动;若发现患者会阴部皮肤常有黏液或粪便沾染,或无法随意控制排便时,立即报告医生,及时处理。

其余参考痔的相关护理。

【护理评价】

(1)患者疼痛是否得以缓解,能否复述自我缓解疼痛的方法。

(2)患者便秘是否得到缓解。

(3)是否发生出血、排便失禁等并发症。

案例分析 16-5-1

(1)初步诊断:内痔Ⅱ度。

诊断依据:①健康史:老年男性,有腹内压增高的因素。②身体状况:排便时出血和肿块脱出,便后肿块自行回纳,此为内痔的主要表现。③肛门检查:截石位7点处有一肿块,此为内痔的好发部位。

(2)主要护理诊断/问题及护理措施

①护理诊断/问题:急性疼痛　与血栓形成、痔块嵌顿、术后创伤有关。

②护理措施:减轻患者的疼痛,具体措施如下。a.热水坐浴:清洁肛门、改善血液循环、促进炎症吸收的有效方法,并有缓解括约肌痉挛、减轻疼痛的作用。坐浴时水温43～46℃,2～3次/天,20～30 min/次。对直肠肛管炎症性疾病或手术后患者可用0.02%高锰酸钾溶液或0.1%苯扎溴铵坐浴。b.促进痔块回纳:痔块脱出时应及时回纳,嵌顿性痔应尽早行手法复位,注意动作轻柔,避免损伤;血栓性外痔者局部应用抗生素软膏。

案例分析 16-5-2

(1)初步诊断:肛门周围皮下脓肿。

诊断依据：①健康史：年龄28岁，肛门周围脓肿为任何年龄均可发病。②身体状况：全身表现不明显，局部表现为主，肛周持续性跳痛，有红、肿、痛表现，此为肛门周围皮下脓肿典型表现。③辅助检查：穿刺抽出脓液，即可确诊为炎症性疾病。

(2)主要的护理诊断/问题及护理措施。

①护理诊断/问题：疼痛（患者主诉肛周持续性跳痛） 与局部炎症刺激有关。

②护理措施：a.热水坐浴：用0.02%高锰酸钾溶液或0.1%苯扎溴铵坐浴，肛门热水坐浴是清洁肛门、改善血液循环、促进炎症吸收的有效方法，并有缓解括约肌痉挛、减轻疼痛的作用。b.根据医嘱全身应用抗生素控制感染，有条件穿刺抽脓者，根据药物敏感试验结果选择有针对性的抗生素治疗。c.脓肿切开引流者，密切观察引流物的颜色、性状、量并记录；当脓液变稀，引流量小于50 mL/d时，可考虑拔管。d.协助患者采取舒适体位，避免局部受压加重疼痛。

案例分析16-5-3

(1)初步诊断：肛瘘。

诊断依据：①健康史：年龄34岁，肛瘘为任何年龄均可发病；曾患坐骨肛管间隙脓肿，做切开引流术，肛瘘多是在肛门周围脓肿基础上继发而来。②身体状况：肛周疼痛、肿胀、瘙痒为脓液反复刺激所致，此为肛瘘的表现。③肛门检查：查见瘘口，肛窦扩大、凹陷。

(2)护理诊断/问题：舒适状态的改变（患者主诉肛周疼痛、肿胀、瘙痒） 与局部炎症刺激有关。

案例分析16-5-4

(1)初步诊断：肛裂。

诊断依据：①健康史：年龄36岁，长期便秘，肛裂任何年龄均可发病，患者有便秘史。②身体状况：周期性发作的肛门疼痛，便后鲜血，是肛裂的典型表现。③肛门检查：肥大乳头、前哨痔。

(2)主要的护理诊断/问题及处理措施。

①护理诊断/问题：疼痛（患者主诉排便后肛门周期性疼痛） 与局部炎症刺激有关。

护理措施：热水坐浴，是清洁肛门、改善血液循环、促进炎症吸收的有效方法，并有缓解括约肌痉挛、减轻疼痛的作用。

②护理问题：便秘（排便1~2次/周、排便困难、大便干燥） 与饮食或排便习惯不良、惧怕排便有关。

护理措施：a.改善不良饮食：嘱患者多饮水，多吃新鲜水果、蔬菜，多吃粗粮，少饮酒，少吃辛辣刺激性食物。b.养成良好排便习惯：养成定时排便的习惯，并避免排便时间过长。c.促进肠蠕动：适当增加运动量，可促进肠蠕动，切忌久站、久坐、久蹲。d.习惯性便秘者，通过增加粗纤维食物，每日服用蜂蜜，多能自行缓解。对症状顽固者，可服用液体石蜡等润肠通便药，亦可用开塞露20 mL，或肥皂水50~100 mL灌肠通便。

(刚海菊)

任务16-6 大肠癌患者的护理

【课程目标】

1.知识目标

(1)掌握结肠癌、直肠癌的临床表现、护理措施。

(2)熟悉结肠癌、直肠癌的护理诊断和健康教育。

(3)了解结肠癌和直肠癌的病因、检查方法和治疗原则。

2.能力目标

能运用护理程序对大肠癌患者实施整体护理。

3.素质目标

(1)在护理过程中,具备基本的护理礼仪规范。

(2)具备良好的护患沟通能力。

(3)在护理过程中,具备爱伤观念,减轻患者的痛苦。

【预习目标】

(1)项目5任务16-6中的知识链接,理解结直肠的解剖特点和主要生理功能。

(2)项目1任务5中"围手术期患者的护理",腹部手术的手术前、后胃肠道护理。

(3)通读本项目本任务的全部内容,重点注意并找到课程目标中需掌握的全部知识点。

知识链接

结直肠解剖生理

结肠包括盲肠、升结肠、横结肠、降结肠和乙状结肠,成人结肠长1.5 m左右。结肠的血液供应主要来自于肠系膜上动脉和肠系膜下动脉。静脉与同名动脉伴行,分别经肠系膜上静脉和肠系膜下静脉汇入门静脉。结肠的主要功能是吸收水分和部分葡萄糖、电解质和胆汁酸,储存和转运粪便,吸收功能主要在右半结肠。结肠还可分泌碱性黏液以润滑肠道,以及分泌数种胃肠道激素。

直肠上接乙状结肠,下接肛管,全长约15 cm,有排便、吸收和分泌功能。直肠可吸收少量的水、盐、葡萄糖和一部分药物,也可分泌黏液以利于排便。肛管的主要功能是排便。直肠下端是排便反射的主要发生部位,若切除直肠,只保留括约肌,仍可因排便反射丧失而出现大便失禁。

一、结肠癌患者的护理

教学案例 16-6-1

患者,52岁,排便次数增多、粪便不成形3个月,间断带暗红色血迹1个月。3个月前无诱因出现排便次数增多,3~6次/天,粪便不成形。1个月前出现间断带暗红色血迹。无明显腹胀及恶心、呕吐,无发热,进食可,有中、下腹胀痛,右侧腹部触及9 cm×10 cm大小肿块,粪便隐血试验(+)。近来明显乏力,体重下降3 kg。

请问:(1)该患者的医疗诊断和诊断依据是什么?

(2)该患者目前存在哪些护理诊断/问题?

(3)患者如需手术治疗,肠道准备的目的是什么?如何进行肠道准备?

【概述】

结肠癌是胃肠道常见的恶性肿瘤,以41~51岁发病率高。其好发部位依次是乙状结肠、升结肠、降结肠、横结肠。

结肠癌发生的病因尚未完全阐明,可能与下列因素有关。①生活习惯:高脂肪饮食和食物纤维不足是发病的重要因素;过多摄入腌制食品可增加肠道致癌物质的吸收;缺少适度的体力活动使肠蠕动减慢,增加了毒素和有害物质的吸收。②遗传因素:结肠癌的发病原因之一,有家族性肠息肉病的患者,结肠癌发病率远高于正常人。③癌前病变:目前认为约半数的结肠癌来自腺瘤的癌变,溃疡性结肠炎、结肠血吸虫性肉芽肿与结肠癌的发生有密切关系。

按照组织学分类,结肠癌大部分都是腺癌,其次是黏液癌和未分化癌。根据肿瘤的大体形态可分为:①肿块型:以右侧结肠多见,肿瘤向肠腔内生长,易发生溃疡、出血、继发感染,恶性程度低,预后较好。②浸润型:以左侧结肠多见,尤其是乙状结肠。肿瘤沿肠壁浸润,容易引起肠腔狭窄和肠梗阻,恶性程度高,预后差。③溃疡型:肿瘤向肠壁深层生长并向周围浸润,病变早期可发生溃疡,表面易出血、糜烂、感染甚至穿孔,此型分化程度低,转移早,是结肠癌的常见类型。

结肠癌主要的转移方式是淋巴转移。血行转移最为多见的是转移至肝脏,其次是肺、骨等。也可直接侵入邻近器官和发生种植转移。

【护理评估】

(一)健康史

了解患者年龄、性别、饮食习惯;评估患者过去是否患过结直肠慢性炎症性疾病,如结直肠腺瘤;了解有无家族性肠息肉病,家族中有无肿瘤患者。

(二)身体状况

结肠癌早期多无特异性表现,易被忽视,进展期可出现下列常见症状。

1. 排便习惯及粪便性状的改变　　常为首发的症状,多表现为大便次数增多、粪便不成形或稀便,也可出现腹泻、便秘交替现象;粪便中带血液、脓液或黏液。

2. 腹痛　　腹痛也是早期常见的症状。疼痛部位常不确切,为持续性隐痛、腹部不适或腹胀感;发生肠梗阻时腹痛加重,甚至出现阵发性绞痛。

3. 腹部肿块　　肿块通常较硬且呈结节状,位于横结肠和乙状结肠的癌肿可有一定的活动性。若癌肿穿透肠壁并发感染时,可表现为固定压痛的肿块。

4. 肠梗阻　　肠梗阻为结肠癌的晚期症状,一般呈慢性低位不完全性肠梗阻,表现为便秘、腹胀,有时伴腹部胀痛或阵发性绞痛。当发生完全性肠梗阻时,症状加剧。

5. 全身症状　　患者可出现贫血、消瘦、乏力、发热等全身性表现。晚期还可出现肝大、黄疸、水肿、腹腔积液、锁骨上淋巴结肿大及恶病质等表现。

由于右半结肠癌和左半结肠癌病理类型不同,临床表现也有区别。一般右半结肠癌主要表现为全身症状(贫血、消瘦、乏力)和腹部肿块,左半结肠癌主要表现为肠梗阻、排便紊乱和便血等局部症状。

(三)心理-社会状况

1. 认知程度　　对疾病、拟采取手术及治疗、护理的配合知识的认识。

2. 心理承受程度　　有无焦虑、恐惧、失望等情绪。

3. 家庭状况　　家属的配合情况及家庭经济承受能力。

(四)辅助检查

1. 内镜检查　　诊断结肠癌最有效、最可靠的方法,可通过乙状结肠镜或纤维结肠镜检查,不仅可以直接观察病灶,还可在直视下取活组织行病理学检查。

2. 大便隐血试验　　可作为高危人群的初筛方法,持续阳性者应行进一步检查。

3. 肿瘤标记物　　癌胚抗原(CEA)测定对结肠癌诊断有一定价值,但特异性不强。目前测定CEA主要用于预测预后和监测复发。

4. X线钡剂灌肠或气钡双重对比造影检查　　诊断结肠癌的重要检查手段,可观察到结肠壁僵硬、皱襞消失、存在小龛影及充盈缺损。

5. B超和CT检查　　有助于了解腹腔肿块和淋巴结转移情况,发现肝内有无转移等。

(五)治疗要点

处理原则是以手术治疗为主的综合治疗。

1. 结肠癌根治性手术　　①右半结肠切除术:切除范围包括10~15 cm的末端回肠及盲肠、升结肠、右半横结肠,以及相应的系膜、血管和淋巴(图16-6-1),回肠与横结肠行端端或端侧吻合。②横结肠切除术:切除范围为全部横结肠及其系膜、血管和淋巴(图16-6-2),升结肠与降结肠行端端吻合。③左半结肠切除术:切除范围包括左半横结肠、降结肠和部分或全部乙状结肠及其系膜、血管、淋巴(图16-6-3),横结肠与乙状结肠或直肠行端端吻合。④乙状结肠切除术:根据肿瘤的位置及乙状结肠的长短调整切除范围,可切除乙状结肠及全部降结肠或切除乙状结肠、部分降结肠和部分直肠及其子膜、血管和淋巴(图16-6-4),结肠与直肠行端端吻合。

2. 结肠癌并发急性肠梗阻的手术　　结肠癌患者并发急性闭袢性肠梗阻时,需在积极术前准

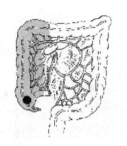
图 16-6-1　右半结肠切除范围

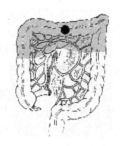
图 16-6-2　横结肠切除范围

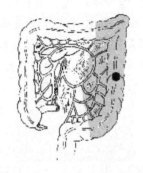
图 16-6-3　左半结肠切除范围

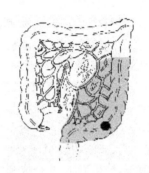
图 16-6-4　乙状结肠切除范围

备后行紧急手术,解除梗阻。若为右半结肠癌可行一期切除;若患者全身情况差,可先行肿瘤切除、盲肠造瘘或短路手术以解除梗阻,待病情稳定后再行二期根治性手术。若为左半结肠癌致梗阻,多先行肿瘤切除,近切端做横结肠造瘘,待肠道充分准备后,再行二期根治性手术。

3. 化疗　化疗是根治性手术的辅助治疗方法。目前常采用以氟尿嘧啶为基础的联合化疗方案,以静脉化疗最常用。

4. 放疗　术前放疗可提高手术切除的成功率,降低患者的术后复发率。术后放疗适用于晚期患者、手术未达到根治或术后局部复发的患者。

(六)手术后评估

1. 手术情况　了解患者术中采取的手术、麻醉方式,手术过程是否顺利,术中有无输血以及输血量。

2. 康复情况　观察患者生命体征是否平稳,引流是否通畅,引流物的颜色、性状和量及切口情况。评估患者术后有无发生出血、切口感染、吻合口瘘等并发症。

【常见护理诊断/问题】

(1)营养失调:低于机体需要量　与肿瘤消耗有关。

(2)知识缺乏:缺乏有关术前知识。

(3)焦虑　与对癌症治疗缺乏信心及担心造口影响生活、工作有关。

(4)潜在并发症:吻合口瘘及肠粘连。

【护理目标】

(1)患者未发生明显的营养不良或营养状况得到改善。

(2)患者能复述疾病相关知识,并配合治疗和护理。

(3)患者未发生过度焦虑或焦虑减轻。

(4)患者未发生吻合口瘘和肠粘连等并发症。

【护理措施】

(一)手术前患者的护理

1. 营养支持　术前补充高蛋白、高热量、高维生素、易消化的营养丰富的少渣饮食,如鱼、瘦肉、乳制品等。必要时,少量多次输血、补充清蛋白等,以纠正贫血和低蛋白血症。若患者有明显脱水及急性肠梗阻,遵医嘱及早纠正体内水、电解质紊乱及酸碱平衡失调,提高其对手术的耐受性。

2. 肠道准备 结肠癌术前肠道准备主要目的是减少术中污染,有利于术后吻合口和切口的愈合等,因此肠道准备十分重要。肠道准备包括控制饮食、清洁肠道和使用药物3个方面。

(1)饮食准备:①传统饮食准备:术前3天进少渣、半流质饮食,术前1～2天进无渣、流质饮食。②肠内营养:一般术前3天口服全营养素,4～6次/天,至术前12 h。此方法既能满足机体对能量的需求,又可减少肠腔粪渣形成,同时有利于肠黏膜的增生、修复,保护肠道黏膜屏障。

(2)肠道清洁:一般于术前1天进行肠道清洁,肠道清洁应洗至粪便清水样、肉眼无粪渣为止。①灌肠法:可用1%～2%的肥皂水、磷酸钠灌肠剂及甘油灌肠剂等。其中肥皂水灌肠由于护理工作量大、效果差、易致肠黏膜充血等缺点,逐渐被其他方法取代。灌肠时宜选用粗细合适的橡胶肛管,轻柔插入,禁用高压灌肠,以防刺激肿瘤导致肿瘤细胞扩散。②导泻法:a.高渗性导泻,常用制剂为甘露醇、硫酸镁、磷酸钠盐等。高渗性导泻可能导致肠梗阻患者出现肠穿孔,应注意观察患者是否出现腹痛、腹胀、恶心、呕吐等。b.等渗性导泻,临床常用复方聚乙烯二醇电解质散溶液,于手术前12～14 h开始口服37 ℃左右的溶液,引起容量性腹泻,以达到彻底清洁肠道的目的。一般灌洗全过程需3～4 h,灌洗量不少于6000 mL。对年老体弱,心、肾等重要器官功能障碍和肠梗阻的患者不宜选用。c.中药导泻,常用番泻叶泡茶饮用及口服蓖麻油。

(3)口服肠道抗生素:多采用肠道不吸收的药物,如新霉素、甲硝唑、庆大霉素等。由于控制饮食及服用肠道杀菌剂,维生素K的合成和吸收减少,应于手术前3天开始口服或肌内注射维生素K。

3. 其他准备 ①术前应全面检查心、肺、肝、肾等重要器官功能。有贫血者可输入浓缩红细胞或全血,改善患者全身状况。②术日晨禁食,放置胃肠减压管和导尿管。③女性患者如肿瘤已侵犯阴道后壁,术前3天每晚需冲洗阴道。④教会患者深呼吸、咳嗽、翻身和肢体运动方法。

4. 心理护理 应了解患者的心理状况,有计划地向患者介绍手术方案和手术治疗的必要性,介绍结肠造口术的知识。增强患者对治疗的信心,使患者能更好地配合手术治疗和护理,同时也应取得患者家属的配合和支持。

(二)手术后患者的护理

1. 体位 术后病情平稳,可改为半卧位,以利于呼吸和腹腔引流。

2. 饮食 术后禁食,应补充适量的水、电解质和维生素。至肠功能恢复或结肠造口开放后进流质饮食,1周后进半流质饮食或软食,2周左右可进普食,注意补充高热量、高蛋白、低脂、维生素丰富的食品。目前大量研究表明,术后早期(约6 h)开始应用肠内营养制剂可促进肠功能恢复,维持并修复肠黏膜屏障,改善患者营养状况,减少术后并发症。

3. 活动 术后早期可鼓励患者床上多翻身,活动四肢;术后2～3天患者情况许可时,协助患者下床活动,以促进肠蠕动恢复,减轻腹胀,避免肠粘连。活动时注意保护伤口,避免牵拉。

4. 严密观察病情变化 ①测量生命体征,每30 min测体温、脉搏、呼吸、血压1次,24 h后改为每6 h 1次,直至血压平稳。②观察手术切口有无渗血和感染。③观察体温,及时发现切口感染、腹腔脓肿及吻合口瘘。如有引流管需观察是否通畅及记录引流液的量、性质和颜色。④观察腹部情况,防止肠梗阻发生。

【护理评价】

(1)患者营养状况是否得到维持或改善。

(2)患者是否能复述疾病相关知识,并配合治疗和护理。

(3)患者焦虑是否减轻或未发生焦虑。

(4)并发症是否得到预防、及时发现和处理,康复程度如何。

【健康教育】

(1)指导患者生活要有规律,心情要舒畅。

(2)指导患者的饮食。

(3)嘱患者出院后,一般3~6个月应到医院定期复查。

二、直肠癌患者的护理

教学案例 16-6-2

患者,65岁,大便带血半年,排便不尽感2个月,伴粪便明显变细1个月。半年前间断性出现大便表面带血,鲜红色或稍暗,偶为黏液血便;2个月以来肛门下坠、排便不尽、里急后重感明显;1个月以来粪便明显变细并出现腹痛,呈阵发性发作。直肠指检:距离肛缘约4 cm处触及一大小约为4 cm×3 cm肿块,质地硬,活动性差,指套带血。

请问:(1)该患者的医疗诊断和诊断依据是什么?
(2)根据该患者的情况,你认为应该选择何种手术方式?
(3)患者手术后的护理重点是什么?

【概述】

直肠癌包括齿状线至直肠乙状结肠交界处之间的癌,是大肠癌中最常见的一种,也是消化道最常见的癌之一。绝大多数患者在40岁以上,男女之比为(2~3):1。

直肠癌的发病原因尚不清楚,但与下列因素有关。①饮食因素:高蛋白、高脂肪及少纤维素饮食。②直肠慢性炎症刺激:如慢性溃疡性结肠炎。③癌前病变:如家族性肠息肉病、直肠腺瘤尤其是绒毛状腺瘤。④遗传易感性。

直肠癌的大体分型、组织学分型、扩散与转移同结肠癌。

重难点:
直肠癌。

【护理评估】

(一)健康史

了解患者的年龄、性别、饮食习惯,有无烟酒、饮茶嗜好。如需行结肠造口则要了解患者的职业、沟通能力、视力情况和手的灵活性,以及是否有皮肤过敏史。了解患者家族成员中有无大肠癌或其他肿瘤患病史。

(二)身体状况

直肠癌早期无明显症状,仅有少量便血或排便习惯改变,易被忽视。当病程发展到溃疡或感染时才出现显著症状。

1.直肠刺激征 表现为排便不适、排便不尽感、便意频繁、腹泻、里急后重等,晚期可出现下腹痛。

2.黏液血便 黏液血便为直肠癌最常见的临床症状,表现为大便表面带血及黏液,感染严重者出现脓血便,大便次数增多。

3.肠腔狭窄症状 肿瘤突入肠腔造成肠管狭窄,初起使大便变形、变细;肿瘤造成肠管部分梗阻后,有腹胀、阵发性腹痛、肠鸣音亢进、大便困难等慢性肠梗阻症状。

4.转移症状 肿瘤侵及前列腺时可有尿频、尿痛;骶前神经受累则发生剧烈持续性疼痛;晚期出现肝转移时,可有肝大、腹腔积液、黄疸、贫血、消瘦、水肿等恶病质表现。

(三)心理-社会状况

患者有无焦虑、恐惧、悲观等心理反应;患者和家属是否接受制订的治疗、护理方案,对治疗及未来的生活是否充满信心;对结肠造口知识及手术前配合知识的掌握程度;对即将进行的手术及手术后并发症、应用造口袋所造成的不便和生理机能改变是否表现出恐慌、焦虑,有无足够的心理承受能力;患者家庭经济承受能力,家属对患者的关心和支持程度。

(四)辅助检查

1.直肠指检 直肠指检是诊断直肠癌最主要、最简单易行的方法。直肠癌大多(约70%)发生在直肠中下段,指检时可扪及肿瘤,查出其部位、大小、固定程度、与周围组织的关系等。

283

2. 实验室检查 大便隐血检查可作为高危人群的初筛方法及普查手段。

3. 内镜检查 内镜检查是诊断结肠、直肠内病变最有效、最可靠的检查方法。在直视下观察直肠癌病变,并可做活检,绝大多数早期病变可通过内镜检查发现。

4. 影像学检查 腔内B超、CT等检查可了解肿瘤扩散范围。

5. 肿瘤标志物 CEA主要用于直肠癌的预后判断和复发监测,用于诊断早期直肠癌价值不大。

6. 其他检查 直肠下段肿瘤较大时,女性患者应做阴道双合诊检查,男性患者应做膀胱镜检查,了解肿瘤范围。

(五)治疗要点

手术根治性切除是直肠癌的主要治疗方法,术前、术后辅以放疗、化疗及免疫治疗,可提高直肠癌的疗效。

1. 手术治疗

(1)根治性手术:手术切除范围包括肿瘤所在的肠袢及其系膜和淋巴。根据肿瘤所在的位置常有以下几种术式:①局部切除术,适用于肿瘤直径≤2 cm、分化程度高、局限于黏膜或黏膜下层的早期直肠癌。手术方式包括经肛门途径、经骶后途径及经前路括约肌途径局部切除术。②腹会阴联合直肠癌根治术(Miles手术),主要适用于肿瘤下缘距肛缘5 cm以内的直肠癌。手术切除清扫范围较彻底,手术时不能保留肛门括约肌,需在左下腹做永久性单腔乙状结肠造口(图16-6-5)。③经腹腔直肠癌切除术(直肠前切除,Dixon手术),是目前应用最多的直肠癌根治术,一般要求肿瘤下缘距肛缘5 cm以上。手术切除肿瘤后,做直肠、乙状结肠端端吻合(图16-6-6),可保留正常肛门,是较为理想的手术方式。④经腹直肠癌切除、近端造口、远端封闭术(Hartmann手术),适用于全身情况差,无法耐受Miles手术或因急性肠梗阻不宜行Dixon手术的患者(图16-6-7)。⑤其他手术,直肠癌侵犯子宫时,可一并切除子宫,称为后盆腔脏器清扫;直肠癌侵犯膀胱,行直肠和膀胱(男性),或直肠、子宫和膀胱(女性)切除,称全盆腔清扫。⑥直肠癌腹腔镜根治术,可减小创伤,减少术后并发症,加快愈合,且远期随访研究认为与传统手术无明显差异,已逐步在临床推广使用。但对清扫范围及周围被侵犯器官的处理尚有争议,且对术者要求较高。

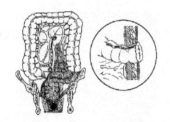
图16-6-5 Miles手术

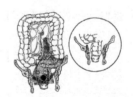
图16-6-6 Dixon手术

图16-6-7 Hartmann手术

(2)姑息性手术:对直肠癌晚期,已有远处转移,但局部肿瘤尚能切除者,可做肿瘤所在肠段局部切除,行肠吻合术。对直肠癌晚期连局部肿瘤都不能切除者,为解除肠梗阻,可行梗阻近端肠管与远端肠管端侧或侧侧吻合术,或于梗阻近端行结肠造口。

2. 化疗 化疗作为辅助治疗有一定疗效,常用氟尿嘧啶(5-FU)、丝裂霉素(MMC)等,也可多种化疗药物联合应用,可提高疗效,降低毒性,减少或延缓耐药性出现。

3. 其他治疗 直肠癌晚期伴有不完全性肠梗阻者,可采用:①肿瘤局部液氮冷冻、电灼和激光治疗,能暂时缓解肠梗阻症状,减轻患者的痛苦;②中医中药治疗可配合化疗、放疗或手术后治疗,减轻不良反应;③基因治疗、导向治疗、免疫治疗等,其疗效尚待评价。

(六)术后评估

1. 手术情况 了解麻醉方式和手术类型、范围,术中出血量、补液量及引流管安置情况。

2. 身体状况 评估患者生命体征及引流管情况;手术切口情况;有无并发症发生,如出血、胰瘘等;术后疼痛程度及睡眠情况。

3. 心理-社会评估 评估患者对疾病的认识及社会支持状况,尤其是永久性使用结肠造口袋的患者会产生不完全感或失落感,甚至感到悲观和绝望。

【常见护理诊断/问题】

(1)焦虑、悲观 与对癌症治疗缺乏信心及担心结肠造口影响生活、工作有关。

(2)营养失调:低于机体需要量 与癌症慢性消耗、手术创伤、放化疗反应等有关。

(3)自我形象紊乱 与结肠造口后排便方式改变有关。

(4)知识缺乏:缺乏结肠造口后的自我护理知识。

(5)潜在并发症:切口感染、术后出血、吻合口瘘、造口并发症等。

【护理目标】

(1)患者未发生过度焦虑或焦虑减轻。

(2)患者未发生营养障碍或营养不良得到改善。

(3)患者能适应新的排便方式,并自我认可。

(4)患者能复述疾病相关知识,并能配合治疗和护理。

(5)患者术后未发生并发症,或并发症得到及时发现和处理。

【护理措施】

(一)术前护理

同结肠癌患者的术前护理内容。

(二)术后护理

1. 体位 术后病情平稳,可改为半卧位,以利于呼吸和腹腔引流。

2. 饮食 肠功能恢复或结肠造口开放后进食,同结肠癌手术后饮食护理内容。

3. 活动 同结肠癌手术后护理。

4. 严密观察病情变化 ①测量生命体征;②观察手术切口有无渗血和感染;③观察骶骨前引流管是否通畅及记录引流液的量、性质和颜色;④观察腹部情况,防止肠梗阻发生。

5. 引流管护理

(1)留置导尿管:患者行直肠癌根治术术后一般留置导尿管1~2周,留置期间注意保持导尿管通畅;观察尿液情况并详细记录;注意尿道口清洁,尿道口护理2次/天;拔管前先试行夹管,每4~6 h或膀胱有尿意时开放,以训练膀胱舒缩功能,防止排尿功能障碍。

(2)腹腔引流管和骶前引流管:直肠癌 Miles 手术术后常规放置骶前引流管,并予负压吸引。要保持引流管的通畅,避免受压、扭曲、堵塞;观察并记录引流液的色、质、量;一般骶前引流管放置5~7天,当引流管引流量少、引流液色清时,方可拔除。保持引流管周围皮肤清洁、干燥,敷料浸湿时,及时更换。

6. 结肠造口护理 结肠造口是将近端肠管固定于腹壁下,粪便由此排出,故又称人工肛门。结肠造口护理是 Miles 手术后护理的重点。

(1)造口开放前护理:用凡士林或0.9%的氯化钠溶液纱布外敷结肠造口,外层敷料浸湿后应及时更换,防止发生感染。结肠造口一般于术后2~3天待肠蠕动恢复后开放。

(2)造口观察:①颜色:正常的结肠造口颜色鲜红,接近口腔黏膜的颜色,表面光滑、湿润。术后早期肠黏膜轻度水肿属正常现象,1周左右水肿消退。如果结肠造口出现暗红色或淡紫色提示结肠造口黏膜缺血;若局部或全部变黑,提示肠管发生了缺血、坏死。②高度:结肠造口高度一般突出皮肤1~2 cm,有利于排泄物排入造口袋内。③形状与大小:结肠造口一般呈圆形或椭圆形。

(3)造口周围皮肤护理:肠蠕动恢复后,结肠造口排出粪样物增多。将患者安置于造口侧卧位,以防流出的稀薄粪便污染腹壁切口而引起感染;造口周围皮肤涂氧化锌软膏,以防粪便刺激造成皮肤炎症及糜烂;流出的粪便及时清理。

(4)正确使用造口袋(人工肛门袋):常用的人工肛门袋有一件式和两件式之分。一件式人工肛门袋的底盘与便袋合一,只需将底盘上的胶质贴面直接贴于皮肤上即可。两件式人工肛门袋的底盘与便袋分离,先将底盘固定于造口周围皮肤,再将便袋安装于底盘上,便袋可以随时取下来清洗。

(5)造口护理:①人工肛门袋的选择:根据患者情况及造口大小选择适宜的人工肛门袋。②人工肛门袋的清洁:当人工肛门袋内排泄物超过1/3容量时,需及时更换清洗。③人工肛门袋的替换:除一次性人工肛门袋外,其余的袋取下后可打开尾部外夹,倒出排泄物,用中性洗涤剂和清水洗净,或用1:1000的氯己定溶液(洗必泰)浸泡30 min,擦干、晾干以备下次替换。④人工肛门袋的安放注意事项:清洁造口及其周围皮肤并待其干燥后,除去底盘处的粘纸,对准造口紧贴周围皮肤,袋口的凹槽与底盘扣牢,袋囊朝下,尾端反折,并用外夹关闭。必要时用有弹性的腰带固定人工肛门袋。⑤饮食以高热量、高蛋白、丰富维生素的少渣食物为主,以利于大便干燥成形,避免食用过多粗纤维食物以及洋葱、大蒜、豆类等可产生刺激性气味或胀气的食物;注意饮食卫生,防止因饮食不洁导致肠炎等引起腹泻。

(6)预防造口常见并发症:如造口出血、造口缺血坏死、造口狭窄、造口回缩、造口脱垂、造口旁疝等。

【护理评价】

(1)患者的焦虑情绪是否减轻。
(2)患者是否发生营养障碍或营养不良是否得到改善。
(3)患者能否适应新的排便方式,并自我认可。
(4)患者能否复述疾病相关知识,并能配合治疗和护理。
(5)患者术后有无发生并发症,或并发症是否得到及时发现和处理。

【健康指导】

(1)指导患者正确使用人工肛门袋,保护造口周围皮肤。
(2)指导患者生活要有规律,心情要舒畅。
(3)指导患者的饮食。
(4)嘱患者出院后,一般3~6个月应到医院定期复查。
(5)会阴部创面未愈合者,出院前应教会患者自己清洁伤口,更换敷料。

案例分析 16-6-1

(1)医疗诊断:结肠癌。

诊断依据:①健康史:男性,50多岁,为肠道肿瘤的好发年龄。②起病情况:起病慢,病程3个多月,可排除急性肠道炎症。③症状:排便次数增多、粪便间断带血,说明大便形状和性状改变为主要表现。④右侧腹部触及9 cm×10 cm大小肿块,粪便隐血试验(+),说明肠道内有新生物,且伴出血。⑤乏力,不明原因体重降低,说明为消耗性疾病。

(2)该患者目前存在的护理诊断/问题如下。

营养失调:低于机体需要量(血便、体重下降3 kg) 与癌症的消耗有关。

(3)肠道准备的目的与方法:结肠癌术前肠道准备十分重要,主要目的是减少术中污染,有利于术后吻合口和切口的愈合等。肠道准备包括控制饮食、清洁肠道和使用药物3个方面。

案例分析 16-6-2

(1)医疗诊断:直肠癌。

诊断依据:①健康史:65岁,为肿瘤好发年龄。②起病情况:起病缓,病程长。③主要表现:便血、排便形状和性状改变,考虑肠道疾病;肛门下坠、排便不尽、里急后重感明显,说明有新生物对直肠产生刺激。粪便明显变细并出现腹痛,说明直肠变细,排便不畅。④直肠指检,触及肿块:直肠指检是诊断直肠癌最简单有效的手段,如果触及肿块,且肿块活动性差,可诊断直肠癌。

(2)该患者肿瘤距肛缘约 4 cm,适宜选择 Miles 手术。

(3)Miles 手术须做结肠造口,患者手术后的护理重点是结肠造口的护理。

(刚海菊)

复习思考题

一、单项选择题

1. 嵌顿性腹外疝是指( )。
   A. 内容物与疝囊粘连的腹外疝 B. 疝囊颈弹性收缩将内容物卡住的腹外疝
   C. 肠管成为疝囊一部分的腹外疝 D. 疝块突然增大的腹外疝
   E. 疝内容物发生坏死的腹外疝

2. 腹股沟斜疝与直疝最有鉴别意义的是( )。
   A. 发病的性别和年龄 B. 疝块的外形
   C. 疝块的部位或位置 D. 回纳疝块压迫内环,增加腹压后疝块是否出现
   E. 疝块是否容易嵌顿

3. 最易发生嵌顿的腹外疝是( )。
   A. 腹股沟斜疝 B. 腹股沟直疝 C. 股疝
   D. 脐疝 E. 切口疝

4. 腹股沟疝修补术后护理,错误的是( )。
   A. 鼓励早期下床活动 B. 腹股沟手术区可用沙袋压迫
   C. 用阴囊托或丁字带托起阴囊 D. 保持大小便通畅,避免腹内压增高
   E. 注意保暖,以防受凉而咳嗽

5. 腹股沟疝修补术后置患者于平卧位,膝后垫软枕,使髋关节微屈,其目的是( )。
   A. 减少切口渗血 B. 预防麻醉反应 C. 防止切口感染
   D. 降低切口缝合张力 E. 防止疝复发

6. 避免腹外疝术后复发的极其重要的措施是( )。
   A. 限制患者术前、术后的体位与活动 B. 严格术前备皮,防止切口感染
   C. 术后注意保暖,以防受凉而咳嗽 D. 保持大小便通畅,减少腹内压增高
   E. 定期复查,防止腹外疝复发

7. 患者,男,48 岁,搬运工人,患右侧腹股沟斜疝做修补术后,嘱其恢复工作的时间是( )。
   A. 术后至少 3 周 B. 术后至少 1 个月 C. 术后至少 2 个月
   D. 术后至少 3 个月 E. 术后体力恢复后

(8~10 题共用题干)

患者,男,55 岁。长期在建筑工地打工。2 年前即出现右侧腹股沟区肿块,用力排便后明显,休息后可消失,无不适未去就医。近 3 个月来发现,站立时右侧阴囊出现肿块,局部坠胀感明显,无腹痛、腹胀、恶心、呕吐等,平卧后用手可还纳。由于影响劳动遂去就诊,拟诊断为腹外疝,住院手术治疗。

8. 该患者腹外疝是( )。
   A. 易复性斜疝 B. 易复性直疝 C. 易复性腹股沟疝
   D. 难复性腹股沟疝 E. 股疝

9. 若患者行传统疝修补术,术后第二天适宜的体位是( )。
   A. 平卧位,腰部垫软枕 B. 半卧位 C. 俯卧位
   D. 侧卧位 E. 以上都不是

10. 该患者术后切口处放沙袋压迫,其目的是(　　)。
   A. 减轻切口疼痛　　　　　　B. 预防切口感染　　　　　　C. 防止切口裂开
   D. 降低腹壁张力　　　　　　E. 预防阴囊血肿

11. 胃、十二指肠溃疡急性大出血的主要临床表现是(　　)。
   A. 上腹部刀割样剧痛　　　　B. 失血性休克症状　　　　　C. 腹肌紧张
   D. 呕吐宿食　　　　　　　　E. 全身中毒症状

12. 瘢痕性幽门梗阻因呕吐频繁常造成水、电解质紊乱及酸碱平衡失调的类型是(　　)。
   A. 低氯低钾性代谢性碱中毒　　　　　　B. 低氯高钾性代谢性碱中毒
   C. 高氯低钾性代谢性酸中毒　　　　　　D. 低氯高钾性代谢性酸中毒
   E. 低氯高钾性呼吸性酸中毒

13. 瘢痕性幽门梗阻的突出症状是(　　)。
   A. 腹部剧痛　　　　　　　　B. 呕吐宿食　　　　　　　　C. 明显腹肌紧张
   D. 消瘦、贫血　　　　　　　E. 休克症状

14. 胃、十二指肠溃疡手术后,可给患者进食的指征是(　　)。
   A. 麻醉作用消失,血压平稳　　　　　　B. 病情好转,患者思食
   C. 伤口拆线后　　　　　　　　　　　　D. 术后3天
   E. 肠蠕动恢复,肛门排气

15. 能提高早期胃癌诊断率的辅助检查是(　　)。
   A. X线钡餐检查　　　　　　B. 大便隐血试验　　　　　　C. 胃酸检查
   D. 碱性磷酸酶　　　　　　　E. 纤维胃镜检查

16. 胃大部切除术后第1天应注意观察的并发症是(　　)。
   A. 吻合口破裂　　　　　　　B. 吻合口出血　　　　　　　C. 吻合口梗阻
   D. 十二指肠残端瘘　　　　　E. 倾倒综合征

17. 胃溃疡合并幽门梗阻患者的术前准备,下列哪项可减轻胃黏膜水肿?(　　)
   A. 术前数日每晚用温等渗盐水洗胃　　　B. 纠正脱水
   C. 纠正碱中毒　　　　　　　　　　　　D. 术前给予流质饮食
   E. 术前晚灌肠

18. 对胃、十二指肠溃疡急性大出血的非手术治疗的护理,下列哪项措施不妥?(　　)
   A. 定时观察脉搏、血压　　　　　　　　B. 记录呕血或便血量
   C. 快速输血,使血压高于正常值　　　　D. 卧床休息
   E. 暂禁食

19. 胃穿孔非手术治疗的护理,下列哪项最重要?(　　)
   A. 取半卧位　　　　　　　　B. 禁食,静脉输液　　　　　C. 准确记录出入液量
   D. 有效的胃肠减压　　　　　E. 按时应用抗生素

20. 择期胃手术术前准备,不必要的护理措施是(　　)。
   A. 术前1天肥皂水灌肠　　　B. 术前服肠道抗菌药物　　　C. 术前12 h禁食
   D. 术前6 h禁饮水　　　　　E. 手术日晨插胃管

21. 一般胃大部切除术后患者,其饮食护理是(　　)。
   A. 第1天进流质,第4天进半流质　　　　B. 第2天进流质,第4天进半流质
   C. 第3天进流质,第5天进半流质　　　　D. 第3天进流质,1周后进半流质
   E. 第4天进流质,2周后进半流质

22. 不属于胃、十二指肠溃疡急性穿孔的临床表现是(　　)。
   A. 肠麻痹　　　　　　　　　B. 板状腹　　　　　　　　　C. 振水音
   D. 膈下游离气体　　　　　　E. 上腹部刀割样剧痛

23. 不属于胃、十二指肠溃疡大出血的临床表现是（　　）。
   A. 呕血、柏油样便　　　　　B. 肠麻痹，肠鸣音消失　　　C. 血压下降，有休克表现
   D. 腹部轻压痛　　　　　　　E. 红细胞计数和血红蛋白下降

24. 瘢痕性幽门梗阻的临床表现应除外（　　）。
   A. 呕吐量大，常为宿食　　　　　　　B. 常在下午或晚间呕吐
   C. 上腹隆起，常有胃型及蠕动波　　　D. 常有振水音
   E. 常引起脱水和酸中毒

25. 腹膜炎引起的肠梗阻属于（　　）。
   A. 机械性绞窄性肠梗阻　　　　　　　B. 单纯性机械性肠梗阻
   C. 麻痹性肠梗阻　　　　　　　　　　D. 血运性肠梗阻
   E. 痉挛性肠梗阻

26. 单纯性机械性肠梗阻的临床特点是（　　）。
   A. 阵发性腹痛伴肠鸣音亢进　　　　　B. 持续性绞痛，频繁呕吐
   C. 持续性剧痛，腹胀不对称　　　　　D. 持续性胀痛，肠鸣音消失
   E. 腹胀明显，肛门停止排气

27. 高位肠梗阻除腹痛外最主要的症状是（　　）。
   A. 腹胀明显　　　　　　　B. 呕吐频繁　　　　　　C. 叩诊呈鼓音
   D. 停止排便、排气　　　　E. 腹部包块

28. 绞窄性肠梗阻的表现不包括（　　）。
   A. 持续性剧烈腹痛　　　B. 早期出现休克　　　　C. 腹膜刺激征
   D. 肠鸣音活跃　　　　　E. 腹腔穿刺抽出血性液体

29. 有关肠梗阻的说法，下列哪项是错误的？（　　）
   A. 单纯性肠梗阻腹痛呈阵发性绞痛　　　B. 高位肠梗阻呕吐出现早而频繁
   C. 低位肠梗阻呕吐物为胆汁　　　　　　D. 高位肠梗阻腹胀轻
   E. 低位肠梗阻腹胀明显

30. 肠梗阻非手术治疗期间梗阻解除的标志是（　　）。
   A. 胃肠减压后腹痛减轻　　B. 呕吐后腹胀减轻　　　C. 轻度压痛，无肌紧张
   D. 肛门排便、排气　　　　E. 肠鸣音亢进转为消失

31. 下列哪一种肠梗阻患者需立即做好急诊手术准备？（　　）
   A. 粘连性肠梗阻　　　B. 肠扭转　　　　　　C. 麻痹性肠梗阻
   D. 肠套叠　　　　　　E. 蛔虫性肠梗阻

32. 下列哪种肠梗阻容易发生肠绞窄？（　　）
   A. 肠扭转　　B. 肠粘连　　C. 肠麻痹　　D. 肠套叠　　E. 肠壁肿瘤

33. 李某，女，35岁，转移性右下腹痛4 h，伴恶心、呕吐、发热，最能提示阑尾炎的体征是（　　）。
   A. 移动性浊音　　　　　B. 右下腹固定性压痛　　　C. 肠鸣音亢进
   D. 肠型、蠕动波　　　　E. 肝浊音界缩小

34. 阑尾炎时，阑尾容易坏死的解剖因素是（　　）。
   A. 阑尾为盲管状器官　　　B. 管腔细长，开口较小　　　C. 阑尾动脉为终末动脉
   D. 静脉回流至门静脉　　　E. 其位置随盲肠而变移

35. 柴某，男，50岁，行阑尾切除术后5天，体温38.5℃，诉伤口疼痛，无咳嗽，应首先考虑（　　）。
   A. 肺不张　　　　　　　B. 肺炎　　　　　　　　C. 伤口裂开
   D. 伤口缝线反应　　　　E. 伤口感染

36. 急性阑尾炎最严重的并发症是(   )。
   A. 阑尾穿孔腹膜炎　　　　　B. 门静脉炎　　　　　　　　C. 膈下脓肿
   D. 盆腔脓肿　　　　　　　　E. 肠间脓肿

37. 关于阑尾炎的辅助检查,下列错误的是(   )。
   A. 结肠充气试验　　　　　　B. 腰大肌试验　　　　　　　C. 直肠指检
   D. 阑尾压痛　　　　　　　　E. 墨菲征

38. 护理阑尾切除术后患者,第1天应注意观察的并发症是(   )。
   A. 内出血　　B. 盆腔脓肿　　C. 肠粘连　　D. 门静脉炎　　E. 切口感染

39. 护理阑尾切除术后的患者,嘱咐其早期起床活动,主要是为了防止(   )。
   A. 内出血　　B. 盆腔脓肿　　C. 肠粘连　　D. 切口感染　　E. 肠瘘

40. 急性阑尾炎非手术治疗期间,体温升高,全腹疼痛,腹肌紧张,其病情判断为(   )。
   A. 并发腹腔脓肿　　　　　　B. 阑尾穿孔腹膜炎　　　　　C. 阑尾坏疽
   D. 并发门静脉炎　　　　　　E. 阑尾周围脓肿

41. 张某,女,20岁,恶心、呕吐,上腹部疼痛数小时后转为右下腹痛,体温38℃,右下腹有固定压痛点,有腹肌紧张及反跳痛,白细胞$1.5×10^9$/L,首先考虑诊断是(   )。
   A. 急性阑尾炎　　　　　　　B. 急性胆囊炎　　　　　　　C. 胃、二十指肠穿孔
   D. 急性化脓性胆管炎　　　　E. 弥漫性腹膜炎

42. 患者,男,56岁,1天前右下腹有转移性腹痛,麦氏点有固定的压痛,现腹痛突然加重,范围扩大,下腹部有肌紧张,应考虑是(   )。
   A. 单纯性阑尾炎　　　　　　B. 化脓性阑尾炎　　　　　　C. 坏疽性阑尾炎
   D. 阑尾周围脓肿　　　　　　E. 阑尾穿孔

43. 于某,男,阑尾切除术后第5天,体温又上升至38.5℃,下腹胀痛,排便次数增多,并有尿频、尿急症状,首先考虑的并发症是(   )。
   A. 泌尿系统感染　　　　　　B. 盆腔脓肿　　　　　　　　C. 膈下脓肿
   D. 肠间脓肿　　　　　　　　E. 急性肠炎

44. 肛裂常发生在肛管的(   )。
   A. 前正中位　　B. 左侧位　　C. 右侧位　　D. 后正中位　　E. 左前位

45. 肛管直肠周围脓肿常继发于(   )。
   A. 肛裂　　　B. 肛瘘　　　C. 肛窦炎　　　D. 内痔注射　　E. 直肠息肉

46. 肛瘘的手术疗法中影响手术效果的关键步骤在于(   )。
   A. 要广泛切除瘘管周围的瘢痕组织
   B. 切除瘘管后应做一期缝合
   C. 正确找到内口,将内口切开或切除并且不损伤括约肌
   D. 必须用探针穿入肛瘘内口再切开
   E. 以上所述都不是

47. 内痔是由于下列哪一静脉扩大并曲张所致?(   )
   A. 直肠上静脉　　　　　　　B. 直肠下静脉　　　　　　　C. 直肠上静脉丛
   D. 直肠下静脉丛　　　　　　E. 肛管静脉

48. 排便时肛门疼痛,大便带鲜血,最常见于哪种疾病?(   )
   A. 肛瘘　　　　　　　　　　B. 肛裂　　　　　　　　　　C. 内痔
   D. 血栓性外痔　　　　　　　E. 直肠癌

49. 患者,男,40岁,近几个月来排便增多,偶有便血,肛门坠胀,门诊按内痔注射治疗症状仍不能缓解,此时应首先做(   )。
   A. 钡剂灌肠检查　　　　　　B. 直肠乙状结肠镜　　　　　C. 纤维结肠镜检查
   D. 直肠内B超检查　　　　　E. 盆腔CT检查

50. 患者,男,30岁,肛门外经常不洁,分泌物有恶臭,时有肛门处肿痛,检查发现距肛门口2 cm、5 cm处,有乳头状突起,触诊有索状物与肛门相连,且有压痛,属何种疾病?如何处理?(　　)
　　A. 外痔,无需处理　　　　　　　　B. 血栓性外痔,行血栓切除
　　C. 直肠癌,行Miles手术　　　　　　D. 单纯性肛瘘,行挂线、瘘管切开或切除治疗
　　E. 肛裂,行切除术

51. 患者,男,36岁,肛门周围脓肿切开引流术后。手术当日,伤口疼痛,夜间不能入睡。值班护士采取的护理措施中不应包括(　　)。
　　A. 观察引流液颜色、量　　　B. 保持引流管通畅　　　C. 涂敷消炎止痛软膏
　　D. 伤口内填塞敷料　　　　　E. 敷料渗透后,及时更换

52. 患者,男,45岁,肛瘘切除术后。患者行温水坐浴和换药,正确的步骤是(　　)。
　　A. 先换药,再大便,后坐浴　　　　B. 先坐浴,再大便,后换药
　　C. 先大便,再换药,后坐浴　　　　D. 先坐浴,再换药,后大便
　　E. 先大便,再坐浴,后换药

53. 患者,男,32岁。肛瘘切除术后医嘱高锰酸钾溶液坐浴。护士指导患者坐浴方法错误的是(　　)。
　　A. 高锰酸钾全部溶化后方可坐浴　　　B. 高锰酸钾溶液浓度为1∶5000
　　C. 水温30～32℃　　　　　　　　　　D. 2～3次/天
　　E. 20～30 min/次

54. 患者,女,37岁。肛门周围瘙痒,肛周皮肤外口反复红肿、流脓,诊断为肛瘘。治疗的最佳方法是(　　)。
　　A. 1∶5 000高锰酸钾溶液温水坐浴　　B. 挂线疗法
　　C. 局部换药治疗　　　　　　　　　　D. 瘘管搔刮
　　E. 使用抗菌药物

55. 患者,女,37岁,排便后肛门处剧烈疼痛,并有一肿块,触痛明显,最可能的诊断是(　　)。
　　A. 内痔脱出　　　　　　B. 直肠息肉脱出　　　　　C. 血栓性外痔
　　D. 肛裂并乳头肥大　　　E. 复杂性肛瘘

56. 患者,女,52岁,大便表面带血4年。每于便秘时,即有鲜血,量少或滴出,附在粪便表面,无痛。诊断为内痔。其扩大曲张的血管主要是(　　)。
　　A. 直肠上静脉丛　　　　B. 直肠下静脉丛　　　　　C. 直肠上下动脉
　　D. 肛管静脉　　　　　　E. 肛管动脉

57. 下列关于直肠肛管周围脓肿的描述中,不正确的是(　　)。
　　A. 多由肛腺或肛窦感染引起
　　B. 少数原因为肛周皮肤感染、肛管直肠损伤
　　C. 直肠指检对直肠肛管周围脓肿有重要意义
　　D. 一旦脓肿形成应及时切开引流
　　E. 坐骨直肠窝脓肿很少见

58. 一般患者门诊行肛门直肠检查常用的体位是(　　)。
　　A. 右侧卧位　　　　　　B. 膝胸卧位　　　　　　　C. 弯腰前俯位
　　D. 截石位　　　　　　　E. 俯卧位

59. 以下哪项检查可作为大肠癌高危人群的初筛方法?(　　)
　　A. 内镜检查　　　　　　B. X线钡剂灌肠　　　　　C. CEA测定
　　D. 直肠指检　　　　　　E. 粪便隐血试验

60. 以下对大肠癌术后结肠造口患者的护理措施中,正确的是(　　)。
　　A. 结肠造口一般于术后1周开放

B. 当造口袋内容物超过 1/2 时,应及时更换
C. 结肠造口开放后即应开始扩肛,以防造口狭窄
D. 术后 7～10 天切忌灌肠,以免影响伤口愈合
E. 造口开放前应用无菌纱布敷盖结肠造口,避免感染

61. 患者,男,57 岁,直肠癌行 Miles 手术。术后 10 天,患者出现腹部胀痛、恶心。腹壁造口检查:肠壁浅红色,弹性差,可伸入一小指。该患者可能出现的术后并发症是( )。
  A. 造口肠段血运障碍   B. 吻合口瘘   C. 肠粘连
  D. 造口狭窄   E. 便秘

62. 患者,男,63 岁,反复发生黏液稀便。腹泻、便秘 4 个月,脐周及下腹部隐痛不适,腹平软,无压痛,右侧腹部触及 9 cm×10 cm 大小肿块,粪便隐血试验(+)。发病以来,体重下降 5 kg。该患者最应该考虑( )。
  A. 左半结肠癌   B. 右半结肠癌   C. 肠息肉
  D. 肠结核   E. 直肠癌

(63～65 共用题干)
患者,女,40 岁,近 4 个月来排便次数增多,下腹隐痛,2 个月前出现排便时伴出血,为鲜红色,覆盖于大便之上,便血常持续数天,未经治疗出血能自止,但症状反复发作。发病以来,患者体重下降 3 kg。

63. 此时应首先行( )。
  A. 纤维结肠镜检查   B. 直肠镜检查   C. 乙状结肠镜检查
  D. 直肠指检   E. 灌肠

64. 若患者需行手术治疗,对其术前的饮食指导中错误的是( )。
  A. 高蛋白   B. 高维生素   C. 高热量   D. 低脂   E. 高纤维

65. 若该患者的病变部位在距齿状线 3 cm 范围内,则关于该患者的术后护理,错误的是( )。
  A. 术后 3 天取侧卧位   B. 术后 7～10 天内忌灌肠
  C. 术后 1～7 天以 1∶5000 高锰酸钾溶液温水坐浴   D. 多食豆类、山芋等食物,促进肠蠕动
  E. 以高热量、高蛋白、丰富维生素的少渣食物为主

二、填空题
1. 腹外疝的发病原因有( )、( )两大方面。
2. 典型的腹外疝由( )、( )、( )和( )四部分构成。
3. 根据腹外疝的发生发展情况可分为( )、( )、( )和( )四种临床类型。
4. 胃溃疡常好发于( ),十二指肠溃疡好发于( ),胃癌好发于( )。
5. 不同类型肠梗阻的共性表现有( )、( )、( )、( )。
6. 阑尾炎切除术后最常见的并发症是( )、( )、( )、( )。
7. 绝大多数阑尾炎一旦确诊,应早期行( )。
8. 急性阑尾炎重要体征是( )。
9. 急性阑尾炎最常见的病因是( )和( )。

三、简答题
1. 列表比较腹股沟斜疝、直疝的评估要点。
2. 胃、十二指肠溃疡术前并发症应如何护理?
3. 肠梗阻非手术治疗期间的护理措施是什么?
4. 怎样对阑尾炎患者进行健康教育?

任务17 肝胆胰疾病患者的护理

任务17-1 门静脉高压症患者的护理

【课程目标】

1. 知识目标
(1)掌握门静脉高压症的病因、护理评估和护理措施。
(2)熟悉门静脉高压症的病理生理。
(3)了解门静脉高压症的解剖生理。

2. 能力目标
能运用护理程序为肝硬化门静脉高压症患者实施整体护理。

3. 素质目标
(1)在护理过程中,具备基本的护理礼仪规范。
(2)具备良好的护患沟通能力。
(3)在护理过程中,具备爱伤观念,减轻患者的痛苦。

【预习目标】
(1)知识链接中的门静脉解剖特点。
(2)《病理学》中肝硬化、门静脉高压症的相关章节的内容,理解门静脉高压症的病理特点。
(3)通读本项目本任务的全部内容,重点注意并找到课程目标中应掌握的全部知识点。

教学案例 17-1-1

患者,男,56岁。因无明显诱因出现呕血、黑粪伴头晕、心慌、胸闷2天入院。2 h前再呕鲜血1000 mL,伴出冷汗,急诊以上消化道大出血收入院。2年前因肝炎后肝硬化、门静脉高压症、食管胃底静脉曲张大出血在外院行经颈静脉肝内门腔静脉分流术。查体:心率100次/分,血压90/60 mmHg,肝浊音界不大,肋下0.5 cm,剑突下3.0 cm,脾肋下10 cm,其他正常。辅助检查:HBsAg(+),肝功能降低,血红蛋白减少;CT显示右肝第7、8段有6.8 cm×7.4 cm实质性占位性病变,B超示脾大(20 cm×15 cm×12 cm);胃镜发现食管胃底静脉3度曲张。诊断为原发性肝癌、肝硬化、门静脉高压症、食管、胃底静脉曲张伴上消化道大出血。

请问:(1)门静脉高压症的临床表现是什么?
(2)门静脉高压症手术后的护理措施是什么?

【概述】

门静脉高压症是指门静脉的血流受阻、血液淤滞时,所引起的门静脉系统压力的增高,继而引起脾大和脾功能亢进、食管胃底静脉曲张和呕血、腹腔积液等一系列表现。门静脉正常压力为 1.27～2.35 kPa(13～24 cmH$_2$O),门静脉高压症时增大到2.9～4.9 kPa(30～50 cmH$_2$O)。门静脉血流阻力增加,是门静脉高压症的始动因素。在我国,肝炎后肝硬化是引起肝窦和窦后阻塞性门静脉高压症的常见病因。

重难点:
门静脉高压症的概念。

> 知识链接

门静脉解剖特点

门静脉由肠系膜上静脉和脾静脉汇合而成,为肝脏的主要供血来源,约占肝总血量的75%。门静脉系统内没有控制血流方向的静脉瓣膜,其两端都是毛细血管网,一端是胃、肠、脾、胰的血管网,另一端是肝窦。门静脉与腔静脉之间存在4组交通支:①胃底、食管下段交通支;②直肠下段、肛管交通支;③前腹壁交通支;④腹膜后交通支。其中最主要的是胃底、食管下段交通支。这些交通支在正常情况下都很细小,血流量很少(图17-1-1)。

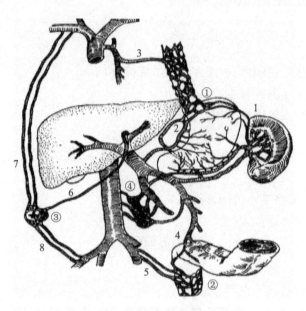

图17-1-1 门静脉高压的侧支循环
1.胃短静脉;2.胃冠状静脉;3.奇静脉;4.直肠上静脉;5.直肠下静脉、肛管静脉;6.脐旁静脉;7.腹上深静脉;8.腹下深静脉
①胃底食管下端交通支②直肠下端肛管交通支③前腹壁交通支④腹膜后交通支

门静脉高压形成后,可以发生下列病理变化:①脾大、脾功能亢进:门静脉血流受阻后,首先出现充血性脾大,脾窦扩张,脾内纤维组织增生,外周血细胞减少,尤其是白细胞和血小板减少最为多见,又称脾功能亢进。②交通支扩张:由于门静脉通道受阻,离门静脉主干最近、压力差最大的食管下段、胃底静脉曲张最早、最显著。常常出现曲张静脉破裂,导致致命性的大出血。③腹腔积液:门静脉压力升高,门静脉系统毛细血管床的滤过压增加,而肝硬化引起低蛋白血症,血浆胶体渗透压下降及淋巴生成增加,促使液体从肝表面、肠浆膜面漏入腹腔而形成腹腔积液。

【护理评估】

(一)健康史

评估患者有无肝炎、血吸虫病病史。对于门静脉高压症所致上消化道大出血患者,注意了解有无劳累、进食坚硬或粗糙食物、咳嗽、呕吐、用力排便、负重活动等诱发因素。

(二)身体状况

(1)脾大和脾功能亢进:在门静脉高压症早期即可有脾大,伴有程度不同的脾功能亢进,白细胞、血小板计数下降,并逐渐出现贫血。

(2)呕血和黑便:由食管胃底静脉曲张破裂所致,上消化道大出血是门静脉高压症中最危急的并发症。出血量大,一次可达1000~2000 mL,患者会呕吐鲜红色血液或排出柏油样便,甚至有出血性休克。由于肝功能损害致凝血功能障碍,脾功能亢进致血小板减少,因此出血常不易自止;大出血同时引起肝组织严重缺氧,易发生肝性脑病。

(3)腹腔积液:肝功能损害的表现。表现为腹部膨隆,叩诊有移动性浊音。

(4)其他:消化吸收功能障碍、营养不良、全身出血倾向,还可有黄疸、蜘蛛痣、腹壁静脉曲张等。

(三)辅助检查

1. 实验室检查 脾功能亢进时,血细胞计数减少,以白细胞计数和血小板下降最明显。出血、营养不良、溶血或骨髓抑制都可以引起贫血。肝功能检查示清蛋白降低而球蛋白增高。

2. 影像学检查

(1)食管吞钡 X 线检查:曲张的静脉使食管的轮廓呈虫蚀状改变;排空时,曲张的静脉表现为蚯蚓样或串珠状负影。

(2)腹部超声检查:可显示腹腔积液、肝密度及质地异常、门静脉扩张。

(四)心理-社会状况

门静脉高压症多为肝硬化所致,病程较长,反复发病,影响工作和生活,患者有不同程度的焦虑和悲观情绪。合并上消化道大出血时,患者精神紧张,有恐惧感。评估家庭成员能否提供足够的心理和经济支持,以及患者和家属对疾病的认识程度。

(五)治疗要点

门静脉高压症以内科治疗为主,外科手术治疗的适应证:①有食管胃底静脉曲张破裂出血史或有出血危象的患者;②急性出血病例,经非手术治疗仍不能控制出血者;③巨脾合并明显脾功能亢进且影响到生活质量的患者。

1. 非手术治疗 食管下段及胃底静脉曲张破裂出血时,首先须纠正低血容量,并进行抗休克治疗。应输适量新鲜血和血浆。给予止血药及静脉滴注垂体后叶素(肝功能损害严重者慎用),也可应用生长抑素如施他宁或善得定等做静脉滴注。并使用双气囊三腔管压迫止血,或经纤维内镜注射硬化剂止血。

2. 手术治疗

手术方式:①急诊手术一般可选择断流术,如贲门周围血管离断术(图17-1-2)、胃底横断术或食管下端、贲门、胃底切除术等。②分流术有选择性分流术和非选择性分流术,包括脾肾静脉分流术、胃冠状静脉-下腔静脉分流术、肠系膜上静脉-下腔静脉分流术、脾腔和门腔静脉分流术等(图17-1-3)。③对重度脾功能亢进而静脉曲张较轻的患者,可考虑行单纯脾切除术及大网膜脾窝填塞术。

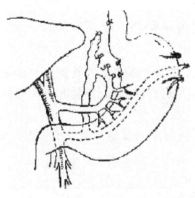

图 17-1-2　贲门周围血管离断术

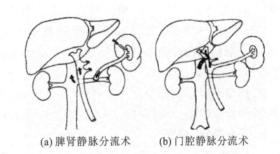

(a)脾肾静脉分流术　(b)门腔静脉分流术

图 17-1-3　门静脉高压症分流术

【常见护理诊断/问题】

(1)焦虑或恐惧　与长期患病或突然大量呕血、病情危重有关。

(2)营养失调:低于机体需要量　与肝功能损害及消化吸收功能不良有关。

(3)知识缺乏:缺乏预防上消化道出血的有关知识。

(4)潜在并发症:食管胃底静脉曲张破裂出血、术后腹腔内出血、肝性脑病、感染、静脉血栓形成等。

【护理目标】

(1)患者恐惧与焦虑得以减轻或缓解,情绪稳定。

(2)患者未发生水、电解质紊乱和酸碱平衡失调,并发症得到预防或及时发现和处理。

(3)患者具备相关知识,能积极应对疾病所致的各项变化。

(4)患者未发生昏迷、贫血、肝性脑病等并发症。

【护理措施】

(一)术前护理

1. 一般护理

(1)休息:术前保证充分的休息,必要时卧床休息,休息可减轻代谢负担,增加肝血流量,有利于保护肝脏功能。

(2)饮食护理:给予高糖、高蛋白质、高维生素、低盐、低脂肪饮食,改善全身情况,提高肝脏代偿功能。肝功能异常者,限制蛋白质摄入。低蛋白血症者,间断输入血浆或清蛋白等。

2. 病情观察 监测生命体征、肝功能,密切观察患者有无呕血、黑便等出血征象。注意有无水、电解质紊乱和酸碱平衡失调。

3. 配合治疗、护理

(1)加强营养,采取保肝措施:①营养不良、低蛋白血症者:宜给予低脂、高热量、高维生素饮食,肝功能受损严重者应限制蛋白质摄入,静脉输入支链氨基酸,限制芳香族氨基酸的摄入。②贫血及凝血机制障碍者:输新鲜全血,静脉滴注维生素 K。③适当使用保肝药物,避免使用巴比妥类、盐酸氯丙嗪等对肝功能有损害的药物。④术前 3~5 天静脉滴注极化液(即每天补给葡萄糖 200~250 g,并加入适量胰岛素及氯化钾)。

(2)预防感染:术前 2 天使用广谱抗生素。护理操作遵守无菌操作原则。

(3)分流术前准备:术前 2~3 天口服肠道不吸收抗菌药物,减少肠道氨的产生,防止术后肝性脑病;手术前晚清洁灌肠,避免手术后肠胀气压迫血管吻合口。

(4)对症护理:发生出血性休克时,应积极做好抗休克治疗的有关护理。

4. 心理护理 对急性上消化道大出血的患者,要专人护理,关心、体贴患者。工作中沉着冷静、不慌张,抢救动作要娴熟,使患者恐惧减轻、情绪稳定。

(二)术后护理

1. 一般护理

(1)体位与活动:为防止分流术后血管吻合口破裂,48 h 内平卧或取 15° 半坐卧位;一般术后卧床 1 周,保持大小便通畅,做好相应生活护理;避免受凉感冒。

(2)饮食护理:术后 2~3 天肠蠕动恢复后可进流质饮食,逐步过渡到半流质饮食和软食;分流术后应限制蛋白质摄入,每天不能大于 30 g,避免诱发或加重肝性脑病;忌粗糙和过热的食物;禁烟酒。

2. 病情观察 监测神志和生命体征,密切观察有无术后并发症的发生。常见的并发症有脾切除后静脉血栓形成、腹腔内出血、肝性脑病、感染。

3. 配合治疗、护理

(1)预防感染:术后继续使用抗生素;做好口腔护理;保持皮肤清洁。

(2)防止脾切除术后静脉血栓形成:术后 2 周内定期复查血小板计数,如超过 600×10^9/L,考虑抗凝处理。并注意用药前后凝血时间的变化,术后一般不再使用维生素 K 和其他止血药物。

(3)腹腔引流管护理:主要是膈下引流管,要保持通畅,必要时接负压吸引,观察记录引流液的颜色、性状和量。更换引流管时注意无菌操作,一般术后 2~3 天,引流量减少至 10 mL/天,色清淡,即可拔管。

(4)保护肝功能:继续采取保肝措施。

【护理评价】

(1)患者体液是否维持平衡,或已发生的代谢紊乱是否纠正。

(2)患者能否主动表述内心的恐惧和焦虑,能否积极配合各项治疗、检查和护理,情绪是否稳定。

(3)患者能否复述相关疾病的预防和保健知识,能否适应疾病所致的环境和生活改变。

(4)患者是否发生静脉栓塞、肝性脑病等并发症,若发生并发症是否得到及时发现、有效治疗和护理。

【健康教育】

主要目的是保护肝功能,防止食管胃底曲张静脉再次破裂出血。

(1)给予高热量、高维生素饮食;肝功能严重受损及分流术后患者,限制蛋白质的摄入;有腹腔积液者限制水和钠的摄入;禁烟酒及粗糙、过热、刺激性食物。

(2)保证足够休息,避免引起腹内压增高的因素。

(3)保持心情乐观、愉快,避免精神紧张。

(4)遵医嘱使用保肝药物,定期来医院复查。

案例分析 17-1-1

(1)门静脉高压症主要表现 ①脾大和脾功能亢进。②呕血和黑便,食管胃底静脉曲张破裂大出血是门静脉高压症中最危急的并发症。③腹腔积液:肝功能损害的表现,主要表现为腹部膨隆,叩诊为移动性浊音。

(2)手术后护理措施

①一般护理:a.体位与活动:为防止分流术后血管吻合口破裂,48 h 内平卧或取 15°半坐卧位;一般术后卧床 1 周,保持大小便通畅;做好相应的生活护理;避免受凉感冒。b.饮食护理:分流术后应限制蛋白质摄入;忌粗糙和过热的食物;禁烟酒。

②病情观察:监测神志和生命体征,密切观察有无术后并发症的发生。常见的并发症有脾切除后静脉血栓形成、腹腔内出血、肝性脑病、感染。

③配合治疗、护理:a.预防感染:术后继续使用抗生素;做好口腔护理;保持皮肤清洁。b.防止脾切除术后静脉血栓形成:术后 2 周内定期复查血小板计数。c.腹腔引流管护理。d.保护肝功能:继续采取保肝措施。

(罗金忠)

任务 17-2　肝脓肿患者的护理

【课程目标】

1.知识目标

(1)掌握肝脓肿患者的护理评估、护理诊断、护理措施。

(2)熟悉细菌性肝脓肿和阿米巴性肝脓肿的区别。

2.能力目标

(1)能对肝脓肿患者进行健康教育。

(2)能运用相关知识对肝脓肿患者进行整体护理。

3.素质目标

护理过程中注重无菌观念,具备良好的护患沟通能力。

【预习目标】

(1)肝脏解剖和生理的相关知识。

(2)炎症反应的发生机制及处理方法。

教学案例 17-2-1

陈先生,58岁,诉两天前无明显诱因出现右上腹隐痛,伴发热、恶心、食欲不振。体格检查:体温39.6 ℃,肝区有叩击痛。血常规显示:白细胞 $15.7×10^9/L$,中性粒细胞0.79。B超可见肝右叶有液性暗区。

请问:(1)为了明确诊断还需进行哪些辅助检查?

(2)如何对该患者进行整体护理?

肝受感染后形成的脓肿,称为肝脓肿,属于继发性疾病。一般根据病原微生物的不同分为细菌性肝脓肿和阿米巴性肝脓肿。临床上细菌性肝脓肿较阿米巴性肝脓肿多见。

知识链接

肝脏解剖生理

肝脏是人体内最大的实质性脏器和消化腺,重1200～1500 g。新鲜肝脏呈红褐色,组织厚而脆,血管丰富,受外界暴力易损伤而破裂出血。肝组织由无数肝小叶所组成,肝脏的血液供应非常丰富,接受两种来源的血供。一种是门静脉,主要接受来自胃肠和脾脏的血液;另一种是腹腔动脉的分支——肝动脉。

肝脏的主要功能:①分泌胆汁;②参与物质代谢;③与红细胞的生成和破坏有关;④与血浆蛋白及多种凝血因子的合成有关;⑤与血液循环有关,肝脏血管经常储存相当分量的血液,是体内储血库之一;⑥与激素代谢有关,肝是多种内分泌腺所分泌的激素失活的主要器官;⑦解毒作用,肝脏是人体主要的解毒器官。

一、细菌性肝脓肿

【概述】

重难点:
细菌性肝脓肿。

细菌性肝脓肿是指化脓性细菌引起的肝内化脓性感染,故又称化脓性肝脓肿。最常见致病菌为大肠杆菌和金黄色葡萄球菌,其次为链球菌、类杆菌属等。

肝脏由肝动脉和门静脉双重血液供应,其胆道系统与肠道相通,增加了发生感染的机会。病原菌入侵肝的常见病因和途径包括:①胆道系统:最主要的入侵途径和最常见的病因,胆囊炎、胆道蛔虫病或胆道结石等并发急性化脓性胆管炎时,细菌沿胆管上行,感染肝而形成肝脓肿。②肝动脉、门静脉系统:全身性感染时病原菌均可能随肝动脉入侵形成多发性脓肿。腹腔感染、肠道感染、痔核感染及脐部感染可引起门静脉属支的血栓性静脉炎,及栓子脱落经门静脉系统入肝导致肝脓肿。③淋巴系统:肝脏相邻部位的感染,如膈下脓肿或肾周脓肿时,细菌可经淋巴系统入侵。④开放性肝损伤:细菌可随致伤异物或从伤口直接入侵引起肝脓肿。⑤隐源性肝脓肿:有一些不明原因的肝脓肿,称为隐源性肝脓肿,可能与肝内已存在隐匿病变有关。

细菌侵入肝后,发生炎症改变,或形成多个小脓肿,在适当治疗下,散在的小脓肿大多能吸收机化,但在病灶较密集部位,由于肝组织破坏,小的脓肿可融合成较大的脓肿。若感染来自胆道系统,则有胆管扩张,管壁增厚,脓肿为多发性且与胆管相通。由于肝脏血运丰富,在肝脓肿形成及发展过程中,大量毒素吸收入血后呈现较严重的毒血症。当脓肿转为慢性后,脓腔四周肉芽组织增生、纤维化,此时毒血症也可减轻或消失。肝脓肿若未能得到适当的控制,可向膈下、腹腔或胸腔穿破,胆道感染引起的肝脓肿还可发生胆道出血等严重并发症。

【护理评估】

(一)健康史

除评估患者一般情况外,重点评估患者有无胆道结石、胆道感染、腹腔感染病史以及引发抵抗力下降的营养不良等情况。

(二)身体状况

1. 症状

(1)寒战和高热:最常见的早期症状,反复发作,体温可高达38～41℃,多呈1天数次的弛张热,伴多汗,脉率增快。

(2)肝区疼痛:由于肝大、肝包膜急性膨胀和炎性渗出物的局部刺激,多数患者出现肝区持续性胀痛或钝痛,有时可伴有右肩牵涉痛或胸痛及刺激性咳嗽、呼吸困难。

(3)消化道及全身症状:由于细菌毒素吸收及全身消耗,患者有乏力、食欲不振、恶心、呕吐;少数患者可有腹泻、腹胀及呃逆等症状。

2. 体征 最常见为肝区压痛和肝大,右下胸部和肝区有叩击痛。有胆道梗阻的患者常有黄疸,非胆道系统疾病所引起的化脓性肝脓肿,一旦出现黄疸,表示病情严重,预后不良。

3. 并发症 细菌性肝脓肿如得不到及时有效治疗,脓肿可向各个脏器穿破引起严重的并发症。脓肿自发性穿破入腹腔引起腹膜炎,右肝脓肿向膈下间隙穿破而形成膈下脓肿,也可穿破膈肌形成脓胸。左肝脓肿可穿破心包,发生心包积液,严重者导致心包填塞。少数肝脓肿可穿破血管壁引起上消化道大出血。

(三)辅助检查

1. 实验室检查 血白细胞计数增高,中性粒细胞比例可高达0.9以上,有核左移现象和中毒颗粒,血细胞比容可下降;肝功能检查可见轻度异常。

2. 影像学检查 ①X线检查:肝阴影增大,右膈肌抬高和活动受限。②B超:能分辨肝内直径为2 cm的液性病灶,并明确其部位和大小。③放射性核素扫描、CT、MRI和肝动脉造影对诊断肝脓肿有帮助。

3. 诊断性肝穿刺 必要时可在肝区压痛最剧处或在B超探测引导下施行诊断性穿刺,抽出脓液即可证实。

(四)治疗要点

治疗原则是早诊断、早治疗,处理原发病,避免并发症。

1. 非手术治疗 适用于急性期尚未局限的肝脓肿和多发性小脓肿。

(1)支持疗法:进行充分的营养支持,包括肠内、肠外营养支持,纠正体液失衡,纠正低蛋白血症,改善肝功能和增加机体抵抗力。

(2)应用抗生素:大剂量、联合应用抗生素,根据细菌培养及药物敏感试验结果选择有效的抗生素。

(3)经皮肝穿刺脓肿置管引流术:单个较大的脓肿可在B超定位下穿刺抽脓,抽出脓液后可向脓腔内注入抗生素,或在穿刺针内插入导管做持续引流。

2. 手术治疗

(1)脓肿切开引流术:适用于较大的脓肿,常用的手术途径有经腹腔、经前侧腹膜外和经后侧腹膜外脓肿切开引流术。若脓肿已向胸腔穿破,或由胆道感染引起的肝脓肿,应同时行胸腔引流和胆道引流。

(2)肝叶切除术:适用于慢性厚壁肝脓肿切开引流术后长期不愈,或肝内胆管结石合并左外叶多发性肝脓肿且该肝叶功能丧失者。

【护理诊断】

(1)体温过高 与肝脓肿及其产生的毒素有关。

(2)营养失调:低于机体需要量 与感染引起的分解代谢增加有关。

(3)潜在并发症:腹膜炎、膈下脓肿、休克等。

【护理目标】

(1)患者的体温得到有效控制。

(2)患者的营养状况得到改善。

(3)患者未出现并发症,或并发症能被及时发现和有效处理。

【护理措施】

(一)非手术治疗的护理

1. 有效控制感染,注意高热患者的护理

(1)保持病室空气新鲜,定时通风,维持室温在18~22 ℃,湿度为50%~70%。

(2)患者衣着适量,床褥勿盖过多,及时更换汗湿的衣裤和床单,以保持清洁和舒适。

(3)加强对体温的动态观察。

(4)摄水量:除须控制入水量者外,保证高热患者每天至少摄入2000 mL液体,防止缺水。

(5)可使用头枕冰袋、乙醇擦浴等方法进行物理降温,必要时使用解热镇痛药。

(6)观察不良反应:遵医嘱正确合理应用抗菌药物,并注意观察药物不良反应。对长期应用抗菌药物者应警惕继发双重感染。

2. 营养支持 肝脓肿是消耗性疾病,应鼓励患者多食高蛋白、高热量、富含维生素和膳食纤维的食物,保证足够的液体摄入量;必要时经静脉输注血制品或提供肠内、肠外营养支持。

3. 病情观察,预防并发症 加强对患者生命体征和腹部体征的观察,注意脓肿是否破溃而引起腹膜炎、膈下脓肿、胸腔感染等严重并发症。肝脓肿若继发脓毒血症、急性化脓性胆管炎或出现中毒性休克征象时,可危及生命,应立即抢救。

4. 经皮肝穿刺脓肿置管引流术的护理

(1)穿刺后护理:穿刺成功后抽取脓液送培养。病情观察:①严密监测生命体征、腹部是否疼痛与腹部体征,观察有无脓液流入腹腔和出血的表现;②位置较高的肝脓肿穿刺后注意观察呼吸、胸痛及胸部体征,以防发生气胸、脓胸等并发症;③观察发热、肝区疼痛等肝脓肿症状和体征改善情况;④复查B超,了解肝脓肿好转情况。

(2)引流管护理:目的是彻底引流脓液,促进脓腔闭合。护理措施包括:①妥善固定引流管,防止滑脱;②置患者于半卧位,以利于引流和呼吸;③严格遵守无菌原则,每天用生理盐水冲洗脓腔,观察和记录引流液的颜色、性状和量;④每天更换引流袋,防止感染;⑤当脓腔24 h的引流量少于10 mL时,可拔除引流管,改为凡士林纱布引流,适时换药,直至脓腔闭合。

(二)术后护理

手术行脓肿切开引流或肝叶切除者,除上述护理措施外,应注意观察术后有无腹腔出血、胆瘘等;右肝后叶、膈顶部脓肿引流时,观察有无损伤膈肌或误入胸腔;术后早期一般不冲洗,以免脓液流入腹腔,术后1周左右开始冲洗脓腔。

【护理评价】

(1)患者的体温是否得到有效控制。

(2)患者的营养状况是否得到改善。

(3)患者有无并发症出现,或并发症是否被及时发现和有效处理。

【健康教育】

(1)出院后多进食高热量、高蛋白、富含维生素和纤维素的饮食,多饮水。

(2)遵医嘱服药,不得擅自改变剂量或停药。

(3)若出现发热、肝区疼痛等症状,及时就诊。

二、阿米巴性肝脓肿

【概述】

阿米巴性肝脓肿是肠阿米巴病最常见的并发症,本病多见于温、热带地区。国内临床资料统计,肠阿米巴病患者有1.8%~20%并发肝脓肿,最高者达67%,发病率农村高于城市。

阿米巴原虫从结肠溃疡处经门静脉、淋巴管或直接侵入肝门,产生溶组织酶,导致肝细胞坏死,液化的组织和血液组成脓肿。阿米巴性肝脓肿常见于肝右叶顶部,大多为单发性的大脓肿。

【护理评估】

(一)健康史

评估患者一般资料,了解患者是否有阿米巴病等病史。

(二)身体状况

起病可急可缓,病程一般较长,病情较细菌性肝脓肿轻。成年男子如有持续或间歇性发热、食欲不佳、体质虚弱、肝大伴触痛,应怀疑发生阿米巴性肝脓肿。但是,有时容易误诊,应注意和细菌性肝脓肿鉴别。

1. 细菌性肝脓肿和阿米巴性肝脓肿的鉴别

细菌性肝脓肿和阿米巴性肝脓肿的鉴别如表 17-2-1 所示。

表 17-2-1 细菌性肝脓肿和阿米巴性肝脓肿的鉴别

项目	细菌性肝脓肿	阿米巴性肝脓肿
病史	继发于胆道感染或其他化脓性疾病	继发于阿米巴病
症状	病情急骤严重,全身脓毒症,症状明显,有寒战、高热	起病缓慢,病程较长,可有高热,或不规则发热、盗汗
血液检查	白细胞计数和中性粒细胞比例明显增加,血液细菌培养可阳性	白细胞计数可增加,若无继发细菌感染,血液细菌培养阴性。血清学阿米巴抗体检测阳性
粪便检查	无特殊表现	部分患者可找到阿米巴滋养体和包囊
脓液	多为黄白色脓液,涂片和培养可发现细菌	大多为棕褐色或咖啡色脓液,无臭味,镜检有时可找到阿米巴滋养体,若无混合感染,涂片和培养无细菌
诊断性治疗	抗阿米巴治疗无效	抗阿米巴治疗好转
脓肿	较小,常为多发性	较大,多为单发,多见于肝右叶

2. 并发症

(1)细菌感染:多见于慢性病例,感染后即形成混合性肝脓肿,症状加重,体温可高达 40 ℃ 以上,血液中白细胞和中性粒细胞比例显著升高,脓液多为黄色,伴有臭味。

(2)脓肿破溃:若治疗不及时,脓肿逐渐增大,脓液增多,脓腔内压力不断升高,即有破溃的危险,根据脓肿的不同部位,可形成继发性膈下脓肿、脓胸、肺脓肿、心包积脓或产生急性腹膜炎。

(三)辅助检查

1. 实验室检查 白细胞计数可增加,若无继发细菌感染,血液细菌培养为阴性;血清学阿米巴抗体检测为阳性。粪便检查:部分患者在新鲜大便中可查见阿米巴滋养体和包囊。

2. 肝穿刺抽脓 在 B 超定位下,穿刺抽出脓性物质,即可确诊。穿刺大多抽出呈棕褐色或咖啡色脓液,无臭味;镜检有时可找到阿米巴滋养体。

(四)治疗要点

1. 非手术治疗 抗阿米巴治疗,目前大多首选甲硝唑,疗效不佳者可使用氯喹或依米丁。治疗后期常规加用 1 个疗程的肠内抗阿米巴药。有混合感染时,视细菌种类选用适当的抗生素全身应用。

2. 手术治疗 肝穿刺引流,穿刺最好于抗阿米巴药物治疗 2~4 天后进行。近年出现的介入性治疗,经导针引导做持续闭合引流,可免去反复穿刺、继发感染等缺点。

【护理诊断】

(1)体温过高　与阿米巴性肝脓肿有关。

(2)营养失调:低于机体需要量　与分解代谢增加有关。

(3)潜在并发症:继发细菌感染等。

【护理目标】

(1)患者的体温得到有效的控制。

(2)患者的营养状况得到改善。

(3)患者未出现并发症,或并发症能被及时发现和有效处理。

【护理措施】

(1)遵医嘱使用抗阿米巴药,注意观察药物的不良反应;做好脓腔引流的护理。

(2)鼓励患者多食富含营养的食物,多饮水。

(3)密切观察病情变化,及时发现是否并发细菌感染。

(4)预防:主要预防阿米巴病的感染。应严格管理粪便,讲究卫生,对阿米巴病的进行及时彻底的治疗;即使发生阿米巴性肝炎,如能及时行抗阿米巴药物治疗,也可以防止肝脓肿的形成。

(5)其他护理措施同细菌性肝脓肿。

案例分析 17-2-1

(1)辅助检查:

①影像学检查:a. X 线检查。b. B 超:能分辨肝内直径为 2 cm 的液性病灶,并明确其部位和大小。c. 放射性核素扫描、CT、MRI 和肝动脉造影对诊断肝脓肿有帮助。

②诊断性肝穿刺:必要时可在肝区压痛最剧处或在超声探测引导下施行诊断性穿刺,抽出脓液即可证实。

(2)护理措施:①高热患者的护理。②遵医嘱正确合理应用抗菌药物,并注意观察药物不良反应。③营养支持:应鼓励患者多食高蛋白、高热量、富含维生素和膳食纤维的食物,保证足够的液体摄入量;必要时经静脉输注血制品或提供肠内、肠外营养支持。④病情观察,预防并发症:加强对患者生命体征和腹部体征的观察,注意脓肿是否破溃引起腹膜炎、膈下脓肿、胸腔感染等严重并发症。肝脓肿若继发脓毒血症、急性化脓性胆管炎或出现中毒性休克征象时,可危及生命,应立即抢救。

(卞　倩)

任务 17-3　原发性肝癌患者的护理

【课程目标】

1. 知识目标

(1)掌握原发性肝癌的概念。

(2)掌握原发性肝癌的术前、术后护理。

2. 能力目标

(1)能运用护理程序为原发性肝癌患者制订整体护理计划。

(2)能运用护理知识对原发性肝癌常见并发症进行预防和护理。

3. 素质目标

(1)在护理过程中,具备基本的护理礼仪规范。

(2)具备良好的护患沟通能力。

(3)在护理过程中,具备爱伤观念,减轻患者的痛苦。

【预习目标】

(1)理解肝脏解剖特点和主要生理功能。

(2)项目1任务5中"围手术期患者的护理",腹部手术的手术前、后胃肠道护理。

(3)通读本项目本任务的全部内容,重点注意并找到课程目标中要求掌握的全部知识点。

教学案例 17-3-1

患者,男,36岁,有肝硬化10年,近半个月来出现肝曲疼痛不能忍受而入院。查体:明显消瘦,腹部膨隆,巩膜轻度黄染,腹平软,移动性浊音(±),肝大质硬,表面凹凸不平。辅助检查:CT检查发现肝内多个占位性病变,大的为 8 cm×10 cm,肝硬化,脾大。拟诊断:①原发性肝癌;②肝炎后肝硬化失代偿期,脾大伴脾功能亢进。但入院第2天突发剧烈右上腹痛,并扩散至下腹部,伴腹胀、面色苍白,血压 88/56 mmHg。

请问:(1)该患者最可能发生了什么并发症?依据是什么?

(2)患者经过保守治疗,腹痛缓解,血压恢复正常,但又出现神志不清,应如何护理?

【概述】

原发性肝癌是指发生于肝细胞和肝内胆管上皮细胞的恶性肿瘤,是我国常见的恶性肿瘤之一,目前占我国恶性肿瘤死亡原因的第二位。东南沿海地区高发,本病可发生于任何年龄,以40~50岁为多,男性多于女性。

重难点:
原发性肝癌。

原发性肝癌发病原因不明,与下列因素有关:①黄曲霉素:主要是黄曲霉素 B_1,来源于霉变的玉米、花生等。②亚硝胺:能在很多动物中引起肝癌。③肝癌发病与农作物中硒含量有一定关系。④营养、饮酒与人类肝癌的关系还在研究中。⑤病毒性肝炎:临床注意到肝癌患者常有肝炎→肝硬化→肝癌(常称之为"三部曲")的病史。与肝癌有关的肝炎病毒有乙型肝炎病毒(HBV)、丙型肝炎病毒(HCV)和丁型肝炎病毒(HDV)。我国90%的肝癌患者 HBV 阳性。⑥肝硬化:肝癌合并肝硬化的发生率较高,其过程可能是肝细胞损害与增生过程中发生间变与癌变(即肝组织破坏→增生→间变→癌变)。⑦其他:寄生虫可能与肝癌的发病有关,肝癌还有明显的家族聚集性。

原发性肝癌按大体类型可分为结节型、巨块型和弥漫型3种,以结节型多见,多伴有肝硬化。原发性肝癌转移途径以血行转移为主,极易侵犯门静脉分支,癌栓经门静脉系统在肝内播散;肝外转移多为血行转移,多见于肺、骨、脑等。也可经淋巴系统转移至肝门淋巴结及胰周、腹膜后、主动脉旁和锁骨上淋巴结。此外,可向膈及附近器官直接蔓延和发生腹腔种植。

【护理评估】

(一)健康史

重点了解患者的居住环境、饮食和生活习惯,有无进食被黄曲霉素污染的食物,有无亚硝胺等致癌物接触史;了解家族中有无肝癌和其他肿瘤患者;了解有无肝炎、肝硬化等病史。

(二)身体状况

1. 症状　肝癌早期无典型症状,一旦出现症状多为进展期肝癌。

(1)肝区疼痛:最常见和最主要的症状,半数以上患者以此为首发症状,多为持续性钝痛、刺痛或胀痛,呈逐渐加重的趋势,至晚期难以忍受。肝右叶顶部的肝癌可累及横膈,则疼痛可牵涉至右肩背部;位于左肝的肝癌常表现为剑突下疼痛。若肝癌破裂则表现为突发剧烈腹痛伴腹膜刺激征等急腹症表现。

(2)消化道症状:主要表现为食欲减退、腹胀、恶心、呕吐、腹泻等,这些症状缺乏特征性,易被忽视。

(3)全身症状:乏力不适、消瘦、发热等,晚期出现恶病质。

2. 体征

(1)肝大:中、晚期肝癌最常见的体征。肝呈不对称性肿大,质地坚硬,边缘不规则,表面凹凸不平,呈大、小结节或巨块。

(2)黄疸:一旦出现,一般已属晚期,多数是肿瘤引起的肝细胞性黄疸,少数为胆管癌栓形成或肝门淋巴结转移压迫肝外胆管引起阻塞性黄疸。

(3)腹腔积液:与低蛋白血症、腹膜肿瘤转移、门静脉受压或门静脉内癌栓引起和加重原有的门静脉高压状态等有关。肿瘤破裂时可引起腹腔积血。

3.其他 可有癌旁表现,主要有低血糖、红细胞增多症、高钙血症和高胆固醇血症等,合并肝硬化者常有肝掌、蜘蛛痣、男性乳房增大、脾大、腹壁静脉曲张等表现,若发生肺、骨、脑等肝外转移,可产生相应的症状。

(三)心理-社会状况

1.认知程度 患者及家属对疾病本身、治疗方案、疾病预后及手术前后康复知识的了解和掌握程度。

2.心理承受能力 患者及家属对本病、手术、术后并发症及疾病预后所产生的恐惧、焦虑程度和心理承受能力。

3.社会支持状况 亲属对患者的关心程度、支持力度,家属对患者手术等治疗的经济承受能力;社会和医疗保障系统的支持程度。

(四)辅助检查

1.实验室检查

(1)甲胎蛋白(AFP):诊断原发性肝癌最常用的方法和最有价值的肿瘤标记物。

(2)血清酶学及其他肿瘤标记物检查:由于缺乏特异性,多作为辅助指标,常用的有血清碱性磷酸酶(AKP)、γ-谷氨酰转肽酶(γ-GT)等。

(3)肝功能及病毒性肝炎检查:肝功能异常、乙肝标志物或 HCV RNA 阳性,常提示有原发性肝癌的肝病基础。

2.影像学检查

(1)B超检查:诊断肝癌最常用的方法,可作为高发人群首选的普查工具或用于术中病灶定位。B超可显示肿瘤的大小、形态、所在部位及肝静脉或门静脉有无癌栓。能发现直径 2 cm 或更小的病变,是目前肝癌定位检查中首选的检查方法。

(2)CT 和 MRI 检查:可显示肝内实质性肿物,检查出直径约为 1.0 cm 的早期肝癌,诊断准确率达 90%以上。能显示肿瘤的位置、大小、数目及其与周围器官和重要血管的关系,有助于制订手术方案。

(3)其他检查方法:放射性核素肝扫描、选择性动脉造影、细针肝穿刺细胞学检查等对肝癌的诊断都有一定价值。

3.肝穿刺活检及腹腔镜探查 B超引导下细针穿刺活检可以获得肝癌的病理学确诊依据(金标准),但有出血、肿瘤破裂和肿瘤沿针道转移的危险。经各种检查未能确诊而临床又高度怀疑肝癌者,可行腹腔镜探查以明确诊断。

(五)治疗要点

以手术治疗为主的综合治疗,早期手术切除是目前治疗肝癌最有效的方法。

1.手术治疗

(1)肝部分切除术:治疗肝癌最有效的方法。术后 5 年生存率为 30%~40%,微小肝癌的 5 年生存率可达 90%左右。

(2)肝移植:已取得很大进展,移植后肝功能的恢复和控制肿瘤复发是关键。

2.肝动脉栓塞化疗 这是一种介入治疗,即经股动脉插管达肝动脉,选择性肝动脉插管,注入化疗药物及明胶海绵行肝动脉栓塞化疗,可使肿瘤缩小,部分患者可因而获得二期手术切除的机会。

3.全身化疗 全身化疗主要配合肝癌手术切除后,用于经探查已不能切除者和弥漫性肝癌患者。

4. 其他治疗 包括放疗、免疫治疗和中医中药治疗等。

(六)手术后评估

1. 手术情况 手术、麻醉方式,术中病变组织切除范围、出血、补液、输血及引流管安置情况。

2. 身体情况 患者的意识状况、生命体征、血氧饱和度、尿量、肝功能等,监测腹部与切口情况、腹腔引流管引流情况,腹部体征判断有助于了解有无胆瘘等并发症发生,观察黄疸有无消退或加重迹象、腹腔积液情况、肝功能检查结果以了解肝功能状况。

3. 心理和认知状况 是否仍存在紧张、焦虑的心理状态,对术后早期活动是否配合,对术后康复有无信心,对出院后的治疗是否清楚。

【常见护理诊断/问题】

(1)恐惧　与担心疾病的预后有关。

(2)疼痛　与肿瘤进行性肿大、肝包膜张力增加有关。

(3)营养失调:低于机体需要量　与肿瘤慢性消耗有关。

(4)潜在并发症:出血、肝昏迷、胆瘘、膈下感染。

【护理目标】

(1)患者未发生过度恐惧或恐惧减轻。

(2)主诉疼痛减轻或缓解。

(3)患者未发生明显的营养不良或营养状况得到改善。

(4)患者未出现并发症,或并发症能被及时发现和处理。

【护理措施】

(一)术前护理

1. 心理护理 肝癌患者的心理状态比较复杂,主要表现在以下几个方面:①在未明确诊断以前,有的患者不愿相信有肝癌而拒绝与医护人员配合。对此类患者应采用诱导的方法,说明各种疾病均应早治疗的重要性。②已确诊后,患者产生恐惧,以至失眠,食欲减退,营养障碍,各器官功能不全或水、电解质紊乱,造成恶性循环而加速病情变化。此时,更需要家庭和社会的关心、体贴,尤其是需要医护人员的热情、耐心、周到的服务,使之树立起战胜疾病的信心,接受和配合治疗。③采用介入治疗的患者,术前应向其讲解该法是一种创伤较小的新技术,简要介绍治疗方法和注意事项,介绍成功病例或请成功者现身说法,消除恐惧、紧张心理。④化疗和放疗所致头发脱落者,应做好心理护理,以消除其顾虑。

2. 疼痛护理 ①评估疼痛发生的时间、部位、性质、诱因和程度;②遵医嘱按照三级镇痛原则给予镇痛药物,并观察药物疗效及不良反应;③指导患者控制疼痛和分散注意力的方法。

3. 提供适当的营养 肝癌患者宜采取高热量、高蛋白、高维生素、易消化饮食;宜少量多餐,创造舒适、安静的环境以促进食欲;合并肝硬化有肝功能损害者,应适当限制蛋白质的摄入;对进食差、营养不良的患者可行静脉营养支持治疗,补充各种营养物质,以增强机体的抵抗力。

4. 术前护理 注意观察患者黄疸程度、出血倾向及防止肝昏迷。术前行护肝疗法,按医嘱给予清蛋白、血浆、全血和保肝药物。为防止术中渗血,可肌内注射维生素 K_3 或维生素 K_1。术前清洁灌肠,以减少血氨来源,避免诱发肝昏迷。

(二)肝部分切除术后护理

1. 一般护理

(1)体位与活动:手术后患者血压平稳,可取半卧位。术后 1~2 天应卧床休息,不宜过早起床活动,避免剧烈咳嗽,以防止术后肝断面出血。

(2)饮食与营养:手术后禁食、胃肠减压,肠蠕动恢复后,逐渐给予流质、半流质饮食,直至正常饮食;术后 2 周内应适当补充清蛋白和血浆,以提高机体的抵抗力;广泛肝切除后,可使用要素饮食或静脉营养支持,保证热量供给,氨基酸以支链氨基酸为主。

(3)病情观察:密切观察患者的生命体征并及时做好记录;密切注意心电图、血生化和尿的颜色、量、比重等的变化;监测心、肺、肾、肝等主要脏器的功能情况。

(4)引流管护理:密切观察腹腔引流情况,保持引流管通畅,记录好引流液的量及性状。如引流量逐日减少,且无出血及胆汁,引流管一般可在手术后3~5天内完全拔出。如引流物呈血性且逐日增加,疑有内出血时,应及时向医生报告,必要时做好手术探查止血的术前准备。

2. 术后并发症的观察与护理

(1)肝断面出血:手术后,常因凝血机制障碍或肝切除后肝断面出血导致腹腔内出血,严重者可发生失血性休克或死亡。护理措施包括:①按医嘱正确使用止血剂、维生素K_3及输入新鲜血液。②术后不宜过早起床活动,避免剧烈咳嗽,防止肝断面再出血。③随时监测生命体征,保持引流管引流通畅。④如出现腹腔引流血性液体过多、脉搏加快、血压下降等表现,应立即通知医生。

(2)胆瘘:因肝断面小胆管渗漏或胆管结扎线脱落、胆管损伤所致。护理措施:①观察有无剧烈腹痛、发热等胆瘘、胆汁性腹膜炎症状;②观察腹腔引流液的性质及量,保持引流管通畅,使漏出胆汁充分引流到体外,并做好记录,如有异常,应及时向医生报告。

(3)肝性脑病:术后威胁生命的严重并发症。术后护理主要包括:①早期密切观察患者神志状况,如有无嗜睡、烦躁不安等肝昏迷前驱症状。②降低血氨浓度,严密观察血氨变化,清洁肠道,防止便秘,减少血氨产生,可用生理盐水100 mL加入食醋50 mL,每天灌肠1~2次,再按医嘱配合药物治疗。③吸氧,切除半肝以上的患者,需持续吸氧3~4天,定时检测血氧饱和度,使其维持在95%以上,以增加门静脉血氧饱和度。④保护肝功能,补充血容量以增加门静脉血流,并按医嘱补充葡萄糖、氨基酸、维生素C及清蛋白、血浆等,以促进肝细胞代偿和再生能力。⑤避免使用巴比妥类等对肝细胞有损害的药物。

(三)肝动脉栓塞化疗患者的护理

1. 操作前准备 肝动脉栓塞化疗是一种有创性非手术疗法,术前向患者及家属解释治疗的方法及疗效,消除其紧张、恐惧心理;完善术前各项检查,判断有无禁忌证;穿刺处皮肤准备,术前禁食、禁水6 h,备好所需物品及药品。

2. 操作中配合 准备好各种抢救物品和药物,及时安慰患者,使其尽量放松;在术者注射造影剂时,密切观察患者有无恶心、心慌、胸闷、皮疹等过敏症状,检查血压的变化;注射化疗药物后应观察患者有无恶心、呕吐,如使用化疗药物胃肠道反应明显,可遵医嘱在注入化疗药物前给予止吐药。观察患者有无腹痛,如出现轻微腹痛,可安慰患者,转移其注意力;如疼痛较剧,可遵医嘱给予对症处理。

3. 操作后护理 术后由于肝动脉血供突然减少,可产生栓塞后综合征,即出现腹痛、发热、恶心、呕吐、血清蛋白降低、肝功能异常等改变。肝动脉栓塞化疗的护理:①穿刺部位压迫止血15 min再加压包扎,沙袋压迫6 h,保持穿刺肢体伸直24 h,并观察穿刺部位有无血肿及渗血。②术后禁食2~3天,逐渐过渡到流质饮食,并注意少量多餐,以减轻恶心、呕吐。③密切观察病情变化:术后多数患者体温波动在37.5~38.8 ℃,持续1周左右,是机体对坏死肿瘤组织重吸收的反应,一般不需特殊处理。如果体温超过39 ℃,应报告医生给予处理;注意有无肝性脑病前驱症状,一旦发现异常,及时配合医生进行处理;大部分患者出现不同程度腹痛,通常由于化疗药物刺激肝包膜或腹膜所致,应密切观察腹痛的部位、性质及程度等情况。④高浓度化疗药物可引起胃肠道反应、骨髓抑制等不良反应,应给予相应的护理。

【护理评价】

(1)患者焦虑是否减轻或未发生焦虑。

(2)患者是否能复述减轻或缓解疼痛的方法。

(3)患者营养状况是否得到维持或改善。

(4)并发症是否得到预防、及时发现和处理,康复程度如何。

【健康教育】

(1)向患者讲解肝癌可能的病因、症状、体征,对乙肝、肝硬化患者和高发区的人群应定期进行体格检查、AFP 和 B 超检测,以期早发现、早诊断。

(2)指导患者饮食:多吃富含蛋白质的食物和新鲜蔬菜、水果;食物以清淡、易消化为宜;有腹腔积液、水肿者,宜选择低盐饮食。

(3)保持大便通畅:服用适量缓泻剂,以保持大便通畅,防止血氨升高。

(4)指导患者适当活动,注意休息。

(5)嘱咐患者不适随诊:坚持术后化疗,如有呕血、黑便、鼻出血等现象时应及时来院治疗。

案例分析 17-3-1

(1)并发症:肝癌破裂。

依据:①肝硬化病史。②主要表现:突发腹痛、面色苍白、血压降低,说明有腹腔内出血。故肝癌破裂出血可能性大。

(2)患者经过保守治疗,腹痛缓解,血压恢复正常,但又出现神志不清,说明发生了肝性脑病,大出血是肝性脑病的诱因。

护理措施:①密切观察患者神志状况,了解肝性脑病的进展情况。②降低血氨浓度,严密观察血氨变化,清洁肠道,防止便秘,减少血氨产生,可用生理盐水 100 mL 加入食醋 50 mL,每天灌肠 1~2 次,再按医嘱配合药物治疗。③吸氧,若切除半肝以上,需持续吸氧 3~4 天,定时检测血氧饱和度,使其维持在 95% 以上,以增加门静脉血氧饱和度。④保护肝功能,补充血容量以增加门静脉血流,并按医嘱补充葡萄糖、氨基酸、维生素 C 及清蛋白、血浆等,以促进肝细胞代偿和再生能力。⑤避免使用巴比妥类等对肝细胞有损害的药物。

(刚海菊)

任务 17-4 胆道疾病患者的护理

【课程目标】

1. 知识目标

(1)掌握胆道疾病患者的临床表现和术前、术后的护理措施。

(2)熟悉胆道疾病患者的护理诊断、辅助检查及处理原则。

(3)了解胆道系统相关解剖和病理生理。

2. 能力目标

(1)能运用整体护理程序对胆道疾病患者拟出护理诊断,制订护理措施。

(2)能正确完成术后 T 管的护理。

(3)能对胆石症手术后的患者进行健康教育。

3. 素质目标

(1)通过项目任务分析及护理技能的完成,培养学生良好的心理素质,适应快节奏的外科临床工作。

(2)通过探究性问题的解决,培养学生独立思考、分析问题、解决问题的能力。

(3)在护理过程中,具备爱伤观念,减轻患者的痛苦。

【预习目标】

(1)项目 5 任务 17-1 和 17-2 中知识链接,理解肝脏的解剖内容,腹腔内肝脏的解剖关系和比邻,空腔脏器和实质性脏器的结构特点以及在临床护理中有何重要意义。

(2)项目1任务5中"围手术期患者的护理",腹部手术的手术前、后护理。

(3)通读本项目本任务的全部内容,重点注意并找到课程目标中要求掌握的全部知识点。

【概述】

胆道疾病是腹部外科常见病,在急腹症中仅次于急性阑尾炎、肠梗阻而居第三位。胆道系统的常见疾病有感染性疾病、胆石症、胆道肿瘤和胆道蛔虫病,按发病部位分为发生于胆囊的急慢性胆囊炎、胆囊结石和发生于胆管的急性胆管炎、胆管结石。感染性疾病往往和胆石症互为因果关系。

知识链接

胆道系统的生理功能

胆道系统具有分泌、储存、浓缩和输送胆汁的功能。

1. **胆汁的生成、分泌和代谢** 肝细胞、胆管细胞每天分泌胆汁800~1200 mL,其中75%由肝细胞分泌。胆汁中绝大部分是水(肝胆汁中水约占97%),在水中溶有许多种物质,其中包括能帮助脂肪消化和吸收的胆汁酸,以及与消化无关的肝的排泄物胆红素,此外,胆汁中含有磷脂、胆固醇、钠、钾、钙、磷酸盐和碳酸盐等,以及少量蛋白质等成分,不含消化酶。胆汁有两大作用,一是作为消化液,帮助脂肪在肠内的消化和吸收;二是将某些代谢产物从肝脏排出。在正常情况下,胆汁中各种成分的含量保持着相对稳定,当胆汁中各种成分发生较大变化时,就会引起胆道疾病。

2. **胆囊的解剖和生理功能**

(1)胆囊的解剖:胆囊是位于右肋骨下肝脏后方的梨形囊袋构造,有浓缩和储存胆汁的作用。胆囊管连接胆囊、肝胆管和胆总管,胆囊通过胆管与胆总管相连。

(2)胆囊的生理功能:①浓缩和储存胆汁:由肝细胞和胆管细胞分泌的胆汁绝大部分进入胆囊。胆囊黏膜有很强的选择性吸收胆汁中的水和电解质的功能,能使胆汁浓缩5~10倍并储存于胆囊。②排出胆汁:随进食而持续进行,胆汁排出量与进食的食物种类和量有关,并受体液因素和神经系统的调节。③分泌功能:胆囊黏膜可分泌黏液性物质,约20 mL/天。主要作用是保护胆囊黏膜不受胆汁侵蚀;润滑胆囊黏膜,以利胆汁的排出。

一、胆道疾病的特殊检查及护理

(一)影像学检查

1. B超检查 在胆囊结石、胆囊炎、胆道肿瘤、胆道蛔虫病、胆道畸形及黄疸的鉴别诊断中有重要的价值,是诊断胆道疾病的首选方法。检查胆囊时,需空腹8 h以上,前一天晚餐宜进清淡素食。由于进食后胆囊排空及肠积气影响观察,故检查前12 h禁食,4 h禁水。

2. 放射学检查

(1)术中及术后胆道造影:胆道手术时,可经胆囊管插管至胆总管做胆道造影。术后拔除T管前,应常规行T管造影。检查胆道有无残余结石、狭窄、异物,了解胆总管下端或胆肠吻合口通畅与否。

(2)经皮肝穿刺胆管造影(PTC):在X线透视或B超引导下,利用特制穿刺针经皮肤、肝穿刺将造影剂直接注入肝内胆管,显示整个胆道系统,该法为有创检查,有发生胆瘘、出血、胆道感染等并发症的可能,已不常使用。

(3)内镜逆行胰胆管造影(ERCP):在纤维十二指肠镜直视下通过十二指肠乳头将导管插入胆管或胰管内进行造影的方法。可诊断胆道及胰腺疾病,取活体组织,收集十二指肠液、胆汁和胰液做理化及细胞学检查,取出结石等。但急性胰腺炎、碘过敏者禁忌做此检查。患者于造影后 2 h 方可进食,造影过程中发现特殊情况者,应留观并做相应处理。由于该方法可能诱发急性胰腺炎和胆管炎等并发症,故造影后 1~3 h 及第二日晨各检测血清淀粉酶 1 次,并观察体温,若有异常应及时处理。可遵医嘱预防性应用抗生素。

(4)电子计算机体层扫描(CT)、磁共振成像(MRI):能清晰地显示肝、胆、胰的形态和结构,以及其内结石、肿瘤或梗阻的情况。属于无创伤、准确性较高的检查。主要用于 B 超诊断不清,疑有肿瘤的患者。

(二)其他检查

纤维胆道镜检查用于协助诊断和治疗胆道疾病,了解胆道有无狭窄、畸形、肿瘤、蛔虫等。

1. 术中胆道镜(IOC) 术中经胆总管切口直接放入纤维胆道镜进行检查和治疗。检查顺序为先肝内胆管,后肝外胆管。

2. 术后胆道镜(POC) 适用于胆道术后疑有残余结石、蛔虫、狭窄、肿瘤等,但严重心功能不全、严重胆道感染、有出血倾向者禁忌做此检查。

二、胆囊结石及胆囊炎

教学案例 17-4-1

患者于两年前开始无明显诱因出现右上腹痛,呈持续性胀痛,放射至右肩部,伴恶心、呕吐,两年来症状反复发作,曾多次于当地医院查 CT、B 超,提示胆石症,进行抗炎治疗后缓解,未进一步治疗。三天前再次出现进食后右上腹胀痛,伴恶心、呕吐,呕吐物为胃内容物,无畏寒、发热,来院急诊就诊,查 B 超提示胆囊结石及胆囊炎。急诊以"慢性胆囊炎急性发作,胆囊结石"收住入院。

请问:(1)该患者目前存在的护理诊断/问题有哪些?
(2)如患者行手术治疗,请制订患者术后护理措施。

【概述】

胆囊结石及胆囊炎,是临床常见病、多发病。主要见于成年人,女性发病率高于男性。结石阻塞胆囊管,造成胆囊内胆汁滞留,继发细菌感染而引起胆囊的急性炎症。胆石症常促发胆囊炎,胆囊炎又可诱发胆石症,两者关系密切,常为并发。

按结石的成分可分为胆固醇结石、胆色素结石和混合型结石。随着生活水平的改善,发生于胆囊的结石主要为胆固醇结石。

【护理评估】

(一)健康史

(1)一般资料:中年妇女,尤其是肥胖与多次妊娠者发病率较高。

(2)评估患者是否有持续劳累、精神压力大等情况,如胆道舒缩功能失常导致胆汁淤积而有助于胆囊结石的形成。

(3)评估患者是否常有胆道感染、胆道狭窄或多次胆囊手术的病史。

(4)糖尿病患者易并发胆囊结石。

(二)身体状况

身体状况可因结石的大小、部位、性质,有无梗阻、感染等而不同。仅在体检、手术时发现的结石,称为静止性胆囊结石。单纯性胆囊结石,无梗阻和感染时,常无临床症状或仅有轻微的消化系统症状。当结石嵌顿时,可出现下列症状和体征。

1. 腹痛 常发生于进油腻饮食后,由于胆囊收缩,结石嵌顿于胆囊颈部,胆汁排空受阻,胆囊内压力增高,胆囊强力收缩而出现右上腹部突发剧烈绞痛,即胆绞痛。疼痛为阵发性,可向右肩胛部或背部放射,伴有恶心、呕吐和发热。患者右上腹部有压痛和肌紧张,有时可在右上腹部触及肿大而有触痛的胆囊,称为 Murphy 征阳性。若胆囊穿孔,疼痛程度加重,右上腹部肌紧张范围扩大,有明显压痛、反跳痛。

2. 消化道症状 常伴恶心、呕吐、食欲不振、腹胀、腹部不适等非特异性消化道症状。

3. Mirizzi 综合征 较大结石长时间嵌顿和压迫胆囊壶腹部或颈部,尤其当胆囊管与肝总管平行时,可引起肝总管狭窄或胆囊胆管瘘,表现为反复发作的胆囊炎、胆管炎及梗阻性黄疸。

4. 中毒症状 随着胆囊炎症反应程度的变化,患者表现出不同程度的体温升高、脉搏细速等感染征象,严重者可出现感染性中毒症状。

(三)辅助检查

1. B 超 B 超是首选方法,对胆囊结石诊断准确率达 95% 以上,结石呈强回声,伴明显声影,随体位而移动。

2. 胆囊造影 胆囊造影是诊断胆囊疾病的常用方法。

3. CT 和 MRI 检查 因费用较高,不常用。

4. 实验室检查 合并感染时常见白细胞计数和中性粒细胞比例升高,部分患者可有肝功能轻度异常。

(四)治疗要点

1. 非手术治疗 适用于病情较轻的急性胆囊炎、胆石症患者或伴严重心血管疾病不能耐受手术者。治疗方法包括:禁食、胃肠减压、补液、记录出入液量;控制感染,解痉止痛。

2. 手术治疗

(1)胆囊切除术:适用于以下患者。①发病在 48~72 h 以内者;②经非手术治疗无效且病情发展者;③伴急性并发症(如胆囊坏疽或穿孔、弥漫性腹膜炎、急性化脓性胆管炎、急性坏死性胰腺炎等)的患者。手术方法有开腹胆囊摘除术和腹腔镜胆囊摘除术,其中腹腔镜胆囊摘除术已经非常成熟,且有创伤小、恢复快的特点,是首选的手术方法。

(2)胆囊造口术:适用于极少数高危不能耐受较长时间手术或局部炎症水肿、粘连严重者。胆囊造口可达到减压引流的目的。此类患者需待 3 个月后病情稳定时再行胆囊切除术。

【常见护理诊断/问题】

(1)焦虑 与疾病反复发作,担心手术安全和预后有关。

(2)疼痛 与结石局部刺激、感染、手术创伤有关。

(3)营养失调:低于机体需要量 与摄入不足、消耗增加、吸收障碍有关。

(4)知识缺乏:缺乏与胆石症诊疗和康复护理相关的知识。

【预期目标】

(1)疼痛减轻。

(2)患者体液维持在正常范围。

(3)情绪稳定,自述焦虑减轻。

(4)营养状况得到改善。

(5)并发症得到及时发现和处理。

【护理措施】

(一)术前护理

1. 体位 急性发作期注意卧床休息,根据病情选择舒适体位。如有腹膜炎,宜取半卧位。

2. 饮食 胆石症患者对脂肪消化能力低,且可能有肝功能损害,故应给予高蛋白、高碳水化合物、高维生素、低脂的普通饮食或半流质饮食。

3. 病情观察 密切观察患者的生命体征,注意黄疸及腹膜刺激征的变化;及时了解实验室检查的结果;准确记录 24 h 出入液量。

4. 控制感染 遵医嘱使用抗生素,如甲硝唑等。

5. 对症处理 遵医嘱给予解痉、镇静和止痛药物,常用哌替啶 50 mg、阿托品 0.5 mg 肌内注射,切勿使用吗啡。

(二)术后护理

1. 体位 患者回病房后按麻醉要求采取合适的体位,待生命体征平稳后取半卧位。

2. 饮食 单纯胆囊摘除术后,待麻醉清醒后即可进流质饮食,饮食中限制脂肪的摄入。

3. 病情观察 观察生命体征,尤其是心率和心律的变化;观察记录有无切口出血和胆汁渗出的情况。若有体温升高和严重腹痛,可能为胆汁渗漏引起的胆汁性腹膜炎,需立即报告医生处理。

4. 预防感染 遵医嘱术后给予抗生素。

三、胆管结石及急性胆管炎

教学案例 17-4-2

患者,男,41岁,在家务农,反复右上腹疼痛 5 余年,因症状加重伴皮肤、巩膜黄染和畏寒、寒战、发热 2 天入院。体格检查:体温 39.5 ℃,脉搏 122 次/分,血压 125/85 mmHg。右上腹压痛、肌紧张。实验室检查:白细胞 15.5×10^9/L,中性粒细胞 0.85。血清总胆红素 132 μmol/L,谷丙转氨酶 175 U/L。B 超提示肝外胆管扩张,内有强光团伴声影。诊断为胆总管结石合并感染。入院后在全麻下行胆总管切开取石、T 管引流术。术后由手术室送回病房,生命体征平稳,现为术后第 2 天,继续留置 T 管引流。

请问:(1)目前该患者的护理诊断/问题有哪些?
(2)请为患者制订术后护理计划。

【概述】

胆管结石按照结石发生的部位又分为肝内胆管结石和肝外胆管结石,胆管结石的成分以胆色素结石和混合型结石为主。临床表现取决于有无感染和梗阻。

【护理评估】

(一)健康史

1. 一般资料 年龄、性别、出生地、居住地、饮食习惯、营养状况、工作环境、劳动强度、妊娠史等。

2. 既往史 有无反酸、嗳气、饭后饱胀、厌油腻食物或因此而引起腹痛发作史;有无呕吐蛔虫或粪便排出蛔虫史;既往有无类似发作史,有无胆石症、胆囊炎和黄疸病史。

3. 家族史 家族中有无类似疾病史。

4. 急性梗阻性化脓性胆管炎(AOSC) 患者大多数有胆道感染、胆道狭窄或多次胆囊手术的病史,部分患者有持续劳累、精神压力大等情况,PTC、ERCP 等检查或介入治疗亦可诱发胆道感染。

(二)身体状况

1. 单纯性肝内胆管结石 患者常无任何症状或有肝区和患侧胸背部持续性胀痛,同时伴有非特异性消化道症状,如上腹胀痛不适、呃逆、嗳气等。

2. 肝外胆管结石和胆管炎 典型症状:腹痛,寒战、高热和黄疸,称为 Charcot 三联征。①腹痛:位于剑突下或右上腹部,呈阵发性、刀割样绞痛,或持续性疼痛伴阵发性加剧。疼痛向右后肩背部放射,伴有恶心、呕吐。②寒战、高热:剧烈腹痛后出现寒战、高热,体温可高达 39~40 ℃,呈弛张热,是梗阻胆管继发感染后,脓性胆汁和细菌逆流随肝静脉扩散所致。③黄疸:结石堵塞胆管后,胆红素逆流入血,患者出现黄疸。黄疸的轻重程度与梗阻的轻重程度、是否继发感染及阻

重难点:
Charcot 三联征。

塞的结石是否松动有关,故临床上黄疸多呈间歇性和波动性变化。

3. 急性梗阻性化脓性胆管炎 这是在胆道梗阻的基础上并发急性化脓性细菌感染,急性胆管炎和急性梗阻性化脓性胆管炎是同一疾病的不同发展阶段。临床表现除具有一般胆道感染的Charcot 三联征外,还有感染性休克、中枢神经系统受抑制的表现,故常称为 Reynolds 五联征。

4. 并发症 胆管结石除并发感染外,还易并发胆源性肝脓肿、胆管支气管瘘;感染反复发作可导致胆汁性肝硬化、门静脉高压症等,甚至并发肝胆管癌。

（三）辅助检查

1. B 超检查 B 超检查作为首选诊断方法,对胆管末端疾病诊断准确率达 70% 以上,对肝内胆管结石诊断准确率达 60% 以上。

2. PTC、ERCP 可进一步掌握病变情况,但一般不作为常规检查。

3. 实验室检查 血清胆红素升高,其中直接胆红素明显升高,白细胞计数升高,尿胆红素阳性,尿胆原降低或消失。

（四）治疗原则

1. 非手术治疗

（1）一般治疗：胆管结石并发感染症状较轻时,禁食、胃肠减压、补液、记录出入液量、控制感染、解痉止痛。待症状控制后再择期手术治疗。

（2）取石、溶石：术后胆管内残留结石者,可经 T 管窦道插入纤维胆道镜以取石。对于难以取净的结石,可经 T 管灌注溶石药物。

（3）中西医结合疗法：应用消炎利胆类中药、针灸等治疗。

2. 手术治疗 手术治疗为胆管结石主要的治疗方法,常用手术方法：①胆总管探查或切开取石、T 管引流术；②胆总管空肠 Roux-en-Y 吻合术；③Oddi 括约肌成形术；④经内镜 Oddi 括约肌切开取石术。

3. 急性梗阻性化脓性胆管炎 紧急手术抢救患者生命,迅速解除胆道梗阻并置管引流,达到有效减压和减轻感染的目的。通常采用胆总管切开减压、T 管引流术。亦可经非手术置管减压引流,方法包括胆囊穿刺置管术、PTCD 和经内镜鼻胆管引流术（ENBD）等。

【常见护理诊断/问题】

(1)疼痛 与胆道结石、胆道梗阻所致胆汁流出不畅及 Oddi 括约肌痉挛、胆道感染等有关。

(2)体温过高 与胆道感染、炎症反应有关。

(3)体液不足 与 T 管引流、感染性休克有关。

(4)营养失调：低于机体需要量 与发热、恶心、呕吐、食欲不振、感染、手术创伤等有关。

(5)皮肤完整性受损 与皮肤瘙痒、引流液刺激等有关。

(6)焦虑/恐惧 与胆道疾病反复发作、担心预后等有关。

(7)潜在并发症：黄疸、胆道出血、胆瘘。

【预期目标】

(1)疼痛减轻。

(2)体温恢复正常。

(3)患者体液维持在正常范围。

(4)营养状况得到改善。

(5)皮肤黏膜无破损和感染。

(6)情绪稳定,自述焦虑减轻。

(7)并发症得到及时发现和处理或无并发症发生。

【护理措施】

（一）术前护理

1. 病情观察 密切观察患者病情变化,若出现寒战、高热、腹痛加重、腹痛范围扩大等,应考

重难点：
Reynolds 五联征。

虑病情加重,要及时报告医生,积极进行处理。

2. 对症护理

(1)疼痛护理:针对患者疼痛的部位、性质、程度、诱因、缓解和加重的因素,有针对性地采取措施缓解疼痛。先用非药物缓解疼痛的方法止痛,必要时遵医嘱应用镇痛药物,并评估其效果。

(2)皮肤护理:密切观察血清胆红素浓度,发现问题及时报告医生,并遵医嘱肌内注射维生素K_1。将患者指甲剪短,防止因黄疸导致皮肤瘙痒时抓破皮肤。以温水擦洗皮肤,保持清洁。

3. 改善和维持营养状态 入院后即准备手术者应禁食、休息,并积极补充液体和电解质,以维持水、电解质和酸碱平衡。非手术治疗者根据病情再决定饮食种类,给予高蛋白、高碳水化合物、高维生素、低脂的普通饮食或半流质饮食。不能经口饮食或进食不足者,可经胃肠外营养途径补充足够的热量、氨基酸、维生素、电解质,以维持患者的营养状态。

4. 并发症的预防 拟行胆肠吻合术者,术前3天口服卡那霉素、灭滴灵等,术前1天晚行清洁灌肠;观察药物疗效及副作用;肌内注射维生素K_1 10 mg,2次/天,纠正凝血机制障碍。

5. 心理护理 耐心倾听患者及家属的诉说;观察了解患者及家属对手术的心理反应,有无烦躁不安、焦虑、恐惧的心理;根据具体情况给予详细解释,说明手术的重要性、疾病的转归,以消除其顾虑,积极配合手术。

(二)术后护理

1. 病情观察

(1)生命体征:尤其是心率和心律的变化。术后患者意识恢复慢时,注意有无因肝功能损害、低血糖、脑缺氧、休克等所致的意识障碍。

(2)观察引流情况:观察记录有无出血和胆汁渗出,包括量、速度、性状。若有体温升高和严重腹痛,可能为胆汁渗漏引起的胆汁性腹膜炎,须立即报告医生处理。

(3)黄疸的情况:观察和记录大便的颜色,检测胆红素的含量,了解胆汁是否流入十二指肠。若黄疸加重,可能有胆汁引流不畅。

2. T管引流的护理 胆总管探查或切开取石术后,在胆总管切开处放置T管引流,一端通向肝管,一端通向十二指肠,由腹壁戳口穿出体外,接引流袋。主要目的:①引流胆汁;②引流残余结石;③支撑胆道。

(1)T管妥善固定:T管接引流袋后,用胶布固定于腹壁皮肤上,防止管道脱落。

(2)保持T管有效引流:①平卧位时引流管高度应低于腋中线,站立或活动时应低于腹部切口,防止引流液逆流。②T管不可受压、扭曲、折叠,应经常挤捏。③定时更换体位,防止引流管斜面紧贴组织造成引流不畅。④血块及小结石堵塞管腔时,应反复挤压引流管或用等渗盐水缓慢低压冲洗。

(3)观察并记录引流液的色、量、性状:正常成人每天胆汁分泌量为600~1000 mL,呈黄色、稠厚无渣。术后24 h内引流量为300~500 mL,恢复饮食后可达到600~700 mL/天,以后逐渐减少至约200 mL/天。术后1~2天胆汁颜色呈混浊的淡红色或淡黄色,以后逐渐加深,呈黄色。

(4)严格执行无菌操作,预防感染:①按无菌操作更换引流袋。②在改变体位或活动时注意引流管的水平高度,不要超过腹部切口高度,防止引流液反流。③遵医嘱预防性使用抗生素。④保护引流管口周围皮肤:每天用75%乙醇或0.5%碘伏消毒,T管周围垫以无菌纱布,局部涂氧化锌软膏或皮肤保护膜,防止胆汁浸渍皮肤引起破溃或感染,保持敷料清洁、干燥,如有渗液,及时更换敷料。

(5)拔管:①拔管指征:术后2周,患者无腹痛、发热,黄疸消退,血象、血清胆红素正常;胆汁引流量减少,少于200 mL/天,颜色清亮;胆道造影显示胆管通畅,或胆道镜证实胆管无狭窄、结石、异物;夹管试验阴性(饭前、饭后各夹管1 h,逐渐增加到全天夹管1~2天,无不适主诉)。同时满足以上4个条件,可考虑拔管。②拔管方法:拔管前先行T管造影,如显示通畅,再开放引流2~3天,使造影剂完全排出。继续夹管2~3天,仍无症状后给予拔管。③拔管后护理:拔管后局部伤口用凡士林纱布堵塞,1~2天会自行封闭。拔管1周内,观察患者体温、有无黄疸及腹部症状,应警惕胆汁性腹膜炎的发生。

3. 并发症的观察和预防

(1)出血:观察患者出血量,若出血大于 100 mL/h,持续 3 h 以上,或患者有血压下降、脉细速、面色苍白等休克征象,应立即与医生联系,并立即配合医生进行抢救。

(2)胆瘘:若患者切口处有黄绿色胆汁样引流物,量在 50 mL/h 以上者,应疑有胆瘘,立即与医生联系协助处理。长期大量胆瘘者,遵医嘱及时补充水和电解质,以维持平衡。长期胆汁丢失将影响脂肪消化、吸收,可引起营养障碍和脂溶性维生素缺乏,应补充热量和维生素。能进食者,鼓励进低脂、高蛋白、高维生素饮食,少量多餐。

4. 稳定情绪 鼓励患者保持乐观情绪,正确对待疾病和预后,心理上给予开导,生活上给予关心照顾,尽量满足其要求,鼓励其主动配合治疗,提高生活质量。

【护理评价】

(1)患者对疼痛的缓解是否满意,有无疼痛的症状和体征。

(2)体温是否恢复正常。

(3)水、电解质紊乱和酸碱平衡失调是否得到纠正。

(4)营养状况是否改善,体重是否增加或得到控制。

(5)切口和引流管口有无感染,患者血象是否正常。

(6)患者心态是否平稳,患者能否配合治疗和护理。

(7)并发症是否得到预防、及时发现和处理。

【健康教育】

(1)指导患者选择低脂、高碳水化合物、高蛋白、高维生素、易消化的饮食,忌油腻食物及饱餐。

(2)非手术治疗的患者,应遵医嘱坚持治疗,按时服药,定期复查。若出现腹痛、黄疸、发热、厌油腻等症状时,应立即到医院就诊。

(3)向带 T 管出院的患者解释 T 管的重要性,告知出院后的注意事项。

四、胆道蛔虫病

胆道蛔虫病是由各种原因引起的肠道蛔虫运动活跃,并钻入胆道而出现的急性上腹痛或胆道感染,是肠道蛔虫病中最严重的一种并发症。多见于 6~8 岁学龄儿童。

蛔虫成虫寄生于小肠中下段,当人体全身或消化道功能紊乱,如高热、腹泻、饥饿、胃酸度低、饮食不节、驱虫不当、手术刺激等时,均可激惹虫体异常活动,上窜进入胆道;蛔虫喜碱厌酸、有钻孔习性,在胆管炎、结石及括约肌松弛等时更易引起成虫钻胆。蛔虫进入胆道后,其机械刺激引起括约肌强烈痉挛收缩,出现胆绞痛。进入胆道的蛔虫死亡后,其尸体碎片、角皮、虫卵将成为以后结石的核心。蛔虫经胆囊管钻入胆囊,可引起胆囊穿孔。虫体带入的肠道细菌可导致胆道感染,严重者可引起急性梗阻性化脓性胆管炎、肝脓肿等。

【护理评估】

(一)健康史

了解患者的年龄、性别,有无呕虫、便虫史,了解患者生活环境的卫生状况。

(二)身体状况

1. 症状 突然发作的剑突下钻顶样剧烈腹部绞痛,可向右肩背部放射。腹痛多为阵发性、间歇发作,持续时间长短不一,疼痛过后,可如常人安静或戏耍,或精神萎靡。恶心、呕吐常有发生,多在绞痛时相伴发生,吐出物中可含胆汁或蛔虫。当合并肝脓肿、急性胰腺炎、胆道穿孔或急性梗阻性化脓性胆管炎时出现相应的症状。

2. 体征 症状重、体征少而轻微是本病的特点。胆绞痛发作时腹软或仅上腹有深在轻微压痛,无肌紧张。体温多不增高。晚期如出现肝、胆化脓性感染或腹膜炎,可有腹膜刺激征。可触及肿大而有压痛的肝脏、胆囊等。由于胆道蛔虫堵塞或胆石并存、肝脏中毒性损害,可有不同程度的黄疸。

(三)辅助检查

1. 实验室检查 早期白细胞计数及中性粒细胞比例正常或轻度升高,当出现合并症时则显著增高,嗜酸性粒细胞多增高。呕吐物、十二指肠引流液、胆汁或粪便中可查见蛔虫虫卵。合并胰腺炎时,血、尿淀粉酶可升高。败血症时,血培养可为阳性。

2. 影像学检查 B超是首选的检查方法,可显示胆管内蛔虫的影像。

(四)治疗要点

大多数患者经非手术治疗可治愈或缓解症状,仅在出现严重并发症时才考虑手术治疗。

1. 非手术治疗

(1)解痉止痛:常用药物有阿托品、654-2肌内注射或静脉注射,可解除平滑肌痉挛所引起的绞痛。绞痛剧烈,在诊断明确时可配合应用杜冷丁、异丙嗪、苯巴比妥等,也可采用针刺止痛。

(2)利胆驱虫:可口服食醋、驱虫药、利胆排虫中药和33%硫酸镁等,也可用氧气驱虫。

(3)控制感染:病初可暂不用抗生素,如并发胆道感染则使用抗生素。

(4)经纤维十二指肠镜,置入圈套器将蛔虫体套住后取出,对嵌顿在十二指肠乳头或钻入胆总管内的蛔虫均可取出。

2. 手术治疗 基本手术方式为胆总管探查,取净肝内、外胆管中蛔虫或结石,引流胆管,以减轻中毒症状。

【护理问题】

(1)急性疼痛 与蛔虫刺激致Oddi括约肌痉挛有关。

(2)知识缺乏:缺乏饮食卫生保健知识。

【护理措施】

术前、术后护理参见胆囊结石、胆管结石患者的护理。

【健康教育】

1. 养成良好的卫生习惯 饭前便后洗手,不喝生水,蔬菜要洗净煮熟。

2. 正确服用驱虫药 驱虫药应于清晨空腹或晚上睡前服用,服药后注意观察大便中是否有蛔虫排出。

案例分析 17-4-1

(1)该患者的目前存在的护理诊断/问题:

①焦虑 与疾病反复发作,担心手术安全和预后有关。

②疼痛 与结石局部刺激、感染、手术创伤有关。

③营养失调:低于机体需要量 与摄入不足、消耗增加、吸收障碍有关。

④知识缺乏:缺乏与胆石症诊疗与康复护理相关的知识。

(2)患者行手术治疗后护理措施:①体位:患者回病房后按麻醉要求采取合适的体位,待生命体征平稳后取半卧位。②饮食:单纯胆囊摘除术后,待麻醉清醒后即可进食流质饮食,饮食中限制脂肪的摄入。③病情观察:观察生命体征,尤其是心率和心律的变化;观察记录有无切口出血和胆汁渗出的情况。若有体温升高和严重腹痛,可能为胆汁渗漏引起的胆汁性腹膜炎,需立即报告医生处理。④预防感染:遵医嘱术后给予抗生素。

案例分析 17-4-2

(1)护理诊断/问题：
①疼痛　与胆道结石、胆道梗阻所致胆汁流出不畅及Oddi括约肌痉挛、胆道感染等有关。
②体温过高　与胆道感染、炎症反应有关。
③皮肤完整性受损　与皮肤瘙痒、引流液刺激等有关。
④焦虑/恐惧　与胆道疾病反复发作、担心预后等有关。
⑤潜在并发症：黄疸、胆道出血、胆瘘。
(2)术后护理计划：该患者术后主要要注意病情观察和引流管护理的情况。

（范学科　刚海菊）

任务17-5　胰腺疾病患者的护理

【课程目标】

1.知识目标

(1)掌握急性胰腺炎、胰腺癌的概念；急性胰腺炎患者的护理评估、护理诊断、护理措施和健康教育。

(2)熟悉急性胰腺炎和胰腺癌的病因、辅助检查要点及处理原则。

(3)了解急性胰腺炎的病理生理。

2.能力目标

能运用护理程序为急性胰腺炎及胰腺癌患者提供护理。

3.素质目标

(1)在护理过程中，具备基本的护理礼仪规范。

(2)具备良好的护患沟通能力。

(3)在护理过程中，具备爱伤观念，减轻患者的痛苦。

【预习目标】

(1)项目5任务17中的知识链接，理解胰腺和肝脏、胆囊的解剖关系，胰腺疾病和胆道系统疾病的相互影响。

(2)项目1任务5中"围手术期患者的护理"，腹部手术的手术前、后胃肠道护理。

(3)通读本项目本任务的全部内容，重点注意并找到课程目标中要求掌握的全部知识点。

知识链接

胰腺的解剖生理

胰腺是人体第二大腺体，位于左上腹部，属于腹膜后器官，斜向左上方紧贴于第1~2腰椎体前。正常人胰腺重82~117 g，分头、颈、体、尾四部。其中胰头较为膨大，被十二指肠包绕。胰管是胰腺的输出管道，直径为2~3 mm，约85%的人胰管和胆总管共同开口于十二指肠乳头，十二指肠乳头内有Oddi括约肌控制。此共同通道或开口是胰腺疾病和胆道疾病相互关联的解剖学基础。

胰腺具有外分泌和内分泌功能。胰腺外分泌产生胰液，正常每天分泌量为750~1500 mL，主要成分为水、碳酸氢钠和胰酶。胰酶主要包括胰淀粉酶、胰蛋白酶和胰脂肪酶，参与食物消化。胰腺的内分泌来源于胰岛内的多种细胞，其中以B细胞最多，分泌胰岛素，其次为A细胞，分泌胰高血糖素。当胰腺发生疾病时，既可影响其外分泌功能又可影响内分泌功能。

一、急性胰腺炎患者的护理

教学案例 17-5-1

王先生,男,45岁,因"饮酒后上腹部疼痛,呕吐10 h"急诊入院。昨日与朋友聚餐饮酒后2 h即发生上腹部疼痛并逐渐加重,疼痛呈持续性,向腰背部放射,呕吐频繁,呕吐后腹痛无缓解。既往有胆石症病史。查体:体温39 ℃,脉搏120次/分,呼吸24次/分,血压90/60 mmHg,急性病容,侧卧卷曲位,皮肤、巩膜无黄染。腹膨隆,腹胀明显,上腹部压痛伴轻度肌紧张,肠鸣音减弱。实验室检查:血红蛋白120 g/L,白细胞22×10^9/L,血小板110×10^9/L,血清淀粉酶2580 U/L。

请问:(1)该患者的医疗诊断和诊断依据是什么?

(2)该患者目前存在哪些护理诊断/问题?

【概述】

急性胰腺炎是指胰腺分泌的消化酶被激活后对自身器官产生消化所引起的一种化学性炎症,是常见的急腹症之一。

重难点:
急性胰腺炎。

(一)病因

急性胰腺炎的病因比较复杂,目前认为与下列因素密切相关:①胆道疾病是国内胰腺炎最常见的病因。由于胆道疾病所引起的急性胰腺炎称为胆源性胰腺炎。②饮食不当:大量饮酒和暴饮暴食可促使胰液过度分泌,还可引起十二指肠乳头水肿和Oddi括约肌痉挛,阻碍胰液、胆汁引流。此外,乙醇还能直接损害胰腺腺泡细胞。③十二指肠液反流:当十二指肠内压力增高时,十二指肠液可向胰管内逆流,其中的肠激酶等物质可激活胰液中的酶类,从而导致急性胰腺炎。④手术与创伤:上腹部损伤或手术可直接或间接损害胰腺组织,如内镜逆行胰胆管造影和内镜经Vater壶腹胆管取石术等。⑤其他因素:特异性感染性疾病,如腮腺炎病毒、肝炎病毒、伤寒杆菌等感染可能累及到胰腺。其他某些药物、高脂血症、妊娠等亦可引起急性胰腺炎。有少数患者最终找不到明确病因,被称为特发性急性胰腺炎。

(二)病理

急性胰腺炎分单纯型(水肿型)和出血坏死型(重症)胰腺炎两种。

1. 水肿型胰腺炎 正常情况下,胰液中的胰酶原不具有活性,须在十二指肠内被激活后方有消化功能。当胰液中的胰酶原被激活而消化胰腺自身组织时,胰腺发生充血、水肿和急性炎症反应,称为水肿型胰腺炎。

2. 出血坏死型胰腺炎 若病变进一步发展,或发病初期即有胰腺细胞的大量破坏,多种胰酶原被激活,导致胰腺及其周围组织的广泛出血和坏死,则形成出血坏死型胰腺炎。此时,胰腺除了水肿外,被膜下有出血斑或血肿;腹膜后或腹腔内有血性腹腔积液;大小网膜、肠系膜、腹膜后脂肪组织发生坏死、溶解,并与钙离子结合形成皂化斑;浆膜下多处出血或血肿形成,甚至胃肠道也发生充血水肿等改变。

大量胰酶被腹膜吸收入血液,使血清淀粉酶和脂肪酶升高,并可通过激活体内多种活性物质的作用,导致多器官功能受损。坏死胰腺以局部纤维化而痊愈或转为慢性胰腺炎。晚期坏死组织合并感染,可形成胰腺脓肿。

【护理评估】

(一)健康史

评估有无胆道疾病或慢性胰腺炎病史;有无腹部手术或创伤史;患者的饮食习惯,有无嗜油腻食物、饮酒或酗酒;发病前有无暴饮暴食。

(二)身体状况

1. 症状

(1)腹痛:急性胰腺炎最主要的症状,常于饱餐后或饮酒后突然发作,呈持续性、刀割样剧痛,位于上腹正中或偏左,放射至腰背部。病变累及全胰时,疼痛范围较宽并呈束带状向腰背部放射。

(2)恶心、呕吐、腹胀:与腹痛同时存在。呕吐初为反射性,呕吐物为胃、十二指肠内容物,后因肠管浸泡在含有大量胰液、坏死组织和毒素的血性腹腔积液中而发生肠麻痹,可出现持续性呕吐,腹胀也随之加剧。呕吐后腹痛不缓解为其特点。

(3)其他:患者由于呕吐和胰周渗出,引起不同程度的脱水、代谢性酸中毒及低钙血症;水肿型胰腺炎常伴中度发热,出血坏死型胰腺炎可出现高热;部分患者可出现轻度黄疸,常提示胆道有梗阻;重症胰腺炎患者可能合并休克和MODS。

2.体征

(1)水肿型胰腺炎:腹部压痛局限于中上腹部,常无明显腹肌紧张。

(2)出血坏死型胰腺炎:腹部膨隆,严重者在腰部、季肋部和腹部皮肤出现大片青紫色淤斑(Gery-Turner征)或脐周围皮肤出现蓝色改变(Cullen征);腹部压痛明显,并有反跳痛和肌紧张;移动性浊音阳性;肠鸣音减弱或消失。出现急性呼吸窘迫综合征时,可出现呼吸增快、呼吸音减弱、发绀等表现。

(三)心理-社会状况

由于本病发病急、症状重,特别是重症胰腺炎患者病情凶险、病程长、治疗期间病情反复、治疗费用高,常使患者及其家属产生焦虑、恐惧、失望等不良情绪。

(四)辅助检查

1.实验室检查

(1)血清淀粉酶:在发病早期即可升高,可用于早期急性胰腺炎的诊断,达到500 U/L(苏氏法)或128 U/L(温氏法),即提示本病。淀粉酶值越高,诊断的准确率越高,但淀粉酶值的高低与病变的严重程度并不一定成正比。

(2)尿淀粉酶:在发病后期才升高,可用于晚期急性胰腺炎的诊断,超过1000 U/L(苏氏法)或256 U/L(温氏法),即提示本病。

(3)血生化检查 血钙降低、血糖升高及血气分析指标异常等。其中血钙最能反映病情的严重性和预后;血钙低于2.0 mmol/L,常提示为重症胰腺炎。

2.影像学检查

(1)B超:首选的影像学检查方法,可发现胰腺肿胀;还可显示是否合并胆道结石和腹腔积液。

(2)腹部X线平片:可见横结肠、十二指肠充气扩张,左侧膈肌升高,左侧有胸腔积液。

(3)腹部CT检查:对急性胰腺炎有重要诊断意义。可见胰腺弥漫性肿大,密度不均匀,边界模糊,胰周脂肪间隙消失。若在此基础上出现质地不均、液化、蜂窝状低密度区,则提示胰腺出血坏死。

3.腹腔穿刺检查 穿刺液外观呈血性混浊,可见脂肪小滴,并发感染时呈脓性。穿刺液做淀粉酶测定,若明显高于血清淀粉酶水平,表示胰腺炎严重。

(五)治疗要点

急性胰腺炎尚无继发感染者均首先采用非手术治疗。急性出血坏死型胰腺炎继发感染者需手术治疗。

1.非手术治疗 目的是减少胰液分泌,防止感染及MODS(多器官功能障碍综合征)发生。

(1)禁食与胃肠减压:可减少胰酶和胰液分泌,使胰腺得到休息,还可减轻恶心、呕吐和腹胀。

(2)补液、抗休克治疗:静脉输液,纠正酸中毒,改善微循环,预防和治疗休克。

(3)营养支持:视病情和胃肠道功能给予肠内、肠外营养支持。当血清淀粉酶恢复正常,症状、体征消失后可恢复进食。

(4)抑制胰腺外分泌:抑肽酶有抑制胰蛋白酶合成作用;生长抑素能有效抑制胰腺的外分泌功能,可用于病情较为严重的患者。H_2受体阻滞剂,如西咪替丁,可间接抑制胰腺分泌。

(5)镇痛解痉:对腹痛较重的患者给予哌替啶等止痛药物,同时需给予阿托品或山莨菪碱等解痉药。禁止使用吗啡,以免引起 Oddi 括约肌痉挛。

(6)抗生素治疗:急性胰腺炎易合并感染,故一经诊断即应立即使用广谱抗菌药物预防和控制感染。

(7)防治 MODS:注意防止休克、呼吸功能衰竭和急性肾功能衰竭的发生。

2. 手术治疗 主要适用于胰腺坏死继发感染、虽经非手术治疗而临床症状继续恶化及胆源性胰腺炎者。手术方法有清除胰腺及胰周坏死组织或规则性胰腺切除,并做腹腔灌洗引流。胆源性胰腺炎,应同时解除胆道梗阻,畅通引流。胃造瘘可引流胃液,减少胃液对胰腺的刺激,从而减少胰腺分泌。空肠造瘘者可待肠道功能恢复后给予肠内营养。

【常见护理诊断/问题】

(1)急性疼痛 与胰腺及其周围组织炎症、胆道梗阻有关。

(2)有体液不足的危险 与炎症渗出、出血、呕吐、禁食等有关。

(3)营养失调:低于机体需要量 与呕吐、禁食、胃肠减压和大量消耗有关。

(4)体温过高 与胰腺坏死、继发感染或并发胰腺脓肿有关。

(5)潜在并发症:休克、ARDS、MODS、感染、出血。

(6)焦虑、恐惧 与发病突然、病情严重、病程长有关。

【护理目标】

(1)患者自诉疼痛得到缓解或控制。

(2)患者未发生水、电解质紊乱和酸碱平衡失调,并发症得到预防或及时发现和处理。

(3)患者营养状况:未发生明显的营养不良或营养状况得到改善。

(4)患者体温得到控制。

(5)患者未发生腹腔内残余脓肿、瘘和出血等并发症。

【护理措施】

(一)非手术治疗的护理

1. 疼痛护理

(1)协助患者变换体位,使膝盖弯曲、靠近胸部以缓解疼痛。

(2)按摩背部,增加舒适感。

(3)禁食、胃肠减压,以减少对胰腺的刺激。

(4)遵医嘱给予抗胰酶药物、哌替啶和阿托品等,必要时在 4~8 h 后重复使用。

2. 维持水、电解质及酸碱平衡

(1)密切观察患者生命体征、神志、皮肤黏膜温度和色泽。

(2)准确记录 24 h 出入液量和水、电解质紊乱状况。

(3)必要时留置导尿管,记录每小时尿量。

(4)早期应迅速补充液体和电解质。根据脱水程度、年龄和心功能,调节输液速度,输全血、血浆。

(5)重症胰腺炎患者易发生低钾血症、低钙血症,应根据病情予以及时补充。

3. 维持营养供给

(1)病情较轻者,可进少量清淡、半流质饮食。

(2)病情严重者,早期应禁食、胃肠减压。向患者讲解禁食的重要性,以取得配合。

(3)禁食、胃肠减压期间可予 TPN(全胃肠外营养)支持。

(4)2~3 周后,若病情稳定,淀粉酶恢复正常,肠麻痹消除,可在给予肠外营养的同时,通过空肠造瘘管给予肠内营养(EN),以要素膳或短肽类制剂为宜。

(5)患者若无不良反应,可逐步过渡到全肠内营养和经口进食。

319

(6)开始进食少量米汤或藕粉,再逐渐增加营养素量,但应限制高脂肪膳食。

4. 降低体温

(1)高热患者给予物理降温,如冷敷、温水或乙醇擦浴,必要时给予药物降温。

(2)遵医嘱使用敏感、能透过血胰屏障的抗生素控制感染。

5. 预防并发症

(1)预防和控制休克:在病情观察过程中,若发现患者突然烦躁不安,面色苍白,四肢湿冷,脉搏细弱,血压下降,少尿、无尿时,提示已发生休克。①立即通知医生,并备好抢救物品。②给予休克体位。③注意保暖,加盖被、毛毯等,禁用热水袋。④建立两条静脉输液通道,注意调节输液速度。⑤置中心静脉导管,监测中心静脉压的变化。

(2)维持有效呼吸型态:①观察患者呼吸型态,根据病情监测血气分析;②若无休克,协助患者取半卧位,利于肺扩张;③鼻导管吸氧,3 L/min;④保持呼吸道通畅,协助患者翻身、拍背,鼓励患者呼吸,有效咳嗽、咳痰;⑤给予雾化吸入,2 次/天,20 min/次;⑥若患者出现严重呼吸困难及缺氧症状,应予气管插管或气管切开,应用呼吸机辅助呼吸。

(3)预防和治疗急性肾功能衰竭:留置导尿管,详细记录每小时尿量、尿比重及 24 h 出入液量;遵医嘱应用利尿剂或做血液透析准备。

(4)防治感染:遵医嘱给予抗生素;协助并鼓励患者定时翻身、深呼吸、有效咳嗽及排痰;做好口腔及尿道口的护理。

(5)预防应激性溃疡引起的出血:急性重症胰腺炎可使胃肠道黏膜防御能力减弱,引起应激性溃疡导致出血。应定时监测血压、脉搏;观察患者的排泄物、呕吐物和引流液的色泽。发现异常及时通知医生,遵医嘱给予止血药物和措施,并做好急诊手术止血准备。

6. 心理护理

减轻患者的焦虑、恐惧情绪,护士应为患者提供安静、舒适的环境,与患者多进行交流,耐心解答患者的问题,讲解有关疾病知识和必要的治疗、护理措施,帮助患者树立战胜疾病的信心。

(二)手术治疗的护理

1. 一般护理

(1)体位:麻醉未清醒时,根据麻醉方式给予合适的体位;麻醉作用消失,生命体征平稳后给予半卧位。

(2)饮食:术后暂禁饮食,待肠蠕动恢复,血、尿淀粉酶结果正常,无不良反应后,可给予少量清水、米汤或藕粉,再逐渐增加营养,但应限制高脂肪饮食。

2. 预防感染

(1)引流管护理:急性胰腺炎手术后常留置多根引流管,包括胃管、腹腔双套管、T 管、空肠造瘘管、胰引流管、导尿管等。护士应分清每根引流管的名称、放置部位及其作用。将引流管贴上标签后与相应引流装置正确连接牢固,防止滑脱,对昏迷患者尤其注意。防止引流管扭曲、堵塞和受压。定时更换引流瓶、袋,注意无菌操作。分别观察并记录各引流液的色、质、量。

(2)腹腔双套管灌洗引流护理:目的是冲洗脱落坏死组织、黏稠的脓液或血块。护理措施:①持续腹腔灌洗,以稀释腹腔内渗出物,可在生理盐水内加抗生素,以维持 20~30 滴/分为宜,冲洗液现配现用。②保持通畅,维持一定的负压,但吸引力不宜过大,以免损伤内脏组织和血管。若有坏死组织脱落、稠厚脓液或血块堵塞管腔,可用 20 mL 生理盐水缓慢冲洗,无法疏通时在无菌条件下更换内套管。③观察并准确记录 24 h 引流液的色、质、量:引流液开始为暗红色混浊液体,内含血块及坏死组织,2~3 天后颜色渐淡、清亮。若引流液呈血性,并有脉速和血压下降,应考虑大血管受腐蚀破裂,继发出血,应立即通知医生处理,并积极做好紧急手术的准备;若引流液含有胆汁、胰液或肠液,应考虑胆瘘、胰瘘或肠瘘的可能。④动态监测引流液的胰淀粉酶值并做细菌培养。⑤保护引流管周围皮肤:局部涂氧化锌软膏,防止胰液腐蚀。⑥拔管护理:患者体温正常并稳定 10 天左右,血白细胞计数正常,腹腔引流液少于 5 mL/天,引流液的淀粉酶值正常后可考

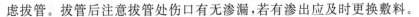

虑拔管。拔管后注意拔管处伤口有无渗漏,若有渗出应及时更换敷料。

(3)监测体温和血白细胞计数变化,根据医嘱给予抗生素,并评估效果。协助并鼓励患者多翻身、深呼吸、有效咳嗽及排痰;加强口腔和尿道口护理,预防口腔、肺部和尿路感染。由于长期、大剂量应用抗生素,易并发真菌感染,可做血、尿、痰、引流液等的真菌培养,以助诊断。患者体温高于38.5℃时,应补充适量液体,调节室温,给予物理降温等措施,如冷敷、温水或乙醇擦浴,必要时可予药物降温。出汗多时及时擦干汗液,更衣保暖。

3.预防并发症

(1)术后出血:按医嘱给予止血药物,定时监测血压、脉搏,观察患者的排泄物、呕吐物色泽。若因胰腺坏死引起胃肠道糜烂、穿孔、出血,及时清理血迹和倾倒胃肠引流液,避免不良刺激,并立即做好急诊手术止血的准备。

(2)胰腺或腹腔脓肿:急性胰腺炎患者术后2周出现发热、腹部肿块,应检查并确定有无胰腺腹腔脓肿的发生。

(3)胰瘘:可从腹壁渗出或引流管引流出无色透明的液体,合并感染时引流液可呈脓性。除注意保持负压引流通畅外,还应保护创口周围皮肤,如保持瘘口周围皮肤干燥,涂以氧化锌软膏,防止胰液对皮肤的浸润和腐蚀。

(4)肠瘘:腹部出现明显的腹膜刺激征,有含粪便的内容物流出,即可明确诊断。应注意:①保持局部引流通畅。②保持水、电解质平衡。③加强营养支持。

【护理评价】

(1)患者腹痛是否减轻,有无痛苦面容,主诉是否减少。

(2)患者水、电解质是否维持平衡,生命体征是否平稳,有无休克发生。

(3)患者营养是否得到适当补充,是否逐步恢复经口进食。

(4)患者体温是否维持在正常范围。

(5)并发症是否得到预防、及时发现和处理,康复程度如何。

【健康教育】

1.减少诱因 治疗胆道疾病、戒酒、预防感染、正确服药以预防复发。

2.休息与活动 劳逸结合,保持良好的心情,避免疲劳和情绪激动。

3.合理饮食 少量多餐,进食低脂肪饮食,忌食刺激、辛辣及油腻食物。

4.控制血糖及血脂 监测血糖及血脂,必要时使用药物控制。

5.定期复查 出现胰腺假性囊肿、胰腺脓肿、胰瘘等并发症时,及时就诊。

二、胰腺癌患者的护理

 教学案例 17-5-2

王先生,男,65岁,因"进行性皮肤、巩膜黄染1个月"入院。1个月前,患者自觉皮肤瘙痒并发现皮肤、巩膜黄染,小便为浓茶色,无腹痛、发热等。自行服用消炎利胆片,黄疸未见消退并有加重趋势,发病以来体重下降5 kg。查体:体温36.5 ℃,脉搏70次/分,呼吸18次/分,血压110/70 mmHg,腹部平软。实验室检查:CEA及CA19-9升高;B超提示胰头肿大,胰管扩张。

请问:(1)该患者的医疗诊断和诊断依据是什么?

(2)该患者目前存在哪些护理诊断/问题?

(3)在术前准备期间,采取哪些措施改善患者的营养状况?

【概述】

胰腺癌是消化系统较常见的恶性肿瘤,其中胰头部好发,约占75%,本病多发生于40~70岁的中老年人,男女发病比例为1.5∶1。本病早期诊断困难,预后差。

重难点:
胰腺癌。

发病原因尚不明确,与多种因素有关。病理学上以导管细胞腺癌最多见,导管细胞腺癌致密而坚硬,浸润性强,与周围胰腺组织无明确界限。胰腺癌转移和扩散途径主要为局部浸润和淋巴转移,也可经血行转移至肝、肺、骨等处。

【护理评估】

(一)健康史

吸烟被认为是胰腺癌的主要危险因素,喜高蛋白和高脂肪饮食及嗜酒者发生胰腺癌的概率大,糖尿病、慢性胰腺炎发生癌变的危险性较高,胰腺癌患者的亲属患胰腺癌的危险性增高。

(二)身心状况

1. 上腹部不适及隐痛 这是胰腺癌最常见的首发症状。肿瘤常致胰管或胆管梗阻,胆道内压力升高,胆管及胆囊均有不同程度的扩张,患者可自觉腹部不适及隐痛。

2. 食欲减退和消瘦 这也是胰腺癌的常见表现,患者食欲减退,且有消化、吸收不良,致体重明显减轻。

3. 梗阻性黄疸 这是胰头癌的主要症状和体征,是因肿瘤压迫胆总管所致。黄疸常持续且进行性加重。大便色泽变浅,甚至呈陶土色。皮肤黄染呈棕色或古铜色,有皮肤瘙痒症。

4. 胰头癌 常致胆囊肿大,可在右上腹扪及。梗阻性黄疸伴胆囊肿大常提示有壶腹周围肿瘤的可能。

5. 晚期胰腺癌 可出现固定的上腹肿块,有腹腔积液。进一步可有恶病质及肝、肺或骨骼转移等表现。

(三)心理-社会状况

患者有无焦虑、恐惧、悲观等心理反应;了解患者家庭经济承受能力,家属对患者的关心和支持程度。

(四)辅助检查

1. 实验室检查 血清胆红素明显升高,其中以直接胆红素升高为主。尿胆红素试验呈阳性或强阳性。血碱性磷酸酶值升高显著。患者可能有空腹血糖升高,糖耐量试验阳性率高。癌胚抗原(CEA)测定,约70%胰腺癌患者可升高,但无特异性。消化道癌相关抗原CA19-9被认为是诊断胰腺癌的指标。

2. 影像学检查 影像学检查是胰腺癌定位、定性诊断的重要手段。

(1)B超:胰腺癌首选的检查方法,胰腺癌的直接影像可见到低回声的肿瘤,间接的所见往往成为发现小胰腺癌的线索,如扩张的胰管、胆管等。

(2)CT:可以显示胰腺肿块的正确位置、大小及其与周围血管的关系,是目前诊断胰腺癌的主要方法。

(3)磁共振成像(MRI):可显示胰腺轮廓异常,判断早期局部侵犯和转移。

(4)内镜逆行胰胆管造影(ERCP):能同时显示胰管、胆管和壶腹部,对不明原因的阻塞性黄疸很有价值,此外还能直接观察十二指肠乳头,并收集胰液做细胞学检查。

(5)细胞学检查:目前多主张术前在B超或CT引导下经皮细针穿刺吸胰腺肿块做细胞学检查,对胰腺癌有很高的诊断价值,是一种简单、安全而有效的方法。

(五)治疗要点

1. 手术切除 胰腺癌的治疗以手术治疗为主,但相当多的患者就诊时属中晚期而无法做根治性切除。胰腺癌手术治疗的常用手术:胰十二指肠切除术(PD)(图17-5-1)、全胰切除术(TP)、胰体尾部切除术(DP)、保留幽门的胰十二指肠切除术(PPPD)。对不能切除的胰腺癌可行姑息性手术,解除黄疸,改善患者的全身状况。

2. 放疗 近年来,随着术中放疗及在CT精确定位下体外放疗的开展,放疗已成为胰腺癌治疗的主要手段之一。

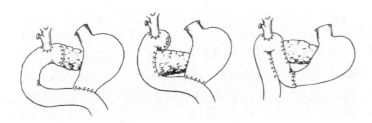

图 17-5-1　胰十二指肠切除术

3. 化疗　与其他肿瘤相比,胰腺癌的化疗效果不能令人满意。

（六）术后评估

1. 手术情况　了解麻醉方式和手术类型、范围,术中出血量、补液量及引流管安置情况。

2. 身体状况　评估患者生命体征及引流管情况;手术切口情况;有无并发症发生,如出血、胰瘘等;术后疼痛程度及睡眠情况。

3. 心理-社会评估　评估患者有无不良心理反应,患者及家属对术后康复过程及出院健康教育知识的掌握程度。

【常见护理诊断/问题】

(1)舒适状态改变　与皮肤瘙痒以及疼痛有关。

(2)营养失调:低于机体需要量　与食欲下降、呕吐及肿瘤消耗有关。

(3)有感染的危险　与手术、卧床、留置引流管等有关。

(4)知识缺乏:缺乏术后康复知识。

(5)潜在并发症:出血、胰瘘、胆瘘、血糖异常。

【护理目标】

(1)患者自诉疼痛得到缓解或控制。

(2)患者未发生营养障碍或营养不良得到改善。

(3)患者住院期间未发生伤口感染、压疮和腹腔感染。

(4)患者具备相关知识,能积极应对疾病所致的各项变化。

(5)患者未发生出血、胰瘘、胆瘘等并发症,血糖波动被及时发现并予以纠正。

【护理措施】

1. 减轻瘙痒和疼痛,增加患者舒适度

(1)提供舒适、安静的休息环境,指导患者取舒适体位,以减轻腹痛、腹胀。

(2)评估患者的疼痛程度,对疼痛明显者,应遵医嘱使用止痛药物。

(3)评估镇痛药的效果,保证患者良好的睡眠和休息。

(4)皮肤护理:用温水擦浴 1～2 次/天,擦浴后涂止痒剂;出现瘙痒时,可用手拍打,切忌用手抓;瘙痒部位尽量不用肥皂等清洁剂清洁;瘙痒难忍影响睡眠者,按医嘱予以镇静催眠药物。

2. 改善营养状态

(1)加强营养、纠正低蛋白血症:宜给高蛋白、高糖、高维生素、低脂肪饮食,辅以胰酶等助消化药物。

(2)维持水、电解质平衡。

(3)补充维生素 K,患者常有不同程度的肝功能损害,重度阻塞性黄疸者由于胆汁不进入肠道,使脂溶性维生素 K 不能正常吸收,导致凝血酶原合成不足。因而,从入院起即应注射维生素 K 直到手术,同时进行保肝治疗。

(4)控制糖尿病:胰腺癌患者糖尿病发生率比普通人群高得多,一旦检查证实,应使用胰岛素控制血糖在 7.2～8.9 mmol/L,尿糖(＋)～(－)。

3. 预防感染

(1) 术前肠道准备：术前3天口服肠道不吸收的抗生素以抑制肠道细菌，预防术后感染。术前2天给予流质饮食，术前晚清洁灌肠，以减少术后腹胀和并发症的发生。

(2) 伤口护理：术后合理使用抗菌药物控制感染。及时更换伤口敷料，注意无菌操作。

(3) 观察病情：术后严密观察生命体征，注意有无感染等并发症发生。怀疑感染时，进行引流液涂片和细菌培养。

(4) 引流管护理：引流管包括胃肠减压管、胆道T管、胰管引流管、腹腔引流管、导尿管等，应区分每条管放置的部位及其作用，妥善固定各种引流管并做好标记，保持引流通畅，观察并记录引流液的颜色、性状和量。

(5) 预防胆道感染：胆道感染多为逆行性感染，由胃肠吻合口距胆管吻合口较近等引起。表现为腹痛、发热、黄疸、肝功能损害，严重时与急性化脓性胆管炎相似。治疗主要为应用抗生素和利胆剂、改善胃肠功能。进食后活动15～30 min可减少其发生。

4. 术后一般护理

(1) 卧位与休息：麻醉作用消失、血压平稳后，取半卧位，以利于引流和呼吸。胰十二指肠切除者，因手术创伤较大及带引流管、造瘘管等，需要卧床休息。卧床期间应定时指导患者翻身，指导其进行深呼吸、有效咳嗽和肢体活动等。病情许可后，可扶持患者下床活动。

(2) 饮食与营养：胃肠减压持续2～3天，待肠蠕动恢复后，可拔出胃肠减压管，指导患者摄取清淡、高营养、富含维生素、易消化的饮食。禁食期间行静脉输液，并给予适当的静脉营养。若有消化不良症状或脂肪泻，应给予消化酶制剂或止泻药。

5. 并发症的观察及护理

(1) 继发性出血：术后1～2天内的早期出血，有引流液为血性、量较多，心率增快等失血性休克表现。术后1～2周发生出血，表现为呕血、便血、腹痛、腹胀、明显腹膜刺激征和休克。术后密切观察生命体征、伤口渗血及引流液，准确记录出入液量。少量出血给予止血剂、输血等治疗，大量出血时应再次手术止血。

(2) 胰瘘：常发生于术后1周左右，胰瘘是胰十二指肠切除术后最常见的并发症和死亡的主要原因，其观察和护理参见"急性胰腺炎患者的护理"。

(3) 胆瘘：多发生于术后5～10天，表现为发热、腹痛等胆汁性腹膜炎症状，T管引流量突然减少，并沿腹腔引流管或腹壁切口溢出胆汁样液体。术后保持T管引流通畅，并固定良好，可减少或避免胆瘘发生。发生胆瘘时应及时引流和保护周围皮肤。

(4) 血糖异常：动态监测血糖水平，对合并高血糖者应按医嘱调节胰岛素用量，控制血糖在适当水平。若有低血糖表现，可适当补充葡萄糖。

【护理评价】

(1) 焦虑情绪是否减轻，情绪是否稳定。

(2) 疼痛是否缓解或得到控制。

(3) 营养状况是否改善，体重是否得以维持或增加。

(4) 并发症是否得到预防或及时被发现、处理。

(5) 是否掌握疾病相关知识和术后康复知识。

【健康指导】

1. 早发现、早诊断　凡年龄40岁以上，短时间内出现持续性上腹部疼痛、腹胀、食欲减退、明显消瘦等症状者，应及时进行胰腺的影像学和血清学标志物检查，以便能够早发现、早诊断、早治疗。

2. 治疗和康复指导　遵医嘱进行规范的放疗和化疗；术后1年内每3个月复查1次，以后每6～12个月复查1次，若出现异常情况，应及时就诊。在生活方面应注意休息、避免劳累，调节情绪、保持乐观，少量多餐、均衡饮食，以促进身体全面康复。

案例分析 17-5-1

(1) 医疗诊断:急性胰腺炎。

诊断依据:①病因,既往有胆石症病史,说明胆道疾病和胰腺疾病可能性大。②诱因,饮酒后发生,饮酒可致十二指肠乳头水肿,影响胆汁、胰液排入十二指肠。③上腹部持续性疼痛,向腰背部放射,呕吐后腹痛无缓解,皆为胰腺疾病的疼痛特点。④体温 39 ℃,说明有感染存在。⑤急性病容,侧卧卷曲位;腹膨隆、腹胀、压痛、肌紧张、肠鸣音减弱,说明有腹膜炎存在。⑥白细胞 22×10^9/L,血清淀粉酶 2580 U/L。尤其是血清淀粉酶增高,对急性胰腺炎具有诊断意义。

(2) 护理诊断/问题:

①疼痛:患者自诉上腹部疼痛并逐渐加重 与胰腺及其周围组织炎症有关。

②有体液不足的危险 与呕吐、禁食有关。

③营养失调:低于机体需要量 与大量消耗、呕吐、禁食有关。

④体温升高:测体温 39 ℃ 与感染有关。

案例分析 17-5-2

(1) 医疗诊断:胰腺癌。

诊断依据:①健康史:60 多岁,男性,为胰腺癌好发年龄人群。②皮肤、巩膜黄染伴皮肤瘙痒,为胰腺癌的最常见症状和体征。③不明原因体重短期内下降,提示肿瘤的可能性大。④实验室检查结果 CEA 及 CA19-9 升高,此为对胰腺癌敏感性和特异性较好的肿瘤标记物。⑤B 超提示胰头肿大,胰管扩张,说明病变部位在胰腺。

(2) 护理诊断/问题:

①疼痛 与胆管、胰管梗阻和肿瘤侵入腹膜后神经丛有关。

②营养失调:低于机体需要量 与食欲下降、呕吐及肿瘤消耗有关。

(3) 改善患者营养状况的措施:①加强营养,纠正低蛋白血症:宜给高蛋白、高糖、高维生素、低脂肪饮食,辅以胰酶等助消化药物。②维持水、电解质平衡。③补充维生素 K,患者常有不同程度的肝功能损害,重度阻塞性黄疸者由于胆汁不进入肠道,使脂溶性维生素 K 不能正常吸收,导致凝血酶原合成不足。因而,从入院起即应注射维生素 K 直到手术,同时进行保肝治疗。④控制糖尿病:使用胰岛素控制血糖在 7.2~8.9 mmol/L,尿糖(+)~(一)。

(刚海菊)

复习思考题

一、单项选择题

1. 发生细菌性肝脓肿时,细菌侵入肝脏最主要的途径是( )。
   A. 肝动脉 B. 门静脉 C. 肝静脉 D. 胆道系统 E. 十二指肠

2. 细菌性肝脓肿与阿米巴性肝脓肿最主要的临床鉴别依据是( )。
   A. 血液学检查 B. 大便常规 C. 脓肿穿刺 D. B超检查 E. CT检查

3. 细菌性肝脓肿患者最常见的原因是( )。
   A. 坏疽性阑尾炎   B. 溃疡性结肠炎   C. 细菌性心内膜炎
   D. 胃、十二指肠溃疡穿孔 E. 胆道感染

4. 患者,男,39岁。肝区痛伴高热、畏寒 2 天。巩膜轻度黄染,右季肋区饱满有叩痛,肝右肋下 2 cm。CT 示右肝后叶高密度灶,边界清,6 cm×4 cm×3 cm。诊断为( )。
   A. 原发性肝癌   B. 细菌性肝脓肿   C. 阿米巴性肝脓肿

D. 肝包虫病　　　　　　　　　　　E. 肝囊肿

5. 肝切除的患者,术后护理措施不包括( )。

　A. 胃管护理　　　　　　B. 双腔引流管护理　　　　C. 胸腔闭式引流护理
　D. 切口护理　　　　　　E. 导尿管护理

6. 原发性肝癌患者术后出院,应告知患者的注意事项哪项不正确?( )

　A. 接续治疗　　　　　　B. 勿用损肝药物　　　　　C. 定期复查
　D. ABC　　　　　　　　E. BC

7. 患者,男,59岁,在健康普查时发现AFP 600 μg/L,最可能的诊断是( )。

　A. 细菌性肝脓肿　　　　B. 阿米巴性肝脓肿　　　　C. 肝硬化合并门静脉高压症
　D. 原发性肝癌　　　　　E. 继发性肝癌

(8～13题共用题干)

患者,男,56岁,过去有嗜酒及慢性肝炎史,近2个月食欲不振、低热、消瘦、乏力。右上腹胀痛并扪到肿块。体格检查:肝肋下3 cm,质硬,无腹腔积液。B超检查发现患者肝右叶中央单个占位性病灶(10 cm×12 cm),AFP升高,肝肾功能正常。诊断为原发性肝癌。

8. 与原发性肝癌的发生关系最大的是( )。

　A. 胆道感染　　　　　　B. 肝炎后肝硬化　　　　　C. 血吸虫性肝硬化
　D. 酒精中毒性肝硬化　　E. 肝良性肿瘤

9. 首选的治疗方案为( )。

　A. 手术切除　　　　　　B. 全身化疗　　　　　　　C. 介入治疗
　D. 局部无水乙醇注射　　E. 放疗

10. 患者2 h前突然全腹痛,出冷汗。检查发现患者有腹胀,右上腹轻压痛及反跳痛,移动性浊音阳性。可能的诊断为( )。

　A. 肝硬化、腹腔积液继发感染　　　　　B. 应激性溃疡穿孔合并出血
　C. 肝癌破裂　　　　　　　　　　　　　D. 急性出血坏死型胰腺炎
　E. 细菌性肝脓肿

11. 首先应采取的措施是( )。

　A. 及时通知医生　　　　B. 测量生命体征　　　　　C. 补液、输血
　D. 做好急诊手术的各项准备　E. 应用止血剂

12. 患者经治疗后病情稳定,且经治疗肿瘤明显缩小至5 cm×6 cm,肝肾功能基本正常,无远处转移,行肝叶切除术,术后护理措施中错误的是( )。

　A. 常规需间歇吸氧　　　B. 专人护理　　　　　　　C. 早期下床活动
　D. 口服新霉素或卡那霉素　E. 适量补充清蛋白和血浆

13. 患者肝叶切除术后,出现嗜睡、烦躁不安、黄疸,应考虑( )。

　A. 膈下脓肿　　　　　　B. 内出血　　　　　　　　C. 肝性脑病
　D. 胆汁性腹膜炎　　　　E. 胆道感染

14. 胆道手术后T管引流患者的护理,不正确的是( )。

　A. 妥善固定T管　　　　　　　　　　　B. 观察24 h胆汁引流量
　C. 必要时可用无菌盐水冲洗导管　　　　D. 置管7天后可以拔管
　E. 拔管前须试行夹管1～2天

15. 胆道T管引流和腹腔引流管的护理措施,两者不同的是( )。

　A. 保持引流管通畅　　　B. 每天更换引流瓶　　　　C. 观察引流液的量和性状
　D. 拔管前夹管观察1～2天　E. 引流瓶不得高于引流出口

16. 胆道T管拔除前,夹管观察的内容是( )。

　A. 体温、血压、意识　　B. 腹痛、血压、体温　　　C. 腹痛、呕吐、体温
　D. 黄疸、血压、意识　　E. 腹痛、体温、黄疸

17. T管拔除指征是（　　）。
   A. T管通畅,胆汁颜色正常　　　　　　　　B. 引流胆汁量逐日减少
   C. 大便颜色正常,食欲好转　　　　　　　　D. 黄疸逐日消退,无发热、腹痛
   E. 造影无残余结石,夹管后机体无异常变化

18. 腹痛、发热、黄疸,间歇性反复发作,最可能的诊断是（　　）。
   A. 胰头癌　　　　　　　B. 急性传染性肝炎　　　　　　C. 肝癌
   D. 胆总管结石　　　　　E. 阿米巴性肝脓肿

19. 在胆道疾病中最容易发生休克的是（　　）。
   A. 急性重症胆管炎　　　B. 急性胆囊炎　　　　　　　　C. 肝内胆管结石
   D. 肝外胆管结石　　　　E. 胆道蛔虫病

20. 不符合急性胆囊炎表现特征的是（　　）。
   A. 右上腹持续性疼痛　　B. 右肩背区放射痛　　　　　　C. 寒战、黄疸明显
   D. 触及肿大的胆囊　　　E. 墨菲征阳性

21. 门静脉高压症手术前准备,错误的是（　　）。
   A. 保肝治疗　　　　　　B. 无渣高糖饮食　　　　　　　C. 输新鲜血液
   D. 肌内注射维生素K　　E. 手术当日放置胃管

22. 关于门静脉高压症分流术后护理,不正确的是（　　）。
   A. 早期起床活动　　　　B. 低蛋白饮食　　　　　　　　C. 使用抗生素
   D. 忌食过烫食物　　　　E. 术后平卧48 h

23. 关于门静脉高压症的术后护理,错误的是（　　）。
   A. 定期监测生命体征　　　　　　　　B. 观察腹腔引流液的性质及颜色
   C. 分流术后应取半坐卧位　　　　　　D. 卧床1周
   E. 观察患者有无意识改变

24. 张先生,肝硬化致门静脉高压症,分流术前的护理哪项正确？（　　）
   A. 鼓励体育锻炼　　　　B. 高蛋白、低脂饮食　　　　　C. 注射维生素K
   D. 术日晨放置胃管　　　E. 术前清洁灌肠

25. 患者,男,36岁。患肝硬化伴食管静脉破裂出血,入院第3天,行三腔二囊管压迫止血,评估中哪项不需要？（　　）
   A. 精神状态　　　　　　B. 患者兴趣　　　　　　　　　C. 静脉输液情况
   D. 三腔二囊管牵引效果　E. 是否继续出血

26. 不宜早期下床活动的是（　　）。
   A. 阑尾切除术后　　　　B. 门静脉高压症分流术后　　　C. 肠粘连分解术后
   D. 胃大部切除术后　　　E. 肠扭转复位术后

27. 门静脉高压症患者,一般不放置胃管的理由是以免（　　）。
   A. 影响休息　B. 引起呕吐　C. 引起出血　D. 损失胃液　E. 影响胃肠功能

28. 门静脉高压症患者吃干硬、粗糙的食物,易引起（　　）。
   A. 脾大　　　　　　　　B. 脾功能亢进　　　　　　　　C. 呕血、黑便
   D. 顽固性腹腔积液　　　E. 肝性脑病

（29～31题共用备选答案）
   A. 门静脉高压症的主要阻塞部位在窦前　　B. 门静脉高压症的主要阻塞部位在窦后
   C. 门静脉高压症的主要阻塞部位在窦内　　D. 门静脉高压症的主要阻塞部位在肝前
   E. 门静脉高压症的主要阻塞部位在肝后

29. 肝炎后肝硬化所致（　　）。
30. 血吸虫肝硬化所致（　　）。
31. 肝静脉阻塞综合征所致（　　）。

(32~33题共用备选答案)

A. 脾肾静脉分流术 B. 门腔静脉分流术 C. 脾切除术
D. 贲门周围血管离断术 E. 腹腔静脉转流术

32. 阻断门-奇静脉间交通支反常血流的手术是（　　）。

33. 处理肝硬化所致顽固性腹腔积液的手术是（　　）。

34. 患者，男，41岁，在ERCP后，出现腹部持续性疼痛，血清淀粉酶检查超过正常值，应考虑（　　）。

　　A. 急性胆管炎　　B. 急性胃炎　　C. 急性肠炎　　D. 急性胰腺炎　　E. 急性胆管梗阻

35. 患者，女，43岁，中午饱餐后出现上腹部绞痛，同时向腰背部呈带状放射，已持续6 h。怀疑为急性胰腺炎，此时，最具诊断意义的实验室检查为（　　）。

　　A. 白细胞计数　　　　　　B. 血清淀粉酶测定　　　　C. 尿淀粉酶测定
　　D. 血清脂肪酶测定　　　　E. 血清谷丙转氨酶测定

36. 患者，男，35岁。既往有胆结石，今日晚餐后突然出现中上腹痛，阵发性加剧，频繁呕吐，呕吐物含胆汁，呕吐后腹痛无减轻，化验血淀粉酶为2500索氏单位。鉴于目前该患者的情况，治疗原则应是（　　）。

　　A. 胃肠减压　　　　　　　B. 流食　　　　　　　　　C. 应用吗啡止痛
　　D. 禁用生长抑素类药物　　E. 禁用抑肽酶

37. 患者，女，40岁。胰腺癌术后第4天，患者出现心慌、出冷汗，测血糖为3.2 mmol/L，护士正确的护理是（　　）。

　　A. 加快输液　　　　　　　B. 输注血浆　　　　　　　C. 补充葡萄糖
　　D. 减慢输液　　　　　　　E. 增加胰岛素用量

38. 患者，女，61岁，胰腺癌术后第一天，表情痛苦，心率加快，血压升高，多次询问后患者诉伤口疼痛严重。此时，应首先给予的措施是（　　）。

　　A. 鼓励患者忍受疼痛　　　B. 立即给予止痛药　　　　C. 给予止痛指导
　　D. 继续观察　　　　　　　E. 分散患者注意力

39. 患者，男，42岁，因上腹饱胀不适，皮肤、巩膜轻度黄疸就诊。B超显示胰腺有2.5 cm×2.5 cm肿块。初步诊断为胰头癌。关于胰头癌的临床特点，哪项正确？（　　）

　　A. 黄疸　　B. 肝大　　C. 胆囊肿大　　D. 上腹部隐痛　　E. 厌食、消瘦、乏力

(40~41题共用题干)

患者，男，56岁，中午饮酒后突然出现上腹中部剧烈刀割样疼痛，向腰背部呈带状放射，继而呕出胆汁，伴高热。急诊入院查体：急性痛苦面容，全腹疼痛，腹肌紧张。

40. 根据现有资料，该患者可能的诊断是（　　）。

　　A. 溃疡穿孔　　B. 上消化道出血　　C. 急性胆囊炎　　D. 急性胰腺炎　　E. 原发性肝癌

41. 为进一步确诊，首选的检查是（　　）。

　　A. 急诊内镜检查　　　　　B. B超检查　　　　　　　　C. 血清淀粉酶检查
　　D. CT检查　　　　　　　　E. X线腹部平片

(42~43题共用题干)

张先生，42岁，饮酒后突发中上腹剧烈疼痛，伴恶心、呕吐，有胆汁吐出，体格检查示上腹部疼痛，腹肌紧张，血清淀粉酶明显增高。

42. 对该患者的首选处理是（　　）。

　　A. 禁食、胃肠减压　　　　B. 补钾　　　　　　　　　C. 准备手术
　　D. 取平卧位　　　　　　　E. 应用抗生素

43. 如果患者诊断为水肿型胰腺炎，患者不可能出现的症状是（　　）。

　　A. 腹痛　　　　B. 腹胀　　　　C. 休克　　　　D. 呕吐　　　　E. 发热

二、填空题

1. 引起门静脉高压症的常见病因是(　　　)。
2. 门静脉高压症的临床表现为(　　　)、(　　　)、(　　　)、(　　　)。
3. 门静脉高压症一般手术后卧床(　　　)周。

项目6　周围血管疾病患者的护理

任务18　周围血管疾病患者的护理

周围血管疾病包括周围静脉血管疾病和周围动脉血管疾病,其中周围静脉血管疾病发病率高于周围动脉血管疾病发病率。

任务18-1　原发性下肢静脉曲张患者的护理

【课程目标】

1. 知识目标

(1)掌握原发性下肢静脉曲张的概念。

(2)熟悉原发性下肢静脉曲张的身体状况、辅助检查。

(3)了解原发性下肢静脉曲张的护理措施。

2. 能力目标

(1)能用所学知识,向患者及家属说明原发性下肢静脉曲张的病因。

(2)能用所学知识,指导患者配合辅助检查和预防原发性下肢静脉曲张。

(3)能为原发性下肢静脉曲张患者实施整体护理。

3. 素质目标

(1)在护理过程中,具备基本的护理礼仪规范。

(2)具备良好的护患沟通能力。

(3)在护理过程中,具备爱伤观念,减轻患者的痛苦。

【预习目标】

(1)《正常人体形态结构》中关于下肢血管的解剖结构。

(2)通读本项目本任务的全部内容,重点注意并找到知识目标中的全部知识点。

教学案例18-1-1

患者,男,教师,在小腿外侧出现浅静脉隆起,扩张屈曲,卷曲成团,患者常感小腿酸胀、乏力,久站后出现足部水肿,踝部皮肤有褐色色素沉着和湿疹。

请问:(1)该患者应采取何种治疗方法?

(2)应如何进行护理?

重难点:
原发性下肢静脉曲张。

【概述】

原发性下肢静脉曲张(primary lower extremity varicose veins)是指下肢浅静脉瓣膜关闭不全,使静脉内血液倒流,远端静脉淤滞,继而病变静脉壁扩张、变性,出现不规则膨出和扭曲。多发生于体力劳动强度大、从事持久站立工作,或久坐少动的人群。

下肢静脉曲张按其发病原因可分为原发性和继发性两种。引起原发性下肢静脉曲张的主要原因是静脉壁薄弱、瓣膜功能不全和静脉内压力增高。静脉壁薄弱和静脉瓣膜功能不全与遗传因素有关。长期站立或从事重体力劳动、习惯性便秘、慢性咳嗽等可使腹内压增高而引起下肢静

330

脉血回流受阻。继发性下肢静脉曲张主要继发于深静脉病变,如下肢深静脉因炎症、血栓而引起的阻塞,先天性深静脉瓣膜缺如综合征;也可继发于深静脉以外的病变,如妊娠子宫或盆腔肿瘤等压迫髂静脉均可引起下肢静脉曲张。

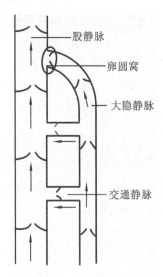

图 18-1-1 深、浅静脉回流示意

知识链接

下肢静脉解剖与生理功能

下肢静脉由浅静脉、深静脉、肌静脉和交通静脉组成。浅静脉位于皮下,深静脉位于肌中间与同名动脉伴行,深、浅静脉通过交通静脉连接。肌静脉位于小腿后侧屈肌内,直接汇入深静脉。

下肢静脉瓣膜:下肢静脉内有许多向心单向开放的瓣膜,阻止静脉血逆流,保证下肢静脉血由下向上、由浅入深地单向回流(图 18-1-1)。

静脉壁结构:静脉壁由外膜、中膜和内膜组成。外膜主要为结缔组织,中膜为肌层,内膜为内皮细胞。静脉壁的强弱与收缩功能有关。下肢远侧深静脉及小腿浅静脉分支的管壁较近侧薄,承受的静脉血柱压力比近侧静脉高,故易发生静脉曲张。

【护理评估】

(一)健康史

了解患者的性别、年龄、职业等,有无长期站立工作、重体力劳动、慢性咳嗽、习惯性便秘、妊娠等造成腹内压增高的因素。

(二)身体状况

原发性下肢静脉曲张主要发生在大隐静脉,左下肢多见,双下肢可先后发病。

1. 症状 主要表现为长时间站立后患肢感觉沉重、酸胀、乏力不适,行走或平卧后消失。

2. 体征 主要表现为下肢浅静脉扩张、隆起和迂曲,甚至卷曲成团,直立时更明显;病程较长者,可出现踝部轻微肿胀,后期出现足靴区皮肤营养不良、皮肤色素沉着、湿疹和溃疡;若并发血栓性静脉炎,患部可出现疼痛、皮肤红肿、局部压痛,曲张的静脉呈条索状或团块状。静脉曲张因溃疡侵蚀或外伤致破裂,可发生急性出血。

(三)心理-社会状况

1. 认知程度 患者对疾病、拟采取手术的了解程度及治疗、护理的配合知识。

2. 心理承受程度 有无焦虑、恐惧、失望等情绪。

3. 家庭状况 家属的配合情况及家庭经济承受能力。

(四)辅助检查

1. 特殊检查 为确定深静脉是否通畅和了解浅静脉及交通静脉瓣膜功能状态,通常进行以下检查。

(1)深静脉通畅试验(Perthes test):目的是了解深静脉是否通畅,决定是否采用手术治疗。患者取站立位,于腹股沟下方扎止血带阻断浅静脉回流,待静脉充盈后,嘱患者用力踢腿 20 次或连续下蹲起立 3~5 次,如充盈的曲张静脉明显减轻或消失,则提示深静脉通畅;反之,则可能有深静脉阻塞,应禁忌手术(图 18-1-2)。

(2)大隐静脉瓣膜功能试验(Trendelenburg test):检查静脉瓣膜功能,决定手术部位。患者仰卧,抬高下肢使静脉排空,在腹股沟下方扎止血带以阻断大隐静脉,然后让患者站立,释放止血带后 10 s 内若出现自上而下静脉逆向充盈,则提示大隐静脉瓣膜功能不全。同样的原理在腘窝部扎止血带,亦可检测小隐静脉瓣膜的功能(图 18-1-3)。

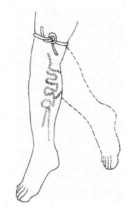
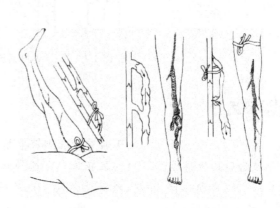

图 18-1-2 深静脉通畅试验　　图 18-1-3 大隐静脉瓣膜功能试验

(3)交通静脉瓣膜功能试验(Pratt test):目的是了解大隐静脉和交通静脉瓣膜功能,决定手术部位。患者仰卧,抬高下肢,在大腿根部扎止血带,先从足趾向上至腘窝缠第 1 根弹力绷带,再自止血带处向下缠第 2 根弹力绷带;让患者站立,在向下解开第 1 根弹力绷带的同时,向下缠第 2 根弹力绷带,如果在两根绷带之间的间隙内出现曲张静脉,提示该处有功能不全的交通静脉。

2. 影像学检查

(1)下肢静脉造影:可观察下肢静脉是否通畅、瓣膜功能情况以及病变程度。

(2)血管超声检查:可以观察瓣膜关闭情况以及有无逆向血流。

(五)治疗要点

1. 非手术治疗 适用于病变局限、症状较轻者,或妊娠期间发病及症状虽然明显但不能耐受手术者,可改善症状。

(1)促进静脉回流:避免久站、久坐,间歇性抬高患肢;患肢穿弹力袜或用弹力绷带外部加压。

(2)药物治疗:黄酮类和七叶皂苷类药物可缓解酸胀和水肿等症状。

(3)注射硬化剂:将硬化剂注入曲张的静脉后引起的炎症反应使之闭塞,适用于局部轻度静脉曲张或手术后残留的静脉曲张。

(4)处理并发症:血栓性静脉炎者,给予抗生素及局部热敷治疗;湿疹和溃疡者,抬高患肢并给予创面湿敷;静脉曲张破裂出血者,经抬高患肢和局部加压包扎止血,必要时予以缝扎止血。

2. 手术治疗 适用于深静脉通畅、无手术禁忌证者,是治疗下肢静脉曲张的根本方法。最适宜的方法是大隐静脉或小隐静脉高位结扎和曲张静脉剥脱术。近年开展的经皮环扎术、旋切刨吸术、腔内激光、射频和电凝等术式均取得了良好疗效。

【常见护理诊断/问题】

(1)活动无耐力　与下肢静脉回流障碍有关。

(2)皮肤完整性受损　与皮肤营养障碍、慢性溃疡有关。

(3)潜在并发症:深静脉血栓形成、小腿静脉曲张破裂出血。

【护理目标】

(1)患者活动耐力逐渐增加。

(2)患者掌握正确预防皮肤破损、溃疡的知识和方法。

(3)患者的并发症能得到预防或被及时发现与处理。

【护理措施】

(一)非手术治疗护理/术前护理

1.促进下肢静脉回流,改善活动能力

(1)穿弹力袜或使用弹力绷带:指导患者行走时穿弹力袜或使用弹力绷带,促进静脉回流。穿弹力袜时,应平卧并抬高患肢,排空曲张静脉内的血液后再穿,注意弹力袜的长短、压力及厚薄应符合患者的腿部情况。弹力绷带自下而上包扎,不妨碍关节活动,并注意保持合适松紧度,以能扪及足背动脉搏动及保持足部正常皮肤温度为宜。

(2)体位:采取良好坐姿,坐时双膝勿交叉过久,以免压迫腘窝,影响静脉回流;休息或卧床时抬高患肢30°～40°,以利于静脉回流。

(3)避免引起腹内压及静脉压增高的因素:保持大便通畅,避免长时间站立,肥胖者宜有计划地减轻体重。

2.预防或处理创面感染　观察患肢远端皮肤的温度、颜色,观察是否有肿胀、渗出,局部有无红、肿、压痛等感染征象。做好皮肤湿疹和溃疡的治疗及换药,促进创面愈合,预防创面继发感染。

3.保护患肢　活动时,避免外伤引起静脉曲张破裂出血,如发现有局部出血、感染和血栓性静脉炎等并发症时,应及时报告医生妥善处理。

(二)术后护理

1.病情观察　观察患者有无伤口及皮下渗血、伤后感染等情况,发现异常及时通知医生。

2.早期活动　术后早期卧床休息,应抬高患肢30°,患者卧床期间指导其做足部伸屈和旋转运动;术后24 h可鼓励患者下地行走,促进下肢静脉血液回流,避免深静脉血栓形成。

【护理评价】

(1)患者的活动耐力是否增加。

(2)患者能否正确预防皮肤破损、溃疡。

(3)患者的并发症能否得到预防或被及时发现与处理。

【健康教育】

1.去除影响下肢静脉回流的因素　避免使用过紧的腰带和紧身衣物;避免肥胖;平时注意保持良好的坐姿,避免久站和久坐;坐时避免双膝交叉过久。

2.休息和活动　休息时适当抬高患肢;指导患者进行适当体育锻炼,增强血管壁弹性。

3.促进下肢静脉回流　非手术治疗患者坚持长期使用弹力袜或弹力绷带,手术治疗患者一般术后宜继续使用弹力绷带1～3个月。

任务18-2　血栓闭塞性脉管炎患者的护理

【课程目标】

1.知识目标

(1)掌握血栓闭塞性脉管炎的概念。

(2)熟悉血栓闭塞性脉管炎的病因和身体状况。
(3)了解血栓闭塞性脉管炎的护理措施与预防措施。

2. 能力目标
(1)能用所学知识向患者及家属说明血栓闭塞性脉管炎的病因。
(2)能用所学知识指导血栓闭塞性脉管炎患者进行预防。
(3)能运用所学知识为血栓闭塞性脉管炎患者提供整体护理计划。

3. 素质目标
(1)在护理过程中,具备基本的护理礼仪规范。
(2)具备良好的护患沟通能力。
(3)在护理过程中,具备爱伤观念,减轻患者的痛苦。

【预习目标】
(1)《正常人体形态结构》中关于下肢血管的解剖结构。
(2)通读本项目本任务的全部内容,重点注意并找到知识目标中的全部知识点。

教学案例 18-2-1

患者,男,42岁,吸烟20年,右下肢麻木发冷、间歇性跛行8年,足背动脉搏动消失。患者为初次就诊。

请问:(1)为防止病情进一步加重,首先应采取什么措施?
(2)为明确诊断还应做哪些检查?
(3)为促进侧支循环建立,可采取的护理措施有哪些?

重难点:
血栓闭塞性脉管炎。

【概述】

血栓闭塞性脉管炎(thromboangitis obliterans,TAO)又称Buerger病,是一种主要累及四肢远端中、小动脉的慢性、节段性、周期性发作的血管炎性病变,病变进一步发展也会累及静脉。好发于男性青壮年。

病因尚未明确,与多种因素有关,基本可归纳为两个方面:①外来因素,主要与吸烟、寒冷潮湿的生活环境、慢性损伤及感染有关。②内在因素,包括自身免疫功能紊乱、性激素和前列腺素失调及遗传因素。

病变主要累及四肢的中、小动脉和静脉,常起始于动脉,后累及静脉,由远端向近端发展,病变呈节段性,两段之间血管比较正常。活动期为受累动静脉管壁全层非化脓性炎症,致管腔狭窄和血栓形成。后期炎症消退,血栓机化,闭塞血管远端的组织可出现缺血性改变,甚至坏死。

【护理评估】

(一)健康史

患者是否有吸烟史,有无被动吸烟史,有无外伤,是否生活在寒冷与潮湿的生活环境中,是否存在自身免疫功能紊乱,是否有性激素和前列腺素失调,家族中有无类似疾病患者。

(二)身体状况

起病隐匿,进展缓慢,常呈周期性发作,经过较长时间后症状逐渐明显和加重。按病变发展程度,临床上可分为3期。

1. 局部缺血期 此期以血管痉挛为主,表现为患肢供血不足,出现患肢苍白、发凉、酸胀乏力和感觉异常,包括麻木、刺痛和烧灼感等。此期典型的临床表现为间歇性跛行,随病情进展,跛行距离逐渐缩短,休息时间延长。少数患者可伴有反复发作的游走性血栓性静脉炎,即浅表静脉发红、发热、呈条索状,且有压痛。此期患肢足背、胫后动脉搏动明显减弱。

2. 营养障碍期 此期除血管痉挛加重外,还有明显的血管壁增厚及血栓形成。患肢出现静息痛,夜间尤甚;皮肤温度明显下降,肢端苍白、潮红或发绀,可能伴有营养障碍的表现,如皮肤干燥、脱屑、脱毛及肌萎缩等。患肢动脉搏动消失,但尚未出现肢端溃疡或坏疽。

3. 组织坏死期 患肢动脉完全闭塞,表现为肢端发黑、干瘪、溃疡和坏疽。大多为干性坏疽,若并发感染,即转为湿性坏疽。严重者出现全身中毒症状。

(三)心理-社会状况

患者对患肢反复出现的极度疼痛、肢端坏死与感染产生痛苦、焦虑和悲观心理,评估家庭成员对患者的支持,患者对预防本病发生的有关知识的了解程度。

(四)辅助检查

1. 一般检查

(1)测定皮肤温度和动脉搏动:如对应部位的双侧皮肤温度相差 2 ℃以上,提示温度降低侧动脉血流减少;检查患肢远端动脉搏动情况,若搏动减弱或不能扪及常提示血流减少。

(2)测定跛行距离和跛行时间。

(3)肢体抬高试验(Buerger test):患者平卧,患肢抬高 70°~80°,持续 60 s 后,若出现麻木、疼痛,足部尤其是足趾、足掌部皮肤苍白或蜡黄色为阳性。让患者坐起,患肢自然下垂于床沿下,若足部皮肤出现潮红或斑片状发绀,提示患肢有严重动脉供血不足。

2. 特殊检查

(1)多普勒超声检查:可以评价缺血程度,检查动静脉是否狭窄或者闭塞,还能测定血流方向、流速和阻力。

(2)肢体血流图:有助于了解肢体血流通畅情况。血流波形平坦或消失,表示血流量明显减少,动脉严重狭窄。

(3)动脉造影:可以明确动脉阻塞的部位、程度、范围及侧支循环建立情况。

(五)治疗要点

1. 非手术治疗

(1)一般治疗:严格戒烟,防止受冷、受潮和外伤,肢体保暖但不做热疗,以免组织需氧量增加而加重症状;疼痛严重者,可用镇痛和镇静剂;早期患者进行患肢适度锻炼,促使侧支循环建立。

(2)药物治疗:可使用血管扩张药物和抗血小板药物等,还可根据中医辨证论证原则予以中药治疗。

(3)高压氧疗法:提高机体血氧含量,改善组织的缺氧程度。

(4)创面处理:对干性坏疽创面,应在消毒后包扎,预防继发感染。感染创面可给予湿敷和换药。

2. 手术治疗 目的是重建动脉血流通道,增加肢体血供,改善肢体缺血情况。常用的手术方法包括:①腰交感神经节切除术,适用于早期发病的患者,近期内可解除皮肤血管痉挛,缓解疼痛,但远期疗效不确切;②自体大隐静脉或人工血管旁路术,适用于动脉节段性闭塞,远端存在流出道者;③动静脉流转术,临床实践表明此方法可缓解静息痛,但并不降低截肢率;④截肢术,适用于肢体溃疡无法愈合或坏疽无法控制者。

【常见护理诊断/问题】

(1)慢性疼痛 与患肢缺血、组织坏死有关。

(2)组织完整性受损 与肢端坏疽、脱落有关。

(3)焦虑 与患肢剧烈疼痛、久治不愈、对治疗失去信心有关。

(4)活动无耐力 与患肢远端供血不足有关。

(5)潜在并发症:术后切口出血和栓塞。

【护理目标】

(1)患者疼痛程度减轻。

(2)患者皮肤无破损、溃疡。

(3)患者焦虑程度减轻。
(4)患者活动耐力提高。
(5)患者的并发症能得到预防或被及时发现与处理。

【护理措施】

(一)非手术治疗护理

1. 控制或缓解疼痛

(1)绝对戒烟:告知患者吸烟的危害,消除烟碱对血管的收缩作用。

(2)肢体保暖:勿使患肢暴露于寒冷的环境中,以免血管收缩;保暖可促进血管扩张,但应避免热疗,以免增加组织需氧量,加重肢体病变程度。

(3)有效镇痛:创造安静、舒适的住院环境,选择合适的体位;早期轻症患者可遵医嘱应用血管扩张剂,解除血管痉挛,促进侧支循环建立,改善肢体血供,缓解疼痛;疼痛剧烈的中晚期患者可遵医嘱应用麻醉性镇痛药。

2. 预防与控制感染

(1)保持足部清洁、干燥:每天用温水洗脚,告诉患者先用手试水温,勿用足趾试水温,以免烫伤。

(2)预防组织损伤:皮肤瘙痒时,避免用手搔抓,以免造成开放性伤口和继发感染。

(3)预防继发感染:如有皮肤溃疡或坏死,保持溃疡部位清洁,避免受压及刺激;加强创面换药,并遵医嘱应用抗生素。

3. 心理护理,减轻焦虑 患肢剧烈疼痛,致使患者辗转不安、彻夜难眠,甚至对治疗失去信心。故应关心、体贴患者,引导其说出自身感受,给予情感支持,以减轻患者的焦虑不安,帮助其树立战胜疾病的信心。

4. 促进侧支循环建立,提高活动耐力

(1)体位:告知患者睡觉、休息时取头高足低位,避免长时间站位或坐位,坐位时避免双膝交叉,以防动静脉受压,影响下肢血液循环。

(2)步行:鼓励患者每天坚持多走路,行走时以出现疼痛时的行走时间和行走距离作为活动量的指标,以不出现疼痛为宜。

(3)功能锻炼:指导患者进行 Buerger 运动,促进侧支循环的建立。Buerger 运动方法:平卧,抬高患肢 45°以上,维持 2~3 min;再坐起,患肢自然下垂于床旁 2~5 min,同时做足背屈、跖屈和旋转运动;恢复平卧,将患肢放平休息 5 min。每日如此重复运动数次。

(二)术后护理

1. 体位 静脉手术后抬高患肢 30°,制动 1 周;动脉手术后患肢平放,制动 2 周。自体血管移植术后愈合较好者,卧床制动时间可适当缩短。患者卧床制动期间应做足背伸屈运动,以促进局部血液循环。

2. 病情观察 密切观察生命体征的变化和切口渗血情况;了解患肢远端的皮肤温度、色泽、感觉和脉搏强度以判断血管重建后的通畅度。

3. 预防感染 遵医嘱合理使用抗生素,密切观察患者的体温变化和切口情况,若切口有红肿等征象,应及时处理。

4. 并发症的观察和护理 若切口处、穿刺点出现渗血和血肿,提示切口处出血;若动脉搏动消失、皮肤温度降低、颜色苍白、感觉麻木,提示动脉栓塞;若动脉重建术后出现肿胀,皮肤颜色发紫、温度降低,可能为重建部位的血管发生痉挛或形成继发性血栓。一旦出现,立即通知医生并协助处理。

【护理评价】

(1)患者疼痛程度是否减轻。

(2)患者皮肤有无破损、溃疡。

(3)患者焦虑程度是否减轻。
(4)患者活动耐力是否得到提高。
(5)患者的并发症能否得到预防或被及时发现与处理。

【健康教育】

1.保护肢体 切勿赤足行走,避免外伤;注意患肢保暖,避免受寒;宜穿宽松的棉制鞋袜并勤更换,预防真菌感染。

2.饮食指导 规律饮食,多食蔬菜、水果,保持大便通畅;戒烟酒。

3.功能锻炼 鼓励患者做适当活动,促进侧支循环建立,有利于控制病情发展。

4.自我保健 遵医嘱服药,定期门诊复查。

案例分析 18-1-1

(1)可采取手术治疗,一般行大隐静脉或小隐静脉高位结扎及曲张静脉剥脱术。

(2)护理措施:

术前护理:①心理护理。②小腿溃疡的护理:应抬高患肢,用3%硼酸溶液湿敷或生理盐水纱布换药,保持创面清洁,同时做创面细菌培养及抗生素敏感试验,术前开始用敏感抗生素。③减少下肢静脉血液淤滞:指导患者下床活动时穿弹力袜或用弹力绷带,保持大便通畅,避免久站或长时间行走,卧床休息时抬高患肢。④做好术前皮肤准备。

术后护理:①患肢护理:手术后即将患肢用弹力绷带自足背向大腿方向加压包扎,防止静脉剥脱部位出血,维持弹力绷带包扎约2周。②早期活动:术后患肢抬高30°,卧床期间患者行足部伸屈活动。术后24 h可下床活动,但需要穿弹力袜或用弹力绷带,避免过久站立、下肢过早负重,避免静坐或久站不动。③促进溃疡的愈合。

案例分析 18-2-1

(1)嘱患者戒烟。

(2)还应做的检查:测定跛行距离和跛行时间、皮肤温度;肢体抬高试验;肢体血流图;多普勒超声检查等。

(3)为促进侧支循环建立,可采取的护理措施如下:①鼓励患者坚持每天多走路,行走时以出现疼痛时的行走时间和距离作为活动量的指标,以不出现疼痛为度。②指导患者进行Buerger运动。③告知患者,当腿部发生溃疡及坏死时,或动脉、静脉血栓形成时不宜运动。

复习思考题

一、单项选择题

1.下肢静脉曲张术后早期活动的目的是预防(　　)。
A.肌肉僵直　　B.患肢水肿　　C.血管痉挛　　D.术后复发　　E.深静脉血栓形成

2.单纯性下肢静脉曲张的主要原因是(　　)。
A.妊娠　　　　　　　　B.动静脉瘘　　　　　　C.深静脉受阻
D.静脉壁发育不良　　　E.腹内压增高

3.下肢静脉曲张晚期患者小腿部最主要的表现是(　　)。
A.皮肤色素沉着　　　　B.皮肤毛发脱落　　　　C.皮肤干燥
D.小腿水肿　　　　　　E.经久难愈的溃疡

4.关于下肢静脉曲张的表现描述错误的是(　　)。
A.下肢酸胀或疼痛　　　B.小腿浅静脉隆起扩张　　C.皮肤色素沉着、脱屑
D.呈间歇性跛行　　　　E.晚期常合并小腿溃疡

5.血栓闭塞性脉管炎局部缺血期的典型表现是(　　)。
　A.静息痛　　　　　　　　B.足趾溃疡坏死　　　　C.足背动脉搏动消失
　D.肌肉萎缩　　　　　　　E.间歇性跛行

6.血栓闭塞性脉管炎组织坏死期特有的临床表现是(　　)。
　A.静息痛　　　　　　　　B.间歇性跛行　　　　　C.皮肤营养性改变
　D.趾端坏疽　　　　　　　E.足背动脉搏动减弱

7.血栓闭塞性脉管炎患者的护理措施是(　　)。
　A.患肢局部加温保暖　　　B.要求患者绝对戒烟　　C.尽量减少止痛剂的应用
　D.休息时抬高患肢,缓解疼痛　E.指导晚期患者做 Buerger 运动

8.患者,女,48岁,踝部轻度肿胀,色素沉着,久站后出现酸胀,小腿有迂曲的静脉团,诊断为原发性大隐静脉曲张,宜采取的治疗方案是(　　)。
　A.使用弹力绷带包扎　　　B.局部注射硬化剂　　　C.曲张静脉与深静脉吻合
　D.大隐静脉瓣膜成形术　　E.大隐静脉高位结扎加分段剥脱术

9.患者,男,38岁,右小腿持续剧烈疼痛,不能行走,到医院就诊,查体:右小腿皮肤苍白,肌肉萎缩,足部动脉搏动消失。诊断为血栓闭塞性脉管炎,目前患者最主要的护理诊断是(　　)。
　A.组织灌注量改变　　　　B.潜在皮肤完整性受损　　C.有外伤出血的危险
　D.疼痛　　　　　　　　　E.知识缺乏

(10~11题共用题干)
患者,男,38岁,吸烟15年,每天30支左右,冷库工作8年,近来,右小腿持续性剧烈疼痛,不能行走,夜间加重,到医院就诊,体格检查:右小腿皮肤苍白,肌肉萎缩,足部动脉搏动消失。

10.可能的诊断是(　　)。
　A.血栓闭塞性脉管炎　　　B.动脉硬化闭塞　　　　C.下肢静脉栓塞
　D.动脉栓塞　　　　　　　E.动静脉瘘

11.目前该患者的最主要护理诊断是(　　)。
　A.知识缺乏　　　　　　　B.组织灌注量改变　　　C.潜在皮肤完整性受损
　D.舒适的改变:疼痛　　　E.有外伤出血的危险

(12~13题共用题干)
患者,女,36岁,近年来,感觉双下肢沉重酸胀、易疲乏,休息后症状减轻。就诊时可见双下肢内侧静脉明显隆起,蜿蜒成团。

12.可能的诊断是(　　)。
　A.下肢静脉曲张　　　　　B.动静脉瘘　　　　　　C.深静脉血栓形成
　D.血栓闭塞性脉管炎　　　E.动脉硬化闭塞

13.治疗的根本方法是(　　)。
　A.穿弹力袜　　　　　　　B.局部血管注射硬化剂　　C.中医中药治疗
　D.加强行走锻炼　　　　　E.手术治疗

二、简答题

1.原发性下肢静脉曲张患者应如何进行健康教育?
2.请简述血栓闭塞性脉管炎产生间歇性跛行的原因。

(石镁虹)

项目 7　泌尿、男性生殖系统疾病患者的护理

任务 19　泌尿、男性生殖系统疾病患者的护理

任务 19-1　泌尿系统损伤患者的护理

【课程目标】

1. 知识目标

(1) 掌握泌尿系统损伤患者的护理评估、护理措施。

(2) 熟悉泌尿系统损伤患者的护理诊断。

(3) 了解泌尿系统损伤患者的病理生理、护理目标、护理评价。

2. 能力目标

运用所学知识为泌尿系统损伤患者制订护理计划。

3. 素质目标

(1) 在护理过程中具备基本的护理礼仪规范。

(2) 具备良好的护患沟通能力。

(3) 具备爱伤观念，减轻患者的痛苦，同时注意保护患者的隐私。

【预习目标】

(1) 理解肾、膀胱、尿道的解剖结构特点以及在临床护理中的重要意义。

(2) 通读本项目本任务的全部内容，重点注意课程目标中要求掌握的全部知识点。

教学案例 19-1-1

唐先生，56 岁，2 h 前行走时不慎跌倒，左腰部撞到一块石头上，伤后感觉左腰部疼痛，排淡红色尿液 2 次，由他人陪同来院就诊。门诊以"肾损伤"收入院。入院检查：急性病容，面色苍白，体温 37.8 ℃，脉搏 92 次/分，呼吸 22 次/分，血压 92/68 mmHg，左腰部可触及疼痛性包块，腹平软。辅助检查：血常规示红细胞 $3.8×10^{12}/L$，血红蛋白 110 g/L，白细胞计数 $11.6×10^9/L$，中性粒细胞 0.78；尿常规示红细胞(＋＋)、白细胞(＋)；B 超显示左肾轮廓欠清晰。入院诊断为"肾部分裂伤"。

请问：(1) 该患者目前主要的护理诊断/问题有哪些？

(2) 应对唐先生采取哪些护理措施？

泌尿系统包括上尿路(肾和输尿管)和下尿路(膀胱和尿道)。<u>泌尿系统损伤以男性尿道损伤最多见，肾、膀胱损伤次之，输尿管损伤最少见。其共同的表现是疼痛、血尿、尿外渗，膀胱、尿道损伤以及排尿困难。</u>由于解剖位置的特点，肾、输尿管和膀胱通常不易受伤，一旦致伤，常合并胸、腹内脏损伤或腰椎、骨盆骨折。在护理工作中应注意全面观察。

一、肾损伤

【概述】

肾属于腹膜后器官，位置较深，受到腰肌、椎体、肋骨和腹部前面脏器的保护，不易受到损伤。

但肾实质脆弱、包膜薄,受暴力打击时容易发生破裂。正常肾有一定的活动度,当暴力作用时牵拉肾蒂,可造成肾损伤(injury of kidney)。

(一)病因

1. 开放性损伤　锐器或火器损伤。如刀刃、弹片致伤,多伴有胸腔、腹腔脏器损伤,病情复杂而严重。

2. 闭合性损伤　因直接暴力(如撞击、跌打、挤压、肋骨或横突骨折等)或间接暴力(如高处跌落、暴力扭转等)所致的肾损伤,闭合性损伤更为多见。

3. 医源性损伤　经皮肾穿刺术、肾造瘘术、肾镜碎石术、体外冲击波碎石术等治疗可能造成不同程度的肾脏损伤。

4. 自发性破裂　肾本身疾病(如肾积水、肾肿瘤、肾结核、肾囊性疾病等)存在时更易发生损伤,有时轻微的创伤也可导致严重的"自发性"肾破裂。

(二)病理

根据损伤程度不同,可分为以下 4 种类型(图 19-1-1)。

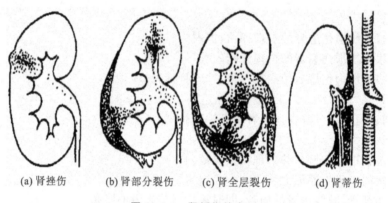

(a)肾挫伤　　(b)肾部分裂伤　　(c)肾全层裂伤　　(d)肾蒂伤

图 19-1-1　肾损伤的类型

1. 肾挫伤　损伤只限于部分肾实质,形成肾淤斑和(或)包膜下血肿,肾包膜及肾盂黏膜完整,累及肾集合系统时可有少量血尿。

2. 肾部分裂伤　肾实质部分裂伤伴有肾包膜破裂或肾盂肾盏黏膜破裂。裂口若与肾盂肾盏相通,则血尿严重;若伴有包膜破裂,则血及尿外渗可在肾周形成血肿。

3. 肾全层裂伤　肾实质、肾包膜、肾盂肾盏黏膜均破裂,常引起广泛的肾周血肿、血尿和尿外渗。肾横断或破裂时,可导致部分肾组织缺血、坏死。

4. 肾蒂伤　肾蒂血管损伤较少见。肾蒂或肾段血管的部分或完全撕裂,可引起大量出血、休克,常来不及抢救而死亡。

【护理评估】

(一)健康史

1. 一般情况　患者的年龄、性别、职业、运动爱好等。

2. 受伤史　了解受伤的原因、时间、地点、部位、暴力性质和强度以及作用部位;损伤后是否发生腹痛或腰痛,腰、腹痛的程度和持续时间,有无放射痛和进行性加重;伤后就诊前的处理经过与效果等。

(二)身体状况

1. 休克　严重肾裂伤、肾蒂伤或合并其他脏器损伤时,因严重创伤、失血常发生休克,可危及生命。

2. 血尿　血尿是肾损伤最常见和最主要的症状,以肉眼血尿多见。肾挫伤或轻微肾裂伤时可有少量血尿,严重肾裂伤则有大量肉眼血尿,当血块堵塞输尿管时,血尿可不明显或无血尿。血尿程度和损伤程度不成正比,故不能以血尿来判断伤势轻重。

3. 疼痛 肾包膜下血肿、肾周软组织损伤、出血或尿外渗至肾周均可引起患侧腰、腹部疼痛。血块通过输尿管可引发肾绞痛。血液或尿液渗入腹腔或合并腹腔内脏器损伤时,出现全腹疼痛和腹膜刺激征。

4. 腰、腹部肿块 血和尿外渗至肾周组织,可在肾区、上腹部扪及肿块。

5. 发热 血肿以及尿外渗可继发感染,出现发热等全身中毒症状;严重者可并发感染性休克。

(三)辅助检查

1. 实验室检查 ①尿常规检查:尿中可见大量红细胞。②血常规检查:血红蛋白与血细胞比容持续下降时,提示有活动性出血;血白细胞计数增多提示有感染。

2. 影像学检查 ①B超:能提示肾损害的部位和程度,包膜下和肾周血肿及尿外渗情况。②CT:可显示肾皮质裂伤、尿外渗和血肿范围,显示无活力的肾组织,还可了解与周围组织和腹腔其他脏器的关系。③X线平片:肾区阴影增大,提示有肾周血肿的可能。④排泄性尿路造影:不但能了解伤侧肾损伤的范围和程度,也可检查健侧肾的情况和功能。⑤动脉造影:可显示肾动脉和肾实质损伤情况。

> **知识链接**
>
> **尿路平片、排泄性尿路造影、肾动脉造影**
>
> (1)尿路平片(KUB) 常用于肾、输尿管、膀胱区的检查。可显示肾轮廓、大小、位置,腰大肌阴影,脊柱,骨盆,肿瘤骨转移,钙化及尿路结石等。KUB是诊断结石的可靠依据。摄片前应做肠道准备。
>
> (2)排泄性尿路造影(IVU) 又称静脉肾盂造影(IVP)。静脉注射有机碘造影剂后,5、15、30、45 min后分别摄片,可观察尿路形态和双侧肾的排泄功能。造影前做碘过敏试验,做好肠道准备,限制饮水12 h。造影后鼓励患者多饮水。
>
> (3)肾动脉造影 经股动脉穿刺插管行腹主动脉-肾动脉造影可显示肾脏、血管形态分布及肾区肿块。适用于肾血管疾病、肾肿瘤及囊肿的鉴别诊断。检查前做碘过敏试验、出凝血时间检查,检查后穿刺处沙袋压迫24 h,注意尿量及颜色,每小时足背动脉搏动、皮肤温度、感觉和运动情况,鼓励患者多饮水。

(四)心理-社会状况

由于暴力致伤,损伤后出现大量肉眼血尿、疼痛、腰腹部包块等症状时,患者常有焦虑、恐惧等心理变化;护士应评估患者焦虑的原因和程度,了解患者和家属对疾病的认知程度,对治疗及护理的配合程度等。

(五)处理原则

根据肾损伤的轻重采取不同的治疗。

1. 紧急处理 有休克的患者应紧急行抗休克治疗,同时明确有无合并其他脏器损伤,积极做好手术探查的准备。

2. 非手术治疗 多数肾挫裂伤可采用保守治疗。措施包括绝对卧床休息2~4周,过早下床活动可能导致再度出血。密切观察生命体征、血尿颜色和腰腹部肿块的变化,及时行对症支持治疗。

3. 手术治疗 严重肾裂伤、肾盂破裂、肾蒂伤、开放性肾损伤及合并腹腔内脏器损伤等,应尽早施行手术。原则上应尽力保留伤侧肾,视具体情况行肾修补术或肾部分切除术。若伤侧肾修复有困难,在检查明确对侧肾脏功能良好的情况下可切除伤肾。

【常见护理诊断/问题】

(1)恐惧或焦虑　与外伤打击、害怕手术、担心预后不良等有关。

(2)组织灌注量改变　与肾损伤或同时合并其他器官损伤引起大出血有关。

(3)疼痛　与损伤后局部肿胀和尿外渗等有关。

(4)潜在并发症：休克、感染。

【预期目标】

(1)患者恐惧或焦虑减轻。

(2)患者循环血量得到有效的补充和维持。

(3)患者的疼痛减轻。

(4)并发症得到有效预防。

【护理措施】

(一)非手术治疗护理/术前护理

1. 心理护理　向患者和家属解释绝对卧床的意义和手术治疗的必要性和重要性，以及积极配合治疗和护理对康复的意义，给予心理上的支持，解除思想顾虑。

2. 维持体液平衡，保证组织器官有效灌注

(1)防止出血：保守治疗患者应绝对卧床休息2～4周，血尿消失后，仍需继续卧床休息至预定时间。过早、过多离床活动，均有可能再度发生出血。

(2)补充血容量：及时输液，必要时输血，保持足够尿量，在病情允许情况下，鼓励多饮水；使用止血药物，减少或控制出血；及时纠正水、电解质紊乱和酸碱平衡失调。

(3)病情观察：①动态观察血尿颜色的变化，若血尿颜色逐渐加深，说明出血加重；②密切观察生命体征，血红蛋白和血细胞比容、红细胞计数的变化，以了解出血情况及其变化；③准确测量并记录腰腹部肿块的大小，观察腹膜刺激征的轻重，以判断出血、尿外渗情况。

经积极的非手术治疗后，出现下列情况，应及时向医生报告并做好术前准备。①休克经治疗仍未见好转；②血尿加重；③腰腹部包块逐渐增大；④疑有腹腔内脏器损伤；⑤明显尿外渗及继发感染。

(二)术后护理

1. 一般护理

(1)体位与休息：麻醉作用消失后血压平稳者，可取半卧位，以利于腹腔引流和呼吸。肾修补术、肾部分切除术或肾周引流术后需卧床休息2～4周。

(2)饮食：肾损伤术后患者需禁食2～3天，待肠蠕动恢复后开始进食。注意少进食易产气的食物，以减轻腹胀。鼓励患者多饮水。

2. 病情观察　术后注意观察生命体征是否平稳；切口敷料是否干燥；导尿管、肾周引流管引流液的颜色、量及性状等是否正常；注意尿量及血尿变化，遵医嘱及时进行血、尿常规及肾功能检查。

3. 预防感染　定时测量体温和观察血、尿白细胞计数变化，及时发现有无感染。严格执行无菌操作，保持手术切口清洁、干燥。遵医嘱早期应用对肾无毒性作用的广谱抗生素，预防感染。

4. 引流管护理　妥善固定肾周引流管及集尿袋，防止牵拉和滑脱且保持引流管通畅。引流管一般于术后3～4天拔除，若发生感染或尿瘘，则应延长拔管时间。

5. 肾盂造瘘管护理　①造瘘术后，适当限制活动，防止出血。②鼓励患者多饮水，饮水量为2000～3000 mL/天，以冲洗尿路。③保持瘘口周围清洁、干燥，及时更换敷料。④术后严防引流管脱落，保持通畅，勿使引流管扭曲、折叠、受压或阻塞。若引流管阻塞，应在严格无菌操作下用生理盐水冲洗。每次冲洗不超过5 mL(肾盂容量为5～10 mL)，冲洗时切勿用力过猛，宜缓慢低压冲洗。⑤造瘘管一般留置12天后，可考虑拔管；拔管前先夹管2～3天，观察肾盂至膀胱引流是否通畅,并且做肾盂造影后方可拔管。⑥拔管后取健侧卧位,以防术侧造瘘口漏尿,1周左右瘘口自行愈合。⑦长期留置者,每4~6周在无菌条件下更换造瘘管。

【护理评价】

(1)患者恐惧或焦虑是否减轻,情绪是否稳定。

(2)患者组织灌注量是否正常,生命体征是否平稳。

(3)患者疼痛是否减轻。

(4)患者术后伤口及伤侧肾愈合情况,伤口有无感染,体温及血白细胞计数是否正常。

【健康教育】

(1)向患者介绍肾损伤后卧床与观察血尿、腰腹部包块的重要性。

(2)伤后2~3个月不宜参加体力劳动或剧烈运动。肾挫裂伤4~6周肾组织才趋向愈合,过早活动易使血管内凝血块脱落,可发生继发性出血。

(3)说明保留各引流管的意义与注意事项。

(4)肾切除后,患者应注意保护对侧肾,尽量不服用对肾有损害的药物,如氨基糖苷类抗生素,以免造成健侧肾功能的损害。

(5)鼓励患者适当多饮水,以增加尿量,稀释尿液,预防泌尿系统感染和结石形成。

二、膀胱损伤

膀胱充盈时膀胱壁紧张而薄,顶部高于耻骨联合,失去骨盆保护,在暴力作用下容易发生膀胱损伤(injury of bladder)。膀胱损伤是指膀胱壁在受到外力的作用时发生膀胱黏膜损伤或膀胱浆膜层、肌层、黏膜层破裂,引起膀胱腔完整性破坏、血尿外渗。

(一)病因

1. 开放性损伤 多由锐器或枪弹贯通所致,且多并发其他器官损伤。

2. 闭合性损伤 膀胱充盈时,下腹部受到暴力作用,可致膀胱损伤。大多数闭合性膀胱破裂是由骨盆骨折所致。

3. 医源性损伤 经尿道做膀胱器械检查或治疗、下腹部手术等也可导致膀胱损伤。

4. 自发性膀胱破裂 膀胱病变如膀胱结核、长期接受放疗的膀胱,在过度充盈时发生破裂,称为自发性膀胱破裂。

(二)病理

根据膀胱损伤程度分为以下2种类型。

1. 膀胱挫伤 仅伤及黏膜层或肌层,局部出血或形成血肿,无尿外渗,可出现血尿。

2. 膀胱破裂 膀胱全层破裂,有尿外渗,根据腹膜是否破裂又可分为3种亚型:①腹膜外型膀胱破裂:多由骨盆骨折刺破无腹膜覆盖的膀胱前壁或颈部,腹膜未破,尿液外渗在腹膜外膀胱周围间隙及耻骨后间隙,可引起盆腔感染。②腹膜内型膀胱破裂:多发生于腹膜所覆盖的膀胱顶部后方,尿液进入腹腔,引起尿性腹膜炎。③混合型膀胱破裂:多见于火器伤或刀刃伤,腹膜内外破裂同时存在,大多为复合型损伤(图19-1-2)。

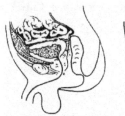

(a)腹膜外型膀胱破裂　(b)腹膜内型膀胱破裂

图19-1-2　膀胱损伤

【护理评估】

(一)健康史

了解患者年龄、职业等情况;了解患者受伤的原因、时间、地点,暴力性质、强度和作用部位以及伤后的病情变化,就诊前的处理情况,过去有无膀胱疾病或手术史等。

(二)身体状况

1. 休克 骨盆骨折时引起剧痛、大出血可发生创伤性休克;膀胱破裂后尿外渗感染和急性腹膜炎,可致脓毒症,甚至感染性休克。

2. 腹痛 腹膜外型膀胱破裂因尿外渗于膀胱周围,发生下腹部疼痛;腹膜内型膀胱破裂引起全腹压痛、反跳痛、肌紧张,并有移动性浊音,出现急性腹膜炎的表现。

3. 血尿和排尿困难 轻度挫伤时仅有少量血尿;损伤严重时可有大量血尿,并可伴有血块;当血块堵塞尿道时可有排尿困难或仅排出少量血尿。

4. 尿瘘 膀胱破裂与体表伤口相通时,可引起伤口漏尿;若与直肠、阴道相通则可引起膀胱直肠瘘和膀胱阴道瘘。闭合性损伤在尿外渗继发感染后破溃可形成尿瘘。

5. 其他 尿外渗至膀胱周围和(或)腹腔时,尿量减少,甚至无尿。

(三)辅助检查

1. 导尿及注水试验 导尿管插入膀胱顺利,如导出 300 mL 以上的尿液,基本可排除膀胱破裂;如不能导出或仅有少量血尿,则可能为膀胱破裂。此时可经导尿管注入 200 mL 的无菌生理盐水,片刻后吸出,抽出量明显减少或明显增多均提示膀胱破裂。

2. X 线检查 腹部平片可显示骨盆骨折。自导尿管注入 300 mL 造影剂行膀胱造影,若造影剂外漏,提示膀胱破裂。腹膜内型膀胱破裂时,可注入空气造影,若空气进入腹膜腔,膈下见到游离气体,则为腹膜内型膀胱破裂。

(四)心理-社会状况

骨盆骨折多发生于车祸、坠落、坍塌等重大伤害事故,从而引起膀胱损伤,患者和亲属多有恐惧和惊慌;另外,患者可因骨盆骨折发生休克,腹膜炎引起剧痛,早期常表现出烦躁。

(五)处理原则

(1)对膀胱破裂合并休克的患者,应首先纠正休克。待休克纠正后需尽早手术,清除外渗血液和尿液,修补膀胱裂口,放置耻骨上膀胱造瘘管及导尿管引流尿液,术后进行膀胱冲洗。

(2)对膀胱挫伤或膀胱造影仅显示有少量尿外渗且症状较轻者,可留置导尿管 7~10 天,多饮水,应用抗生素预防感染。

(3)手术治疗:较重的膀胱破裂,须尽早手术。处理原则是完全的尿流改道,充分引流尿外渗,修复膀胱壁缺损。

> **知识链接**
>
> **耻骨上膀胱造瘘管**
>
> 适用于急性尿潴留、尿道外伤、梗阻、不能排尿且不能往尿道插管引流尿液的患者。引流管放置的位置:下腹部,耻骨联合上正中二横指处,置管方式有手术置管或膀胱穿刺造瘘。

【常见护理诊断/问题】

(1)排尿异常 与膀胱破裂不能储尿有关。

(2)疼痛 与骨盆骨折及腹膜炎有关。

(3)潜在并发症:休克、感染。

【护理措施】

1. 观察病情 密切观察生命体征,观察腹痛及腹膜刺激征程度,判断有无再出血发生。

2. 排尿异常的护理 膀胱破裂手术修补后1周左右不能自行排尿,需留置导尿管或耻骨上膀胱造瘘管,应做好导尿管或造瘘管的护理。

(1)妥善固定好导尿管及造瘘管,避免导管扭曲折叠,定时挤压,观察尿液引流情况,保持引流通畅。如有阻塞,用无菌生理盐水冲洗。

(2)消毒尿道口及导尿管周围2次/天,防止逆行感染。

(3)造瘘管一般留置7~14天,拔管前先夹管,观察能否自行排尿。如排尿困难或切口漏尿,则延期拔管。拔管后,造瘘口有少许漏尿为暂时现象,经患者取仰卧位,加强局部换药,即可自愈。导尿管拔管前1~2天应定时夹管,以训练膀胱排尿功能。

(4)记录24 h引流尿液的量、颜色和性状,且鼓励患者多饮水,增加内冲洗作用。

3. 预防感染 遵医嘱补液,应用抗生素;加强营养,鼓励患者多饮水。

4. 健康教育 向患者说明留置导尿管、造瘘管以及保持通畅的意义,多饮水和拔除导尿管前闭管训练排尿的意义。

三、尿道损伤

尿道损伤(injury of urethra)多发生于男性青壮年。男性成人尿道长17~20 cm,以尿生殖膈为界,分为前、后尿道。前尿道包括阴茎部和球部,创伤多在球部;后尿道包括膜部和前列腺部,创伤则多在膜部。早期处理不当,常产生尿道狭窄、尿瘘等并发症。

(一)病因

1. 闭合性损伤 会阴部骑跨,可引起尿道球部损伤。骨盆骨折引起尿道膜部损伤。经尿道器械操作不当可致医源性尿道损伤。

2. 开放性损伤 因弹片、锐器伤所致,常伴有阴茎、阴囊、会阴部贯通伤。

(二)病理

根据尿道损伤程度可分为以下三种病理类型:①尿道挫伤:尿道内层损伤,阴茎筋膜完整,可引起水肿和出血。②尿道裂伤:尿道部分断裂,可引起尿道周围血肿和尿外渗。③尿道断裂:尿道完全离断,断端退缩、分离,血肿和尿外渗明显(图19-1-3)。

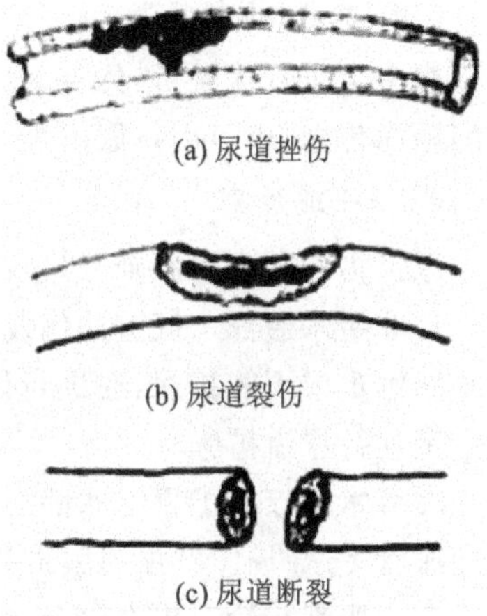

尿道球部损伤,尿液及血液流到会阴、阴囊、阴茎和下腹壁等部位,致此处肿胀和淤血(图19-1-4)。尿道膜部损伤,尿液及血液流到耻骨后间隙和膀胱周围,若同时有耻骨前列腺韧带撕裂,则前列腺可向上方漂浮移位(图19-1-5)。

图19-1-3 尿道损伤程度

【护理评估】

(一)健康史

了解患者年龄、职业等情况;了解患者受伤的原因、时间、地点,暴力性质、强度和作用部位以及伤后的病情变化和就诊前的处理情况;是否有经尿道的器械检查、治疗史等。

(二)身体状况

1. 休克 骨盆骨折所致的后尿道损伤,出血量较多,可引起休克。

2. 疼痛 前尿道损伤时,受伤处疼痛,排尿时加重;后尿道损伤时,疼痛位于下腹部,局部肌紧张并有压痛。

3. 尿道滴血和血尿 前尿道损伤,可见尿道外口滴血或流血;后尿道损伤,尿道外口不流血

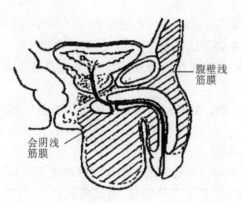

图 19-1-4 尿道球部损伤及尿外渗范围

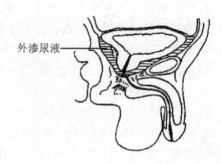

图 19-1-5 尿道膜部损伤及尿外渗范围

或仅流出少量血液;排尿时可出现血尿。

4. 排尿困难与尿潴留 由于疼痛和括约肌痉挛,患者易发生排尿困难;尿道断裂时,可引起尿潴留。

5. 尿外渗 尿道断裂后,用力排尿时,尿液可从裂口处渗入周围组织,形成尿外渗。尿外渗、血肿可并发感染。

6. 局部血肿和淤斑 骑跨伤或骨盆骨折造成尿生殖膈撕裂时可发生会阴、阴囊部肿胀、血肿和淤斑。

(三)辅助检查

1. 导尿试验 严格无菌操作下轻柔、缓慢地插入导尿管,若插入顺利,说明尿道连续。插入导尿管后留置导尿管1周以引流尿液并支撑尿道。若插入困难,多提示尿道损伤严重,勿反复试插,以免加重损伤和导致感染。

2. X线 了解有无骨盆骨折。

3. 尿道造影 可显示尿道有无破裂及破裂的部位和程度。

(四)心理-社会状况

患者由于骨盆骨折、休克、疼痛而紧张;担心损伤给生命带来威胁、今后排尿或性功能受影响等问题而焦虑;也可因排尿困难、尿潴留及后期尿道狭窄而心情烦躁。

(五)处理原则

尿道损伤治疗的原则:纠正休克、引流尿液、恢复尿道连续性、引流外渗尿、预防尿道狭窄。

1. 非手术治疗 尿道挫伤及轻度裂伤,症状轻微且排尿不困难者,无需特殊治疗。尿道损伤后排尿困难或不能排尿,在进行诊断性导尿时导尿管成功进入膀胱者,则留置导尿管1~2周,拔管后定期行尿道扩张。

2. 手术治疗 ①尿道球部裂伤致导尿失败或尿道断裂,通常行尿道修补或断端吻合术,且留置导尿管2~3周。②尿道膜部损伤,经抗休克治疗病情稳定后,可行耻骨上高位膀胱造瘘。尿道不完全撕裂一般3周内愈合,恢复排尿。若不能排尿,造瘘3个月再行尿道瘢痕切除及尿道断端吻合术。为早期恢复尿道的连续性,避免尿道断端远离形成假道,部分休克不严重的患者可行尿道会师术(图19-1-6)。③为预防尿道狭窄,待患者拔除导尿管后,定期行尿道扩张术。

【常见护理诊断/问题】

(1)疼痛 与损伤及损伤后局部肿胀和尿外渗有关。

(2)排尿障碍 与创伤后疼痛、尿道损伤有关。

(3)潜在并发症:感染、休克、尿道狭窄。

【护理措施】

1. 病情观察 密切观察生命体征,观察尿道出血情况、排尿困难及尿外渗程度,接诊时不可强行令患者排尿,以免加重尿外渗。

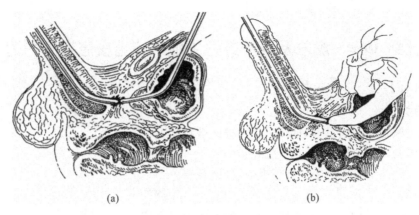

图 19-1-6 尿道会师术

2. 维持体液平衡 遵医嘱及时输液,必要时输血,纠正水、电解质紊乱和酸碱平衡失调,防治休克。

3. 预防感染

(1)观察体温及白细胞变化,及时发现感染。

(2)留置导尿管者,每日消毒尿道口周围 2 次。

(3)尿外渗多处切开引流者,注意观察引流液的量、色、性状、气味并保持手术切口清洁、干燥。

(4)保证抗生素的准确、及时输入。

4. 留置导尿管和耻骨上膀胱造瘘管护理 同"膀胱损伤"中导尿管和耻骨上膀胱造瘘管护理。

5. 预防尿道狭窄的护理

(1)耐心解释尿道扩张术是治疗尿道狭窄、解除排尿困难的唯一措施,使其消除恐惧心理,积极配合治疗。

(2)尿道扩张术后嘱患者休息以观察有无尿道口出血,损伤轻微出血不多时,患者仅感尿道疼痛及有轻微血尿,排尿时疼痛加重,患者应多饮水,口服抗生素。出血量大时,应遵医嘱应用止血药。

(3)尿道扩张术后应观察患者有无尿频、尿急、尿痛及尿外渗等。术后数小时出现畏寒、高热、呕吐、全身不适者,应遵医嘱静脉应用广谱抗生素。

6. 健康教育 骨盆骨折患者长时间卧床的注意事项;多饮水、留置导尿管及膀胱造瘘的意义以及后期扩张尿道的意义。

案例分析 19-1-1

(1)该患者主要的护理诊断/问题:

①组织灌注量改变　与肾损伤引起的大出血有关。

②疼痛　与损伤后局部肿胀和尿外渗有关。

③有感染的危险　与损伤后血肿、尿外渗和免疫力降低有关。

④焦虑　与外伤打击、担心预后有关。

(2)应对唐先生采取的护理措施如下。①绝对卧床休息 2～4 周,过早活动有可能再度出血。②严重休克的患者需迅速进行抗休克治疗,输血、输液,遵医嘱使用止血剂等,积极做好手术探查的准备。③遵医嘱使用抗生素,预防感染。④密切观察病情,定时监测生命体征,观察排尿情况和患侧腰腹部情况,定期检查尿常规。⑤减轻疼痛:观察并记录疼痛性质、程度、时间以及诱发因素等,教会患者保护受伤部位,避免因碰撞、硬物压迫、体位不适引起疼痛,必要时遵医嘱给予镇痛剂。⑥心理护理:告诉患者肾损伤与血尿的关系,介绍治疗方法、注意事项,安慰和关心患者,

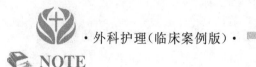

取得患者信任,消除焦虑心理,鼓励配合治疗。

任务 19-2 泌尿系统及男性生殖系统结核患者的护理

【课程目标】

1. 知识目标

(1)掌握泌尿系统结核患者的护理评估、护理措施。

(2)熟悉泌尿系统结核患者的护理诊断。

(3)了解泌尿系统结核患者的病理生理、护理目标。

2. 能力目标

能运用所学知识为泌尿系统结核患者实施整体护理。

3. 素质目标

(1)在护理过程中,具备基本的护理礼仪规范。

(2)具备良好的护患沟通能力。

(3)在护理过程中,具备爱伤观念,减轻患者的痛苦,同时注意保护患者的隐私。

【预习目标】

(1)理解肾、膀胱的解剖结构特点。

(2)《内科护理》中肺结核患者的用药原则、用药注意事项。

(3)通读本项目本任务的全部内容,重点注意并找到课程目标中要求掌握的全部知识点。

教学案例 19-2-1

崔先生,49岁,因反复尿频、尿急、尿痛11年伴尿液浑浊1周入院,自述有肺结核病病史。查体:体温37.5 ℃,脉搏80次/分,呼吸18次/分,血压112/70 mmHg,体型消瘦。经检查诊断为右肾结核,拟行右肾部分切除术。

请问:(1)该患者术前应用抗结核药物多长时间为宜?

(2)术后应对此患者采取哪些护理措施?

一、肾结核

【概述】

泌尿系统结核是全身结核的一部分,属继发性病变。原发病灶大多在肺,少数在骨关节或肠道。结核杆菌自原发病灶经血液播散,常常先引起肾结核,如未及时治疗,结核杆菌随尿液下行到输尿管、膀胱和尿道,再引起这些部位的结核病变。肾结核多发生在20~40岁的青壮年,男性多于女性,比例为2∶1。

结核杆菌由原发病灶经血液循环播散进入到双肾,在肾皮质内形成微小病灶。若患者免疫状况好,大部分能自行愈合,不出现临床症状,但尿中可查到结核杆菌,称病理型肾结核。若细菌量大、毒力强且患者抵抗力低下,则肾皮质内的病灶逐渐扩大,累及肾髓质,继续向肾盏肾盂发展,引起临床症状,称临床型肾结核,多为单侧病变。随着病变的发展,肾髓质内形成结核性结节,且结核性结节可相互融合,形成干酪样脓肿,破入肾盂形成结核性空洞。病变继续发展,可波及输尿管、膀胱和尿道(图19-2-1)。

输尿管结核的病变为黏膜及黏膜下层形成结核结节、溃疡、肉芽肿和纤维化。纤维化的输尿管呈僵硬条索状,管腔狭窄可导致肾积水或结核性脓肾。如果输尿管完全性闭塞,结核杆菌尿不能进入膀胱,膀胱刺激征反见好转,此情况称为"肾自截"。

膀胱结核病变从患侧输尿管开口周围开始,可见膀胱黏膜充血、水肿及散在的结核结节;随着病变加重,结核结节可互相融合形成溃疡、肉芽肿等。病变愈合时,广泛纤维化和瘢痕收缩使膀胱壁失去伸张能力,膀胱容量显著减小,称为膀胱挛缩。严重时可引起健侧输尿管口狭窄,导致健侧肾积水。

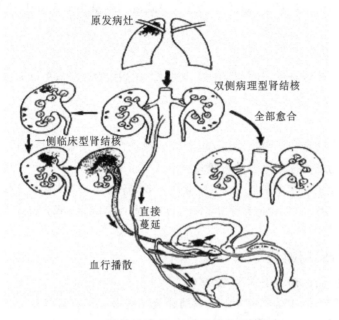

图 19-2-1　泌尿系统结核病理变化与感染途径

【护理评估】

(一)健康史

了解患者的年龄、性别、发病时间,既往有无肺结核及骨关节结核病史或接触史,患者的体质及免疫力的高低等。

(二)身体状况

1. 膀胱刺激征　肾结核早期常无明显症状及影像学改变,病变进一步发展,可出现典型症状。尿频、尿急、尿痛是肾结核的典型症状,尿频是多数泌尿系统结核患者最早出现的临床症状。初期以夜间排尿次数增多为主,晚期膀胱挛缩,排尿次数每日可达数十次,甚至出现尿失禁。

2. 血尿　血尿是泌尿系统结核的另一重要表现。血尿常在膀胱刺激征出现之后发生,表现为全程血尿,终末加重,为膀胱结核溃疡出血引起,而由肾结核病灶侵蚀血管引起的肉眼血尿较少见,多为镜下血尿。

3. 脓尿　表现为镜下脓尿至肉眼脓尿,甚至呈洗米水样,并含有碎屑或絮状物。

4. 肾区疼痛和肿块　泌尿系统结核一般无明显腰痛,当病变影响到肾被膜、干酪样物质或血块堵塞输尿管时,可出现钝痛或绞痛,当膀胱挛缩引起肾积水时,也可出现腰痛。肾积脓或肾积水可引起腰部出现肿块。

5. 全身症状　泌尿系统结核患者早期全身症状不明显,严重者、合并其他脏器有活动性结核病灶或晚期患者,可出现消瘦、乏力、午后发热、盗汗、贫血、食欲减退和血沉加快等结核中毒症状。病情严重者可出现肾功能障碍表现。

(三)辅助检查

1. 尿液检查　多呈酸性,尿常规可见蛋白、白细胞和红细胞。将尿沉淀物做抗酸染色查结核杆菌,阳性率为 50%~70%;尿结核杆菌培养阳性率为 80%~90%,较可靠,但费时较长,需 4~8 周时间。

2. 影像学检查　可明确病变部位和范围。①腹部 X 线平片:了解有无钙化灶及其部位。②排泄性尿路造影及逆行性肾盂造影:可见肾盏破坏与肾空洞,肾盂、肾盏变形,肾功能受损,输尿管僵直,节段性或全程性狭窄以及继发性扩张等表现。B 超和 CT 检查,可了解肾形态、大小及有无肾积脓或肾积水。

3. 膀胱镜检查 可见膀胱黏膜炎性充血、水肿,严重者可见浅黄色粟粒状结节和结核性溃疡、肉芽肿等病变。并可取活组织做病理检查。膀胱挛缩容量小于 50 mL 或有急性膀胱炎时,不宜做膀胱镜检查。

(四)心理-社会状况

由于泌尿系统结核病程长,迁延难愈,尤其在发生血尿、脓尿时,患者常有悲观、焦虑;需手术治疗者,可产生对手术的恐惧和对预后的忧虑。

(五)处理原则

1. 非手术治疗 临床型肾结核早期,病变较轻或局限,无明显空洞性破坏及结核样脓肿,经全身支持和抗结核药物治疗半年多数可痊愈。

2. 手术治疗 经正规非手术治疗 6~9 个月无效、肾破坏严重、输尿管狭窄或膀胱挛缩明显时,应在抗结核药物治疗的配合下行手术治疗。包括病灶清除术、部分肾切除术、肾切除术、膀胱扩大术等。

【常见护理诊断/问题】

(1)焦虑　与病程长、担心手术有关。

(2)营养失调:低于机体需要量　与疾病消耗及不能摄入足够营养有关。

(3)有药物中毒的危险　与药物毒副作用大和疗程长有关。

(4)排尿型态异常　与结核性膀胱炎、膀胱挛缩有关。

(5)潜在并发症:感染、肾功能不全、术后出血。

【预期目标】

(1)患者焦虑减轻,对治愈疾病有信心。

(2)营养状况改善,机体抵抗力增强。

(3)药物毒副作用及时得到防治。

(4)能维持正常的排尿型态。

(5)并发症发生时,能够被及时发现和处理。

【护理措施】

(一)非手术治疗患者的护理

1. 一般护理 加强营养,鼓励患者进食高热量、高蛋白、高维生素、易消化饮食。多饮水,以减轻结核性脓尿对膀胱的刺激。让患者充分休息,避免劳累,指导患者进行适当的户外活动,以增强体质,提高免疫力。

2. 用药护理 患者术前遵医嘱进行一定时间的抗结核治疗,定期协助做好血、尿常规及尿结核杆菌、泌尿系统造影、B超、肝功能、肾功能等检查,以观察药物治疗效果,及早发现药物的副作用和对肝肾的损害,及时处理。

3. 心理护理 体贴、安慰患者,耐心解释合理的药物治疗及必要的手术治疗可消除病灶、缩短病程。鼓励患者主动配合治疗,消除不良情绪,树立战胜疾病的信心。

(二)手术治疗患者的护理

1. 手术前护理 肾结核手术前需较长时间用抗结核药物,肾切除术前需用药 2 周以上,而肾部分切除术前需用药 3~6 个月,以控制感染灶;检查重要器官功能,有功能不全者应予纠正;加强营养,以提高患者对手术的耐受力;做好术前常规准备。

2. 手术后护理 基本与肾损伤术后护理相同,应注意有无手术后出血和感染等并发症发生。保持术后各引流管引流通畅,观察引流液的颜色、性状和量。手术后应继续行抗结核治疗 3~6 个月,以防复发。

【健康教育】

(1)向患者讲解泌尿系统结核疾病、用药及康复等方面的知识,遵医嘱用药,要保持联合、规律,不可随意增减剂量。

(2)指导患者加强营养,注意休息,避免劳累,坚持适当的户外活动。

(3)指导患者用药期间须注意药物的不良反应,定期复查尿常规、尿结核杆菌、肝功能、肾功能,测听力、视力等。

(4)宣传疾病预防知识,指导患者养成不随地吐痰的良好卫生习惯。

【护理评价】

(1)患者焦虑是否减轻。

(2)排尿型态是否正常。

(3)营养是否改善。

(4)是否有药物中毒。

(5)肾功能是否正常。

二、男性生殖系统结核

【概述】

男性生殖系统结核包括前列腺结核、精囊结核及附睾结核,以 20～40 岁人群多见。前列腺结核、精囊结核常继发于肾结核,多由后尿道病灶蔓延而来。病理改变为结核结节、干酪样坏死、空洞和纤维化。含结核杆菌的尿液经前列腺、精囊、输精管而感染附睾,病变从尾部开始,可蔓延到整个附睾,甚至扩散至睾丸。

【护理评估】

(一)健康史

了解患者的年龄、症状出现时间,既往有无结核病史。

(二)身体状况

1. 前列腺结核、精囊结核 病变轻者表现常不明显,偶感会阴和直肠内不适。病变严重者可表现为精液减少、血精、久婚不育。直肠指诊触及前列腺、精囊硬结,无压痛。

2. 附睾结核 附睾发生无痛性硬结,生长缓慢。病变发展形成冷脓肿,与阴囊皮肤粘连,破溃后形成窦道经久不愈。病变侧输精管增粗,有串珠状小结节。

(三)心理-社会状况

由于生殖系统结核病程长、迁延难愈,患者常有悲观、焦虑;需手术治疗者,可产生对手术的恐惧和对预后的忧虑。

(四)处理原则

1. 前列腺结核、精囊结核 多数应用抗结核药物治疗,尽可能去除生殖系统结核病灶。

2. 附睾结核 病变稳定无脓肿形成者经服用抗结核药物多可治愈。有脓肿或者有窦道形成时,先用药物治疗,待病变局限后再行手术治疗。

【常见护理诊断/问题】

(1)恐惧/焦虑 与病程长、出现血精、影响生育功能有关。

(2)潜在并发症:继发细菌感染、不育。

【护理措施】

1. 心理护理 要关心、理解患者,耐心解释病情。告知患者结核病是可以治愈的,增强患者的信心,减轻恐惧/焦虑,积极配合治疗和护理工作。

2. 防治感染 附睾结核形成瘘者,应保持局部清洁、干燥,及时更换敷料。遵医嘱合理使用抗菌药物。

3. 用药护理 见"肾结核"中用药护理。

教学案例 19-2-1

(1)该患者术前应用抗结核药物3~6个月。

(2)术后应对此患者采取的护理措施如下。①该患者术后应卧床1~2周,减少活动,以避免继发性出血。②待肛门排气后,开始进易消化、营养丰富的食物。③定时监测生命体征以及有无出血表现,观察尿液的颜色、性状,观察各引流管中引流液的颜色、性状等,如有出血表现,尽快通知医生并协助处理。④术后准确记录24 h尿量,观察排尿的时间、尿量、颜色。若6 h无排尿或24 h尿量较少,说明健侧肾功能可能有障碍,应通知医生处理。⑤遵医嘱使用抗生素控制感染。⑥术后继续用药6个月以上,以防结核病复发。坚持联合、规律、全程用药且注意观察有无副作用发生。⑦告诉患者坚持用药的重要性,介绍用药方法、注意事项,安慰和关心患者,取得患者信任,消除焦虑心理,鼓励配合治疗。

任务 19-3　泌尿系统肿瘤患者的护理

【课程目标】

1. 知识目标

(1)掌握泌尿系统肿瘤患者的护理评估、护理措施。

(2)熟悉泌尿系统肿瘤患者的护理诊断。

(3)了解泌尿系统肿瘤患者的病理生理、护理目标、护理评价。

2. 能力目标

(1)能说出泌尿系统肿瘤患者的临床表现。

(2)能运用所学知识,为泌尿系统肿瘤患者提供整体护理。

3. 素质目标

(1)在护理过程中,具备基本的护理礼仪规范。

(2)具备良好的护患沟通能力。

(3)在护理过程中,具备爱伤观念,减轻患者的痛苦,同时注意保护患者的隐私。

【预习目标】

(1)理解肾、膀胱的解剖结构特点。

(2)预习肿瘤的临床表现和护理。

(3)通读本项目本任务的全部内容,重点注意并找到课程目标中要求掌握的全部知识点。

教学案例 19-3-1

刘先生,59岁,油漆工人。3天前开始出现无痛、间歇、全程、肉眼血尿,尿中有血凝块,无发热。现前来医院就诊。

请问:(1)该患者出现肉眼血尿最可能的原因是什么?

(2)该患者当前的主要护理诊断/问题是什么?

在泌尿系统肿瘤中,绝大多数都是恶性的,以膀胱癌发病率最高,其次为肾癌。

一、膀胱癌

膀胱癌(carcinoma of bladder)居泌尿系统肿瘤首位。好发年龄为50~70岁,男女发病比例约为4∶1。

膀胱癌病因复杂,发病原因尚不完全清楚,可能与下列因素有关:①长期接触β-奈胺、联苯胺、4-氨基双联苯等致癌物质;②吸烟是导致膀胱癌的最常见的致癌因素;③膀胱慢性感染与异物长期刺激会增加膀胱癌的危险;④长期大量服用镇痛药非那西丁、色氨酸的代谢异常均可为膀胱癌的病因或诱因。

膀胱癌大多来源于上皮细胞,占95%以上,其中多数为移行细胞癌,鳞癌和腺癌各占2%~3%。膀胱癌在病理改变上根据细胞大小、形态、染色深浅、核改变、分裂象等分为三级。Ⅰ级为高分化乳头状癌,属低度恶性;Ⅱ级为中分化乳头状癌,属中度恶性;Ⅲ级为低分化乳头状癌,属高度恶性。

膀胱癌最多分布在膀胱侧壁及后壁,其次为三角区和顶部。膀胱癌的扩散主要是以向膀胱壁内浸润为主。淋巴转移常见,晚期可经血流转移至肝、肺、骨和皮肤等器官。

【护理评估】

(一)健康史

了解患者年龄、性别、职业、周围环境、既往史、家族史,有无长期接触致癌物质,有无诱发肿瘤的病因,有无其他疾病史等。

(二)身体状况

1. 血尿 膀胱癌患者的首发症状是间歇性无痛性肉眼血尿,如肿瘤位于三角区或其附近,可出现终末血尿。血尿程度与肿瘤大小、数目、恶性程度可不完全一致。

2. 膀胱刺激征 膀胱癌晚期或合并感染时可出现尿频、尿急、尿痛。

3. 排尿困难和尿潴留 因肿瘤较大或堵塞膀胱出口所致。

4. 其他 肿瘤位于输尿管口时,可引起肾积水。晚期患者有贫血、水肿、下腹部肿块及肿瘤扩散的相应表现。

(三)辅助检查

1. 实验室检查 在患者新鲜尿液中,易发现脱落的肿瘤细胞,方法简便,可作为初步筛选,但分化良好者,常难与正常移行细胞相鉴别。

2. 影像学检查 ①B超检查是最简便且无损伤的检查方法,可发现直径0.5 cm以上的膀胱肿瘤,经尿道超声扫描可了解肿瘤浸润范围及深度。②排泄性尿路造影可了解肾盂、输尿管有无肿瘤,肾积水或肾显影差提示肿瘤浸润输尿管口。膀胱造影可见充盈缺损。③CT、MRI检查可了解肿瘤浸润程度及局部转移病灶。

3. 膀胱镜检查 此为膀胱癌最重要的检查方法,可直接看到肿瘤生长的部位、大小、数目、浸润范围等,并可取活组织做检查,有助于确定诊断和治疗方案。

(四)心理-社会状况

由于本病早期患者往往不够重视,易延误时机。一旦确诊,患者往往感到恐惧和绝望,迫切希望得到及时、良好的治疗。若是施行膀胱全切、肠道代膀胱术即重建膀胱,需从腹壁造口,发生尿流改道,患者因排尿模式的改变而出现忧郁、悲观。

(五)处理原则

治疗原则是以手术治疗为主的综合治疗。

1. 手术治疗 根据肿瘤的病理并结合肿瘤生长部位、患者全身情况选择手术方法。常用的手术有经尿道肿瘤切除术、膀胱部分切除术、膀胱全切除术等。

2. 化疗 分全身化疗和膀胱灌注化疗等方式。全身化疗多用于有转移的晚期患者,膀胱灌注化疗主要用于预防复发。

3. 放疗 用姑息性放疗可减轻症状。

4. 预防复发 术后严密随诊,每3个月复查膀胱镜1次,2年无复发者,改为半年复查1次。膀胱灌注抗癌药,可预防或推迟肿瘤复发。

【常见护理诊断/问题】

(1)恐惧/焦虑 与对癌症的恐惧、害怕手术、自理缺陷有关。

(2)营养失调:低于机体需要量　与长期血尿、肿瘤消耗、化疗副作用等有关。

(3)自我形象紊乱　与膀胱全切除尿流改道、造瘘口或引流装置的存在、不能主动排尿有关。

(4)潜在并发症:出血、感染、尿瘘。

【预期目标】

(1)患者恐惧或焦虑减轻。

(2)患者保持良好的营养状态。

(3)患者能接受自我形象改变的现实。

(4)患者未发生出血、感染等并发症或并发症被及时发现和处理。

【护理措施】

(一)术前护理

1. 休息与营养　病程长、体质差、晚期肿瘤出现明显血尿者,应卧床休息。进食易消化、营养丰富的饮食,纠正贫血、改善全身营养状况。

2. 病情观察　每日观察和记录尿液的量、性状和血尿程度。

3. 心理护理　根据患者的具体情况,做耐心的心理疏导,说明膀胱癌根治术虽然改变了正常的排尿生理,但是可避免复发,延长寿命且提高生活质量,以消除其恐惧、绝望的心理。

4. 术前准备　行膀胱全切除术、肠道代膀胱术的患者,按肠切除手术行术前准备。

(二)术后护理

1. 体位　病情稳定后可取半卧位,膀胱全切除术后卧床 8～10 天,防止引流管脱落引起尿瘘。

2. 饮食　经尿道膀胱肿瘤电切术后 6 h 则可正常进食。膀胱部分切除术和膀胱全切双输尿管皮肤造口术患者,待肛门排气后,进食营养丰富的食物。肠道代膀胱术、可控膀胱术后按肠吻合术后饮食原则进行饮食指导,禁食期间给予静脉营养。多饮水可起到内冲洗作用。

3. 病情观察　观察生命体征,伤口及尿量、尿液的颜色及性质;观察各引流管引流情况;观察腹壁造口肠管的颜色、光泽等,了解肠管的血运情况,如有异常,应及时向医生反映并协助处理;因尿液中的电解质易被肠黏膜吸收,所以肠道代膀胱术后应定时测血电解质和血 pH 值,有异常及时纠正。

4. 引流管的护理　对膀胱癌术后留置气囊导尿管和耻骨上膀胱造瘘管的患者,做好膀胱冲洗及引流管的相应护理。对肠道代膀胱术的患者,应辨明各引流管在体内的作用并及时接引流袋。耻骨后间隙引流管,一般术后 2～3 天无明显引流液流出即可拔管;代膀胱内的硅胶引流管一般于术后 1 周左右拔管;输尿管的支架管一般于术后 2 周左右拔管。

5. 预防感染　定时测体温及血白细胞变化,保持伤口清洁、干燥;定时翻身、拍背,指导患者正确咳嗽、咳痰及深呼吸。留置导尿管者按要求做好护理。

6. 放疗和化疗的护理　如病情允许,术后半个月行放疗和化疗。膀胱保留术后患者若能憋尿,遵医嘱行膀胱灌注卡介苗(BCG)或抗癌药,可预防或推迟肿瘤复发。用法:每周灌注 1 次,共 6 次,以后每月 1 次,持续 2 年。灌注方法:患者灌注前 4 h 禁饮水,排空膀胱,将蒸馏水或等渗盐水稀释的药液灌入膀胱,随后取平卧位、俯卧位及左、右侧卧位,每 15 min 轮换体位 1 次,共 2 h。

7. 心理护理　对尿流改道术后的患者,要多关心和体贴他们,帮助其尽快消除忧郁、悲观的情绪,帮助患者面对现实,协助患者尽快适应改道后的日常生活,提高生活质量。

【护理评价】

(1)患者的恐惧或焦虑是否减轻。

(2)患者营养状况有无改善,体重有无增加。

(3)患者能否接受自我形象紊乱的现实,主动配合治疗和护理。

(4)患者有无血尿、感染、尿瘘等并发症,若发生,是否得到及时发现和处理。

【健康教育】

1. 康复指导 适当锻炼,加强营养;禁止吸烟,避免接触联苯胺类致癌物质。

2. 自我护理 尿流改道术后腹部佩戴集尿器者,注意避免集尿器的边缘压迫造瘘口。保持清洁,定时更换集尿器。可控膀胱术后,开始每2～3 h导尿1次,逐渐延长间隔时间至每3～4 h导尿1次,定期用生理盐水或开水冲洗集尿器,清除黏液及沉淀物。

3. 定期复查 浸润性膀胱癌术后定期复查肝、肾、肺等脏器功能,及早发现转移病灶;放疗、化疗期间,定期查血、尿常规,一旦出现骨髓抑制,应暂停治疗;膀胱癌保留膀胱的术后患者,定期做膀胱镜复查。

二、肾癌

肾癌(renal carcinoma)又称肾细胞癌,约占原发性肾肿瘤总数的85%,高发年龄为50～70岁,男多于女,比例约2:1。小儿最常见的恶性实体肿瘤是肾母细胞瘤。

肾癌确切病因尚不清楚。其发病可能与吸烟、职业接触(如石棉、皮革等制品)、遗传因素(如抑癌基因缺失)等有关。

肾癌常累及一侧肾,多单发,来源于肾小管上皮细胞,外有包膜,切面呈亮黄色,常呈囊性,可有出血、坏死和钙化。肾癌有三种基本细胞类型,即透明细胞癌、颗粒细胞癌、梭形细胞癌,临床上以透明细胞癌最为多见,梭形细胞癌恶性程度高、预后差。肿瘤穿透假包膜后可经血液和淋巴转移。

【护理评估】

(一)健康史

了解患者的年龄、性别、职业、吸烟史,有无泌尿系统肿瘤的家族史,有无其他疾病史等。

(二)身体状况

1. 肾癌三联征 即血尿、疼痛和肿块。间歇性无痛性全程肉眼血尿为常见症状,表明肿瘤已侵及肾盂、肾盏;疼痛常为腰部钝痛或隐痛,血块通过输尿管时可诱发肾绞痛。肿瘤较大时可在腹部或腰部触及肿块,质坚硬。

2. 肾外表现 常有发热、高血压、红细胞增多、消瘦、贫血等。

3. 转移症状 部分患者因转移症状就诊,如病理性骨折、咳嗽、咯血、神经麻痹等。

(三)辅助检查

1. B超检查 能检出直径<0.5 cm的肿瘤,能区分囊性与实质性占位性肿块病变。

2. CT、MRI检查 可明确肿瘤部位、肾门情况、肾周组织与肿瘤的关系、局部淋巴结等,有助于肿瘤的分期和手术方式的确定。

3. 静脉肾盂造影 能看到肾盂、肾盏受压情况,还能了解肾功能。这是患者能否接受手术的重要参考指标之一。

4. 肾动脉造影 可显示肿瘤新生血管,也可同时进行肾动脉栓塞,能降低手术难度和减少术中出血。但是由于CT的普及以及CT血管造影术(CTA)的应用,肾动脉造影检查的应用率大大降低。

(四)心理-社会状况

患者及家属对病情、拟采用的手术方式、手术并发症的认知程度,家庭经济承受能力等。

(五)处理原则

根治性肾切除是肾癌最主要的治疗方法,手术切除范围包括患侧肾、肾周围脂肪及筋膜、近段1/2输尿管、区域淋巴结。近年开展了经腹腔镜肾癌根治术,具有创伤小、术后恢复快等特点。肾癌放疗及化疗效果不好,免疫治疗对转移癌有一定疗效。

【常见护理诊断/问题】
(1)恐惧或焦虑　与对癌症的恐惧、害怕手术、担心预后有关。
(2)营养失调:低于机体需要量　与长期血尿、肿瘤消耗、手术创伤有关。
(3)潜在并发症:出血、感染。

【护理措施】
1. 心理护理　主动关心患者,倾听患者诉说,适当解释病情,告知手术治疗的必要性,以稳定患者情绪,争取患者的积极配合。

2. 改善营养状况　指导患者选择营养丰富的食物,对胃肠功能障碍者,可通过静脉途径给予营养,贫血者可予少量多次输血以提高患者血红蛋白水平及抵抗力,保证术后顺利康复。

3. 并发症的预防和护理
(1)预防感染:观察体温变化,保持切口干燥,遵医嘱使用抗生素,防止感染发生。
(2)预防术后出血:严密观察生命体征,观察引流液的颜色、性质及量,根据医嘱应用止血药,保证输血、输液通畅,防治休克。腹膜后淋巴清扫的患者,卧床5～7天,避免过早下床活动引起手术部位出血。

【健康教育】
1. 康复指导　充分休息,适度锻炼身体,加强营养,增强体质。
2. 用药指导　由于肾癌对放、化疗不敏感,生物素治疗可能是此类患者康复期的主要方法。在用药期间,患者可能有低热、乏力等不良反应,应在医生指导下用药。
3. 定期复查　定期复查肝、肾、肺等脏器,及早发现转移病灶。

教学案例 19-3-1

(1)该患者出现肉眼血尿最可能的原因:膀胱癌导致的肉眼血尿。
(2)该患者当前的主要护理诊断/问题:
①排尿障碍　与膀胱癌引起膀胱颈部或后尿道梗阻以及合并感染有关。
②营养失调:低于机体需要量　与肿瘤慢性消耗、化疗副作用等有关。
③自我形象紊乱　与膀胱全切除尿流改道、造瘘口或引流装置的存在,不能自主排尿有关。
④感染的危险　与手术切口、置引流管、肠道代膀胱术等有关。

任务 19-4　泌尿系统结石患者的护理

【课程目标】
1. 知识目标
(1)掌握泌尿系统结石患者的护理评估、护理措施。
(2)熟悉泌尿系统结石患者的护理诊断。
(3)了解泌尿系统结石患者的病理生理、护理目标、护理评价。

2. 能力目标
(1)根据所学知识,为泌尿系统结石患者制订护理计划。
(2)能根据泌尿系统结石的相关病因为泌尿系统结石患者提供健康指导,预防结石复发。

3. 素质目标
(1)在护理过程中,具备基本的护理礼仪规范。
(2)具备良好的护患沟通能力。
(3)在护理过程中,具备爱伤观念,减轻患者的痛苦,同时注意保护患者的隐私。

【预习目标】
(1)理解肾、膀胱、尿道的解剖结构特点。

(2)通读本项目本任务的全部内容,重点注意并找到课程目标中要求掌握的全部知识点。

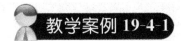

黄先生,29岁,经常在高温环境下工作和生活,平时不爱喝水。打篮球时突然发生左腰腹部阵发性剧烈绞痛,向同侧中下腹部、会阴及大腿内侧放射,面色苍白,恶心、呕吐2次,为胃内容物。肾区叩击痛明显,腹部无明显压痛、反跳痛,无肌紧张。尿常规示红细胞(++),B超和KUB提示左肾结石,见1枚直径约0.5 cm的结石。入院诊断为"左肾结石"。

请问:(1)该患者肾结石发生的相关因素有哪些?

(2)患者出现剧烈疼痛和血尿的原因是什么?

(3)目前对黄先生应采取哪些主要护理措施?

【概述】

泌尿系统结石,又称尿石症(urolithiasis),是肾、输尿管、膀胱及尿道结石的总称,是泌尿外科常见病。尿石症的发病率男性高于女性,约为3∶1,好发于25～40岁。上尿路(肾和输尿管)结石与下尿路(膀胱和尿道)结石的发生之比约为5∶1。

(一)病因

尿石症形成的机制比较复杂,目前多数学者认为是多因素综合作用的结果。尿中形成结石晶体的盐类呈过饱和状态,尿中抑制晶体形成的物质不足和核基质的存在是形成结石的主要因素。这些因素与个人生活史、患有某些疾病等情况有关。

1. 流行病学因素 包括年龄、性别、职业、饮食成分和结构、水摄入量、气候、代谢和遗传性疾病等。

2. 尿液因素

(1)形成结石的物质排出过多:甲状旁腺功能亢进症,尿钙增多;痛风患者尿酸排出增多;服维生素过多致草酸增多。

(2)尿pH值改变:尿酸结石和胱氨酸结石在酸性尿中形成,磷酸镁铵结石和磷酸钙结石在碱性尿中形成。

(3)尿中抑制晶体形成的物质不足:尿液中枸橼酸、焦磷酸盐、酸性黏多糖、某些微量元素等可抑制晶体形成和聚集,这些物质减少可促进结石形成。

(4)尿量少和尿液浓缩:可使尿中的盐类和有机物质浓度增高。

3. 泌尿系统局部因素

(1)尿液淤滞:尿路梗阻、尿动力学改变、肾下垂等均可引起尿流不畅,使晶体沉淀、聚合形成结石。

(2)尿路感染:细菌、脓块、坏死组织等均可构成磷酸镁铵结石和磷酸钙结石的核心。

(3)尿路异物:长期留置的导尿管、小线头等,都可成为结石的核心而逐渐形成结石。

(二)病理

结石所致的病理生理改变与结石部位、大小、数目、是否继发炎症和梗阻的程度等因素有关。

1. 局部损伤 结石表面粗糙,可引起黏膜出血、溃疡,长期刺激可发生恶变。

2. 梗阻 结石可引起梗阻,梗阻以上部位发生积水,严重时可致肾积水、肾实质萎缩、肾功能受损。

3. 感染 因梗阻、积水后血液供应及淋巴循环均受影响,致尿液滞留,易于细菌生长。

结石引起局部损伤、梗阻、感染,梗阻与感染又促使结石增大,三者互为因果,加重泌尿系统损害。

> **知识链接**
>
> **结石成分与特性**
>
> 结石成分有草酸钙、磷酸钙和磷酸镁铵、尿酸、胱氨酸等。上尿路结石大多数为草酸钙结石,草酸钙结石形成原因不明,其质硬,不易碎,粗糙,不规则,呈桑葚状,棕褐色,平片易显影。磷酸钙、磷酸镁铵结石与尿路感染和梗阻有关,易碎,表面粗糙,不规则,常呈鹿角形,灰白色、黄色或棕色,平片呈多层现象。尿酸结石与尿酸代谢异常有关,质硬,光滑,多呈颗粒状,黄色或红棕色,纯尿酸结石平片不显影。胱氨酸结石是罕见的家庭性遗传性疾病,质硬,光滑,呈蜡样,淡黄色或黄棕色,平片不显影。

一、肾及输尿管结石

肾结石(calculus of the kidney)多发生于青壮年,左右侧发病率相似,以单侧多见。双侧同时发生者约占10%。输尿管结石(calculus of the ureter)多由肾脏移行而来,常停留或嵌顿于生理狭窄处,以输尿管下1/3处最多见。

【护理评估】

(一)健康史

了解患者的年龄、职业、饮食饮水习惯,了解有无泌尿系统梗阻、感染和异物史;有无甲状旁腺功能亢进症、痛风或长期卧床等病史;有无长期用药史,如长期大量服用维生素C、维生素D以及磺胺类等药物。

(二)身体状况

主要症状是与活动有关的疼痛和血尿。其程度与结石部位、大小、活动与否和有无损伤、感染、梗阻等有关。

1. 疼痛 肾结石可引起肾区疼痛。肾盂内较大的结石与肾盏结石,可无明显症状,活动后可出现上腹或腰部钝痛。较小的肾盂结石及输尿管结石活动度大并易嵌顿在输尿管生理狭窄处,可引起输尿管平滑肌强烈痉挛而发生剧烈肾绞痛。典型的绞痛常突然发生,如刀割样,沿患侧输尿管向下腹部、外阴部和大腿内侧放射。有时伴有面色苍白、出冷汗、恶心、呕吐,严重者出现脉弱而快、血压下降,甚至休克。疼痛持续数分钟及数小时不等。结石位于输尿管膀胱壁间段和输尿管口时,可引起膀胱刺激征及尿道和阴茎头部放射痛。

2. 血尿 患者活动或发生绞痛后出现镜下血尿或肉眼血尿,疼痛和血尿相继出现是肾和输尿管结石的特点,以镜下血尿常见。损伤重时有肉眼血尿。

3. 膀胱刺激征 结石合并感染或结石位于输尿管膀胱壁时,可出现膀胱刺激征。

4. 其他症状 结石梗阻可引起肾积水,能触到增大的肾脏;结石继发急性肾盂肾炎或肾积脓时,可出现发热、畏寒等全身症状。结石引起两侧上尿路完全梗阻时,可导致无尿,并出现肾功能不全。

(三)辅助检查

1. 实验室检查

(1)尿液检查:尿液常规检查可见红细胞、白细胞或结晶。必要时测定24h尿钙、尿磷、尿酸、肌酐、草酸等。尿液细菌培养有助于选择抗菌药物。

(2)血液检查:测定肾功能,血钙、血磷、血肌酐、碱性磷酸酶、尿酸和蛋白等。

2. 影像学检查

(1)X线平片:可发现95%以上的尿路结石。

(2)排泄性尿路造影:有助于确定结石的部位、有无梗阻及梗阻程度、对侧肾功能是否良好,区别来自尿路以外的钙化阴影,排除上尿路的其他病变,确定治疗方案等。

(3)逆行性肾盂造影:在其他方法不能确定结石部位或结石以下尿路系统病情不明时被采用。

(4)B超:能发现X线平片不能显示的结石和透X线结石,还能显示肾结构改变和肾积水等。尤其是急症患者不能行X线检查时首选B超。

(5)同位素肾图:可判断泌尿系统梗阻程度及双侧肾功能。

3. 输尿管肾镜、膀胱镜检查 适用于其他方法不能确诊或同时进行治疗时。

知识链接

膀胱镜

膀胱镜可直接窥查尿道及膀胱内有无异常,并可取活体组织做病理学检查、钳取异物、破碎结石;可观察双侧输尿管口的形态;插入导尿管,可探测输尿管有无梗阻;可做逆行肾盂造影或收集肾盂尿,也可行输尿管套石或安置输尿管支架做内引流。尿道狭窄、膀胱炎症、膀胱容量过小时不能做此项检查。检查前排空膀胱,检查后嘱患者多饮水。

(四)心理-社会状况

剧烈肾绞痛或血尿以及症状反复发作,可使患者烦躁不安,有不同程度焦虑或恐惧。

(五)治疗要点

1. 非手术治疗 直径<0.4 cm、表面光滑的结石,多能自行排出。结石直径<0.6 cm、表面光滑,无尿路梗阻、无感染,成分为纯尿酸或胱氨酸,可先采用保守治疗。包括:①解痉止痛;②大量饮水;③防治感染;④调节饮食;⑤调节尿pH值;⑥药物治疗等。

2. 体外冲击波碎石术(extracorporeal shock wave lithotripsy,ESWL) 最适宜于结石直径<2.5 cm、结石部位以下输尿管通畅、肾功能良好及未发生感染的肾、输尿管上段结石患者。在X线、B超定位下,将冲击波聚焦后作用于结石使之粉碎,然后随尿液排出。必要时可重复治疗,但再次治疗间隔时间不少于7天。但结石远端尿路梗阻、严重心脑血管病、急性尿路感染、出血性疾病、妊娠等患者不宜使用。ESWL后有可能出现血尿、肾绞痛、尿路梗阻、发热、皮肤损伤等并发症。

3. 手术治疗

(1)非开放手术

①经皮肾镜取石或碎石术(PCNL):适用于直径>2.5 cm的肾盂结石、部分肾盏结石及鹿角形结石。对结石远端尿路梗阻者、质硬的结石、残留结石、复发结石、有活跃性代谢性疾病及需要手术者尤为适宜。PCNL可有肾实质撕裂或穿破、出血、尿瘘、感染、动静脉瘘、损伤周围脏器等并发症发生。

②输尿管镜取石或碎石术:将输尿管镜经尿道插入膀胱,沿输尿管在直视下采用套石或取石。适用于中、下段输尿管结石,X线平片不显影的结石,因肥胖、结石硬、停留时间长而用ESWL困难者,本法亦用于ESWL所致的"石街"。可有感染、出血,有时甚至可致穿孔等。

③腹腔镜输尿管取石:适用于输尿管结石直径>2 cm,原来考虑开放手术者,或经ESWL、输尿管镜取石或碎石术治疗失败者。

(2)开放手术 适用于结石远端存在梗阻、部分泌尿系统畸形、结石嵌顿紧密、非手术治疗失败、肾积水感染严重或患侧肾无功能等患者。手术方式有肾盂或肾窦内切开取石术、肾实质切开取石术、肾部分切除术、肾切除术、输尿管切开取石术等。

【常见护理诊断/问题】

(1)疼痛 与结石刺激引起的炎症、损伤及平滑肌痉挛有关。

(2)排尿异常:与结石梗阻、感染有关。
(3)知识缺乏:缺乏关于病因和预防复发的知识。
(4)潜在并发症:感染、"石街"形成、肾功能不全。

【预期目标】

(1)患者自述疼痛减轻。
(2)患者的排尿恢复正常。
(3)患者能说出泌尿系统结石的相关病因、预防结石复发的方法。
(4)患者的并发症得到有效的预防或并发症得到及时发现和处理。

【护理措施】

(一)非手术治疗与护理

1. 促进排石的护理 ①鼓励患者多饮水,日饮水量应在3000 mL以上,大量的饮水可促进较小结石自行排出、降低成石物质的尿饱和度并阻止结石继续生长、减少尿路感染的机会。②在病情允许的情况下,适当做一些跳跃或其他体育活动,以促进结石排出。③根据结石成分、饮食习惯和生活条件调整饮食,如草酸盐结石,不宜进食马铃薯、菠菜等含草酸丰富的食物;尿酸盐结石不宜进食动物内脏及豆类等高嘌呤类食物;含钙结石应限制含钙丰富的食物,多食高纤维食物。

2. 病情观察 观察尿液的量、颜色、性状;监测尿常规、尿液pH值,便于指导不同结石类型患者的pH值调节;注意有无泌尿系统出血、感染等;观察排石效果,观察尿液内是否有结石排出,收集结石做成分分析,定期摄腹部平片判断结石位置。

3. 缓解疼痛 密切观察患者疼痛的部位、性质、程度、伴随症状有无变化。肾绞痛发作时,可遵医嘱注射哌替啶、阿托品等,也可用吲哚美辛、黄体酮等药物以缓解疼痛;针刺三阴交、肾俞等穴位,安排舒适卧位缓解疼痛。

4. 调节尿pH值 对尿酸盐和胱氨酸结石,遵医嘱口服碳酸氢钠等以碱化尿液,可起一定的预防和治疗作用;口服氯化铵使尿液酸化,有利于防止磷酸钙及磷酸镁铵结石的生长。

5. 预防或控制感染 遵医嘱正确使用抗生素,在各项护理操作中严格遵守无菌操作原则。

6. 心理护理 向患者介绍结石的相关知识,消除患者的焦虑,使患者情绪稳定,增强战胜疾病的信心,配合治疗和护理。

(二)ESWL患者的护理

1. 碎石前患者的护理

(1)心理护理:耐心讲解碎石原理及碎石过程,说明此方法有简单、安全、有效、可重复治疗等优点,但碎石过程中碎石机的响声较大,不必紧张。

(2)说明定位的重要性,嘱患者在治疗过程中要配合定位措施,不要随意移动体位。

(3)检查心、肝、肾等重要脏器功能与测定出凝血时间。

(4)胃肠道准备:术前3天禁食肉、蛋、豆制品等易产气食物,术前1天服缓泻剂或灌肠;碎石日晨禁饮禁食。

2. 碎石后患者的护理

(1)饮食:若患者碎石后无异常反应可正常进食,鼓励患者多饮水,每天饮水3000 mL以上,以增加尿量,促进结石排出。

(2)活动与休息:指导患者采取正确体位:①结石位于肾盏、肾盂、输尿管上段者,碎石后取头高脚低位;②结石位于肾下盏,碎石后取头低卧位,并叩击背部加速排石;③肾结石碎石后,一般取健侧卧位,同时叩击患侧肾区,有利于碎石由肾盏排入肾盂、输尿管;④巨大肾结石碎石后,为预防大量碎石短时间内积聚于输尿管发生堵塞,引起"石街"和继发感染,甚至导致肾功能受损,应采取患侧卧位,以利结石随尿液缓慢排出。若碎石后患者无不适,鼓励患者多进行跳跃运动,经常变换体位、叩击腰背部,以促进结石排出。

(3)病情观察:①观察并记录排尿、排石情况,有无尿道梗阻及急性尿潴留;②每次排尿于玻璃瓶或金属盆内,可看到或听到结石的排出,用纱布过滤尿液,仔细观察有无碎石排出,收集结石碎渣做成分分析;③定时做腹部平片或B超检查,以观察结石排出情况。

(4)并发症的处理:①血尿:碎石后大多数患者会出现肉眼血尿,一般可自行消失,嘱其多饮水,无需处理。②疼痛:碎石后结石排出可引起肾绞痛,根据医嘱给予解痉止痛等治疗。③"石街"形成:碎石后患者有腰痛或其他不适,可继发感染和脏器受损,需立即经输尿管镜取石或碎石。④发热:根据医嘱及时使用抗生素,高热者给予物理降温。

(三)手术治疗患者的护理

1. 术前护理

(1)术前准备:术前了解双侧肾功能情况。输尿管结石患者在进入手术室前或在手术台上需再行腹部平片做结石的最后定位。

(2)心理护理:向患者解释手术的必要性,关心、体贴患者,帮助患者解除思想顾虑,消除恐惧心理,取得患者对治疗与护理工作的支持和配合。

2. 术后护理

(1)休息与体位:上尿路结石术后,取侧卧位或半卧位,以利引流;肾实质切开者,应卧床2周。

(2)饮食与输液:肠蠕动恢复后,即可进食。输液并鼓励患者多饮水,使每日摄水量达3000 mL以上。血压稳定者,应用利尿剂,以增加尿量,达到冲洗尿路和改善肾功能的目的。

(3)病情观察:注意观察并记录尿液颜色、量及患侧肾功能情况,同时还需注意有无出血、感染、穿孔、输尿管狭窄或闭塞等并发症的发生。

(4)引流管护理:妥善固定引流管且保持引流通畅,观察并记录引流液的量、性质、颜色和气味。定时更换引流袋,避免感染。

(5)心理护理:解释手术恢复过程,说明各引流管安置的意义、护理要点,给予患者和家属心理上的支持,取得其配合。

【护理评价】

(1)患者疼痛是否减轻或消失。

(2)患者排尿型态和功能是否正常。

(3)患者是否出现并发症,若出现是否得到及时发现和处理。

(4)患者是否了解结石的相关致病因素、预防结石复发的方法。

【健康教育】

(1)向患者及家属讲解结石的相关知识,如告知尽早解除尿路梗阻、感染、异物等因素,可减少结石形成。

(2)鼓励和指导患者多饮水,以增加尿量,稀释尿液,预防结石形成或促进结石排出,保持每日尿量在2000 mL以上。

(3)指导患者根据结石的成分合理安排饮食,以减少结石的产生或复发。如含钙结石者宜食用含纤维丰富的食物,限制含钙成分多的食物,如牛奶、豆制品、巧克力、坚果等含钙高的食物;草酸盐结石者应限制菠菜、浓茶、番茄、芦笋、花生等食物。避免大量摄入动物蛋白、精制糖和动物脂肪。尿酸结石者不宜食用含嘌呤高的食物,如动物内脏、豆制品、啤酒等。

(4)说明正确使用药物可降低有害成分、碱化或酸化尿液,预防结石复发。如维生素 B_6 有助于减少尿中草酸含量;氧化镁可增加尿中草酸溶解度;枸橼酸钾、碳酸氢钠等可使尿液 pH 值保持在 6.5 以上,可预防尿酸和胱氨酸结石形成;别嘌醇可减少尿酸形成,对尿酸结石有抑制作用;口服氯化铵酸化尿液,有利于防止磷酸钙及磷酸镁铵结石的形成。

(5)预防骨脱钙:长期卧床的患者,应鼓励及帮助其多活动,防止骨脱钙,减少尿钙含量。

(6)告诉患者出院后定期行尿液、X线、B超等检查,观察有无残余结石或结石复发。若出现腰痛、血尿等症状,及时就诊。

二、膀胱及尿道结石

【概述】

1. 膀胱结石（vesical calculi） 原发性结石明显少于继发性结石。原发性结石多见于男孩,与营养不良和低蛋白饮食有关;继发性结石常与膀胱出口梗阻、膀胱憩室、异物、神经性膀胱或肾结石排入膀胱等有关,以男性多见。结石可损伤膀胱黏膜,引起出血、感染,长期慢性刺激可发生恶变。

2. 尿道结石（urethral calculi） 绝大多数来自肾和膀胱,多见于男性。尿道结石可损伤尿道引起出血,并可引起梗阻和感染。

【护理评估】

（一）健康史

了解患者的年龄、职业、饮食饮水习惯,了解患者的既往史和发病史。

（二）身体状况

1. 膀胱结石 常见症状是下腹部疼痛、排尿困难、血尿,典型症状为尿流突然中断。排尿时疼痛剧烈且放射至会阴部和阴茎头部,常伴有终末血尿。由于结石在膀胱内可活动,所以排尿困难症状时轻时重。合并感染时则出现脓尿,膀胱刺激征加重;结石嵌顿于膀胱颈部时,可发生急性尿潴留。

2. 尿道结石 主要症状是在会阴部剧烈疼痛后出现急性排尿困难,严重者呈点滴状排尿伴尿痛和血尿,可发生急性尿潴留。前尿道结石可沿尿道扪及,后尿道结石直肠指检可触及。

（三）心理-社会状况

由于剧烈疼痛或排尿突然中断及症状反复发作,使患者烦躁不安,常感焦虑或恐惧。

（四）辅助检查

X线平片多能显示绝大多数结石;B超检查可探及膀胱内结石声影;膀胱镜检查用于上述方法不能确诊时,可直观结石及其他病变,如膀胱炎、膀胱憩室等。

（五）处理原则

1. 膀胱结石 多数膀胱结石可经膀胱镜机械、液电、弹道、超声气压碎石。结石过大、过硬或有膀胱憩室时,可行耻骨上膀胱切开取石术。对合并有膀胱感染者,应同时积极治疗炎症。

2. 尿道结石 前尿道结石可采用非手术治疗。后尿道结石,在麻醉作用下用尿道探条将结石轻推入膀胱,再按膀胱结石处理。

【常见护理诊断/问题】

（1）疼痛　与结石刺激引起的炎症、损伤及平滑肌痉挛有关。

（2）有感染的危险　与结石直接损伤和侵入性诊疗有关。

【护理措施】

1. 非手术治疗患者的护理

（1）碎石术后严密观察和记录碎石后排尿及排石情况。

（2）经膀胱镜碎石和尿道机械性操作后,注意观察有无出血及出血量,观察下腹部情况,注意有无膀胱穿孔症状且嘱患者多饮水。

2. 耻骨上膀胱切开取石术后的护理

（1）切口护理　保持切口清洁、干燥,敷料被浸湿时要及时更换。

（2）预防感染　应用抗生素预防感染且嘱患者多饮水、勤排尿。

（3）引流管护理　术后一般留置膀胱造瘘管、导尿管,具体护理见膀胱损伤中引流管的护理。

案例分析 19-4-1

(1)该患者肾结石发生的相关因素：高温环境下工作和生活，平常喝水少，导致尿液长时间过度浓缩。

(2)患者出现剧烈疼痛和血尿的原因：主要是黄先生左肾结石的直径为 0.5 cm，活动度较大，由于结石活动和刺激引起输尿管平滑肌痉挛导致肾绞痛。黄先生在活动或绞痛发作后由于结石对肾黏膜产生损伤导致血尿。

(3)目前对黄先生应采取的主要护理措施：①减轻疼痛：遵医嘱使用阿托品、哌替啶等解痉止痛剂。同时观察并记录疼痛性质、程度、时间等，让患者采取舒适体位以减轻疼痛。②多饮水、多活动：大量饮水，可达 3000 mL，增加尿量；适当做一些跳跃或其他体育运动，均有助于排石。③遵医嘱使用药物排石如黄体酮、维生素 B_6、氯化铵、枸橼酸合剂等，可促进结石排出。④遵医嘱使用抗生素控制尿路感染。⑤定时监测生命体征，观察排尿、排石情况，最好将尿液排在透明容器内；同时观察腰腹部情况，定期检查尿常规。⑥心理护理：告诉患者疼痛与血尿的原因，介绍治疗方法、注意事项，安慰和关心患者，取得患者信任，消除焦虑心理，鼓励其配合治疗。

任务 19-5 良性前列腺增生症患者的护理

【课程目标】

1. 知识目标

(1)掌握良性前列腺增生症患者的护理评估、护理措施。

(2)熟悉良性前列腺增生症患者的护理诊断。

(3)了解良性前列腺增生症患者的病理生理、护理目标、护理评价。

2. 能力目标

(1)能运用所学知识，为良性前列腺增生症患者制订护理计划。

(2)能对良性前列腺增生症患者实施健康教育。

3. 素质目标

(1)在护理过程中，具备基本的护理礼仪规范。

(2)具备良好的护患沟通能力。

(3)在护理过程中，具备爱伤观念，减轻患者的痛苦，同时注意保护患者的隐私。

【预习目标】

(1)理解前列腺和尿道的解剖结构特点。

(2)通读本项目本任务的全部内容，重点注意并找到课程目标中要求掌握的全部知识点。

教学案例 19-5-1

王先生，69 岁，因不能自解小便 10 h 急诊入院。追问病史得知，在此发病之前，每 1～2 h 即要解小便 1 次，10 h 前因呃逆不止而肌内注射阿托品 0.5 mg，之后出现尿意，但小便不能自解，下腹部胀满。

请问：(1)该患者发生了什么？什么原因？

(2)作为接诊护士，你首先应该做什么？

【概述】

良性前列腺增生症(benign prostatic hyperplasia,BPH)简称前列腺增生，亦称良性前列腺肥大，是一种老年男性的常见病。

一般男性自 35 岁以上，前列腺均有不同程度的增生，50 岁以后出现临床症状。病因尚未完全明确，目前认为老龄和有功能的睾丸是发病的基础。

前列腺增生起源于围绕尿道精阜部的腺体,常以纤维细胞增生开始,继而其他组织细胞亦增生。增生的腺体逐渐压迫尿道造成梗阻。梗阻的程度与前列腺增生的大小不一定成正比,而主要取决于增生腺体的位置。尿道梗阻后,排尿阻力增大,膀胱逼尿肌代偿性增厚,膀胱壁出现小梁(图19-5-1),严重者形成假性憩室,残余尿量增加,膀胱内压力升高,可导致尿潴留及充盈性尿失禁,并可继发感染和结石,还可引起输尿管扩张和肾积水,使肾功能受损(图19-5-2)。

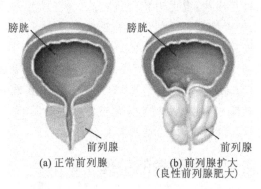

图 19-5-1 前列腺增生引起尿道及膀胱改变

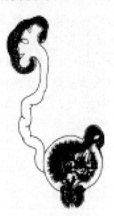

图 19-5-2 前列腺增生引起的病理改变

肾积水:肾实质萎缩,肾盂扩大。
输尿管积水:输尿管扩张、伸长、曲折。
膀胱壁增厚、出现小梁,严重者形成假性憩室

【护理评估】

(一)健康史

了解患者年龄,有无长期吸烟、饮酒史;有无尿路梗阻史;平时饮水习惯,是否有足够的液体摄入量和尿量;近期有无因受凉、劳累、久坐、辛辣饮食、情绪变化、使用解痉药等而发生过尿潴留;是否出现腹股沟疝、痔等并发症;有无高血压、糖尿病或其他疾病史。

(二)身体状况

1. 尿频 尿频是最常见的早期症状,夜间更为明显。早期因前列腺充血刺激引起;随着梗阻加重,残余尿量增多,膀胱有效容量减少,尿频更加明显,并可伴有尿急。

2. 进行性排尿困难 这是前列腺增生最主要的症状,但发展缓慢,主要表现为排尿迟缓、断续,排尿费力,射程缩短,尿线细而无力,终末滴沥,排尿时间延长等。

3. 急性尿潴留 严重梗阻者膀胱残余尿量增多,长期可致膀胱无力,发生尿潴留或充盈性尿失禁。在前列腺增生的任何阶段,患者可因受凉、饮酒、劳累等诱因使前列腺突然充血、水肿,引起急性尿潴留。

4. 直肠指检 直肠指检时可触到增大的前列腺,表面光滑、质韧有弹性,中央沟变浅或消失甚至隆起,一般无压痛。

5. 其他症状 查体时可触及充盈的膀胱;并发感染或结石,可有明显的膀胱刺激征,并可出现血尿、脓尿;长期排尿困难可并发痔、脱肛及疝等;少数患者晚期出现肾积水和肾功能不全症状。

(三)辅助检查

1. B超检查 可测定前列腺的大小,了解增生的腺体是否突入膀胱,同时可测定残余尿量,还可了解有无泌尿系统结石,有无上尿路积水等。

2. 血清前列腺特异抗原(PSA)测定 前列腺体积较大、有结节或较硬时,应测定血清PSA,以排除合并前列腺癌的可能。

3. 尿流动力学检查 尿流率测定可初步判断梗阻的程度:若最大尿流率<15 mL/s,提示排尿不畅;<10 mL/s提示梗阻严重。应用尿动力仪测定压力-流率等可鉴别神经源性膀胱功能障

碍、逼尿肌和尿道括约肌功能失调,以及不稳定膀胱逼尿肌引起的排尿困难。

(四)心理-社会状况

由于本病开始症状不太明显,患者早期往往不够重视,随着疾病的发展,出现尿频,特别是夜尿次数的增多,严重影响休息与睡眠。当出现排尿困难、尿潴留或并发尿路感染时,患者的精神压力较大,希望尽早得到治疗。

(五)处理原则

1. 非手术治疗 适用于尿路梗阻较轻,或年老体弱、心肺功能不全等不能耐受手术者。

(1)药物治疗:有 α-受体阻滞剂(如特拉唑嗪、坦索罗辛)和 5α-还原酶抑制剂(如非那雄胺)、植物药等。

(2)其他疗法:激光治疗、经尿道高温治疗、经尿道气囊高压扩张术、体外高强度聚焦超声,适用于前列腺增生体积较小者,前列腺支架网适用于不能耐受手术者。

2. 手术治疗 对梗阻严重、反复感染或有肾功能不全、残余尿量超过 60 mL 者,应手术治疗。目前常用的是经尿道前列腺电切术(transurethral resection of prostate,TURP)、经尿道前列腺电气化切除术(transurethral vaporization resection of prostate,TUVP)、耻骨上经膀胱前列腺切除术、耻骨后前列腺切除术等。TURP 适用于绝大多数前列腺增生患者,主要有电切(TUR)综合征、尿道及膀胱颈狭窄及尿失禁等并发症。

【常见护理诊断/问题】

(1)恐惧或焦虑 与排尿困难、出现并发症及担心手术、预后有关。

(2)排尿型态异常 与膀胱出口梗阻、逼尿肌损害、留置导尿管和手术刺激有关。

(3)有感染的危险 与尿潴留、留置导尿管有关。

(4)潜在并发症:TUR 综合征、出血、尿失禁。

【预期目标】

(1)患者焦虑减轻。

(2)排尿困难得到缓解。

(3)未发生感染或发生感染能被及时发现与处理。

(4)未发生手术后并发症或发生时能被及时发现和处理。

【护理措施】

(一)急性尿潴留患者的护理

对发生急性尿潴留的患者,首先安慰患者,嘱不要多饮水。同时及时施行导尿术。若导尿管不能插入时,应配合医生施行耻骨上膀胱造瘘术。在导尿管或膀胱造瘘管留置期间,应嘱患者多饮水,并做好相应护理工作。

(二)非手术治疗护理/术前护理

1. 一般护理 嘱患者吃易消化、高营养和适量粗纤维食物,保持大便通畅,忌饮酒、辛辣食物,鼓励患者多饮水。同时避免受凉、劳累以防急性尿潴留。

2. 治疗配合 ①遵医嘱给患者服用 α-受体阻滞剂(如特拉唑嗪、坦索罗辛),可以降低前列腺基质平滑肌的张力,减少尿道阻力;服用 5α-还原酶抑制剂(如非那雄胺)可以使前列腺缩小,改善排尿功能。②遵医嘱使用抗生素,以防治感染。③术前协助完成相关辅助检查,了解患者全身情况,以便进行充分的手术前准备,提高手术耐受力。

3. 心理护理 前列腺增生患者的病情时轻时重,往往表现为焦虑或恐惧,应做好心理护理,缓解焦虑、烦躁情绪。指导轻症患者坚持药物治疗与个人保健相结合,病情严重的患者应遵医嘱配合手术治疗。

(三)术后护理

1. 体位与饮食 平卧 2 天后改为半卧位,固定或牵拉气囊导尿管,防止患者坐起或肢体活动时,气囊移位而失去压迫膀胱颈的作用,导致出血。术后 6 h,如无恶心、呕吐可进流质饮食,鼓励多饮水,1～2 天后,如无腹胀可恢复正常饮食。

2. 病情观察 ①注意观察患者生命体征、意识、呼吸以及泌尿系统有无感染征象,各引流管情况。②TURP 患者,在手术临近结束以及术后最初的几个小时内,应严密观察有无心慌、气急、烦躁、恶心、呕吐、抽搐、昏迷,严重时可出现肺水肿、脑水肿、心力衰竭等,称为 TUR 综合征。如有 TUR 综合征应减慢输液速度,遵医嘱给予利尿药、脱水药,对症处理。

3. 膀胱冲洗 前列腺手术后都有肉眼血尿,术后需用气囊导尿管连接密闭式持续膀胱冲洗装置(图 19-5-3),用生理盐水持续冲洗膀胱 3～7 天。①保持冲洗管道通畅,若引流不畅应及时施行高压冲洗抽吸血块,以免造成膀胱充盈或膀胱痉挛而加重出血。②冲洗速度可根据尿色而定,色深则快、色浅则慢。前列腺切除术后随着时间的延长血尿颜色逐渐变浅,反之则说明有活动性出血,应及时通知医生处理。③准确记录冲洗量和排出量,尿量＝排出量－冲洗量。

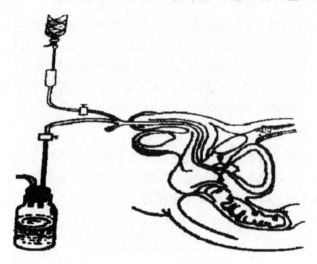

图 19-5-3 密闭式持续膀胱冲洗装置

4. 膀胱痉挛的护理 逼尿肌不稳定、导尿管刺激、血块堵塞冲洗管等原因均可引起膀胱痉挛,从而引起下腹部阵发性剧痛、强烈尿意、肛门坠胀、膀胱冲洗速度减慢甚至逆流,冲洗液血色加深,易诱发出血。遵医嘱留置硬脊膜外麻醉导管,按需定时注射小剂量吗啡,效果良好,也可遵医嘱口服地西泮、硝苯地平、丙胺太林或用维拉帕米加入生理盐水内冲洗膀胱。同时安慰患者,缓解患者的紧张、焦虑情绪。

5. 预防感染 应注意观察体温及白细胞变化,若有畏寒、发热症状,应注意观察有无附睾肿大及疼痛。遵医嘱及时应用抗生素,每日用消毒棉球擦拭尿道外口 2 次,以防感染。

6. 预防并发症 手术 1 周后,逐渐离床活动,保持大便通畅,避免腹压增高及便秘,禁止灌肠,以防前列腺窝出血。做好基础护理,预防压疮、肺部感染和下肢静脉血栓形成。

【护理评价】

(1) 是否恢复正常排尿。

(2) 疼痛是否减轻或消失。

(3) 是否发生 TUR 综合征、出血、尿失禁等并发症或发生时是否得到及时发现和处理。

【健康教育】

(1) 非手术治疗者,应避免受凉、劳累、饮酒、便秘,以防急性尿潴留。

(2) 术后加强营养,多进食含粗纤维多、易消化的食物,保持大便通畅,预防便秘。术后 1～2 个月避免剧烈活动,如跑步、骑自行车、性生活等,防止继发性出血。

(3) TURP 后患者有可能发生尿道狭窄,术后如尿线变细应及时复诊,可定期行尿道扩张。术后前列腺窝的修复需 3～6 个月,也可能会有排尿异常现象,应多饮水,勤排尿,定期化验尿液,复查尿流率及残余尿量。

(4)术后常会出现逆行射精,但不影响性交。少数患者出现阳痿,可采取心理治疗,查明原因,做针对性治疗。

(5)指导患者有意识地经常锻炼肛提肌,以尽快恢复尿道括约肌功能,防止溢尿。方法是吸气时缩肛,呼气时放松肛门括约肌,3次/日,每次约10 min。

(6)定期随访。

案例分析 19-5-1

(1)该患者发生了急性尿潴留。由于王老先生有前列腺增生,导致排尿受阻,再加上使用了解痉药(阿托品),加重了排尿困难而发生了急性尿潴留。

(2)作为接诊护士,首先应及时准备好前列腺导尿管,在无菌操作下施行导尿。若导尿失败,则配合医生施行耻骨上膀胱造瘘术。同时做好导尿管或造瘘管的护理。

复习思考题

一、单项选择题

1.下列哪种肾损伤可采取非手术治疗?(　　)
　A.肾挫伤　　　　　　　　　B.肾全层裂伤　　　　　　　　C.肾蒂断裂
　D.肾裂伤合并输尿管损伤　　E.开放性肾脏损伤

2.膀胱损伤多见于(　　)。
　A.骑跨伤　　　　　　　　　B.枪弹、锐器伤　　　　　　　C.骨盆骨折
　D.腰部撞击伤　　　　　　　E.盆腔手术或腹膜后手术

3.肾损伤非手术治疗的患者需卧床休息的时间为(　　)。
　A.绝对卧床休息1~2周　　　B.绝对卧床休息3~4周　　　　C.绝对卧床休息3~5周
　D.绝对卧床休息2~3天　　　E.绝对卧床休息2~4周

4.尿道损伤后期最严重的并发症是(　　)。
　A.血尿　　B.血肿　　C.尿道狭窄　　D.尿道感染　　E.尿瘘

(5~6题共用题干)

患者,男,40岁,建筑工人,从支架跌下撞击会阴部,感到会阴部疼痛伴尿道出血,不能排尿,随即出现会阴、阴囊、阴茎、下腹壁青紫、肿胀。

5.其损伤部位最可能是(　　)。
　A.尿道阴茎部　B.后尿道　C.尿道球部　D.尿道膜部　E.尿道前列腺部

6.该患者首选的处理措施是(　　)。
　A.择期手术　B.使用抗生素　C.吸氧　D.试插导尿管　E.急诊手术

7.肾结核治疗措施中错误的是(　　)。
　A.应注重全身治疗　　　　　　　　　B.药物治疗期间应定期检查尿常规
　C.药物治疗无效,须行手术治疗　　　D.肾切除术后不再需要服用抗结核药
　E.手术前服用抗结核药

8.肾结核最主要的临床表现是(　　)。
　A.腰酸痛　B.肾区肿块　C.发热、盗汗　D.肾功能不全　E.膀胱刺激征

9.肾结核患者行肾部分切除术后,护理措施错误的是(　　)。
　A.观察尿量及性质　　　　　B.鼓励患者多饮水　　　　　　C.及早下床活动
　D.保持引流通畅　　　　　　E.继续使用抗结核药物

10.肾癌最早出现的症状是(　　)。
　A.疼痛　B.低热　C.血尿　D.贫血　E.腰部肿块

11.泌尿系统肿瘤中发病率最高的是(　　)。

A.肾肿瘤　　　B.膀胱肿瘤　　C.输尿管肿瘤　　D.尿道肿瘤　　E.以上均不是

12.长期接触化工染料的工人患下列哪种肿瘤的概率较高？（　　）

A.肾癌　　　　B.膀胱癌　　　C.阴茎癌　　　　D.前列腺癌　　E.卵巢癌

13.患者出现尿频、尿急、终末血尿，排尿突然中断，变换体位又能继续排尿，多见于（　　）。

A.输尿管结石　B.肾结石　　　C.肾盂结石　　　D.尿道结石　　E.膀胱结石

14.结石活动或引起输尿管梗阻时，会出现（　　）。

A.肾绞痛　　　B.腰部钝痛　　C.肾胀痛　　　　D.腰部隐痛　　E.牵涉痛

15.体外冲击波碎石，术前3天禁食（　　）。

A.高纤维食物　B.高蛋白食物　C.易产气食物　　D.低蛋白食物　E.高糖食物

16.患者出现哪种血尿应首先考虑上尿路结石？（　　）

A.无痛性血尿　B.终末血尿　　C.活动性血尿　　D.初期血尿　　E.肉眼血尿

(17～18题共用题干)

患者，男，30岁，建筑工人。右输尿管上段结石1.2 cm×0.7 cm大小，伴右肾轻度积水，经3个月非手术治疗后，摄片提示结石位置无变动。

17.该患者的治疗应改为（　　）。

A.局部理疗　　　　　　　　B.体外冲击波碎石　　　　　C.输尿管切开取石

D.经膀胱镜行输尿管套石　　E.PCNL

18.该患者采取上述治疗后最易发生的并发症是（　　）。

A.肾胀痛　　　B.血尿　　　　C.肺部感染　　　D."石街"形成　E.肾功能衰竭

19.男性尿潴留最常见的原因是（　　）。

A.尿道狭窄　　B.膀胱结石　　C.膀胱肿瘤　　　D.前列腺增生　E.膀胱结核

20.李某，男，70岁，无不良嗜好，身体健康，无特殊不适，体检时发现有前列腺增生，应与下列哪项因素有关？（　　）

A.肿瘤　　　　　　　　　　B.结石　　　　　　　　　　C.感染

D.老龄和有功能的睾丸　　　E.结核病

21.前列腺增生出现尿潴留、膀胱胀满、尿液自尿道口溢出，称为（　　）。

A.压力性尿失禁　　　　　　B.充盈性尿失禁　　　　　　C.松弛性尿失禁

D.神经性尿失禁　　　　　　E.急迫性尿失禁

(22～23题共用题干)

朱老先生，70岁。因前列腺增生造成排尿困难，尿潴留，已10 h未自解小便。查体：下腹部胀满。

22.目前正确的护理措施是（　　）。

A.让患者坐起排尿　　　　　B.让患者听流水声　　　　　C.用温水冲洗会阴部

D.热敷下腹部　　　　　　　E.行导尿术

23.该患者行经尿道前列腺切除术，术后护理的重点是（　　）。

A.观察和防治出血　　　　　B.防止感染　　　　　　　　C.防止尿道狭窄

D.观察尿量　　　　　　　　E.防止尿失禁

二、填空题

1.肾切除术后患者需卧床休息（　　　　　），肾损伤修补术、肾周引流术后患者需卧床休息（　　　　　）。

2.泌尿系统损伤以（　　　　　）最多见，其次是（　　　　　）。

3.肾结核原发病灶大多在（　　　　　）。

4.肾结核患者最早出现的症状是（　　　　　）。

5.膀胱癌95%以上为上皮性肿瘤，其中绝大多数为（　　　　　）。

6.泌尿系统肿瘤多为恶性，我国成人最常见的是（　　　　　）。

7. 上尿路结石患者主要的表现是(　　　　)。
8. 体外冲击波碎石治疗若需再次治疗,需间隔时间不少于(　　　　)。
9. 前列腺增生患者最早出现的症状是(　　　　)。
10. 前列腺增生患者最主要的症状是(　　　　)。

三、简答题
1. 肾损伤患者非手术治疗的护理要点主要有哪些?
2. 肾结核患者术后的用药指导包括哪些内容?
3. 膀胱癌术后膀胱灌注化疗药物的护理要点有哪些?
4. 体外冲击波碎石后易出现哪些并发症?
5. 前列腺增生患者术后的健康指导主要包括哪些?

(黄贵琴)

项目8 骨及关节疾病患者的护理

任务20 骨折与关节脱位患者的护理

任务20-1 认识骨折

【课程目标】

1. 知识目标

(1)掌握骨折的定义和临床表现。

(2)熟悉骨折的并发症、辅助检查、治疗原则。

(3)了解骨折的病因、分类、骨折愈合过程及影响因素。

2. 能力目标

(1)能运用视、触、叩、听的方法,对骨折患者进行检查。

(2)能根据患者的具体情况实施现场急救。

(3)能结合患者的具体病情实施康复护理指导。

3. 素质目标

(1)在护理过程中,具备基本的护理礼仪规范。

(2)具备良好的护患沟通能力。

(3)在护理过程中,具备爱伤观念,减轻患者的痛苦。

【预习目标】

(1)预习骨的分类、形态、功能等相关解剖知识。

(2)通读本项目本任务的全部内容,重点查找课程目标中要求掌握的全部知识点。

  教学案例 20-1-1

患儿唐某,女,11岁,在奔跑中跌倒,右手掌先着地,即感右肘部剧烈疼痛,活动困难,局部逐渐肿胀,被其父母送至医院就诊。查体:右肘关节明显肿胀和畸形,右肘关节压痛,扪及骨擦感,右肘关节屈伸活动受限。行右肘摄片显示右肱骨髁上伸直型骨折,医生给予了手法复位和小夹板外固定。

请问:(1)患儿诊断为右肱骨髁上伸直型骨折的主要依据有哪些?

(2)如何指导患儿在骨折早期、中期和晚期进行功能锻炼?

【概述】

骨折是指骨的完整性和(或)连续性发生部分或完全性中断。

(一)病因

骨折可由各种创伤和骨骼本身的疾病引起。临床上以创伤性骨折更多见,常发生于交通事故、生产事故、跌倒、打架斗殴、地震、战争等意外伤害。

1. 直接暴力 暴力直接作用的部位发生骨折,常伴有不同程度的软组织损伤,如车祸撞击、重物压砸、火器伤等。

2. 间接暴力 暴力通过传导、杠杆、旋转等作用使受力点以外的部位发生骨折。如：高处坠落伤导致胸腰椎骨折；跌倒时手掌撑地引起尺、桡骨骨折或肱骨髁上骨折；下肢跌倒时引起股骨颈骨折等（图20-1-1）。

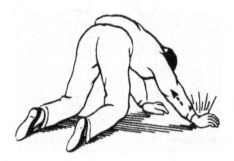

图20-1-1 间接暴力导致骨折

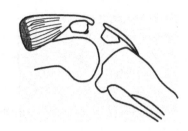

图20-1-2 肌拉力导致骨折

3. 肌肉牵拉 肌肉突然强烈收缩时可使肌腱在骨附着点的部位发生撕脱性骨折（图20-1-2）。

4. 积累劳损 骨质长期、反复受到某一固定应力损伤时，该部位可因积累劳损而发生疲劳性骨折，如长途行军引起第2、3跖骨骨折。

5. 病理性骨折 骨骼疾病可使骨质遭到破坏，变得疏松、脆弱，正常活动或轻微外力即可使其骨折，如骨髓炎、骨肿瘤、骨结核、骨质疏松等所致的骨折。

（二）分类

1. 根据骨折的程度及形态分类

（1）不完全性骨折：骨的完整性和连续性部分中断。按形态可分为：①裂缝骨折：骨质发生裂隙，无移位，多见于颅骨、肩胛骨等。②青枝骨折：骨质和骨膜部分断裂，可有成角畸形，多见于儿童，因与青嫩树枝折断时相似而得名。

（2）完全性骨折：骨的完整性和连续性完全中断。按骨折线的形态可分为：①横形骨折：骨折线与骨干纵轴垂直。②斜形骨折：骨折线与骨干纵轴成一定角度。③螺旋形骨折：骨折线与骨干纵轴成螺旋状。④粉碎性骨折：骨质碎裂成3块及以上。⑤压缩性骨折：骨质因压缩而变形，多见于脊柱骨折、跟骨骨折。⑥嵌插骨折：骨折片相互嵌插，多见于干骺端骨折。⑦骨骺损伤：骨折线经过骨骺的骨折。⑧凹陷性骨折：骨折片局部下陷，多见于颅骨（图20-1-3）。

重难点：
骨折的分类。

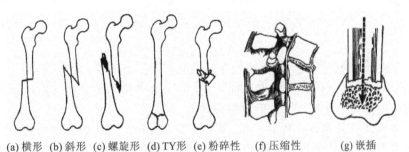

(a) 横形　(b) 斜形　(c) 螺旋形　(d) TY形　(e) 粉碎性　(f) 压缩性　(g) 嵌插

图20-1-3 完全性骨折

骨折后常因暴力作用的方向、肌肉牵拉、骨折远端肢体的重力作用、不恰当的搬运和治疗等因素导致移位，常见的移位有成角、侧方、短缩、分离、旋转移位等（图20-1-4）。骨折断端的移位常常会影响骨折的愈合和功能的康复。

2. 根据骨折的稳定程度分类

（1）稳定性骨折：骨折断端不易移位或复位固定后不易再移位的骨折，如不完全性骨折、横形骨折、压缩性骨折、嵌插骨折等。

（2）不稳定性骨折：骨折断端易移位或复位固定后易再移位的骨折，如斜形骨折、螺旋形骨折、粉碎性骨折等。

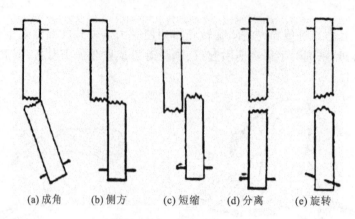

图 20-1-4 骨折的移位

3. 根据骨折断端是否与外界相通分类

(1)闭合性骨折:骨折部位皮肤黏膜完整,骨折断端不与外界相通。

(2)开放性骨折:骨折部位皮肤或黏膜破裂,骨折断端直接或间接与外界相通。开放性骨折易发生感染。

4. 根据骨折时间长短分类

(1)新鲜骨折:骨折时间在 2 周以内。

(2)陈旧性骨折:骨折时间在 2 周以上。陈旧性骨折由于断端血肿机化,已经形成纤维性连接,手法复位常难以成功,多需手术处理。

(三)临床表现

大多数骨折只有局部症状,但严重骨折和多发性骨折可引起全身表现。

1. 全身表现

(1)休克:主要与大量出血有关,如骨盆骨折、股骨干骨折、多发性骨折、严重开放性骨折、骨折同时合并重要脏器损伤等情况。

(2)发热:骨折后体温多正常。出血量较大的骨折如骨盆骨折、股骨干骨折,血肿吸收时可发生低热,一般不超过 38 ℃。开放性骨折出现高热时,应考虑感染的可能。高位脊髓损伤患者可发生中枢性高热。

2. 局部表现

(1)一般表现:骨折局部出现疼痛、压痛、肿胀、淤斑,肢体活动受限。开放性骨折可见创口或有骨端外露。

(2)专有体征:①畸形:骨折断端移位后导致患肢出现各种畸形,如旋转、缩短、成角畸形等。②异常活动(假关节活动):在肢体非关节部位,骨折后出现类似关节活动的反常活动。③骨擦音、骨擦感:骨折断端相互摩擦时产生的声响和感觉。

以上三个专有体征只要具有其中一项,即可诊断为骨折。但值得注意的是,裂缝骨折、青枝骨折可不出现专有体征,所以应常规摄片以确诊。在检查时切忌反复多次检查,以免增加患者的痛苦和引起周围神经、血管的损伤。

(四)辅助检查

1. 影像学检查

(1)X 线检查:诊断骨折首选的检查,凡怀疑骨折者应常规摄片以明确诊断,同时 X 线检查有助于了解骨折的部位、类型、移位情况等,对骨折的治疗具有重要的指导意义。必要时可健侧对照。

(2)CT 检查:可以更准确地了解某些部位的骨折和骨折有无合并伤,如颅底骨折、髋臼骨折、脊柱骨折等。

(3)MRI 检查:脊柱骨折合并脊髓损伤的患者通过 MRI 能更好地了解骨折类型和脊髓损伤

的情况。

2. 实验室检查 血常规检查,了解失血情况或感染情况。

(五)骨折的并发症

骨折常由较严重的创伤所致,有时骨折本身并不重要,重要的是骨折伴有或所致的重要组织、器官的损伤,严重时可危及患者的生命。

1. 早期并发症

(1)休克:主要与大量出血、严重创伤有关,可引起失血性休克或创伤性休克。

(2)血管损伤:由骨折断端压迫或直接挫伤邻近的重要血管引起,轻则导致肢体远端血液循环障碍,重则危及生命。如:肱骨髁上伸直型骨折,近侧骨折断端损伤肱动脉;股骨髁上骨折,远侧骨折断端损伤腘动脉。

(3)神经损伤:骨折断端压迫或直接损伤邻近的周围神经,尤其在神经走行于与骨质紧密相邻的部位。常见的有肱骨髁上伸直型骨折损伤正中神经或尺、桡神经,腓骨颈骨折损伤腓总神经,脊柱骨折引起脊髓损伤。

(4)内脏损伤:如骨盆骨折时引起膀胱、尿道的损伤,肋骨骨折时引起气胸、血胸、肺损伤等。严重的下胸壁损伤,在肋骨骨折的同时,还可能引起左侧的脾或右侧的肝破裂。

(5)骨筋膜室综合征:由深筋膜与骨、骨间膜、肌间隔所围成的骨筋膜室内的肌肉和神经急性缺血而产生的一系列早期症候群。最多见于前臂和小腿。发生原因主要是创伤、骨折引起的血肿和软组织水肿使骨筋膜室内容积增加,或外包扎过紧、局部压迫使室内容积缩小,引起骨筋膜室内压力增高、小动脉关闭、神经肌肉缺血,最终可导致缺血性肌挛缩或肢体坏疽等严重后果。主要表现是5P征:①疼痛(pain),肢体因缺血而受压而持续、剧烈的疼痛;②苍白(pallor),肢体远端皮肤颜色苍白或潮红、发绀;③无脉(pulselessness),肢体远端动脉搏动可减弱或消失;④肌肉瘫痪(paralysis);⑤感觉异常(paresthesia)。骨筋膜室综合征一旦发生,应立即去除外固定,放平肢体,紧急手术以充分切开深筋膜和肌间隔,降低骨筋膜室内的压力,缓解血液循环障碍。

(6)脂肪栓塞综合征:发生率低,但却是致命的并发症。多见于长骨骨折后,骨髓腔中的脂肪微粒进入破裂的静脉内,随血流至肺、脑部,发生肺或脑血管脂肪栓塞。临床上表现为进行性呼吸困难、发绀,胸部摄片可有广泛性肺实变,可有意识障碍、昏迷,甚至突然死亡。

(7)感染:多见于开放性骨折,细菌通过伤口进入,可引起局部甚至全身感染。

2. 晚期并发症

(1)关节僵硬:骨折和关节损伤中最常见的并发症。主要为患肢长时间固定,缺少适当的功能锻炼,使静脉、淋巴回流不畅,关节周围组织中浆液纤维性渗出和纤维蛋白沉积,发生纤维粘连,并伴有关节囊和周围肌挛缩,导致关节功能障碍。

(2)损伤性骨化(骨化性肌炎):多见于关节脱位或关节附近骨折,由于骨膜剥离形成骨膜下血肿,若处理不当可使血肿扩大、机化,并在关节附近软组织内骨化,从而影响关节的正常活动。

(3)缺血性坏死:骨折段血供遭到破坏,致使该骨折段缺血、坏死。常见的有股骨颈骨折引起股骨头缺血性坏死、腕舟骨骨折后近侧骨折段缺血性坏死(图20-1-5)。

(4)创伤性关节炎:关节内骨折,关节面遭到破坏,如未能解剖复位,骨愈合后关节面不平整,长期磨损易引起创伤性关节炎,会出现关节活动时疼痛和活动受限。多见于膝关节、踝关节。

(5)缺血性肌挛缩:骨折最严重的并发症之一,是骨筋膜室综合征处理不当的严重后果。缺血肌群变性、坏死、机化而出现挛缩,常难以治疗,效果极差,可导致严重残疾。典型的畸形是爪形手(图20-1-6)或爪形足。

骨折后因长期卧床还可引起压疮、坠积性肺炎、下肢深静脉血栓形成、尿路感染和结石等并发症。

(六)骨折的愈合及影响因素

1. 骨折的愈合 骨折的愈合是一个复杂而连续的过程,通常将其分为三个阶段,但这三个阶

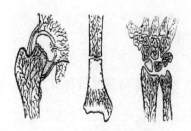
图 20-1-5 缺血性坏死

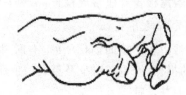
图 20-1-6 爪形手

段不能截然分开,而是交织着进行的(图 20-1-7)。

(1) 血肿炎症机化期:骨折导致骨折断端及周围组织血管破裂出血形成血肿,骨折处部分软组织和骨组织坏死引起无菌性炎症反应,炎性细胞侵入血肿的骨坏死区,逐渐清除血凝块、坏死软组织和死骨,使血肿机化形成肉芽组织。肉芽组织再转化为纤维组织连接骨折两端,称为纤维连结。这一过程大约需要 2 周。

(2) 原始骨痂形成期:骨折断端的骨内、外膜经过成骨细胞不断增生、钙化等一系列过程,形成新骨(即膜内成骨),分别称为内骨痂、外骨痂;骨折断端间和骨髓腔内的纤维组织逐渐转化成软骨组织,软骨组织再钙化成骨(即软骨内成骨),形成环状骨痂和髓腔内骨痂,即为连接骨痂。连接骨痂与内、外骨痂相连形成桥梁骨痂,标志着原始骨痂形成,骨折达到临床愈合。这一过程需要 4~8 周。

(3) 骨板形成塑形期:原始骨痂中新生骨小梁排列尚不规则、致密,随着肢体的活动和负重,处于应力轴线上的骨痂不断得到加强,而在应力轴线以外的骨痂则逐渐被机体吸收和清除,最终塑造成适应机体需要的坚强的骨组织,髓腔再通,骨折处恢复正常骨结构,达到骨性愈合。这一过程需要 8~12 周甚至更长的时间。

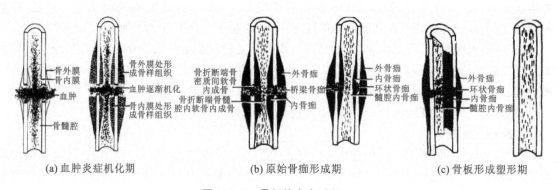

(a) 血肿炎症机化期　　　(b) 原始骨痂形成期　　　(c) 骨板形成塑形期

图 20-1-7 骨折的愈合过程

知识链接

骨折临床愈合的标准

临床愈合是骨折愈合的重要阶段,此时患者可去除外固定,通过功能锻炼,逐渐恢复患肢功能。标准如下:①局部无压痛,沿肢体长轴无纵向叩击痛。②局部无异常活动。③X 线片显示骨折线模糊,骨折处有连续性骨痂生成。④拆除外固定后,如是上肢骨折,能向前平举 1 kg 重物持续 1 min;如是下肢骨折,不扶拐能在平地连续行走 3 min,不少于 30 步。⑤连续观察 2 周,骨折处不变形。

2. 影响骨折愈合的因素

(1) 全身因素:骨折的愈合与患者的年龄、健康状况等有关。儿童生长快,骨折愈合速度比成人快,而老年人骨折后愈合速度较慢。患有糖尿病、营养不良、恶性肿瘤及钙磷代谢紊乱等疾病者,骨折愈合慢。

(2) 局部因素:①骨折的类型:骨折断端接触面积愈大,愈合越快。如螺旋形、斜形骨折比横形、粉碎性骨折愈合快。②骨折部位的血供:影响骨折愈合的重要因素。良好的血供能促进骨折愈合,反之则骨折愈合较慢,甚至发生缺血性坏死。③感染:开放性骨折,局部感染发生化脓性骨髓炎,出现软组织坏死和死骨形成,严重影响骨折愈合。

(3) 治疗方法的影响:反复多次的手法复位、过度牵引所致断端分离、骨折固定不牢固、过早和不恰当的功能锻炼、不恰当的手术操作等均会影响骨折的愈合。

(七) 治疗原则

1. 骨折急救 骨折急救的目的是用最简单有效的方法抢救生命,保护患肢,迅速安全地转送,以便尽快得到妥善的处置。现场急救时首先是全身情况的观察和处理,其次才是骨折的简单包扎和安全转运。

(1) 抢救生命:首先检查患者全身情况,确定有无颅脑、胸、腹部合并伤,优先处理危及患者生命的情况。如有气胸、窒息、颅脑损伤或昏迷等,应注意保持呼吸道通畅;如有休克,应注意保暖,平卧,尽量减少搬动,有条件应立即建立静脉通道输液、输血、吸氧等。

(2) 包扎伤口:应用无菌敷料或清洁布类包扎伤口,以免继续污染。如有伤口大出血应立即加压包扎,必要时可用止血带,记录使用时间,做好标记。如遇骨折断端外露,一般不进行现场复位,以免将污染物带到组织深处。

(3) 妥善固定:骨折或怀疑有骨折者均应给予临时固定,目的在于减轻患者疼痛,避免搬运过程中再损伤。闭合性骨折有显著畸形者,需适当牵引患肢,使之变直后再固定。四肢长骨骨折固定应超过骨折两端关节。固定物可用夹板、支具或现场就地取材,如树枝、木棍、木板等,在无任何材料可取时,上肢骨折可与胸部固定,下肢骨折可将双下肢绑扎固定。

(4) 迅速转送:患者经初步处理后,尽快转送到有救治条件的医院治疗。转运途中继续加强病情观察和维持治疗。对脊柱骨折者,应采用3人或4人搬运法,平置患者于硬板上保持脊柱平直(图20-1-8),切忌搬运时使用背、驮或抱(图20-1-9),以免脊柱扭曲、旋转致骨折处移位压迫、损伤脊髓。若为颈椎骨折,需在头颈两侧填塞沙袋或布团限制头颈活动。

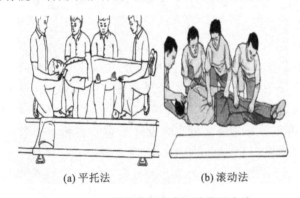

(a) 平托法　　　　(b) 滚动法

图 20-1-8 脊柱骨折患者正确搬运方法

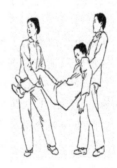

图 20-1-9 脊柱骨折患者错误搬运方法

2. 骨折治疗 骨折的治疗包括三大原则:复位、固定、功能锻炼。

(1) 复位:将移位的骨折断端通过手法或手术恢复到正常或接近正常的解剖关系,这是治疗骨折的首要步骤。①复位方法:根据骨折的部位、类型选择手法复位或手术切开复位、牵引复位。②复位标准:主要采用对位(指两骨折断端的接触面)和对线(指两骨折断端在纵轴线上的关系)来衡量。如复位后对位、对线均良好,骨折段完全恢复了正常的解剖关系,称为解剖复位。如复位后对位、对线没有完全恢复到正常的解剖关系,但愈合后对肢体的功能无影响,称为功能复位。复位时应尽量达到解剖复位,其次为功能复位。

(2) 固定:将骨折稳定在复位后的位置,使其在良好的对位、对线关系下生长愈合,这是骨折愈合的关键。固定的方法有两大类,即外固定和内固定。①外固定:固定于身体的外部。主要用于手法复位后的患者。常用的有小夹板、石膏绷带、牵引、外展架、支具、外固定器(图20-1-10)等。目前还有可取代夹板、石膏绷带的新型外固定材料,具有轻便、坚固、透气性好、可洗浴的优点,如高分子聚酯热塑板。②内固定:固定于身体的内部。主要用于手术切开复位后,使用对人体组织无不良刺激的金属内固定物进行固定。常用的有接骨板、钢板螺丝钉(图20-1-11)、髓内钉(图20-1-12)、加压钢板等。优点是固定可靠,但多数需二次手术取出内固定物。

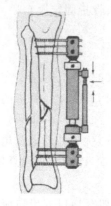
图20-1-10 外固定器

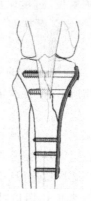
图20-1-11 钢板螺丝钉

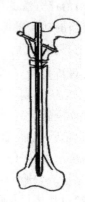
图20-1-12 髓内钉

知识链接

小夹板、石膏绷带、牵引固定

1. 小夹板固定 用有弹性的柳木板、竹板或塑料板制成长宽合适的小夹板,置于骨折部位的四周,并在适当部位加固定垫,外缚绷带以固定骨折。主要适用于四肢长骨的较稳定骨折。

2. 石膏绷带固定 用熟石膏(脱水硫酸钙)的细粉末撒布在特制的粗孔纱布绷带上,即成石膏绷带。使用时用温水浸泡变软后,包在患者需要固定的部位,5~10 min后逐渐干固成型,对患处起到有效固定作用。有石膏管型、石膏夹板、石膏托、躯干石膏等类型,用途广泛,适用于身体各个部位的固定。

3. 牵引固定 利用牵引力和反牵引力作用于骨折部位,达到复位和维持固定的目的。可分为皮肤牵引、骨牵引、兜带牵引。皮肤牵引又称为间接牵引,是将宽胶布粘贴在患肢皮肤或使用预制的牵引带而挂上重量进行牵引,牵引重量一般不超过5 kg(图20-1-13)。骨牵引又称为直接牵引,是通过贯穿在骨组织内的钢针悬挂重量做牵引,牵引力量大(图20-1-14)。兜带牵引是利用布带或海绵兜带兜住身体突出部位施加牵引力。常用的有颌枕吊带牵引、骨盆兜带悬吊牵引(图20-1-15)、骨盆带牵引。

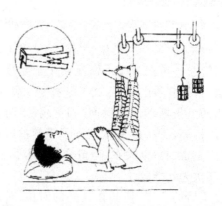
图20-1-13 小儿双下肢垂直悬吊皮肤牵引

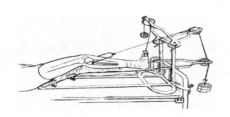
图 20-1-14　下肢骨牵引

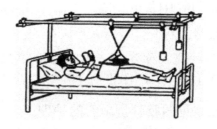
图 20-1-15　骨盆兜带悬吊牵引

(3)康复治疗(功能锻炼):在不影响固定的情况下,早期进行患肢肌肉、肌腱、韧带、关节囊等软组织的舒缩活动,尽快恢复患肢功能。康复治疗是骨折治疗的重要阶段,通过合理的功能锻炼可促进患肢血液循环,消除肿胀;防止肌肉萎缩、关节僵硬、骨质疏松;促进骨折愈合,保证患肢功能的恢复。患者应在医护人员的指导下,循序渐进地锻炼。可分期采取不同的锻炼方法:①骨折早期(骨折1~2周内):患肢肌肉以等长收缩锻炼为主。原则上骨折上、下关节暂不活动,以免造成骨折移位。身体其他部位关节、肢体应主动活动。②骨折中期(骨折2周以后):此时骨折处已有纤维连接,日趋稳定,除继续进行患肢肌肉的等长收缩锻炼外,应开始骨折相邻上、下关节的活动,从被动运动逐渐过渡到主动运动,活动范围、强度根据情况缓慢扩大和增加。③骨折晚期(达临床愈合标准,去除外固定):康复治疗的关键时期,特别是早、中期康复治疗不足的患者,应重点进行以受伤骨、关节为主的全面锻炼,恢复关节功能,加强患肢肌力训练,并可以辅用理疗和药物熏洗,促进功能恢复。

案例分析 20-1-1

(1)主要依据:①病史:有患儿跌倒致右肘部受伤的病史。②症状、体征:右肘部剧烈疼痛,右肘关节明显肿胀和畸形,右肘关节压痛,扪及骨擦感,右肘关节屈伸活动受限。③辅助检查:右肘摄片显示右肱骨髁上伸直型骨折。

(2)功能锻炼:①骨折早期(骨折1~2周内):指导患儿伸指、握拳,进行右肘部肌肉的等长收缩锻炼。②骨折中期(骨折2周以后):除继续进行患肢肌肉的等长收缩锻炼外,开始腕部、肩部的主、被动活动,活动范围、强度根据情况缓慢扩大和增加。③骨折晚期(达临床愈合标准,去除外固定):重点锻炼肘关节的屈伸运动和前臂的旋转运动,加强患肢肌力训练,逐渐提物持重,并可配合物理治疗和药物熏洗,促进功能恢复。

(潘　燕)

任务 20-2　常见骨折和关节损伤患者的护理

【课程目标】

1. 知识目标

(1)掌握常见骨折和关节损伤患者的护理评估、护理措施和健康教育。

(2)熟悉常见骨折和关节损伤患者的临床表现、辅助检查要点、治疗原则、护理诊断。

(3)了解常见骨折和关节损伤患者的病因病理。

2. 能力目标

(1)能对常见骨折和关节损伤患者进行检查评估。

(2)能运用所学知识为常见骨折和关节损伤患者实施整体护理。

3. 素质目标

(1)在护理过程中,具备基本的护理礼仪规范。

(2)具备良好的护患沟通能力。

(3)在护理过程中,具备爱伤观念,减轻患者的痛苦。

【预习目标】

(1)预习骨的分类、形态、功能等相关解剖知识,理解骨、周围组织、血管、神经的关系。

(2)通读本项目本任务的全部内容,重点查找课程目标中要求掌握的全部知识点。

一、常见四肢骨折患者的护理

教学案例 20-2-1

刘女士,63岁,雨天外出,因路滑跌倒,右手掌撑地后即感右腕部剧烈疼痛,活动困难,逐渐肿胀,遂来院就诊。查体:右腕部明显畸形、肿胀、压痛,右腕关节活动受限。右腕摄片示右桡骨远端骨折,远侧断端向桡侧、背侧移位,诊断为右桡骨远端伸直型骨折,给予右腕部手法复位和小夹板外固定。

请问:(1)该患者桡骨远侧断端向背侧和桡侧的移位分别会出现哪种畸形?

(2)该患者小夹板外固定后应如何进行护理?

【概述】

四肢骨折分为上肢骨折和下肢骨折。本任务主要学习:常见的上肢骨折,包括锁骨骨折、肱骨髁上骨折、桡骨远端骨折;常见的下肢骨折,包括股骨颈骨折、股骨干骨折、胫腓骨干骨折。

(一)锁骨骨折

1. 病因病理 好发于青少年。多由间接暴力引起,如跌倒时手、肘或肩部着地,暴力均可传导至锁骨发生骨折。儿童多为青枝骨折,成人多为斜形或横形骨折。骨折多发生在锁骨中段,骨折近侧断端由于胸锁乳突肌的牵拉可向上、后移位;远侧断端受胸大肌的牵拉和上肢重力的作用则向前、下移位。

2. 临床表现 伤侧锁骨局部疼痛,患者常用健侧手托住患侧肘部,头部偏向患侧以免牵拉加重疼痛。局部肿胀、有淤斑,患侧肩关节活动受限;局部有压痛,可扪及移位骨折断端和骨擦感。锁骨后有臂丛神经和锁骨下血管经过,应注意检查上肢的神经功能和血供情况。

3. 辅助检查 上胸部锁骨正位 X 线检查可明确骨折的部位、类型和移位情况。

4. 治疗原则

(1)三角巾悬吊:无移位的锁骨骨折可用三角巾悬吊患肢 3~6 周。

(2)手法复位加"8"字绷带固定:有移位的锁骨中段骨折,手法复位后用"8"字绷带固定(图 20-2-1)。

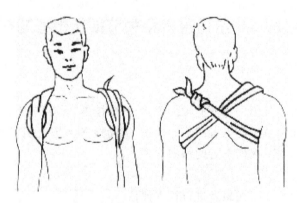

图 20-2-1 锁骨骨折用"8"字绷带固定

(3)手术切开复位内固定:不能耐受长时间的"8"字绷带固定者、开放性锁骨骨折者、合并有神经血管损伤者须手术治疗。

(二)肱骨髁上骨折

肱骨髁上骨折:肱骨远端内、外髁上方约 2 cm 以内的骨折,好发于 10 岁以下儿童。

1.病因病理 多由间接暴力引起,根据受伤的机制不同,分为伸直型骨折和屈曲型骨折。如跌倒时手掌着地,肘部处于半屈或伸直位,暴力传导可致伸直型骨折,骨折近端向前下移位,易导致肘部肱动静脉和正中神经、尺神经、桡神经损伤,此型临床最多见(图 20-2-2,图 20-2-3)。若跌倒时手背着地,肘部处于屈曲位,暴力传导可致屈曲型骨折,此型较少见,也少有合并血管神经损伤。在儿童期,肱骨下端有骨骺,若合并骨骺损伤,影响骨骺正常的发育,骨折愈合后可出现肘内翻或外翻畸形。

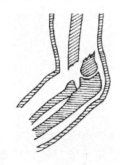 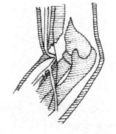

图 20-2-2　肱骨髁上伸直型骨折　　　　图 20-2-3　肱骨髁上伸直型骨折损伤血管、神经

2.临床表现 伤侧肘部疼痛、肿胀、有淤斑,肘关节活动受限,肘后突起畸形,但肘后三角关系正常;局部可扪到骨折断端,有压痛和骨擦音。应特别注意有无神经血管的损伤,重点观察前臂肿胀程度,桡动脉搏动有无减弱,手的感觉和运动是否正常。

3.辅助检查 肘部正、侧位 X 线检查可明确骨折的部位、类型和移位情况。

4.治疗原则

(1)手法复位外固定:对受伤时间短、局部肿胀轻、血供正常者,手法复位后取屈肘位用背侧石膏托固定 4~5 周。如果局部肿胀严重者,可先做尺骨鹰嘴骨牵引(图 20-2-4),待 3~5 天肿胀消退后再行手法复位并固定。

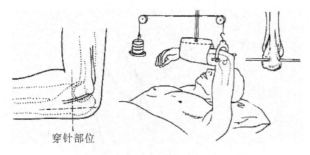

图 20-2-4　尺骨鹰嘴骨牵引

(2)手术治疗:手法复位失败或合并有血管神经损伤者,须行切开复位内固定。

(3)康复治疗:复位固定后重点观察伤侧肢端血供和手的感觉、运动功能。早期进行伤侧手指和腕关节屈伸活动,4~6 周后开始肘关节屈伸活动。如已做手术,在术后 2 周即可开始伤侧肘关节功能活动。

(三)桡骨远端骨折

桡骨远端骨折:距桡骨远端关节面 3 cm 以内的骨折。多见于中老年有骨质疏松者。

1.病因病理 多由间接暴力引起,根据受伤的机制不同,分为伸直型骨折和屈曲型骨折。如跌倒时手掌着地,腕关节处于背伸位,暴力传导可致伸直型骨折(Colles 骨折),此型临床最多见。若跌倒时手背着地,腕关节处于屈曲位,暴力传导可致屈曲型骨折(Smith 骨折),此型较少见。

2.临床表现 伤侧腕部疼痛、肿胀、有淤斑,腕关节活动受限;局部压痛,扪及骨擦感,有假关节活动,可出现典型的畸形。伸直型骨折由于远侧断端向背侧移位,从侧面观腕关节呈"餐叉样"

畸形;远侧断端同时向桡侧移位,从正面看呈"枪刺样"畸形(图20-2-5)。

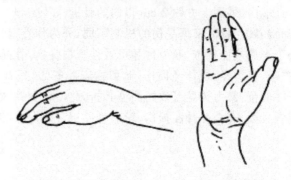

(a) "餐叉样"畸形　　(b) "枪刺样"畸形

图 20-2-5　桡骨远端伸直型骨折的典型畸形

3. 辅助检查　腕部正、侧位 X 线检查可明确骨折的部位、类型和移位情况。

4. 治疗原则

(1) 手法复位外固定:大多数患者都可采用手法复位,使用夹板或石膏固定4～6周。

(2) 手术治疗:严重粉碎性骨折、手法复位失败,或复位成功,但外固定不能维持复位等,可行切开复位内固定。

(3) 康复治疗:应指导患者早期进行手指及肩肘关节屈伸活动,去除外固定后,循序渐进地进行腕关节屈伸活动。

(四)股骨颈骨折

股骨颈骨折:股骨头下至股骨颈基底部之间的骨折。多发生于中老年女性,与骨质疏松有关。

1. 病因病理　多由间接暴力引起。多数是在走路滑倒时,身体发生扭转倒地,暴力传导致股骨颈骨折。根据发生的部位可分为股骨头下型骨折、经股骨颈型骨折、股骨颈基底型骨折(图20-2-6)。

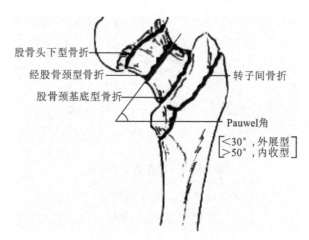

图 20-2-6　股骨颈骨折的分类

股骨头下型和经股骨颈型骨折对股骨头的血供破坏较大,而缺血很容易造成骨折延迟愈合、不愈合甚至股骨头坏死,其中股骨头下型骨折最易发生股骨头缺血性坏死。股骨颈基底型骨折局部血供良好,则容易愈合。

2. 临床表现　伤侧髋部疼痛,下肢活动受限,不能站立和行走,但嵌插骨折患者可勉强行走。局部有压痛和轴向叩击痛,患肢可出现外旋、短缩畸形,股骨大转子上移。

3. 辅助检查　髋关节正、斜位 X 线检查可明确骨折的部位、类型和移位情况。

4. 治疗原则

(1) 持续下肢牵引：无明显移位的骨折、稳定性骨折可穿防旋鞋，下肢皮肤牵引 6～8 周。

(2) 手术治疗：对内收型骨折、有移位的骨折、青少年的股骨颈骨折等可采用闭合复位内固定或切开复位内固定；全身情况尚好，65 岁以上老年人的股骨头下型骨折以及陈旧性骨折不愈合、并发股骨头坏死时，可选择人工股骨头置换术或全髋关节置换术。

（五）股骨干骨折

股骨干骨折：股骨转子以下、股骨髁以上股骨干的骨折。多见于青壮年。

1. 病因病理 股骨干是人体最粗、最长、承受应力最大的管状骨，需遭受强大的直接或间接暴力才能发生股骨干骨折，同时骨折后的愈合与重塑时间也较长。重物打击、车轮碾轧等直接暴力容易引起股骨干横形或粉碎性骨折，伴有周围广泛软组织损伤；高处坠落等间接暴力可引起股骨干斜形或螺旋形骨折，周围软组织损伤轻。根据发生的部位可分为股骨干上 1/3 骨折、中 1/3 骨折、下 1/3 骨折。各部位骨折由于附着肌肉的牵拉、暴力的作用、下肢的重量以及不恰当的搬运可发生不同的移位（图 20-2-7）。

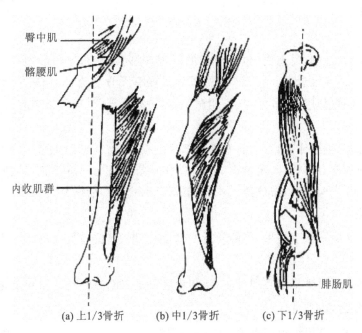

图 20-2-7 股骨干骨折的移位

2. 临床表现 伤侧大腿疼痛、肿胀，下肢活动受限，不能站立和行走；患肢明显畸形，局部有压痛、异常活动，可扪及骨擦感。股骨干骨折可因失血较多而发生休克。股骨下 1/3 骨折时，远侧断端向后移位有可能损伤腘动脉、腘静脉、胫神经或腓总神经，而出现远端肢体的血供、感觉、运动功能障碍。

3. 辅助检查 股骨干正、侧位 X 线检查可明确骨折的部位、类型和移位情况。

4. 治疗原则

(1) 持续下肢牵引：3 岁以内的儿童采用双下肢垂直悬吊皮肤牵引（图 20-1-13），牵引时应使臀部稍离开床面；成人采用闭合复位后小夹板或石膏外固定并持续下肢骨牵引 8～10 周。

(2) 手术治疗：非手术治疗失败、伴有神经血管损伤、多处骨折、开放性骨折等可采用切开复位加压钢板或带锁髓内钉固定。

（六）胫腓骨干骨折

胫腓骨干骨折是指胫骨平台以下至踝以上部位的骨折，是长骨骨折中最常见的一种。多见于青壮年和儿童。

1. 病因病理 胫腓骨位置表浅，也是负重的主要骨，容易受到直接暴力的损伤，引起胫腓骨横形或粉碎性骨折,而且常伴有周围软组织损伤,形成开放性骨折;高处坠落等间接暴力可引起胫腓骨干斜形或螺旋形骨折。骨折可分为3种类型:胫腓骨干双骨折、单纯胫骨干骨折、单纯腓骨干骨折,临床上以胫腓骨干双骨折最多见。胫腓骨干双骨折容易引起骨筋膜室综合征。胫骨上1/3骨折可致胫后动脉损伤,严重影响下肢血液循环;有移位的腓骨颈骨折可引起腓总神经损伤。胫骨中、下1/3骨折由于损伤骨干营养动脉,骨干远侧断端血供差,软组织覆盖少,易发生延迟愈合或不愈合。

2. 临床表现 伤侧小腿疼痛、肿胀,下肢活动受限,不能站立和行走;局部有畸形、压痛、异常活动、骨擦音或骨擦感。开放性骨折时可见骨折断端外露。如有血管神经损伤可出现远端肢体的血供、感觉、运动功能障碍。

3. 辅助检查 胫腓骨正、侧位X线检查可明确骨折的部位、类型和移位情况。

4. 治疗原则 对横形或短斜形骨折采用手法复位,小夹板或石膏固定。手法复位失败、开放性骨折、严重的粉碎性骨折可采取切开复位钢板螺丝钉或髓内针固定。软组织损伤严重的开放性胫腓骨干骨折,也可复位后用外固定器固定,方便术后换药。

【护理评估】

(一)健康史

了解患者的年龄、性别、受伤史,包括受伤的原因、时间、部位,暴力的性质、大小、方向,受伤时的体位,受伤后有无经过急救处理等。还需了解既往有无骨质疏松、骨髓炎、骨结核、骨肿瘤等骨骼疾病,以及有无影响骨折愈合的疾病,如糖尿病、营养不良、甲状旁腺功能亢进症等。

(二)身体状况

评估患者的意识、生命体征,有无合并其他部位的损伤,有无威胁患者生命的并发症;局部评估骨折的一般表现和专有体征、固定情况、肢端的血液循环情况和感觉、运动功能。了解手术患者的麻醉、手术方式,术中输血、输液情况,术后的伤口愈合和功能恢复情况等。

(三)辅助检查

通过影像学和实验室检查结果,了解骨折的部位、类型、移位和复位情况以及并发症。

(四)心理-社会状况

了解患者及其家属对骨折的心理反应、认知程度以及家庭经济状况和社会支持系统。

【常见护理诊断/问题】

(1)疼痛 与骨折、软组织损伤有关。
(2)躯体移动障碍 与疼痛、骨折、肢体固定有关。
(3)有感染的危险 与开放性骨折、手术创伤、内固定、抵抗力下降等有关。
(4)焦虑、恐惧 与疼痛、工作或学习中断、担心病情预后有关。
(5)有皮肤完整性受损的危险 与长期卧床、外固定有关。
(6)知识缺乏:缺乏有关骨折和康复的相关知识。
(7)潜在并发症:休克、周围神经血管损伤、骨筋膜室综合征、脂肪栓塞、关节僵硬、肌肉萎缩等。

【预期目标】

(1)患者疼痛缓解。
(2)患者的生活得到照顾,经过指导和训练,生活自理能力提高。
(3)无感染发生或感染得到控制。
(4)患者焦虑、恐惧得到减轻或消失。
(5)皮肤完整,无压疮发生。
(6)患者获得有关骨折和康复的相关知识。
(7)并发症得到预防或及时处理。

【护理措施】

(一)一般护理

1. 卧床护理 四肢骨折患者应抬高患肢,促进静脉、淋巴回流,减轻肢体肿胀。卧床期间做好生活上的照顾,满足患者基本的生活需要。保持床单位的清洁,定时翻身预防压疮。鼓励患者主动进行有关肢体的活动,指导患者深呼吸,有效咳嗽排痰,预防深静脉血栓形成和肺部并发症。长期卧床或使用外固定的患者应保持患肢于功能位。

2. 饮食护理 加强营养,给予高蛋白、高热量、高维生素、易消化的饮食。多吃蔬菜、水果等含纤维素丰富的食物,以防便秘。多饮水,预防泌尿系统结石和感染。

(二)疼痛护理

引起患者疼痛的原因较多,如创伤、骨折、手术伤口会引起患者疼痛,骨折后固定过紧、组织受压缺血、神经血管损伤、伤口感染等都会引起疼痛。应针对不同原因进行处理。骨折后 24~48 h 内可局部冷敷使血管收缩,减少出血和炎性渗出,减轻水肿及疼痛。如外固定过紧影响血液循环,应调节松紧度。若伤口感染引起疼痛,应立即通知医生处理伤口。搬运骨折患者时动作要轻柔、准确。如疼痛原因明确,可遵医嘱使用镇痛药。

(三)病情观察

四肢骨折患者注意观察肢端的血供、感觉、运动功能。通过了解肢端的颜色、温度、肿胀、动脉搏动情况判断血液循环是否良好,有无血管的损伤;观察肢体的感觉、运动功能,判断有无周围神经的损伤。对病情严重的患者要密切观察生命体征、意识、尿量,观察有无休克、内脏损伤等并发症,以及时通知医生,并协助处理。

(四)手术前后患者的护理

除一般外科手术护理外,重点做好术前皮肤的准备和术后伤口的护理,以免伤口感染造成手术的失败。术后需抬高患肢,重点观察肢端的血供、感觉和运动情况,如有异常,及时处理。指导患者进行关节运动和肌力锻炼,促进康复。

(五)预防感染

开放性骨折应尽早实施清创术,术后遵医嘱使用有效抗生素,并及时注射破伤风抗毒素。加强营养支持,遵守无菌操作原则。

(六)心理护理

主动关心患者,多与患者沟通交流,了解患者的心理状态,给予安慰鼓励,帮助患者树立战胜疾病的信心,耐心讲解疾病的有关知识,提供相应的帮助,同时鼓励家属参与护理,对患者提供精神支持。

(七)做好外固定患者的护理

1. 小夹板固定患者的护理

(1)根据患者肢体的长度、骨折的部位准备好相应的小夹板、衬垫、固定压垫及绷带等用物。

(2)抬高患肢:促进肢端静脉、淋巴回流,减轻肿胀。

(3)注意观察肢端的血供及感觉、运动情况,了解神经血管有无损伤,警惕骨筋膜室综合征的发生。

(4)固定松紧适宜:每日检查布带的松紧度并给予相应调整,如过松会导致固定失效,过紧则可能导致肢体软组织或血管神经受压,一般以布带结能上下各移动 1 cm 为宜。

(5)根据骨折的部位、类型、愈合情况,指导患者进行功能锻炼。

(6)定期复查 X 线,了解骨折有无移位及愈合情况。

2. 石膏绷带固定患者的护理

1)石膏绷带包扎法

(1)备好物品,包扎前清洗患肢皮肤,如有伤口提前换药。

(2)用棉花或棉织套作衬垫包裹将要固定的部位,在骨突处适当垫厚,以免石膏对局部造成压疮。

(3)助手维持患者肢体于功能位或固定于所需的体位。

(4)将石膏放入35~40 ℃的温水中浸泡,待气泡排尽后,从两端向中间挤出多余的水分,即可使用。

(5)协助包扎:石膏托固定时应注意用手掌托起石膏,切忌用手指提、捏,协助医生用纱布绷带将石膏托绑扎固定好;管型石膏固定时应自肢体近端向远端包扎,每圈压住前一圈的1/3,松紧合适,注意将石膏抹平,以免干固后压迫皮肤。露出指(趾),以便观察。最后修整石膏边缘,注明日期,管型石膏内伤口处应开窗,以方便观察和换药。

2)石膏绷带固定后患者的护理

(1)对新上石膏者应进行床头交接班。石膏未干前不宜搬动患者,必须搬动时,应使用双手掌平托,切勿用手指按压,以免留下凹痕压迫组织。石膏完全干固需24~72 h,为促进石膏尽快干固,可使用吹风机、烤灯、电风扇等。

(2)抬高患肢:将石膏肢体垫枕抬高,高于心脏平面约20 cm,有利于肢端静脉、淋巴回流,减轻肿胀。

(3)注意重点观察肢端的血液循环及感觉、运动情况,如有剧烈疼痛、皮肤苍白或发绀、麻木、肢端冰凉时,应及时通知医生,防止发生骨筋膜室综合征。

(4)保持石膏清洁、干燥,避免受潮变形,观察石膏表面有无渗血、渗液。

(5)并发症的预防及护理:①压疮:石膏固定内肢体应用衬垫包裹,特别是骨突部,应加厚保护。包扎石膏时严禁手指按压。协助患者翻身,更换体位。嘱患者及家属勿向石膏内塞垫。局部如有固定的疼痛点,需警惕压疮的发生,应及时检查并处理。②肌肉萎缩和关节僵硬:长期卧床,石膏固定的肢体活动受限,可引起肌肉萎缩、关节僵硬。预防方法主要是进行石膏内肌肉的舒缩活动,加强功能锻炼。③骨筋膜室综合征:常见于前臂或小腿骨折。如果发生应及时去除石膏绷带,放平肢体,做好切开减压的准备。④石膏综合征:部分行躯干石膏固定的患者可因包扎过紧等原因导致患者呼吸费力、呕吐、腹痛、腹胀等。预防方法有包扎时不宜过紧,进食勿过多,上腹部开窗等,必要时重新更换石膏。⑤化脓性皮炎:石膏内如凹凸不平或患者用异物搔抓石膏下皮肤,可导致皮肤破损感染。应及时开窗或拆开检查处理。

(6)拆除石膏后,温水清洗皮肤,涂擦保护霜,指导患者加强功能锻炼。

3. 牵引患者的护理

1)做好牵引配合工作

(1)皮肤准备:牵引前清洗患肢皮肤,剃去较长的汗毛。

(2)用物准备:各种牵引架、滑轮、牵引绳、砝码,骨牵引准备无菌钢针、牵引弓、骨钻或骨锤等手术器械及胶盖小瓶。皮肤牵引应准备胶布、绷带、扩展板、苯甲酸酊等,也可直接使用肢体牵引带。

(3)协助医生牵引:摆好并维持患者患肢位置,协助医生局部麻醉,进行牵引。

2)牵引术后护理

(1)设置对抗牵引:牵引时,一般将床头或床尾抬高15~30 cm,利用人体的重力形成反牵引力,保持与牵引力的平衡。颅骨牵引时应抬高床头,下肢牵引时应抬高床尾。

(2)保持有效牵引:牵引绳应在滑轮的滑槽内,被服等重物勿压在牵引绳上,牵引肢体不能抵住床栏,牵引物应悬垂而不能触地或中途受阻,牵引重量不能随意增减,肢体纵轴应与牵引力平行。皮肤牵引时注意胶布或牵引带有无松脱。

(3)观察肢端的血液循环及感觉、运动情况。

(4)防止过度牵引:每日测量患肢的长度并与健肢进行比较,以防过度牵引或牵引力不足。

(5)做好牵引针孔的护理:为预防牵引针孔处感染,用70%乙醇1~2次/天消毒针孔,定期更换敷料,避免钢针左右移动,针孔局部血痂不能随意清除。

(6)做好皮肤护理:注意肢体保暖,定时改变体位预防压疮。钢针两端应套上胶盖小瓶以防刺伤皮肤。

(7)指导患者功能锻炼,卧床时间长者需预防坠积性肺炎、深静脉血栓、泌尿系统结石等并发症。

（八）内固定治疗的护理

卧床期间不可使患肢内收,坐下时不能交叉盘腿。若骨折复位良好,术后早期即可扶双拐下床活动,逐渐增加负重,X线检查骨折愈合后可弃拐负重行走。

（九）人工关节置换术的护理

1. 术前护理 ①心理护理:患者术前会顾虑手术效果,担忧术后能否恢复正常,易产生焦虑、恐惧心理,护理人员应给予耐心的开导。②术前2～3天使用抗感染药物;常规备皮,局部皮肤术前2～3天应反复多次洗刷,手术当日备皮,剃除会阴部及髋部以外15 cm范围的毛发。③术前训练患者在床上排大小便,以防术后不习惯,术前留置导尿管。

2. 术后护理 ①术后搬动应平稳,应将患侧髋部整个托起,防止患侧内收、扭转,保持外展位,以防止脱位。②卧硬板床,并去枕平卧6 h。③妥善安置好各管道（氧气管、导尿管、引流管、输液管）并保持各管道的通畅。④严密观察生命体征变化,同时注意尿量的变化。⑤观察伤口渗血情况,敷料是否清洁,伤口引流量,同时注意引流通畅（引流袋固定在低于床旁30～45 cm）,根据引流量的情况第4天可拔管。⑥体位:患肢保持外展30°的中立位,行皮肤牵引或穿"丁"字鞋,两大腿间放软枕,以保持有效牵引和髋关节功能位。⑦观察患肢远端血运、感觉、运动情况。若患肢血运障碍,感觉功能异常,报告医生及时处理。⑧加强功能锻炼,预防并发症,促进功能恢复。

重难点:
人工关节置换术的护理。

（十）指导功能锻炼

向患者宣传功能锻炼的意义和目的,使患者能充分重视并配合。认真制订锻炼计划,并根据患者的骨折愈合情况修订计划。患者在医护人员的指导下,充分发挥其积极性,遵循动静结合、主动与被动结合、循序渐进的锻炼原则。

【护理评价】

(1)患者疼痛是否得到缓解或减轻。

(2)患者是否发生感染或发生的感染有无得到控制。

(3)患者的焦虑、恐惧是否缓解或减轻。

(4)皮肤是否完整,有无压疮发生。

(5)患者的生活是否得到照顾,生活自理能力有无提高。

(6)并发症是否得到预防或有无及时发现、及时处理。

(7)患者是否获得有关骨折和康复的相关知识。

【健康教育】

1. 安全教育 向患者及家属讲解有关骨折的知识,教育患者遵守交通规则,在工作、生活、运动当中注意安全,预防骨折发生或再骨折,若发生骨折应及时就诊,及时治疗。

2. 饮食指导 加强营养,保证各种营养素的供给,以利于骨折愈合。

3. 继续功能锻炼 出院后继续加强功能锻炼,防止关节僵硬、肌肉萎缩、骨质脱钙,促进肢体功能的恢复。

4. 定期复查 遵医嘱定期复诊,了解骨折愈合、功能恢复和内固定器情况。如有异常,及时来院检查。

二、骨盆骨折患者的护理

教学案例 20-2-2

李女士,32岁,在路上行走时被汽车撞倒,即感全身多处疼痛,不能站立行走,被送至医院就诊。经过一系列检查,被诊断为左耻骨上支骨折。医生建议行保守治疗,卧床休息。

请问:(1)该患者在卧床期间如何进行护理?

(2)为了促进康复,如何指导患者进行功能锻炼?

【概述】

骨盆是由髂骨、耻骨、坐骨组成的髋骨连同骶尾骨构成的一个骨性环,具有负重、传递重力和保护盆腔内脏的作用,因此严重的骨盆骨折不仅会影响承重,还会导致盆腔内脏器的损伤。骨盆骨折的发生率占全身骨折的1‰～3‰,在躯干骨骨折中,仅次于脊柱骨折。

(一)病因病理

骨盆骨折多由强大的直接暴力所致。不同的暴力,作用的方向、大小不同可发生各种类型的骨折。年轻人主要见于车祸、高处坠落伤;老年人多见于摔倒。骨盆内血管丛丰富,骨折后大量出血易引起腹膜后血肿和失血性休克,还可造成膀胱、后尿道、直肠、阴道的损伤,同时还可损伤腰骶神经丛和坐骨神经。

(二)分类

(1)骨盆边缘撕脱性骨折:多见于肌肉猛烈收缩,导致骨盆边缘肌肉附着点撕脱性骨折,骨盆环不受影响。常见的有髂前上棘撕脱骨折、髂前下棘撕脱骨折、坐骨结节撕脱骨折等。

(2)骨盆环单处骨折:此类骨折不会引起骨盆环变形。主要包括闭孔环处骨折、髂骨骨折、轻度耻骨联合分离、轻度骶髂关节分离(图20-2-8)。

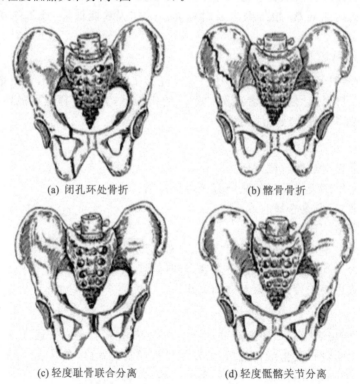

(a) 闭孔环处骨折　　　　　　　(b) 髂骨骨折

(c) 轻度耻骨联合分离　　　　　(d) 轻度骶髂关节分离

图 20-2-8　骨盆环单处骨折

(3)骨盆环双处骨折伴骨盆变形:此类骨折多由强大的暴力所致,往往并发症也较多。如双侧耻骨上、下支骨折,耻骨上、下支骨折合并骶髂关节脱位,耻骨上、下支骨折合并髂骨骨折等。

(4)骶尾骨骨折:骶骨骨折、尾骨骨折。

【护理评估】

(一)健康史

了解患者的年龄、性别及受伤经过,包括受伤的原因、时间、部位,暴力的性质、大小、方向,受伤时的体位和环境,伤后出现的功能障碍及其病情发展情况,有无经过急救处理等。还要了解既往病史和用药情况等。

(二)身体状况

1. 症状 伤部可有疼痛、肿胀,患者不敢站立或坐起。如合并大出血或严重内脏损伤,可出现面色苍白、烦躁不安或意识淡漠、肢端冰凉、脉搏细速等低血压和休克的表现。

2. 体征 耻骨联合、腹股沟及会阴部有压痛和淤斑。骨盆分离试验和挤压试验为阳性。有移位的骨盆骨折可测量出两侧肢体长度不对称。

知识链接

骨盆分离试验和挤压试验

检查者用双手交叉撑开患者的两侧髂嵴,患者感觉骨盆伤处疼痛为骨盆分离试验阳性;检查者用双手对向挤压患者的两侧髂嵴,患者感觉骨盆伤处疼痛为骨盆挤压试验阳性。

3. 常见的并发症 骨盆骨折常伴有严重的并发症,主要有休克、腹膜后血肿、腹腔内脏损伤、膀胱或后尿道损伤、直肠损伤、腰骶神经丛和坐骨神经损伤。

(三)辅助检查

通过 X 线、CT、B 超和实验室检查结果,了解骨折的部位、类型、移位情况和有无并发症。

(四)心理-社会状况

了解患者及其家属对骨盆骨折的心理反应、认知程度以及家庭经济状况和社会支持系统。

(五)治疗原则

总的治疗原则是首先处理休克和其他危及生命的并发症,然后再处理骨盆骨折。

1. 非手术治疗

(1)卧床休息:骨盆边缘性骨折、骶尾骨骨折、骨盆环单处骨折无移位者,只需卧床休息 3~4 周,症状即缓解或消失。

(2)骨盆兜带悬吊牵引(图 20-1-15):适用于单纯性耻骨联合分离且较轻者,但由于治疗时间较长,愈合差,目前大多主张手术治疗。

2. 手术治疗 骨盆环双处骨折伴骨盆环断裂者,目前大多主张行手术切开复位内固定,再加上外固定支架治疗。

【常见护理诊断/问题】

(1)组织灌注量不足 与骨盆骨折、大出血等有关。

(2)疼痛 与骨盆骨折、软组织损伤有关。

(3)躯体移动障碍 与骨折、骨盆兜带悬吊牵引有关。

(4)有皮肤完整性受损的危险 与长期卧床、外固定有关。

(5)焦虑、恐惧 与疼痛、工作或学习中断、担心病情预后有关。

(6)潜在并发症:腹膜后血肿、腹腔内脏损伤、膀胱或尿道损伤、直肠损伤、神经损伤。

(7)知识缺乏:缺乏有关骨折和康复的相关知识。

【预期目标】

(1)患者生命体征稳定。

(2)患者疼痛缓解。

(3)患者的生活得到照顾,经过指导和训练生活自理能力提高。

(4)皮肤完整,无压疮发生。

(5)患者的焦虑、恐惧得到减轻或消失。

(6)并发症得到预防或及时处理。

(7)患者获得有关骨折和康复的相关知识。

【护理措施】

(一)急救护理

休克是骨盆骨折最常见、最严重的并发症。对骨盆骨折患者合并休克时,应立即行抗休克处理,密切监测患者的生命体征、意识、尿量等,迅速建立静脉通道,遵医嘱输液、输血,补充血容量。输液部位宜选择上肢或颈部,不宜选择下肢。

(二)疼痛护理

观察患者疼痛的部位、性质、持续时间,以明确疼痛的原因。协助患者采取合适的体位,减轻患者疼痛。移动患者时,动作要轻、稳、准。疼痛原因明确,可遵医嘱使用止痛药。

(三)卧床护理

卧床期间做好生活上的护理,满足患者基本的生活需要,鼓励并指导患者做力所能及的自理活动。保持床单位的清洁,协助患者定时更换体位,骨折愈合后才可取患侧卧位。放取便盆时避免推、拉,以免损伤皮肤。主动进行有关肢体的活动,指导患者深呼吸,有效咳嗽排痰,预防深静脉血栓形成和肺部并发症。多饮水,多吃蔬菜、水果,预防便秘和尿路结石。

(四)骨盆兜带悬吊牵引的护理

骨盆兜带悬吊牵引是利用厚帆布制成的兜带(宽度上达髂骨翼,下至大腿上1/3)将患者的骨盆兜住,通过两侧向上交叉牵引的力量使耻骨联合分离复位,悬吊重量以将臀部抬离床面为宜。患者卧硬板床,兜带保持平衡,平整无皱褶,在骶尾部及两侧股骨大转子处放置棉垫,防止受压损伤。注意排便时尽量避免污染兜带,如有污染应及时给予更换。

(五)心理护理

突然发生的意外伤害导致骨盆骨折,病情较重时,容易使患者产生紧张、恐惧心理,担心疾病的预后,从而焦虑不安,这些不良的心理状态都不利于疾病的治疗。护士应多与患者沟通交流,了解患者的想法,有的放矢地做好安慰解释工作,使患者树立战胜疾病的信心,积极配合治疗与护理。

(六)并发症的观察和护理

1. 腹膜后血肿 骨盆各骨主要为松质骨,邻近有许多动脉、静脉丛,骨折可引起广泛出血,大量血液沿腹膜后疏松结缔组织间隙扩散形成腹膜后血肿。患者可有腹痛、腹胀等表现。大出血可发生失血性休克甚至死亡。护士需严密观察,立即建立静脉通道,遵医嘱输液、输血。必要时做好手术准备。

2. 膀胱或后尿道损伤 观察骨盆骨折患者有无血尿、排尿困难及有无急性腹膜炎的表现。如无尿或排尿困难可行导尿检查,帮助判断有无膀胱和尿道的损伤,协助医生及时处理。

3. 直肠损伤 较少见。发生在腹膜反折以上可引起腹膜炎,发生在腹膜反折以下则引起直肠周围感染。患者应禁食,遵医嘱补液,使用抗生素抗感染。做好直肠修补术前准备,结肠造瘘后做好造瘘口的护理。

4. 神经损伤 主要是腰骶神经丛和坐骨神经损伤。注意观察患者有无括约肌功能障碍,以及下肢相应部位的感觉、运动功能障碍。发现异常,及时告知医生,及时处理。

5. 腹腔内脏损伤 肝、脾、肾等实质性脏器损伤可引起腹痛、腹腔内出血的表现;胃肠等空腔脏器损伤可引起腹痛、腹膜刺激征等表现。护士须严密观察患者有无腹部的症状和体征,必要时协助医生做好诊断性腹腔穿刺,明确有无腹腔内脏损伤。

(七)指导功能锻炼

根据骨折的情况制订适宜的锻炼计划并指导实施。早期卧床休息,加强患肢股四头肌的等长收缩锻炼,给予患肢髋、膝、踝关节的被动活动,同时加强双上肢及健侧下肢的力量训练。中期加强髂腰肌和腰背肌的肌力锻炼,进行主动屈髋屈膝锻炼、仰卧位腰背部后伸锻炼。并根据患者病情,逐步实现由坐到站,由站到走,伤后第3～4周可离床下地扶拐站立,逐步开始行走锻炼。

【护理评价】

(1)患者生命体征是否稳定。

(2)患者疼痛是否得到缓解或减轻。

(3)患者的生活是否得到照顾,生活自理能力有无提高。

(4)皮肤是否完整,有无压疮发生。

(5)患者的焦虑、恐惧是否缓解或减轻。

(6)并发症是否得到预防或及时发现、及时处理。

(7)患者是否获得有关骨折和康复的相关知识。

【健康教育】

(1)指导患者加强营养,以利于骨折修复。

(2)指导患者继续加强功能锻炼。

(3)指导患者卧床休息,学会床上排大小便,并指导家属正确放取便器。

(4)定期复诊。

三、脊柱骨折与脊髓损伤患者的护理

教学案例 20-2-3

李先生,42岁,工地上施工时不慎从三楼跌落地面,臀部先着地,即感腰背部剧烈疼痛,翻身及站立困难,立即送往医院诊治。经过一系列检查,排除了内脏器官损伤,查体提示双下肢感觉运动消失,被诊断为第10、11胸椎体爆裂性骨折伴脊髓损伤。经完善术前检查,医生给予了手术治疗和药物对症治疗。

请问:(1)该患者目前主要的护理诊断/问题有哪些?

(2)如何采取相应的护理措施?

【概述】

(一)脊柱骨折

脊柱骨折又称为脊椎骨折,在临床上较常见,发生率占全身骨折的5%～6%,可发生于颈椎、胸椎、腰椎,其中以胸腰段脊柱骨折最多见。

1.病因病理 绝大多数是由间接暴力所致,少数由直接暴力引起。最常见的受伤原因是高处坠落伤,由于头、肩或臀部、足着地时,地面对身体的阻挡,使暴力通过脊柱传递导致其骨折。直接暴力多见于重物的撞击或压砸、战伤和爆炸伤等。脊柱骨折形态多为压缩性或粉碎性,最严重的并发症是脊髓损伤,可导致患者截瘫,若高位脊髓损伤可导致患者死亡。

2.临床表现 脊柱局部疼痛、肿胀,活动受限;骨折处棘突可有明显压痛。胸腰椎骨折时,常可摸到后凸畸形,腹膜后血肿的刺激可使患者出现腹痛、腹胀、肠蠕动减慢等症状。严重者合并脊髓损伤可发生截瘫,出现脊髓损伤平面以下的感觉、运动、反射功能障碍。

3.辅助检查 X线摄片是首选的检查方法,有助于明确骨折的部位、类型、移位情况。CT检查可显示椎管内受压的情况,凡有脊柱损伤或有神经症状者均需做CT检查。MRI检查可了解脊髓损伤的情况。

4.治疗原则

(1)急救处理:首先检查患者全身情况,确定有无颅脑、胸部、腹部联合伤或休克等,优先处理危及患者生命的情况。

(2)胸腰椎骨折:①椎体压缩不足1/5或年老体弱不能耐受复位和固定者,可仰卧于硬板床

上,将骨折部位垫厚枕使脊柱呈过伸位,嘱患者3天后开始腰背肌锻炼。伤后第3个月可下床稍微活动,但仍以卧床休息为主。②椎体压缩超过1/5的青壮年可采用两桌法或双踝悬吊法复位(图20-2-9,图20-2-10),复位后包过伸位石膏背心,固定约3个月,固定期间加强腰背肌的锻炼。③有神经症状和有骨折块挤入椎管内者,应采取手术去除突出椎管内的骨折片,行椎体间植骨融合和内固定术。

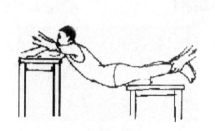
图20-2-9 两桌法

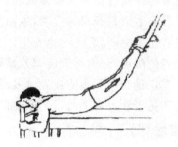
图20-2-10 双踝悬吊法

(3)颈椎骨折:①对稳定颈椎骨折,轻度压缩者可用颌枕带卧位牵引复位(图20-2-11),牵引重量3 kg,复位后改用头颈胸石膏固定3个月;对明显压缩伴脱位者可用持续颅骨牵引复位(图20-2-12),牵引重量3~5 kg,复位后再牵引2~3周后用头颈胸石膏固定3个月。石膏干硬后可起床活动。②有四肢瘫、牵引复位失败、爆破型骨折有神经症状者应行手术治疗。但若有严重并发伤,需待病情稳定后手术。

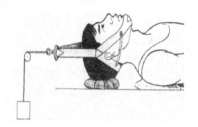
图20-2-11 颌枕带卧位牵引复位

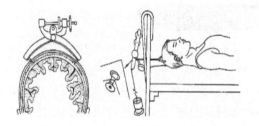
图20-2-12 颅骨牵引复位示意图

(二)脊髓损伤

脊髓损伤是脊柱骨折、脱位的严重并发症,由于骨折脱位导致椎体移位或碎骨片突入椎管内,使脊髓或马尾神经发生不同程度的损伤。胸腰段脊髓损伤使下肢的感觉、运动发生障碍,称为截瘫;颈段脊髓损伤不仅有下肢的瘫痪,还有上肢的感觉、运动障碍,称为四肢瘫痪或四瘫。

1.病理 按脊髓损伤的程度和部位分为以下类型。

(1)脊髓震荡:最轻微的脊髓损伤,是脊髓遭受强烈震荡后立即发生弛缓性瘫痪,损伤平面以下的感觉、运动、反射、括约肌功能全部丧失,但只是暂时性功能抑制,并无病理改变,在数分钟或数小时内逐渐恢复直至完全恢复,一般不留后遗症。

(2)脊髓挫伤与出血:脊髓外观虽完整,但内部有改变,轻者为点状出血、轻度水肿;重者有成片挫伤、出血、神经细胞破坏、神经传导纤维束的中断。

(3)脊髓断裂:脊髓的连续性中断,可分为完全性或不完全性断裂。断裂后恢复无望,预后极差。

(4)脊髓受压:骨折移位或碎骨片、破碎的椎间盘挤入椎管内直接压迫脊髓。如能及时去除压迫,功能可望恢复;如压迫时间过久,脊髓因血液循环障碍发生软化、萎缩或瘢痕形成,恢复较差。

(5)马尾神经损伤:第2腰椎以下骨折、脱位可引起,表现为损伤平面以下弛缓性瘫痪。

2.临床表现 脊髓损伤由于损伤部位、损伤程度不同而表现各异。

(1)脊髓损伤:在脊髓休克期间表现为弛缓性瘫痪,损伤平面以下的感觉、运动、反射、括约肌功能全部丧失,大小便不能控制。2~4周后逐渐演变成痉挛性瘫痪,表现为肌张力增高,腱反射亢进,出现病理性锥体束征。当脊髓半横切损伤时,可出现脊髓半切征(又名 Brown-Sequard 征),表现为损伤平面以下同侧肢体的运动和深感觉丧失,对侧肢体的痛觉和温度觉丧失。

(2)脊髓圆锥损伤:正常人脊髓终止于第1腰椎体的下缘,因此第1腰椎骨折可损伤脊髓圆锥,出现会阴部皮肤鞍状感觉丧失,括约肌功能丧失导致大小便不能控制、性功能障碍,但双下肢的感觉、运动功能仍可保留正常。

(3)马尾神经损伤:表现为损伤平面以下弛缓性瘫痪,发生感觉、运动、括约肌功能丧失,肌张力降低,腱反射消失,无病理性锥体束征。

知识链接

截瘫指数

脊髓损伤发生瘫痪后,对各种功能丧失的程度可以用截瘫指数来表示,一般记录肢体自主活动、感觉和二便的功能情况。"0"代表功能正常,"1"代表功能部分丧失,"2"代表功能完全或接近完全丧失,将代表三项功能的数字相加即为该患者的截瘫指数。如某患者肢体自主活动完全丧失,其他两项部分丧失,则该患者的截瘫指数为 2+1+1=4。从截瘫指数可以大致反映脊髓损伤的程度和发展情况,便于记录和比较治疗效果。

3. 辅助检查 通过 X 线、CT、MRI 检查了解脊柱骨折脱位、椎管内受压、脊髓损伤的情况。

4. 治疗原则

(1)合适的固定:防止损伤部位移位而发生脊髓再损伤。

(2)减轻脊髓水肿:使用激素治疗、脱水治疗、高压氧治疗。

(3)手术治疗:解除对脊髓的压迫和恢复脊柱的稳定性。

【护理评估】

(一)健康史

患者多数有严重的外伤史,应详细了解患者受伤的原因、时间、部位,暴力的性质、大小、方向,受伤时的体位和环境,伤后出现的功能障碍及病情发展情况,搬运方式,现场有无经过急救处理等。了解既往病史,尤其是有无脊柱的疾病或手术史。

(二)身体状况

评估患者的意识是否清楚,生命体征是否平稳,有无合并身体其他部位的损伤。评估患者疼痛性质及程度、压痛的部位,脊柱局部有无畸形和活动受限的情况,四肢的感觉、运动是否正常,大小便有无潴留或失禁。

(三)辅助检查

通过影像学和实验室检查了解脊柱骨折、脊髓损伤的程度和类型以及有无合并症。

(四)心理-社会状况

了解患者和家属对脊柱骨折、脊髓损伤的认识和心理承受能力以及家庭经济状况、社会支持系统。患者脊髓损伤发生瘫痪,严重影响患者的生活和工作,会给患者和家属造成巨大的心理压力,而且康复时间长,经济负担重,恢复缓慢,甚至不易恢复,患者及家属很容易产生悲观无助的心理。

【常见护理诊断/问题】

(1)有窒息的危险　与高位颈髓损伤、呼吸肌麻痹有关。

(2)清理呼吸道无效　与呼吸肌无力、呼吸道分泌物积存有关。

(3)体温异常　与高位颈髓损伤、自主神经功能紊乱有关。

(4)自理能力下降　与脊柱骨折、肢体瘫痪有关。

(5)焦虑、悲观　与瘫痪导致自理能力受限、担心疾病预后有关。

(6)潜在并发症:压疮、肺部感染、泌尿系统感染和结石、深静脉血栓、肌肉萎缩、关节僵硬、便秘、尿潴留或尿失禁等。

(7)知识缺乏:缺乏有关康复训练和功能代偿的相关知识。

【预期目标】

(1)患者呼吸道保持通畅,能够维持正常呼吸功能。

(2)体温维持正常。

(3)患者能最大限度地恢复肢体功能,生活自理能力逐渐提高。

(4)患者能正确对待疾病,心态保持平和。

(5)并发症得到预防或及时处理。

(6)患者获得有关康复的相关知识。

【护理措施】

(一)心理护理

脊柱骨折患者,尤其是合并脊髓损伤导致瘫痪的患者心理负担较重,护士应多与患者及家属沟通交流,鼓励患者说出自己的心理感受,耐心回答患者提出的问题,做好安慰、解释工作,使患者能正确对待疾病,积极配合治疗、护理。还应指导家属对患者多给予情感上的支持和生活上的关心、照顾。

(二)生活护理

由于患者活动受限,护士需对患者的日常生活提供必要的帮助和照顾,如协助洗漱、穿衣、进食以及大小便等,并指导、鼓励患者做力所能及的活动,提高患者生活自理的能力。外伤性截瘫患者3个月后可练习坐起,逐渐使用拐杖或轮椅下床活动。脊髓损伤的患者,在功能不能恢复的时候,可指导患者在生活中学会功能代偿,以最大限度地实现生活自理。

(三)脊柱骨折患者的护理

(1)脊柱骨折急救时应采取正确的搬运方法,采用3人或4人搬运法(图20-1-8),平置患者于硬板上保持脊柱平直,切忌使用背、驮或抱等错误的方法(图20-1-9),以免脊柱扭曲、旋转致骨折处移位压迫、损伤脊髓。

(2)脊柱骨折患者需卧硬板床休息,定时翻身、按摩,预防压疮,但须注意采取轴线翻身,避免脊柱扭转。

(3)病情观察:意识、生命体征、肢体的感觉活动、排便等情况。

(4)手术前后护理:术前常规准备,行颈椎前路手术者,术前指导、协助患者行气管推移训练以适应术中牵拉气管、食管操作;行颈椎后路手术者,应进行俯卧位练习以适应术中体位。术后注意伤口和引流护理,协助翻身时应采取轴线翻身,保持脊柱的平直,重点观察肢体的感觉、运动恢复情况,颈椎骨折手术后还需密切观察呼吸,警惕窒息的发生。

(5)功能锻炼:指导患者进行腰背肌后伸功能锻炼,以增强脊柱的稳定性(图20-2-13)。

(四)脊髓损伤患者的护理

脊髓损伤引起的并发症较多,是导致患者死亡的主要原因,护理中应重点做好并发症的观察和护理。

(1)维持呼吸道的通畅,预防肺部感染:注意观察患者的呼吸频率、节律、深度,评估有无呼吸困难和呼吸道分泌物阻塞。吸烟者应戒烟。指导患者练习深呼吸、有效的咳嗽排痰,每2h协助翻身、拍背一次,痰液黏稠不易排出时,可行超声雾化吸入。遵医嘱吸氧。发生肺部感染时,应遵医嘱使用有效抗生素。高位截瘫患者在出现呼吸肌力量不足、呼吸及排痰困难时,需做气管切开,应做好气管切开的护理。对于用呼吸机辅助呼吸的患者做好监测和呼吸机的管理。

(2)维持体温正常:颈髓损伤后,可出现自主神经系统功能紊乱,患者对周围环境温度的变化

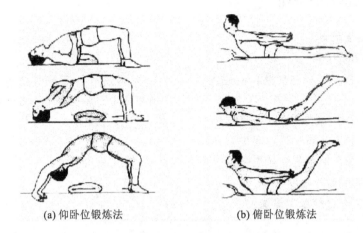

(a) 仰卧位锻炼法　　　　(b) 俯卧位锻炼法

图 20-2-13　腰背肌后伸功能锻炼

丧失了自主调节和适应的能力,外界温度高时可发生高热(>40 ℃),外界温度低时可出现低温(<35 ℃)。护士应严密监测患者的体温,对高热者采取物理降温,如冰敷、温水或乙醇擦浴、冰水灌肠和降低室温、通风等;对低温者则应保暖,如加盖被子、提高室内温度、使用热水袋或电热毯,但要注意防止烫伤。

(3)预防泌尿系统感染和结石:保持会阴部清洁。留置导尿管者,注意无菌操作,做好导尿管的常规护理。在脊髓休克期,留置导尿管持续性引流尿液,2~3周后应夹闭导尿管,每4~6 h开放一次,以训练膀胱功能,以防萎缩。教会患者在膀胱区按摩加压,训练成自主膀胱排尽尿液,争取早日拔去导尿管。鼓励患者多饮水,每日饮水量最好在 3000 mL 左右,以预防结石和感染。

(4)预防压疮:截瘫患者长期卧床,易发生压疮的部位有骶尾部、髂嵴、股骨大转子、足跟等处。对患者应做好皮肤护理,保持皮肤清洁、干燥,床面平整舒适,骨突部位用棉圈垫好,有条件者可使用气垫床。协助患者每2~3 h翻身一次,日夜坚持。骨突部位每日用50%乙醇按摩。已发生压疮者,根据其分期给予相应的处理。

(5)预防便秘:指导患者进食富含膳食纤维的食物,多吃蔬菜、水果,多饮水,预防便秘。指导患者做腹部按摩,沿结肠方向从右到左反复按摩,可促进肠蠕动。对便秘者,必要时可给予缓泻剂或灌肠。

(6)指导功能锻炼:对于瘫痪肢体,护士指导患者和家属进行全方位的被动关节活动和肌肉按摩,以防止关节僵硬、肌肉萎缩以及深静脉血栓出现的可能。对于未瘫痪的肢体,则应指导患者主动活动。注意锻炼的强度,以患者不感到疲惫为宜。

【护理评价】

(1)患者呼吸道是否保持通畅,是否能够维持正常呼吸功能。

(2)体温是否正常。

(3)患者的生活是否得到照顾,自理能力有无提高。

(4)患者是否能正确对待疾病,不良心理状态是否改善。

(5)并发症是否得到预防或及时处理。

(6)患者是否获得有关康复锻炼的知识。

【健康教育】

(1)指导患者继续康复锻炼,尽最大可能恢复肢体功能。

(2)指导患者学会使用轮椅、助行器、拐杖等用具。

(3)指导患者进行膀胱和直肠功能训练。

(4)指导患者培养自理生活的能力,尽可能自行完成日常生活活动。

(5)教会患者及家属预防压疮的方法。

四、关节脱位患者的护理

教学案例 20-2-4

邓先生,23 岁,踢足球时不慎跌倒致左肩关节受伤,即感左肩关节剧烈疼痛,活动困难,立即到医院就诊。查体:左肩关节肿胀,呈"方肩"畸形,局部疼痛、压痛明显,扪及肩峰下空虚及腋下异位肱骨头,左肩关节活动受限,弹性固定于轻度外展内旋位。左肩关节摄片提示左肩关节盂下脱位。医生立即给予了手法复位和固定制动。

请问:(1)该患者在手法复位后应采取何种体位制动,有何意义?

(2)如何减轻患者的疼痛?

(3)如何指导患者进行功能锻炼?

【概述】

关节脱位是指骨的关节面失去正常的对合关系。本病多见于青壮年和儿童。常见的关节脱位有肩关节脱位、肘关节脱位、髋关节脱位。临床上最常见的是肩关节脱位,其次是肘关节脱位。

(一)分类

1. 按关节脱位的原因分类

(1)创伤性脱位:由于直接暴力或间接暴力作用于关节引起的脱位。临床上最多见。

(2)习惯性脱位:创伤性脱位后由于关节周围软组织如关节囊、韧带的损伤没有得到良好的修复,使关节结构变得不稳定,以后每遇到轻微外力即可反复发生脱位。如习惯性肩关节脱位。

(3)先天性脱位:胚胎发育异常导致先天性关节发育不良,出生后即发生脱位,并且逐渐加重。如先天性髋关节脱位。

(4)病理性脱位:关节病变使关节结构受到破坏引起的脱位。如关节炎、关节结核引起的脱位。

2. 按关节脱位的时间分类

(1)新鲜脱位:脱位时间在 2 周以内。

(2)陈旧脱位:脱位时间在 2 周以上。

3. 按关节脱位程度分类

(1)全脱位:骨的关节面完全失去正常的对合关系。

(2)半脱位:骨的关节面正常的对合关系部分失去。

4. 按关节脱位后关节腔是否与外界相通分类

(1)闭合性脱位:脱位处皮肤黏膜完整,关节腔不与外界相通。

(2)开放性脱位:脱位处皮肤破损,关节腔与外界相通。

5. 按脱位远侧骨端关节面移位的方向分类 分为前脱位、后脱位、侧方脱位、中心性脱位等。

(二)临床表现

1. 一般表现 关节局部出现疼痛、压痛、肿胀、淤斑、功能障碍。

2. 专有体征 ①畸形:关节脱位后断端移位造成局部形态异常。②弹性固定:脱位关节周围肌肉痉挛,关节囊和韧带牵拉,将患肢保持在异常位置,被动活动时可感到弹性阻力。③关节盂空虚:关节脱位后断端移位,触诊原来的关节部位空虚。

3. 并发症 脱位同时可合并关节内外骨折、关节附近重要的血管神经损伤、晚期可发生骨化性肌炎或创伤性关节炎等。

(三)辅助检查

及时进行 X 线检查,明确有无脱位以及脱位的部位、类型、程度,有无合并骨折等。

(四)治疗原则

1. 复位 以手法复位为主,越早越好。但手法复位失败、合并关节内骨折、开放性脱位、陈旧脱位手法复位失败、有软组织嵌入等情况时可采用手术切开复位。

2.固定 复位后将关节固定在稳定位置2～3周,使受伤的关节囊、韧带、肌肉等软组织得以修复,避免发生习惯性脱位或骨化性肌炎。

3.功能锻炼 固定后即可开始锻炼,固定期间进行患肢关节周围肌肉的等长收缩锻炼和其他关节的主动活动;解除固定后逐步进行受伤关节的主动功能锻炼,辅以理疗、中药熏洗等,逐渐恢复关节功能。

【常见关节脱位】

(一)肩关节脱位

在关节脱位中,肩关节脱位最多见。好发于青壮年,男性居多。由于肩关节活动范围大,肱骨头大而圆,肩胛盂小而浅,周围的关节囊和韧带较松弛、薄弱,这些都是造成肩关节稳定性较差的因素,容易发生脱位。

1.病因病理 多由间接暴力引起。如当跌倒时手掌着地,上肢处于外展外旋位,暴力通过肱骨传导至肩关节引起脱位。也见于患者向后跌倒时,肱骨后上方直接撞击在硬物上导致肩关节脱位。根据肱骨头脱位的方向可分为前脱位、后脱位、上脱位、下脱位四种类型,由于肩关节前下方组织薄弱,临床上以前脱位最多见。

2.临床表现 患侧肩疼痛、肿胀、活动受限,患者常用健侧手托住患侧前臂,头部偏向患侧;局部呈"方肩"畸形(图20-2-14),原关节盂处空虚,患侧肩弹性固定于轻度外展内旋位。杜加试验(Dugas征)阳性:将患者患侧手掌搭于健侧肩部时,患侧肘部不能贴近胸壁;而将患者患侧肘部贴近胸壁时,患侧手掌又不能搭于健侧肩部。

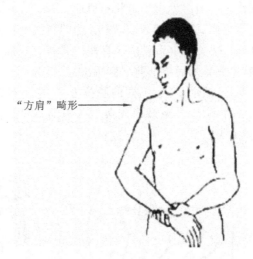

图20-2-14 肩关节前脱位患者的姿势及畸形

3.治疗原则

(1)复位:以手法复位为主,常采用手牵足蹬复位法(Hippocrates法)(图20-2-15)复位。

(2)固定:复位后肘关节屈曲90°,肩关节内收紧贴胸壁,腋窝处垫棉垫,用三角巾悬吊上肢固定于胸前3周(图20-2-16)。

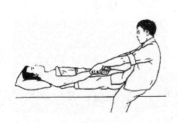

图20-2-15 手牵足蹬复位法

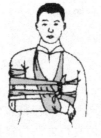 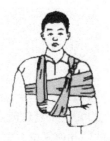

图20-2-16 肩关节脱位复位后固定法

(3)功能锻炼:固定期间主动活动手、腕、肘关节,固定解除后逐渐进行肩关节各个方位、全范围的锻炼。

(二)肘关节脱位

1. 病因病理 多由间接暴力引起。如跌倒时手掌着地,肘关节处于伸直位,暴力传导至尺桡骨近端,在尺骨鹰嘴处产生杠杆作用,使尺桡骨近端脱向肱骨远端后方,引起肘关节后脱位。如肘关节处于屈曲位,肘后方遭到暴力打击可使尺桡骨近端脱向肱骨远端前方,引起肘关节前脱位。临床上以肘关节后脱位多见。

2. 临床表现 患侧肘局部疼痛、肿胀、畸形,活动受限,肘后三角关系失常。当发生后脱位时,患侧肘后突畸形,肘关节弹性固定于半伸直位,前臂变短,肘前方可扪及脱位的肱骨远端,后方可扪及凹陷处。若合并神经血管损伤,远端肢体可出现血供、感觉、运动障碍。

3. 治疗原则

(1)复位:以手法复位为主,复位成功的标志为肘关节恢复正常活动,肘后三角关系恢复正常。

(2)固定:复位后用长臂石膏托或支具固定肘关节于屈曲90°,三角巾悬吊前臂固定于胸前2~3周。

(3)功能锻炼:固定期间主动活动患侧手、腕、肩关节,进行患侧肘部肌肉的等长收缩锻炼,固定解除后逐渐进行肘关节的屈伸和前臂的旋转锻炼。

(三)髋关节脱位

髋关节结构稳定,周围又有坚固的韧带与肌群,因此只有遭受强大暴力时才能导致脱位,同时也可合并骨折和多发性损伤。一般多发生于青壮年男性。

1. 病因病理 多发生于车祸或高处坠落伤、压砸伤,根据股骨头脱位的方向可分为前脱位、后脱位、中心脱位(图20-2-17)。髋关节中心脱位伴有髋臼骨折。当屈膝、屈髋内收时,膝部受到暴力的冲击,可使股骨头从髋关节囊的后下部薄弱区脱出。

2. 临床表现 患髋疼痛明显,活动受限,不同的脱位方式,患者的患肢会出现不同的弹性固定体位。当发生髋关节后脱位时,患者的患肢出现典型的短缩、屈曲、内收、内旋畸形,臀后部可摸到移位的股骨头,股骨大转子明显上移。

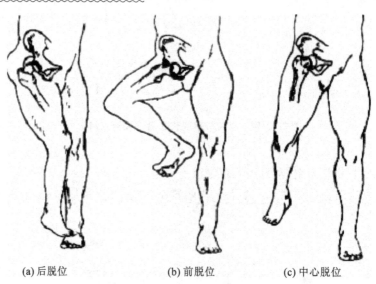

(a)后脱位　　　　　　(b)前脱位　　　　　　(c)中心脱位

图20-2-17　髋关节脱位的类型

3. 治疗原则

(1)复位:复位时需要肌肉松弛,所以常在全麻或椎管内麻醉下行手法复位。复位宜早,尽可能在24 h内复位。常用的复位方法为提拉法(Allis法)(图20-2-18)。

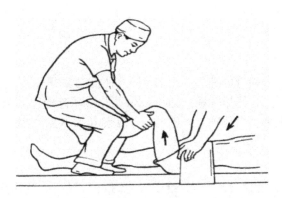

图 20-2-18　提拉法

(2)固定:持续皮肤牵引或穿丁字鞋,固定患肢于伸直、外展 30°位 2~3 周。

(3)功能锻炼:固定期间进行患肢股四头肌等长收缩锻炼,主动活动膝、踝、足部。4 周后扶双拐下地活动,3 个月内患肢不能承重,以免发生股骨头缺血性坏死或因受压而变形。

【护理评估】

(一)健康史

重点了解患者的受伤史,包括受伤的原因、时间、部位,暴力的性质、大小、方向,受伤时的体位,伤后急救处理等。了解既往有无骨骼疾病、先天畸形以及有无多次脱位的病史。

(二)身体状况

评估患者的意识、生命体征,有无合并其他部位的损伤,有无威胁患者生命的并发症;局部评估关节的一般表现和特殊体征,肢端的血供和感觉、运动功能。

(三)辅助检查

通过 X 线检查了解脱位的部位、类型、移位情况,通过 CT 等影像学检查和实验室检查结果了解有无合并症。

(四)心理-社会状况

了解患者及其家属对脱位的心理反应、认知程度以及家庭经济状况和社会支持系统。

【常见护理诊断/问题】

(1)疼痛　与脱位、软组织损伤有关。

(2)躯体移动障碍　与疼痛、脱位、肢体固定有关。

(3)焦虑、恐惧　与疼痛、担心疾病预后有关。

(4)有皮肤完整性受损的危险　与长期卧床、外固定有关。

(5)知识缺乏:缺乏有关脱位和康复的相关知识。

(6)潜在并发症:周围神经血管损伤、关节僵硬、肌肉萎缩、股骨头缺血性坏死等。

【预期目标】

(1)患者疼痛缓解或消失。

(2)患者的生活得到照顾,经过指导和训练生活自理能力提高。

(3)患者焦虑、恐惧减轻或消失。

(4)皮肤完整,无压疮发生。

(5)患者获得有关脱位和康复的相关知识。

(6)并发症得到预防或及时处理。

【护理措施】

(一)疼痛护理

及时复位、固定,可有效减轻患者的疼痛。伤后 24~48 h 内可局部冷敷使血管收缩,减少局部软组织出血和炎性渗出,减轻肿胀及疼痛。2~3天后再热敷促进血肿吸收,减少肌肉痉挛疼痛。搬动患者时注意托住患肢,动作要轻柔、准确。酌情遵医嘱使用止痛药。

(二)病情观察

移位的骨折断端可压迫邻近的神经血管,护士应注意观察患者肢端的血供、感觉、运动功能是否正常,如有肢端颜色苍白、剧烈疼痛、感觉麻木、动脉搏动减弱或消失应及时通知医生。对病情严重的患者还要密切观察生命体征、意识、尿量,观察有无休克、内脏损伤等并发症,以及时发现并协助医生及时处理。

(三)心理护理

主动关心患者,了解患者的心理状态,给予安慰、鼓励,耐心讲解疾病的有关知识,提供相应的帮助,使患者树立战胜疾病的信心。

(四)生活护理

由于患者肢体活动受限,应做好生活上的照顾,满足患者基本的生活需要,并指导、鼓励患者做力所能及的活动,提高自理能力。保持床单位的清洁、平整,定时翻身预防压疮。

(五)牵引或石膏固定的护理

患肢应抬高促进回流,做好相应外固定的护理。

(六)指导功能锻炼

向患者宣传功能锻炼的意义和目的,使患者充分重视并配合。复位固定后即可开始锻炼,固定期间进行患肢肌肉等长收缩锻炼和其他未固定关节的主动活动,解除固定后逐渐增加受伤关节的活动范围和肌力锻炼,并可辅以理疗和药物熏洗,促进关节功能的恢复。

【护理评价】

(1)患者疼痛是否缓解或减轻。

(2)患者的生活是否得到照顾,生活自理能力有无提高。

(3)患者的焦虑、恐惧是否缓解或减轻。

(4)皮肤是否完整,有无压疮发生。

(5)患者是否获得有关脱位和康复的相关知识。

(6)并发症是否得到预防或有无及时发现、及时处理。

【健康教育】

(1)教育患者平时注意安全,以避免或减少事故的发生。

(2)宣传脱位后应及时就诊、及时复位,避免发展成陈旧脱位。

(3)向患者及家属讲解有关脱位和康复的知识,尤其是患肢固定的意义和要求,避免发生骨化性肌炎、习惯性脱位。掌握功能锻炼的方法,及时进行患肢功能锻炼,促进功能的恢复。

案例分析 20-2-1

(1)背侧移位可出现"餐叉样"畸形;桡侧移位可出现"枪刺样"畸形。

(2)该患者小夹板外固定后的护理:①抬高患肢以促进肢端静脉、淋巴回流,减轻肿胀。②重点观察肢端的血供及感觉、运动情况和肢体的肿胀情况,警惕骨筋膜室综合征的发生。③注意每日检查布带的松紧度并给予相应调整。④指导患者进行功能锻炼,促进骨折的康复。⑤指导患者定期复查X线,了解骨折有无移位及愈合情况。⑥指导患者加强营养,促进骨折的修复。

案例分析 20-2-2

(1)卧床期间护理:①卧床期间做好生活上的护理,满足患者基本的生活需要,鼓励并指导患者做力所能及的自理活动。②保持床单位的清洁、平整,协助患者定时更换体位,按摩受压部位以预防压疮,注意放取便盆时避免推、拉,以免损伤皮肤。③指导患者床上进行功能锻炼,主动、被动进行有关肢体的活动,预防深静脉血栓、关节僵硬、肌肉萎缩等并发症。④指导患者深呼吸,有效咳嗽排痰,预防肺部并发症。⑤多饮水,多吃蔬菜、水果,预防便秘和尿路结石。⑥指导患者加强营养,促进骨折修复。

(2)功能锻炼指导:①早期卧床休息,指导患者加强左下肢股四头肌的等长收缩锻炼,给予患肢髋、膝、踝关节的被动活动,同时加强双上肢及健侧下肢的力量训练。②中期加强髂腰肌和腰背肌的肌力锻炼,进行主动屈髋屈膝锻炼,仰卧位腰背部后伸锻炼。③根据患者病情,逐步实现由坐到站,由站到走,伤后第3~4周可离床下地扶拐站立,逐步进行行走锻炼。

案例分析 20-2-3

(1)该患者目前主要的护理诊断/问题:
①疼痛 与骨折、手术创伤有关。
②焦虑、悲观 与脊髓损伤导致瘫痪、担心疾病预后有关。
③躯体移动障碍 与脊柱骨折、肢体瘫痪有关。
④知识缺乏:缺乏有关康复的相关知识。
⑤潜在并发症:伤口感染、压疮、肺部感染、泌尿系统感染和结石、肌肉萎缩、关节僵硬、深静脉血栓、便秘、尿潴留等。

(2)护理措施:①观察疼痛的部位、性质、时间,明确疼痛的原因,严重者可遵医嘱使用止痛药。②做好心理护理。③卧硬板床休息,做好生活护理,满足患者的日常所需。④做好病情观察:观察患者意识、生命体征、伤口和引流、出入液量、双下肢的感觉和运动及有无并发症。⑤并发症的预防与护理:保持手术伤口敷料的清洁、干燥;保持引流通畅,记录引流液的颜色、量、性状等;床单位清洁、平整,协助翻身,采取轴线翻身法,按摩受压部位预防压疮;指导患者深呼吸,有效咳嗽排痰预防肺部感染;多饮水,保持会阴部清洁,预防尿路感染和结石;多吃蔬菜、水果预防便秘;床上主动、被动活动肢体,防止肌肉萎缩、关节僵硬、深静脉血栓形成。⑥指导做腰背肌后伸功能锻炼。

案例分析 20-2-4

(1)复位后肘关节屈曲90°,肩关节内收紧贴胸壁,腋窝处垫棉垫,用三角巾悬吊上肢固定于胸前3周。意义:可使周围关节囊、韧带的损伤得到良好的修复,防止发生习惯性脱位等并发症。

(2)减轻患者疼痛的措施:①及时复位、固定制动,可有效减轻患者的疼痛;②伤后24~48 h内可局部冷敷,使血管收缩,减少局部组织出血和炎性渗出,减轻肿胀及疼痛。2~3天后再热敷促进血肿吸收,减少肌肉痉挛疼痛;③搬动患者时注意托住患肢,动作要轻柔、准确。④酌情遵医嘱使用止痛药。

(3)指导患者进行功能锻炼:①向患者宣传功能锻炼的意义和目的,使患者能充分重视并配合。②复位固定后即可开始锻炼,固定期间进行患侧上肢肘、腕关节屈伸的主动活动,用力伸指握拳、抗阻伸屈肘关节等肌力锻炼,及时解除固定后,逐渐增强肩关节的活动范围,并可辅以理疗和药物熏洗,促进关节功能的恢复。

(潘 燕)

任务21 骨与关节感染患者的护理

【课程目标】
1. 知识目标
(1)掌握急性血源性骨髓炎、化脓性关节炎及关节结核患者的处理原则、护理诊断及护理措施。

(2) 熟悉急性血源性骨髓炎、化脓性关节炎及关节结核患者的常见病因、辅助检查要点。

(3) 了解化脓性骨髓炎、化脓性关节炎及骨与关节结核的病理生理。

2. 能力目标

能对骨和关节感染患者进行护理评估,能运用相关知识对骨和关节感染患者实施护理。

3. 素质目标

(1) 在护理过程中,具备基本的护理礼仪规范。

(2) 具备良好的护患沟通能力。

(3) 在护理过程中,具备爱伤观念,减轻患者的痛苦。

【预习目标】

(1) 项目1任务7外科感染患者的护理相关内容。

(2)《病理学》《药理学》中结核病的病理变化与用药。

(3) 通读本项目本任务的全部内容,重点注意并找到课程目标中要求掌握的全部知识点。

教学案例 21-1-1

10岁儿童,家长诉2天前患儿突然出现高热,左膝部发红、肿胀,左膝关节屈伸活动受限,院外给予抗生素治疗,无明显效果,为进一步诊疗就诊。

请问:(1) 该患儿首先应做何检查?

(2) 如何帮助患儿减轻疼痛?观察重点有哪些?应对患儿采取哪些护理措施?

任务 21-1　骨和关节化脓性感染患者的护理

骨和关节化脓性感染主要通过血行播散、开放性损伤后感染和临近软组织感染直接蔓延等3种途径引起感染。好发于儿童,男性多于女性。发生在骨髓腔的化脓性感染灶为化脓性骨髓炎,发生在关节腔的化脓性感染灶为化脓性关节炎。

化脓性骨髓炎是化脓性细菌引起的骨膜、骨皮质和骨髓组织的炎症,按病程发展可分为急性和慢性骨髓炎两类。

急性血源性骨髓炎是由身体其他部位的化脓性病灶处理不当或患者抵抗力下降,局部病灶的化脓菌经血流传播引起骨膜、骨皮质和骨髓的急性炎症。多发生于儿童和少年的长骨的干骺端,如胫骨上端、股骨下端、肱骨、桡骨等。急性血源性骨髓炎在急性感染期未能彻底控制或反复发作,遗留死骨、死腔和窦道,即为慢性血源性骨髓炎。

化脓性关节炎是指发生在关节腔内的化脓性感染。主要致病菌是金黄色葡萄球菌。好发于髋关节和膝关节。多见于儿童,多为营养不良的小儿;男性多于女性。

一、急性血源性骨髓炎患者的护理

重难点：
急性血源性骨髓炎。

【概述】

急性血源性骨髓炎最常见的致病菌是溶血性金黄色葡萄球菌,其次为乙型溶血性链球菌和白色葡萄球菌。

急性血源性骨髓炎病理变化是脓肿、骨质破坏、骨吸收和死骨形成。急性骨髓炎时大量菌栓停滞在长骨的干骺端,阻塞小血管并迅速导致骨坏死、局部充血和白细胞浸润,后者与骨碎屑形成小脓肿并逐渐增大,使骨腔内压力增加,压迫其他血管,造成广泛的骨坏死和更大的脓肿。在高压下,将骨膜掀起成为骨膜下脓肿,从而形成死骨；骨膜穿破,脓液渗入筋膜间隙形成深部脓肿；而病灶周围的骨膜产生新骨,形成"骨性包壳",包壳引流不畅则成为骨性死腔。

【护理评估】

(一)健康史

了解患者的发病情况,有无其他部位感染和受伤史。

(二)身体状况

1. **局部表现** 早期患处红、肿、热、剧痛,局部有压痛,患者因疼痛而抗拒主动与被动活动;局部皮肤温度增高,数天后局部肿胀、压痛明显。脓肿穿破后向四周组织蔓延,当扩散至骨髓腔,则疼痛更明显,如骨干均受破坏,则容易并发病理性骨折。

2. **全身表现** 急性血源性骨髓炎起病急,寒战、高热,有明显的毒血症症状,严重时有感染性休克。

(三)辅助检查

1. **实验室检查** 一般情况下周围血白细胞计数升高,中性粒细胞比例占0.9以上。但白细胞正常并不能排除化脓性感染,特别是在体弱患者中。炎症急性期红细胞沉降率加快。全身中毒症状严重、使用抗生素前做血培养可有阳性发现。

2. **影像学检查** 急性血源性骨髓炎早期X线检查表现不明显。发病2周后X线片上出现髓端有散在的虫蛀样骨破坏,并向骨髓腔扩散,密质骨变薄,并依次出现内层和外层的不规则,可见死骨形成。

3. **穿刺** 在脓肿部位穿刺,抽出脓液或涂片中发现脓细胞或细菌即可明确诊断。同时可以做细菌培养和药物敏感试验。

(四)心理-社会状况

1. **认知程度** 患者和家属对疾病、药物治疗或手术治疗护理的配合知识,以及对疾病的过程、治疗和护理的了解和期望程度,对此病预后的心理变化等。

2. **心理承受程度** 有无焦虑、恐惧、失望等情绪。

3. **家庭状况** 家庭经济承受能力。

(五)治疗要点

急性血源性骨髓炎应早期治疗,尽早控制感染,防止炎症扩散,及时切开减压引流脓液,防止死骨形成及演变为慢性骨髓炎。

1. **非手术治疗** 适用于诊断尚未明确且病情较轻,全身情况较好者。非手术治疗包括:①支持治疗:高热期退热、补液,维持水、电解质和酸碱平衡。②营养支持:增加能量和蛋白质摄入量;必要时多次少量输新鲜血。③抗感染治疗:针对革兰阳性球菌,早期足量联合应用抗生素。抗生素的使用要维持至症状消失后3周左右。

2. **手术治疗** 手术治疗的目的是引流脓液,减轻毒血症症状;阻止急性骨髓炎转变为慢性骨髓炎。手术方式为钻孔引流、开窗减压。脓液较多者,可行闭式灌洗引流,每日经引流管注入抗生素溶液。肢体做皮肤牵引或石膏托起固定,可防止关节挛缩及发生病理性骨折。

【常见护理诊断/问题】

(1)体温过高 与化脓性感染有关。

(2)疼痛 与化脓性感染和手术有关,由炎症刺激及骨髓腔内压力增加引起。

(3)组织完整性受损 与化脓性感染和骨质破坏有关。

(4)躯体移动障碍 与患肢疼痛及制动有关。

(5)潜在并发症:病理性骨折。

【护理目标】

(1)维持患者体温在正常范围。

(2)患者疼痛减轻。

(3)组织完整性正常。

(4)患者感染得到控制,创面得到有效护理,逐渐愈合。
(5)患者能常规进行功能活动,未发生病理性骨折。

【护理措施】

(一)非手术治疗的护理

1. 一般护理 卧床休息,抬高患肢有利于淋巴引流和静脉回流,减轻肿胀。多饮水,给予营养丰富、易消化饮食。高热者给予乙醇擦浴或温水擦浴进行物理降温,多饮水和补液。对于患肢疼痛、肿胀等遵医嘱给予相应处理。

2. 配合医生尽快明确致病菌

(1)在寒战高热期抽血培养,或初诊时每隔 2 h 抽血培养 1 次,连续 3 次,以提高细菌培养阳性率,有助于诊断及治疗。

(2)局部脓肿分层穿刺,及时送检标本行细菌培养及药物敏感试验。

3. 根据药物敏感试验结果,遵医嘱使用抗生素

(1)注意药物的配伍禁忌。

(2)了解药物在血中的浓度和半衰期,合理安排用药时间。

(3)注意观察药物治疗效果及有无变态反应、毒性反应。

(4)警惕发生双重感染,如伪膜性肠炎和真菌感染的腹泻等。

(二)手术后护理

1. 一般护理 患肢制动,对制动肢体进行肌肉等长收缩,未制动部位进行功能锻炼,以免肌肉萎缩和关节僵硬。

2. 引流管的护理

(1)妥善固定,拧紧各连接接头;翻身时妥善安置管道,以防脱出;躁动患者适当约束四肢,以防自行拔出。

(2)保持冲洗管位置在引流管之上,以利引流。滴入瓶高于床面 60～70 cm,引流瓶低于床面 50 cm。出现滴入不畅或引流液流出困难时,应检查是否有管道受压扭曲或血(脓)凝块堵塞,及时处理,以保证引流通畅。

(3)钻孔或开窗引流术后 24 h 内快速(以流水样)灌洗,以后每 2 h 快速冲洗 1 次,维持冲洗直至引流液清亮(一般是留置 3 周,体温下降,引流液连续 3 次培养阴性)为止。

(4)观察和记录引流液的质、量及色,保持出入量的平衡。

(5)及时更换冲洗液,倾倒引流液,冲洗的装置每日更换,防止发生逆行感染。

【健康教育】

1. 饮食 加强营养,增强抵抗力,防止疾病复发。

2. 引流 向患者及家属说明维持伤口冲洗和引流通畅的重要性。

3. 活动 指导患者进行主动或被动的活动,避免肢体功能障碍。教会患者使用辅助器材,减轻患肢负重。

4. 用药 出院后继续遵医嘱联合、足量应用抗生素治疗,持续用药至症状消失后 3 周左右,防止转为慢性血源性骨髓炎。

5. 定期复查 出院后注意自我观察,并定期复诊。

二、慢性血源性骨髓炎患者的护理

慢性血源性骨髓炎是在急性感染期未能彻底控制或反复发作,遗留死骨、死腔和窦道,形成死骨外包壳,即演变为慢性血源性化脓性骨髓炎。若在急性期未能得到及时适当的治疗,形成死骨,虽脓液穿破皮肤后得以引流,急性炎症逐渐消退,但因死骨未能排出,其周围骨质增生,成为死腔。有时大片死骨不易被吸收,骨膜下新骨不断形成,可将大片死骨包裹起来,形成死骨外包壳,包壳常被脓液侵蚀,形成瘘孔,经常有脓性分泌物自其流出。

窦道常时愈时发,因脓液得不到引流,死骨、弹片等异物存在,或因患者抵抗力降低,即出现急性炎症症状。待脓液重新穿破流出,炎症渐趋消退,伤口可暂时愈合。如是反复发作。骨质常增生硬化。周围软组织有致密瘢痕增生,皮肤常有色素沉着。

【护理评估】

(一)健康史

了解患者的发病情况,既往有无急性血源性骨髓炎病史及治疗情况。

(二)身体状况

1.局部表现　慢性血源性骨髓炎在病变静止阶段可无症状。急性发作时有发热、局部胀痛,有时有小块死骨片自窦道排出。窦道周围皮肤常有色素沉着,窦道口有肉芽组织增生。后期患肢增粗变形,邻近关节畸形。病程可迁延数月、数年,甚至数十年。

2.全身表现　慢性血源性骨髓炎患者可出现低热、消瘦、贫血等慢性病表现。

(三)辅助检查

1.实验室检查　急性期实验室结果同急性化脓性骨髓炎。

2.影像学检查　慢性血源性骨髓炎早期X线表现为虫蛀样骨质破坏与骨质疏松,骨膜反应,新生骨致密,坏死脱落形成死骨。晚期为完全孤立的死骨形成。

(四)心理-社会状况

由于病程长、病情反复,患者常会出现焦虑、失望等情绪。

(五)治疗要点

慢性血源性骨髓炎治疗原则是清除病灶,包括死骨和炎性肉芽组织;消灭死腔,切开引流。以手术为主,手术指征为有死骨形成,有死腔及窦道流脓者。

【常见护理诊断/问题】

(1)焦虑　与炎症反复发作、迁延不愈有关。

(2)营养失调:低于机体需要量　与疾病长期消耗有关。

(3)躯体移动障碍　与关节变形、活动受限有关。

【护理目标】

(1)患者焦虑情绪减轻,积极配合治疗。

(2)患者营养状况得到改善。

(3)患者能常规进行功能活动。

【护理措施】

主要护理措施包括:①与患者沟通,介绍成功治愈的病例,使患者树立战胜疾病的信心;②保证能量和蛋白质的摄入量,提供易消化、含维生素丰富的食物;③术后注意观察切口和引流的情况,以及脓液的颜色、性质和量;④协助患者做力所能及的功能锻炼,以增强体质。

三、化脓性关节炎患者的护理

化脓性关节炎是滑膜和关节软骨面的炎症反应,包括渗出、肉芽组织增生以及关节软骨面的溶解、破坏。后期容易引起关节粘连,关节功能程度障碍,出现关节强直及病理性脱位。

化脓性关节炎的病变发展过程大致可分为三个阶段:①浆液性渗出期:细菌进入关节腔后,滑膜明显充血、水肿,有白细胞浸润及浆液渗出。②浆液纤维性渗出期:病变进一步发展,渗出物增多、浑浊,内含大量白细胞及纤维蛋白;纤维蛋白沉积在关节软骨上影响软骨代谢,白细胞释放大量的溶酶体酶,可以协同破坏骨基质,使软骨出现崩溃、断裂和塌陷。③脓性渗出期:如果炎症不能控制,渗出物就会转为脓性,形成关节破坏,可形成蜂窝织炎。

重难点:
化脓性关节炎。

【护理评估】

(一)身体状况

1. 全身表现 化脓性关节炎起病急骤。表现为全身不适、乏力、食欲减退、寒战、高热、体温38.5~40℃、出汗、脉搏快速。严重感染者,可出现谵妄、惊厥、昏迷等神经精神症状。

2. 局部表现 多为单关节发病。较浅表的关节局部红、肿、压痛,关节积液较明显,浮髌试验可阳性;位于深部的关节如髋关节,早期皮肤无明显的发红,但局部软组织肿胀,关节处于屈伸、外展、外旋位。

(二)辅助检查

1. 实验室检查 血白细胞计数、中性粒细胞比例增高,红细胞沉降率增快。血培养可阳性。

2. 影像学检查 化脓性关节炎早期X线无明显改变,仅有关节周围软组织肿胀,关节间隙增宽,关节骨骨质疏松。后期X线的表现为软骨下骨疏松,近关节的骨质腐蚀,软骨破坏,关节间隙变窄,关节面的骨小梁增生,呈现虫蚀样改变。

3. 关节腔穿刺 穿刺液呈浆液性、纤维蛋白性或脓性,镜下可见大量脓细胞,穿刺液中找到致病菌,化脓性关节炎的诊断即可确立。

(三)治疗要点

早期诊断、早期治疗是治愈感染、保全关节功能和生命的关键。治疗原则是全身支持治疗,应用广谱抗生素,消除局部感染灶。

1. 非手术治疗 ①及早、有效、足量地应用抗生素治疗,以控制、消灭病原菌。②全身支持治疗,提高机体抵抗力。③受累关节制动。④关节腔穿刺减压和关节腔灌洗术。⑤适时功能练习。

2. 手术治疗 ①关节腔切开引流术:适用于难以行关节腔灌洗的较深大的关节腔化脓。手术时彻底清除关节腔内的坏死组织后,在关节腔内置入硅胶管,进行持续性灌洗。②关节矫形术适用于关节功能严重障碍者,常用手术方式为关节融合术或截骨术。

【护理措施】

1. 相关措施 同急性血源性骨髓炎。

2. 关节腔穿刺和灌洗的护理 关节腔穿刺1次/天,抽液后注入抗生素;关节腔每日灌洗2000~3000 mL抗生素,直至引流液清澈、细菌培养阴性后停止灌洗;停止灌洗后再继续引流至无引流液吸出即可拔管。

3. 功能锻炼 有控制地活动关节及进行锻炼,局部炎症消退后及早开始肌肉收缩锻炼,如无不良反应,即可开始关节伸屈锻炼,以防止关节粘连,有助于关节功能恢复。但须注意局部炎症情况,活动不能过早、过于频繁,以免炎症扩散或复发。

任务21-2 骨与关节结核患者的护理

【概述】

骨与关节结核是常见的感染性疾病,绝大多数继发于肺结核。发病部位以脊柱最多见,其次是膝、髋、肘关节。骨与关节结核多为血源性,好发部位在长骨端,多累及骨骺,并扩展至关节腔。除长骨外,脊柱的发病率高。

脊柱结核占全身关节结核发病的首位,其中以椎体结核占大多数。椎体结核可分为中心型和边缘型两种(图21-2-1)。①中心型椎体结核:多见于10岁以下的儿童,好发于胸椎,病变进展快,整个椎体被压缩成楔形。②边缘型椎体结核:多见于成人,腰椎为好发部位,病变局限于椎体的上下缘,很快侵犯至椎间盘及相邻的椎体,椎间盘破坏是本病的特征。

膝关节结核发病率仅次于脊柱结核,多见于学龄前儿童和青少年。起病时以滑膜结核多见。病程缓慢发展,以炎性浸润和渗出为主,表现为膝关节肿胀和积液。髋关节结核多见于儿童和青壮年,男性多于女性,初起病灶以骨型为多见,滑膜型较少。骨型病灶多起于髋臼或股骨头,逐渐

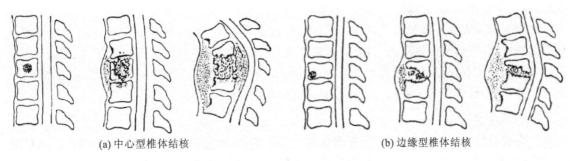

图 21-2-1 中心型与边缘型椎体结核

扩大,穿入关节,形成全关节结核。

【护理评估】

(一)健康史

了解患者年龄、饮食和日常活动情况,此次发病诱因;既往有无结核病病史和密切接触史;治疗情况和抗结核药物用药情况;有无药物过敏史和手术史等。

(二)身体状况

1. 全身症状 轻重不一,一般为慢性发病过程,多为低热、消瘦等症状,如合并感染,可有高热、伤口流脓等,红细胞沉降率多增快。小儿常出现某种激动状态,易哭、睡眠不良,以至行为变得不太活泼,容易疲劳。

2. 局部症状 根据受累部位不同而有不同表现。

(1)脊柱结核:①疼痛:出现较早,与病变部位一致,多为局部隐痛或钝痛。②肌肉痉挛及运动障碍:颈椎结核患者常用两手托住头部;腰椎结核患者出现拾物试验阳性,防腰背活动疼痛。③晚期常有背部畸形和寒性脓肿。寒性脓肿可沿椎旁间隙或肌肉间隙发生远处流注,形成远处转移性脓肿。④截瘫:未经适当治疗的患者,晚期有脊髓受压,出现部分或完全截瘫。

(2)髋关节结核:①疼痛:早期症状为髋部和膝部疼痛(沿闭孔神经向膝部放射),活动时疼痛加重。②肌肉痉挛:由疼痛引起,有防止肢体活动的保护作用。儿童常有夜啼,长期痉挛和废用可使肌肉萎缩,以股四头肌萎缩尤为明显。③畸形:由于肌肉痉挛,髋关节有屈曲、内收挛缩畸形,托马斯(Thomas)征阳性,并可引起髋关节半脱位或全脱位,肢体相对地变短。④压痛:髋关节前部和外侧有明显压痛。⑤窦道形成:晚期常有窦道形成,大多在大粗隆或股内侧,关节有合并感染。

(3)膝关节结核:起病缓慢,早期症状不明显,可有轻度关节肿胀,活动受限。病情发展后,肿胀明显,肌肉萎缩,关节间隙狭窄,骨质破坏,活动受限,伴有疼痛和压痛。晚期由于疼痛而有肌肉痉挛,导致膝关节屈曲挛缩和内、外翻畸形。常有窦道形成,合并感染。由于疼痛和畸形,患者有跛行,甚至不能走路。

3. 颈椎结核的特点 除有颈部疼痛外,还有上肢麻木等神经根受刺激表现,咳嗽、喷嚏时会使疼痛与麻木加重。神经根受压则疼痛剧烈。如果疼痛明显,患者常用双手撑住下颌,使头前倾、颈部缩短,姿势十分典型。咽后壁脓肿妨碍呼吸与吞咽,患者睡眠时有鼾声。后期时可在颈侧摸到冷脓肿所致的颈部肿块。

4. 胸椎结核的特点 胸椎结核有背痛症状,必须注意,下胸椎病变的疼痛有时表现为腰骶部疼痛。脊柱后凸十分常见,直至偶然发现有胸椎后凸畸形才来就诊。

5. 腰椎结核的特点 患者在站立与行走时,往往用双手托住腰部,头及躯干向后倾斜,使重心后移,尽量减轻体重对病变椎体的压力。患者从地上拾物时,不能弯腰,需挺腰屈膝屈髋下蹲才能取物,称拾物试验阳性。

另一检查方法为患儿俯卧,检查者用双手提起患儿双足,将两下肢及骨盆轻轻上提,如有腰椎病变,由于肌肉痉挛,腰部保持僵直,生理前凸消失。

后期患者有腰大肌脓肿形成,可在腰三角、髂窝或腹股沟处看到或摸到脓肿。腰椎结核者脊柱后凸通常不严重,从胸椎到骶骨,沿着骶棘肌两侧,用手指顺序按摩,亦能发觉轻度后凸。

寒性脓肿在有继发感染时会出现高热以及毒血症症状加重。溃破后先流出大量稀薄液体,混有干酪样物,也可伴有少量死骨。破溃后往往形成慢性窦道,经久不愈。

(三)辅助检查

1. 实验室检查 有轻度贫血,白细胞计数一般正常,有混合感染时白细胞计数增高。结核病活动期、复发时血沉增快。血沉是检测病变是否静止、有无复发的重要指标。

2. 影像学检查 X线显示骨破坏、骨质增生,周围软组织肿胀,关节腔改变;CT有助于发现寒性脓肿、死骨、病骨;B超可探及寒性脓肿的位置及大小;MRI可观察脊髓受损程度。

(四)治疗要点

关键是早期诊断和早期治疗。①加强支持治疗,提高身体抵抗力;②局部制动或适当休息;③合理、有效、联合应用抗结核药物;④根据不同病情采用病灶清除、关节融合、关节置换、截骨融合等手术。

【常见护理诊断/问题】

(1)营养失调:低于机体需要量 与结核病慢性消耗有关。

(2)疼痛 与骨与关节结核和手术创伤有关。

(3)皮肤完整性受损 与脓肿破溃形成窦道有关。

(4)躯体移动障碍 与患肢疼痛、固定或截瘫有关。

(5)知识缺乏:缺乏抗结核药物用药知识。

【护理目标】

(1)患者营养状况得到改善,体重维持在正常范围。

(2)患者疼痛减轻或消失。

(3)患者皮肤完整或感染得到控制,窦道愈合。

(4)患者病变部位关节功能逐渐恢复。

(5)患者能正确复述抗结核药物的相关知识。

【护理措施】

1. 心理护理 多与患者交流,针对患者的心理情况,耐心介绍特殊检查、治疗的必要性,多提供预后效果的积极、明确的信息,增强其信心。

2. 非手术治疗的护理

(1)饮食护理:给予高热量、高蛋白、高维生素、易消化饮食,必要时输血以提高身体抵抗力。

(2)休息与制动:安置合适的体位,适当制动患肢,以缓解疼痛,预防脱位和病理性骨折。为患者提供安静、整洁的休息环境,保证患者充分的休息。

(3)药物治疗的护理:遵医嘱指导患者按时、按量、按疗程用抗结核药物。用药期间观察药物的不良反应,注意采取相应的防治措施。

(4)皮肤护理:注意长期卧床患者的皮肤护理,防止压疮发生。窦道换药时,注意消毒隔离,严格执行无菌操作,避免混合感染。

(5)病情观察:注意用药不良反应,全身症状改善情况,肢体活动状态,有无关节脱位、截瘫等并发症。

3. 手术治疗的护理

(1)手术前护理:除常规行术前准备外,手术前应至少抗结核治疗2周。

(2)手术后护理:①体位安置:麻醉清醒后,脊柱结核患者取侧卧位或俯卧位休息,但必须保持脊柱伸直,避免扭曲;髋关节结核术后,患肢取外展15°、伸直中立位;膝关节手术后,置下肢抬高、膝关节屈曲10°~15°。②病情观察:注意肢体远端血液循环、感觉、运动情况。③术后继续抗结核药物治疗。④功能锻炼:患者病情允许后,指导患者进行功能锻炼。

【护理评价】

(1)患者疼痛是否得到缓解或减轻。

(2)患者营养状况是否得到改善,体重是否恢复正常范围。

(3)患者皮肤完整或感染是否得到控制,窦道是否愈合。

(4)患者病变部位关节功能是否恢复。未发生抗结核药物中毒反应,或发生时得到及时发现和处理。

【健康指导】

(1)用药指导:告诉患者遵医嘱坚持抗结核治疗2年,告知患者及家属坚持服药的重要性及停药后的严重后果。

(2)鼓励患者继续进行功能锻炼。

(3)复查指导:遵医嘱定期到医院复查;如出现耳鸣、听力异常应立即停药,同时注意肝、肾功能受损及多发性神经炎的发生。

案例分析 21-1-1

(1)X线和MRI检查。有脓液的,可以做抽脓液分析。

(2)①减轻疼痛:主要是从治疗要点和心理护理两个方面帮助患者减轻痛苦。

②该患者的观察重点:a.全身情况:患者的意识、体温、脉搏、呼吸、血压、营养状况、饮食情况等。有无全身中毒症状,如发热、畏寒、寒战等。b.局部表现:有无红、肿、热、痛及范围;疼痛的部位、性质和时间;创面情况,有无窦道或者分泌物;局部活动情况,关节是否处于减轻疼痛的状态,有无关节强直。

③护理措施:a.配合医生尽快明确致病菌;b.根据药物敏感试验遵医嘱使用抗生素。

任务22 骨肿瘤患者的护理

【课程目标】

1.知识目标

(1)掌握骨软骨瘤、骨肉瘤和骨巨细胞瘤的护理措施。

(2)熟悉骨肿瘤的分类、好发部位、症状、体征、辅助检查和治疗原则。

(3)了解骨肿瘤的病因、病理。

2.能力目标

能运用相关知识对骨肿瘤患者实施整体护理。

3.素质目标

(1)在护理过程中,具备基本的护理礼仪规范。

(2)具备良好的护患沟通能力。

(3)在护理过程中,具备爱伤观念,减轻患者的痛苦。

【预习目标】

(1)项目1任务9中肿瘤患者的护理相关内容。

(2)项目1任务5中"围手术期患者的护理"。

(3)通读本项目本任务的全部内容,重点注意并找到课程目标中的全部知识点。

教学案例 22-1-1

在学校进行的运动会中,张某参加 1500 米比赛后感到右膝部明显疼痛,由同学陪同到骨科就诊,自述该部位已断断续续疼痛一年之久。无明显发热史。查体:患侧膝上局部皮温增高,浅静脉怒张,局部肿胀明显。

请问:(1)根据患者表现作出初步诊断。

(2)主要的护理诊断/问题是什么?

重难点:
骨肿瘤。

【概述】

凡发生在骨内或起源于各种骨组织(骨膜、骨、软骨)以及骨附属组织(骨的血管、神经、脂肪、纤维组织等)的肿瘤统称为骨肿瘤。根据肿瘤的生长特性分为良性、临界性和恶性骨肿瘤。良性骨肿瘤多见于成人,生长慢,除局部肿块外常无其他异常,以骨瘤、骨软骨瘤多见,少数可恶变;临界性骨肿瘤常见的是骨巨细胞瘤;恶性骨肿瘤中原发性骨肿瘤多见于青少年,肿瘤生长快,患者迅速出现恶病质,常见的有骨肉瘤、软骨肉瘤,继发性恶性骨肿瘤由身体其他部位恶性肿瘤转移而来。

骨肿瘤的病因尚不清楚,目前认为与工作环境、生活习惯、局部慢性病变、免疫及遗传因素有关。

【护理评估】

(一)健康史

了解患者的年龄、性别、职业、工作环境、生活习惯,既往有无肿瘤病史或手术治疗史,家族中有无肿瘤患者。

(二)身体状况

1. 疼痛　良性骨肿瘤生长缓慢,疼痛轻,压痛不明显;恶性骨肿瘤呈浸润性生长,发展迅速,疼痛及压痛开始较轻,以后显著,最后成为剧烈疼痛。

2. 肿胀　良性骨肿瘤发展缓慢,肿瘤较大时局部出现肿块,质硬,边界清楚;恶性骨肿瘤生长快,短期内出现梭形肿胀,肿块边界不清,质地较硬,局部血管扩张,皮温升高,可有搏动感或血管杂音。

3. 功能障碍　骨干的肿瘤,易发生病理性骨折;骨端的肿瘤,可引起关节脱位;脊柱肿瘤可压迫脊髓,出现截瘫。

4. 其他　晚期恶性骨肿瘤可出现贫血、消瘦、食欲不振、体重下降、低热等全身症状。恶性骨肿瘤可经血液和淋巴向远处发生转移,如肺转移。

(三)常见骨肿瘤

1. 骨软骨瘤　骨软骨瘤好发于青少年,多发生在长骨骨骺附近。除少数肿瘤因其位置、体积、形状关系,可以压迫血管,压迫或刺激神经,妨碍关节或肌腱活动外,均不产生任何症状。患者成年后,肿瘤即自行停止生长。倘若发现继续生长时,则应注意肿瘤可能有恶变,应及时予以彻底切除。

2. 骨巨细胞瘤　起源于松质骨的溶骨性肿瘤,属于潜在恶性。好发年龄为 20~40 岁,女性发病率略高于男性。骨巨细胞瘤在成人中主要累及骨端,而如果发生在骨骺闭合前的儿童中,则主要累及干骺端。主要症状为不同程度的疼痛,可伴有肿胀、活动受限,常伴有病理性骨折。

3. 骨肉瘤　最常见的原发性恶性骨肿瘤,恶性程度高。好发于青少年,多见于长骨干骺端,以股骨远端、胫骨近端最多见。主要症状是进行性加重的疼痛,随着病情发展,局部可出现肿胀,在肢体疼痛部位触及肿块,伴明显的压痛。肿块表面皮温增高和浅表静脉显露。肿块增大,造成关节活动受限和肌肉萎缩。患者全身状况一般较差,表现为发热、不适、体重下降、贫血以至衰竭。个别病例肿瘤增长很快,早期就发生肺部转移,致全身状况恶化。瘤体部位易发生病理性骨折。

(四)辅助检查

1. X线检查:诊断骨肿瘤的重要手段,如骨巨细胞瘤X线可呈现肥皂泡沫样骨质破坏阴影,骨肉瘤X线可见Codman三角及放射状的骨纹。

2. 病理检查:可穿刺活检和切开活检,这是骨肿瘤定性的主要依据。

3. 化验检查:生化检查无特异性,对诊断有一定辅助作用。如骨质迅速破坏时,血钙升高;有成骨性肿瘤如骨肉瘤时,血清碱性磷酸酶明显升高等。

4. 其他:如CT、MRI、核素扫描等均有助于诊断。

(五)心理-社会状况

肿瘤治疗过程持续时间长、损害较大,常造成身体外观的改变和遗留残疾,对患者的身心健康影响较大。因此,需对上述问题进行全面评估,以判断患者和家属的心理承受程度和所需护理。

(六)治疗要点

1. 骨软骨瘤 虽属良性,有恶变可能,应早期手术。

2. 骨巨细胞瘤 以手术治疗加局部病灶灭活处理为主,但易复发。

3. 骨肉瘤 治疗的措施是术前进行3～8周化疗,然后做瘤段切除、假体植入等保肢术或截肢术,术后再继续进行化疗的综合治疗。

【常见护理诊断/问题】

(1)恐惧 与肢体功能丧失或担心预后有关。

(2)慢性疼痛 与肿瘤浸润或压迫神经有关。

(3)躯体活动障碍 与疼痛或肢体功能受损有关。

(4)营养失调:低于机体需要量 与恶性肿瘤消耗有关。

(5)潜在并发症:病理性骨折。

【护理目标】

(1)患者能顺应身体的改变,克服恐惧。

(2)患者疼痛缓解。

(3)患者关节活动得到恢复或重建。

(4)患者营养状况得到改善。

(5)患者无病理性骨折发生或发生后及时发现和积极处理。

【护理措施】

(一)术前护理

1. 心理护理 善于理解患者心理变化,积极给予安慰和疏导。同时注意社会因素对患者的心理影响,做好家属的心理指导工作,使其积极配合治疗措施的实施。

2. 疼痛护理 选择舒适体位,指导患者做肌肉松弛活动,安排消遣活动,以转移注意力。适当给予止痛剂,需长期使用镇痛药的患者,应按照"三阶梯止痛"方案用药。

3. 改善患者的营养 饮食宜清淡、易消化。鼓励患者摄取足够营养。合理摄入高蛋白、高糖、高维生素、易消化饮食。

4. 手术前准备

(1)骨癌患者手术前护理,除一般术前准备之外,应注意配血及备皮。

(2)下肢手术患者在术前2周开始股四头肌收缩练习;骶尾骨手术术前3天开始口服肠道抗菌药物,术前日晚和术晨清洁灌肠等。

(二)术后护理

(1)注意卧床休息,尽量不过多过早活动。休息时患肢抬高制动,关节处于功能位。

(2)饮食护理:术后根据患者情况暂禁食或给予流食、半流质饮食,之后鼓励患者进食高蛋白、高热量、高维生素和易消化的饮食,多吃水果、蔬菜,多饮水。

(3)观察生命体征及伤口渗血情况,尤其是截肢者。观察手术肢体远端血运情况。

(4)保持引流管通畅,引流袋应低于伤口,观察并记录引流液量、颜色及性质。

(5)截肢术后护理:①心理护理:患者由于身体外观改变,会产生抑郁和悲观情绪,护士应给予疏导,使其面对现实。②幻肢痛:患者感到已经切除的肢体仍有疼痛或其他异常的感觉。疼痛多为持续性,尤以夜间为甚,属精神因素性疼痛。引导患者注视残肢,接受截肢的现实,应用放松疗法等心理治疗手段逐渐让患者消除幻肢感。③体位:术后24～48 h应抬高患肢,预防肿胀。下肢截肢者,每3～4 h俯卧20～30 min,并将残肢以枕头支托,压迫向下;仰卧位时,不可抬高患肢,以免造成膝关节的屈曲挛缩。④观察和预防术后出血。⑤残肢功能锻炼:使用弹性绷带每日反复包扎,均匀压迫残端,为安装义肢做准备。

【健康教育】

(1)加强心理指导,保持良好心态,树立战胜疾病的信心。

(2)制订行之有效的康复锻炼计划,最大程度恢复患者的生活自理能力。

(3)定期随访,坚持按计划进行后续综合治疗。

案例分析 22-1-1

(1)骨肿瘤。

(2)目前存在的主要护理诊断/问题:

①恐惧　与肢体功能丧失或担心预后有关。

②慢性疼痛　与肿瘤浸润或压迫神经有关。

③躯体活动障碍　与疼痛或肢体功能受损有关。

④营养失调:低于机体需要量　与恶性肿瘤消耗有关。

⑤潜在并发症:病理性骨折。

任务23　颈肩痛及腰腿痛患者的护理

【课程目标】

1. 知识目标

(1)掌握颈肩痛与腰腿痛患者的护理措施。

(2)熟悉颈肩痛与腰腿痛患者的症状、体征、治疗原则。

(3)了解颈肩痛与腰腿痛患者的病因和病理生理。

2. 能力目标

能运用护理程序为颈肩痛、腰腿痛患者提供整体护理。

3. 素质目标

(1)在护理过程中,具备基本的护理礼仪规范。

(2)具备良好的护患沟通能力。

(3)在护理过程中,具备爱伤观念,减轻患者的痛苦。

【预习目标】

(1)《正常人体形态结构》中脊柱和椎间盘的解剖,理解椎管、脊髓和神经根的关系。

(2)通读本项目本任务的全部内容,重点注意并找到课程目标中要求掌握的全部知识点。

教学案例 23-1-1

王先生,66岁,诊断为脊髓型颈椎病,入院行颈椎病前路手术,手术26 h后突然出现呼吸困难。

请问:(1)出现呼吸困难最可能的原因是什么?

(2)应采取哪些措施?

颈肩痛和腰腿痛是临床常见的一组症状,多由颈肩部及腰腿部的慢性损伤和退行性变引起。颈肩痛是指颈、肩及肩胛等处的疼痛,可伴有上肢痛或颈髓损伤症状,其代表性的疾病是颈椎病;腰腿痛是指发生在下腰、腰骶和臀部等处的疼痛,可伴有一侧或双侧下肢痛及马尾神经受压的症状,其代表性疾病是腰椎间盘突出症。

任务 23-1　颈椎病患者的护理

【概述】

颈椎病是由于颈椎间盘退行变性,及其继发性椎间关节退行性变所致脊髓、神经、血管损害而表现的相应症状及体征。发病年龄多在中年以上,男性居多,好发部位为 $L_5 \sim L_6$、$L_6 \sim L_7$ 椎间盘。近年来有年轻化倾向。

重难点:
颈椎病的概念、病因与分型。

(一)病因

1. 颈椎间盘的退行性变　这是颈椎病发生和发展的最基本原因。颈椎间盘运动范围较大,随着年龄的增长,椎间盘逐渐发生退行性变,使椎间隙狭窄,关节囊、韧带松弛,脊柱活动时稳定性下降,进一步发展引起椎体、椎间关节及其周围韧带发生变性、增生、钙化,最后致相邻脊髓、神经、血管受到刺激或压迫。

2. 损伤　急性损伤使已退变的颈椎和椎间盘损害加重而诱发颈椎病,慢性积累性损伤可加速其退行性变的发展过程。

3. 颈椎先天性椎管狭窄　颈椎管的矢状径与颈椎病的发展密切相关。先天性颈椎管的矢状径小于正常(14~16 mm)时,即使仅有轻微退行性变,也可出现临床症状和体征。

(二)颈椎病的分型

根据受压部位及临床表现,可将颈椎病分为神经根型颈椎病、脊髓型颈椎病、椎动脉型颈椎病、交感神经型颈椎病4型。临床上常有两种或多种类型颈椎病表现的患者,称为"复合型颈椎病",大多以某种类型表现为主,伴有其他类型的部分表现。

(1)神经根型:最常见,占50%~60%。是由于椎间盘退变、突出、节段性不稳定、骨质增生或骨赘形成等原因在椎管内或椎间孔处刺激和压迫颈神经根所致。

(2)脊髓型:颈椎间盘突出、韧带肥厚骨化或者其他原因造成颈椎椎管狭窄,脊髓受压和缺血,引起脊髓传导功能障碍。主要表现为走路不稳、四肢麻木、大小便困难等。

(3)椎动脉型:由于钩椎关节退行性改变的刺激,压迫椎动脉,造成椎基底动脉供血不足,常伴有头晕、黑矇等症状,与颈部旋转有关。

(4)交感神经型:颈椎间盘退行性改变的刺激,压迫颈部交感神经纤维,引起一系列反射性症状,临床上比较少见,而且常与心血管疾病、内分泌疾病等混杂在一起,难以鉴别。

(5)其他型:如食管压迫型,吞咽有异物感,临床上非常罕见。

【护理评估】

(一)健康史

了解患者的年龄、职业,既往有无急慢性损伤史及治疗经过,以及患者家族中有无颈椎病患者。

(二)身体状况

根据受累部位不同,临床表现有所不同。

1. 神经根型颈椎病 临床上最常见的类型。一般患者都主诉颈、肩、臂部的疼痛和手指麻木。急性期会出现颈肌紧张,颈部活动受限。颈部体位改变可以诱发或加重症状。臂丛神经牵拉试验、压头试验可呈阳性(图 23-1-1,图 23-1-2)。

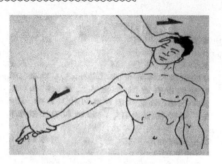
图 23-1-1 臂丛神经牵拉实验

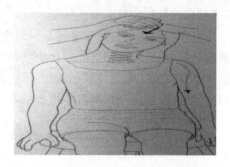
图 23-1-2 压头试验

2. 脊髓型颈椎病 此型症状最为严重。根据受压部位、程度不同,产生不同的临床表现。如上肢有手部麻木、活动不灵,精细活动失调,握力减退;下肢麻木,行走不稳,有踩棉花感觉,足尖拖地;躯干部可有束胸感;随着病情发展,出现排便排尿功能障碍。随着病情加重可发生自下而上的上运动神经元性瘫痪。

3. 椎动脉型颈椎病 主要表现为颈性眩晕,头痛,突然猝倒,视觉障碍,耳鸣,听力减退。眩晕的发作与颈部活动密切相关。当合并动脉硬化时易发生本病。

4. 交感神经型颈椎病 临床症状复杂,中年妇女多发。由于颈椎结构退行性病变刺激颈交感神经,表现出一系列交感神经兴奋或抑制的症状。特点是临床症状多而客观体征少,呈神经症的表现。如:面部或躯干麻木,痛觉迟钝;易出汗或无汗,心悸,心动过速或过慢,心律不齐;血压升高或降低;耳鸣,听力下降;视力下降或眼部胀痛、干涩或流泪;失眠,记忆力下降等症状。

(三)辅助检查

1. X 线检查 常用的一种颈椎病检查方法。X 线检查发现颈椎正常生理弯曲消失、椎间隙比较狭窄、椎管狭窄,侧位摄片可见椎体前后接近椎间盘的部位产生骨赘或者韧带钙化。

2. MRI 检查 颈椎 MRI 检查可看到椎间盘突出并压迫脊髓,术前检查用来明确手术阶段和清除范围。

3. 椎动脉造影 可显示椎动脉局部受压、梗阻、血流不畅等迹象。

(四)心理-社会状况

颈椎病的相关症状会影响患者的情绪,患者常常因病情的慢性过程和反复发作而焦虑。

(五)治疗要点

1. 非手术治疗 主要适用于神经根型、椎动脉型、交感神经型颈椎病。包括枕颌带颈部牵引、颈托和围领限制颈椎活动、推拿按摩、理疗、药物治疗等。椎动脉型颈椎病还可结合高压氧治疗。一般患者酌情选用 2~3 种方法。脊髓型颈椎病不适宜牵引,忌用推拿按摩。

2. 手术治疗 非手术治疗半年后无效,或者反复发作;脊髓型压迫症状进行性加重时可采用手术治疗。手术常采用经前路椎间盘摘除植骨融合术、经后路椎孔扩大成形术等,目的是解除压迫,获得颈椎稳定。

【常见护理诊断/问题】

(1) 疼痛 与炎症、神经血管受压或刺激有关。

(2) 焦虑 与担心预后及手术有关。

(3) 知识缺乏:缺乏功能锻炼与疾病预防的有关知识。

(4)潜在并发症:术后出血、呼吸困难。

【护理目标】
(1)患者自诉疼痛得到缓解或控制。
(2)患者恐惧与焦虑得以减轻或缓解,情绪稳定。
(3)患者具备相关知识,能积极应对疾病所致的各项变化。
(4)患者未发生颈部出血、呼吸困难等并发症。

【护理措施】
1. 非手术治疗的护理 配合非手术治疗进行相应的护理,如牵引的护理、理疗的护理等。
(1)心理护理:做好解释与安慰,消除患者的焦虑情绪,使患者以积极的心态配合治疗。
(2)休息:注意休息,避免劳累,即避免诱发症状。如果眩晕症状明显,应卧床休息、颈部制动,以减轻症状。
(3)保持正确姿势:纠正不良的工作体位与睡眠姿势,避免长时间头颈部固定于一种位置状态下工作,应定时活动颈部。睡觉时选择合适的枕头,要求以平卧时颈椎不前驱为宜,侧卧时枕头高度以肩宽为宜,以保持颈肌处于松弛状态。
(4)牵引护理:适于轻症神经根型颈椎病患者,通过牵引力和反牵引力之间的相互平衡,使头颈部相对固定于生理曲线状态。在急性期禁止做牵引,防止局部炎症、水肿加重。

2. 手术治疗的护理
(1)术前护理:①术前1~3周戒烟戒酒,以减少咳痰,促进排痰。②术前常规备皮,洗澡更衣。颈椎后路备皮范围:剃头,头顶至肩胛下缘,左右过腋中线。颈椎前路:下颌至双乳头水平,左右过腋中线。③术前训练:术前3天去枕平卧,训练床上大小便,以防术后发生尿潴留。经颈椎前路手术的患者,术前要做气管和食管推移训练。经颈椎后路手术的患者,术前进行俯卧训练,以适应术中常时间俯卧。④准备好术中用品,如X线片等。
(2)术后护理:①体位:手术后返回病室要保持脊柱水平位搬动患者,颈部两侧用沙袋固定制动。②活动:术后尽早进行功能锻炼,术后半天即可坐起,鼓励咳痰。术后1~2天即可下床走动。每日数次进行上肢、下肢和手的小关节活动。保持各关节良好的功能位。下床时可以带颈托。③病情观察:观察伤口渗血情况及呼吸频率、节律,发现异常及时通知医生。④保持引流管的通畅,不要打折和受压。观察引流液的颜色、性质、量。⑤防治喉头水肿,手术后2~3天给予雾化吸入,1~2次/天。⑥并发症的护理:呼吸困难是经颈椎前路手术最严重的并发症,多数发生在术后1~3天内。发生原因为颈深部血肿、植骨滑脱、喉头水肿及分泌物阻塞气道等。术后常规床旁置气管切开包,以便及时处理。

【健康教育】
1. 预防指导 向患者普及颈椎病及其预防的常识。
2. 康复指导 教会患者牵引、推拿按摩的方法及注意事项,一旦发现病情变化及时就诊。
3. 心理指导 鼓励患者增加自信心、自尊心,学会自我照顾,使心态良好。指导家属科学地照顾患者,给予心理支持。
4. 保健指导 在工作中,尤其是办公室工作人员,要定时改变姿势,做颈部及上肢活动,或组织做工作操;睡眠时,宜睡硬板床,注意睡眠姿势,枕头高度适当,一般枕头与肩部同高为宜;避免头颈部过伸或过屈。

任务 23-2 腰椎间盘突出症患者的护理

腰椎间盘突出症是由于腰椎间盘变性,纤维环破裂,髓核突出刺激或压迫神经根、马尾神经所表现出来的一系列临床症状和体征,是临床的常见病和引起腰腿痛最主要的原因。好发年龄为20~50岁,男性多于女性,好发部位为L_4~L_5与L_5~S_1。

重难点:
腰椎间盘突出症的概念。

导致腰椎间盘突出症的原因既有内因也有外因,内因是腰椎退行性改变,外因是外伤、劳损、妊娠等。

【护理评估】

（一）健康史

了解患者年龄、职业、家族中有无类似病史,有无先天性椎间盘疾病、腰部手术史,了解有无腰部急性或慢性损伤史,及受伤经过、治疗情况。

（二）身体状况

1.症状

(1)腰痛及坐骨神经痛:腰椎间盘突出症最多见也是最早出现的症状。表现为腰背痛、坐骨神经痛,典型的坐骨神经痛表现为由臀部、大腿后侧、小腿外侧至跟部或足背的放射痛。病情严重者下肢有麻木感。咳嗽、排便、打喷嚏时,因腹内压增高而使疼痛加剧。

(2)马尾神经受压综合征:因中央型突出或巨大型突出的髓核组织压迫马尾神经所致。表现为会阴区感觉麻木,排便排尿功能障碍,双下肢疼痛,感觉、运动异常。

2.体征

(1)步态:在急性期或神经根受压明显时,患者可出现跛行、一手扶腰或患足怕负重而呈跳跃式步态等。

(2)腰椎弯曲度改变:一般病例均显示腰椎生理曲线消失、平腰或前凸减小。

(3)脊柱侧凸:腰椎为减轻神经根受压而引起的姿势性代偿畸形。

(4)压痛及叩击痛:在病变椎间隙的棘突间,棘突旁侧1cm处有深压痛、叩击痛,向下肢放射。

(5)直腿抬高试验及加强试验阳性(图23-2-1)。

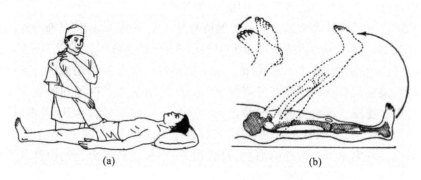

图23-2-1　直腿抬高实验及加强实验

（三）辅助检查

1. X线检查　提示脊柱侧凸、椎体边缘增生及椎间隙变窄等退行性变。

2. CT和MRI检查　显示椎管形态、椎间盘突出的程度和方向等。

（四）心理-社会状况

腰腿痛直接影响患者的工作与生活,患者常因疼痛和活动受限而烦恼、焦虑。患者和家属常因对疾病缺乏认知而恐惧。

（五）治疗要点

1.非手术治疗　适用于大多数患者。主要方法包括绝对卧床休息、持续骨盆牵引、硬膜外注射皮质激素以及药物治疗、理疗、推拿和按摩。推拿和按摩适用于中央型以外的椎间盘突出症者。

2.手术治疗　非手术治疗无效或骨化椎间盘、中央型椎间盘压迫马尾神经者,可采用腰椎间盘突出物摘除术或经皮穿刺髓核摘除术。

【常见护理诊断/问题】

(1)疼痛　与椎间盘突出、肌肉痉挛、不适体位有关。

(2)躯体移动障碍　与疼痛、肌肉痉挛有关。

(3)焦虑　与担心预后及手术有关。

(4)潜在并发症：肌肉萎缩、神经根粘连等。

【护理措施】

(一)术前护理

1. 疼痛护理　①卧硬板床：可以降低椎间盘压力，缓解疼痛。②佩戴腰围：卧床3周后，可佩戴腰围进行活动。③有效牵引：牵引患者要观察体位、牵引线及重量，防止牵引带压迫部位的皮肤有疼痛、红肿、破损、压疮等出现。做好基础护理。④镇痛：遵医嘱给予镇痛药物，缓解疼痛。

2. 活动与功能锻炼　指导患者做全方位功能活动，加强腰背肌功能锻炼；活动受限者，在帮助下做关节和肌肉活动锻炼，防止肌肉萎缩和关节僵硬，促进血液循环；能下床活动者，要逐渐增加活动锻炼强度。避免损伤，嘱患者避免做弯腰、长期站立或上举重物等动作，以防止腰部肌肉痉挛，加重疼痛。

3. 心理护理　向患者解释疾病的发生、发展情况及影响因素等。解释减少或预防疼痛的措施，减轻患者的心理负担；鼓励患者与家属的交流，使家属能积极配合，帮助患者克服困难及减轻心理压力；同时介绍患者与病友进行交流，增加患者的自尊和自信。

4. 术前准备　向患者解释手术方式及手术后可能出现的情况。训练正确的翻身、床上用便盆及术后进行功能锻炼，适应术后医疗护理的需要。做好术前的常规检查。

(二)术后护理

1. 体位　手术后平卧硬板床1～3周。翻身时注意轴式翻身。

2. 饮食护理　为促进切口愈合，应进食低糖、高蛋白、高维生素食物，观察大小便情况，防止便秘。

3. 病情观察　密切观察生命体征变化，患者双下肢感觉功能、运动功能、深浅反射。麻醉消失后，以钝形针尖(如回形针针尖)轻触患者双下肢或趾间皮肤，观察是否有知觉和痛觉。

4. 切口和引流管护理　保持各种管道通畅，注意观察、记录引流液的颜色、量、性质，根据引流情况，一般引流管在术后24～48 h拔除。密切观察切口敷料有无渗湿，注意渗液的量和性质。如有渗血、渗液应保持清洁，以免切口感染。如有切口渗液，且患者出现恶心、呕吐、头痛等症状，应警惕"脑脊液硬膜漏"，及时报告医生。

5. 并发症的预防与护理　椎间隙感染是手术后最严重的并发症，经常发生于术后第1～3周，这期间要经常询问患者腰痛有无缓解，如有阵发性抽搐样剧烈疼痛，且体温持续在37.5～38℃时应引起注意；不习惯于床上排尿、麻醉药物对骶神经阻滞或术中牵拉马尾神经均可引起尿潴留的发生，术后尽可能使用诱导排尿，必要时再导尿。

6. 功能锻炼　手术后2～3天指导患者进行腰背肌锻炼(图23-2-2)，预防肌肉萎缩，增强脊柱稳定性；逐步练习直腿抬高动作，防止神经根粘连。制订活动计划，指导患者按时下床活动。

【护理评价】

(1)患者疼痛是否得以缓解，能否复述自我缓解疼痛的方法。

(2)患者能否主动表述内心的恐惧和焦虑，能否积极配合各项治疗、检查和护理，情绪是否稳定。

(3)患者能否复述相关疾病的预防和保健知识，能否适应疾病所致的环境、健康和生活的改变。

(4)患者病情是否复发，若复发是否得到及时发现、有效治疗和护理。

【健康教育】

1. 知识传播　教会患者及家属有关腰腿痛的预防相关知识。

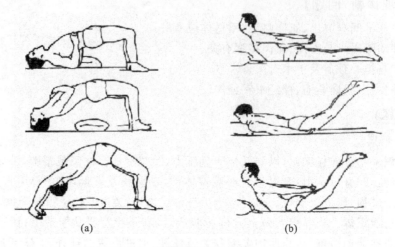

图 23-2-2 腰背肌锻炼仰卧法和俯卧法

2. 佩戴腰围 脊髓受压的患者,应佩戴腰围 3~6 个月,直到神经压迫症状解除。

3. 正确姿势 指导正确的坐、卧、行和劳动姿势,以减少急、慢性损伤发生的机会。

案例分析 23-1-1

(1)出现呼吸困难最可能的原因:术中牵拉气管、食管引起咽喉部水肿;手术区血肿压迫气管;呼吸道分泌物阻塞;手术刺激脊髓水肿或脊髓神经根水肿,造成呼吸肌麻痹,引起中枢性呼吸困难。

(2)措施:吸痰,清除呼吸道分泌物;无效者立即拆除颈部伤口缝线,做床旁器官切开,必要时给予呼吸机支持治疗。

(罗金忠)

复习思考题

一、单项选择题

1. 下列哪种骨折为不完全性骨折?(　　)
　A. 青枝骨折　　B. 斜形骨折　　C. 螺旋形骨折　　D. 粉碎性骨折　　E. 横形骨折
2. 骨折的诊断主要依靠(　　)。
　A. 受伤史　　B. 畸形　　C. 异常活动　　D. 骨擦音　　E. 以上都是
3. 骨折的特殊体征是(　　)。
　A. 肿胀　　B. 淤斑　　C. 压痛　　D. 功能障碍　　E. 异常活动
4. 前臂缺血性肌挛缩造成的典型畸形是(　　)。
　A. "锅铲"畸形　　　　　B. "枪刺样"畸形　　　　C. 垂腕畸形
　D. 爪形手畸形　　　　　E. "猿手"畸形
5. 骨折急救时,下列措施不正确的是(　　)。
　A. 若有休克应先抗休克　　　　B. 骨折断端戳出伤口应立即现场复位
　C. 使用止血带时应注明时间　　D. 长骨骨折固定要超过骨折两端的关节
　E. 脊柱骨折应轻放于平板后平稳运送
6. 对骨折患者现场急救时,下列最好的次序是(　　)。
　A. 妥善固定、包扎伤口、抢救生命、平稳运送
　B. 包扎伤口、妥善固定、抢救生命、平稳运送

C. 平稳运送、包扎伤口、妥善固定、抢救生命
D. 抢救生命、包扎伤口、妥善固定、平稳运送
E. 平稳运送、包扎伤口、妥善固定、初步检查

7. 骨折晚期出现关节僵硬的主要原因是（　　）。
   A. 关节面骨折　　　　　　B. 局部血供差　　　　　　C. 合并神经损伤
   D. 关节腔积血、积液　　　E. 缺乏有效的功能锻炼

8. 骨筋膜室综合征常发生于（　　）。
   A. 前臂和小腿　B. 大腿　　C. 手　　D. 上臂　　E. 足部

9. 治疗上肢骨折最常用的方法是（　　）。
   A. 切开复位与内固定　　　B. 手术复位与外固定　　　C. 持续牵引
   D. 手法复位与外固定　　　E. 手法复位与内固定

10. 骨肿瘤可引起（　　）。
    A. 病理性骨折　B. 疲劳骨折　C. 压缩性骨折　D. 撕脱骨折　E. 粉碎性骨折

11. 肱骨髁上骨折可伤及的动脉是（　　）。
    A. 腋动脉　　B. 股动脉　　C. 肱动脉　　D. 腘动脉　　E. 颈动脉

12. 易并发休克的骨折是（　　）。
    A. 肱骨髁上骨折　　　　　B. 股骨干骨折　　　　　　C. 尺桡骨双骨折
    D. 股骨颈骨折　　　　　　E. 胫腓骨双骨折

13. 骨科卧床患者预防尿路结石的护理措施是（　　）。
    A. 使用广谱抗生素　　　　B. 扩张尿道　　　　　　　C. 多喝水
    D. 使用溶石药　　　　　　E. 加强营养

14. 下列哪一类骨折适用于下肢垂直悬吊皮肤牵引？（　　）
    A. 成人股骨干骨折　　　　B. 儿童股骨干骨折　　　　C. 胫骨开放性骨折
    D. 腓骨骨折　　　　　　　E. 股骨颈骨折

15. 石膏绷带包扎后护理，下列哪一项是错误的？（　　）
    A. 安置患者时要用软枕按肢体形态衬垫
    B. 在石膏尚未干固前，如搬动患者要用手指平托
    C. 患肢抬高能减轻肿胀程度
    D. 如有肢体疼痛，切勿随意使用止痛剂
    E. 应进行固定范围以外的关节伸屈活动

16. 某患者前臂行石膏绷带包扎后1 h，自觉手指剧痛，观察发现手指发凉、发绀，不能自主活动。首先应考虑（　　）。
    A. 室内温度过低　　　　　B. 体位不当　　　　　　　C. 神经损伤
    D. 石膏绷带包扎过紧　　　E. 静脉损伤

17. 前臂小夹板固定后的护理下列哪项有错？（　　）
    A. 复位固定后注意观察，防止发生骨筋膜室综合征
    B. 抬高患肢，不要将患肢随意下垂
    C. 绑扎不宜过松过紧，以绑扎带上下可移动1 cm为宜
    D. 固定3周后方可进行功能锻炼
    E. 定期复查

18. 骨牵引术，下列哪项措施能防止过度牵引？（　　）
    A. 抬高床尾15～30 cm　　　　　　　　　B. 鼓励功能锻炼
    C. 定时测定肢体长度并与健肢比较　　　　D. 每天用70%乙醇滴入牵引针孔
    E. 保持有效的牵引作用

(19～21题共用题干)

患者,女,65岁。跌倒后出现右髋部疼痛,不能站立和行走。查体:右下肢短缩、外旋畸形,髋部压痛,股骨大转子明显上移。

19.该患者的诊断首先考虑( )。
　　A.股骨干骨折　　　　　　　　B.髂骨骨折　　　　　　　　C.股骨颈骨折
　　D.坐骨骨折　　　　　　　　　E.股骨转子间骨折

20.为明确诊断,首先应做的检查是( )。
　　A.X线检查　　B.MRI检查　　C.CT检查　　D.B超检查　　E.血常规检查

21.该骨折患者最容易发生的并发症是( )。
　　A.关节僵硬　　　　　　　　　B.脂肪栓塞综合征　　　　　C.缺血性肌挛缩
　　D.缺血性骨坏死　　　　　　　E.休克

22.骨盆骨折常见的并发症不包括( )。
　　A.腹膜后血肿　　　　　　　　B.腹腔内脏器损伤　　　　　C.膀胱及后尿道损伤
　　D.直肠损伤　　　　　　　　　E.子宫损伤

(23～24题共用题干)

患者,男,48岁。下腹部被车撞伤8 h,未排尿。入院后神志清楚,精神差,面色苍白,四肢冰凉,血压70/50 mmHg,心率133次/分,查体:耻骨联合处压痛,骨盆挤压试验阳性,膀胱充盈。

23.护士为该患者采取的护理措施,哪项除外?( )
　　A.严密监测生命体征　　　　　　　　　B.立即导尿,观察尿量
　　C.为快速补液,可建立股静脉置管　　　D.立即建立静脉通道
　　E.观察患者意识

24.护士为该患者行导尿术,导尿管已经插入一定深度,但未见尿液流出,且在导尿管前端见血迹,考虑可能的原因是( )。
　　A.导尿管插入方法不对　　　B.导尿管前端没有润滑　　　C.尿路梗阻
　　D.骨盆骨折合并尿路断裂　　E.骨盆骨折合并膀胱血肿

25.搬运脊柱骨折患者最正确的方法是( )。
　　A.一人背起患者搬运　　　　　　　　　B.三人同时平托患者搬运
　　C.一人抬头,一人抬腿搬运　　　　　　D.一人抱起患者搬运
　　E.以上均可

26.在截瘫患者的护理措施中,下列措施错误的是( )。
　　A.平时限制饮水、少食水果,防止腹泻　　B.每2～4 h变换体位
　　C.翻身时用50％乙醇按摩受压部位　　　　D.做好心理护理
　　E.提高生活自理能力

27.颈椎骨折合并脱位的患者出现高热时,应如何降温?( )
　　A.物理降温同时调整室温　　B.多饮水排汗降温　　　　　C.药物降温
　　D.及时应用有效的抗生素　　E.以上都对

28.了解脊髓损伤情况的理想检查是( )。
　　A.X线平片　　B.B超检查　　C.MRI检查　　D.CT检查　　E.腰穿及脑脊液检查

29.为预防压疮,截瘫患者的护理下列哪项不正确?( )
　　A.褥垫和床单要平整、干燥　　　　　B.每2～3 h翻身1次
　　C.骨突处用棉圈垫好　　　　　　　　D.夜间不可变换体位,以免影响睡眠
　　E.避免大小便浸渍污染

30.脊柱骨折的形态多属于( )。
　　A.裂缝骨折　　B.横形骨折　　C.压缩性骨折　　D.螺旋形骨折　　E.凹陷性骨折

31. 患者,男,17岁。从高处坠落,臀部着地致 T_{12}、L_1 椎体压缩性骨折。导致骨折的原因是( )。
   A. 直接暴力 B. 间接暴力 C. 肌肉牵拉 D. 骨骼劳损 E. 病理因素

(32～34题共用题干)

患者,12岁,上体育课翻跟斗时撞伤颈部,疼痛明显,活动受限。查体:颈部歪斜,局部肌肉紧张,四肢感觉、运动正常。

32. 现场处理的关键是( )。
   A. 让其他学生勿惊慌   B. 通知家长   C. 固定颈部,立即送医院
   D. 应有教师陪送   E. 安慰患者

33. 颈椎损伤急救搬运的基本原则是( )。
   A. 始终保持稳定颈椎于中立位   B. 始终卧硬板转运
   C. 不可背驮运送   D. 不可抱持运送
   E. 不可坐位检查和运送

34. 若患者存在颈髓损伤,其独有的并发症是( )。
   A. 肺炎和肺不张   B. 泌尿系统感染   C. 消化功能紊乱
   D. 中枢性高热   E. 压疮

35. 患者跌倒后2 h来就诊,诊断为肘关节脱位,其脱位类型属于( )。
   A. 病理性脱位 B. 习惯性脱位 C. 创伤性脱位 D. 先天性脱位 E. 陈旧性脱位

36. 关于髋关节后脱位哪项不正确?( )
   A. 局部明显疼痛   B. 髋部呈屈曲、内收、内旋畸形
   C. 患肢弹性固定   D. 患肢长度相对延长
   E. 臀部呈异常隆起,有时合并坐骨神经损伤

37. 患者,女,30岁。外伤后出现肘部肿胀,下列哪项可区分肱骨髁上骨折和肘关节脱位?( )
   A. 桡神经损伤   B. 肘后三角是否失去正常关系
   C. 是否可摸到尺骨鹰嘴   D. 畸形
   E. 跌倒后因手掌撑地而受伤

38. 急性化脓性骨髓炎患者,经抗生素治疗48～72 h无效,此时应采取的处理方法是( )。
   A. 改用广谱抗生素   B. 加大抗生素的用药量   C. 加强营养
   D. 输血   E. 手术钻孔或开窗引流

39. 慢性骨髓炎患者的主要临床表现是( )。
   A. 起病急   B. 患肢活动受限   C. 白细胞升高明显
   D. 窦道反复流出臭味脓液 E. 全身感染症状

40. 患者,女,30岁。高热、寒战,左股骨下端疼痛,干骺端深压痛,最有可能的疾病是( )。
   A. 急性血源性骨髓炎   B. 骨脓肿   C. 皮下脓肿
   D. 风湿性关节炎   E. 急性化脓性关节炎

41. 患儿,男,7岁。发热2周,右膝关节痛,查体:右膝关节浮髌试验(—),胫骨上部肿胀,压痛明显,血白细胞 $21×10^9/L$,中性粒细胞 0.9,胫骨上干骺端穿刺有脓液。正确的处理是( )。
   A. 物理降温   B. 开窗减压术   C. 病灶冲洗,搔刮脓腔
   D. 截肢   E. 输入清蛋白,提高免疫力

(42～43题共用题干)

患儿,9岁,高热、寒战3天入院。查体:体温38.9 ℃;诉左大腿疼痛难忍,拒绝做任何活动和检查。查血白细胞 $22×10^9/L$。怀疑为急性化脓性骨髓炎。

42.最有价值的辅助检查是(   )。
    A.X线检查   B.核素骨扫描   C.血沉   D.局部穿刺   E.血生化
43.若已确定诊断,最关键的治疗方法是(   )。
    A.镇静镇痛   B.物理降温   C.抬高患肢
    D.输液,注意水、电解质平衡   E.大量广谱抗生素+钻孔引流
44.最常见的骨关节结核是(   )。
    A.脊柱结核   B.膝关节结核   C.髋关节结核   D.颈椎结核   E.股骨结核
45.下列关于脊柱结核的叙述,错误的是(   )。
    A.边缘型椎体结核多见于成人,好发于腰椎
    B.多有局部红、肿、热、痛及高热
    C.中心型椎体结核多见于儿童,好发于胸椎
    D.X线片表现为骨质破坏和椎间隙狭窄
    E.以椎体结核占多数
46.膝关节化脓性关节炎患者选择的固定位置是(   )。
    A.外展位   B.功能位   C.外旋位   D.旋前位   E.屈曲位
47.脊柱结核的临床表现是(   )。
    A.多见于老年人,膝关节病变常见,疼痛与关节活动关系密切
    B.好发于青壮年,发病部位多为骶髂关节、脊柱及髋膝关节,无化脓及死骨形成
    C.各个年龄组均可发病,小儿多发,病变多位于腰椎,常有椎间盘受累,伴有低热、消瘦等全身症状
    D.多发于女性,手、足等小关节先受累,关节病变有对称性
    E.多见于中老年人,病变先侵袭椎弓根,后累及椎体,椎间盘较少受累
48.最常见的关节结核是(   )。
    A.脊柱结核   B.股骨结核   C.髋关节结核   D.颈椎结核   E.膝关节结核
49.关于骨关节结核,下列哪项不正确?(   )
    A.骨关节结核中,以脊柱结核最多见   B.脊柱结核中,以腰椎结核占首位
    C.脊柱结核好发于椎体   D.皮质骨结核常见于四肢短管状骨
    E.滑膜结核最多见于膝关节
50.良性骨肿瘤可发生(   )。
    A.远处转移   B.近处转移   C.病理性骨折   D.骨膜反应   E.边缘不清
51.X线诊断恶性骨肿瘤的依据,下列不正确的是(   )。
    A.X线片见骨质破坏   B.肿物生长快   C.血清酸性磷酸酶增高
    D.局部软组织侵袭明显   E.X线平片见骨膜增生
52.患者,男,22岁,右膝内侧肿块8年,生长缓慢,无明显疼痛,X线片显示股骨下端内侧干骺端杵状肿块,边缘清楚。应首先考虑为(   )。
    A.骨肉瘤   B.骨巨细胞瘤   C.软骨肉瘤   D.骨软骨瘤   E.骨样骨瘤
53.患者,女,24岁。右胫前有一鸡蛋大小隆起,质硬,边界欠清,局部剧痛,夜间痛尤甚,皮温高,X线摄片有骨膜反应。首先考虑为(   )。
    A.骨巨细胞瘤   B.转移性骨肿瘤   C.骨软骨瘤
    D.骨髓瘤   E.骨肉瘤
54.颈椎病类型中发病率最高的是(   )。
    A.神经根型   B.交感神经型   C.脊髓型   D.椎动脉型   E.混合型
55.椎动脉型颈椎病的主要症状是(   )。
    A.头痛   B.耳聋、耳鸣   C.恶心、呕吐   D.眩晕   E.上肢麻木

56.脊髓型脊椎病患者,拟行前路手术,护士在术前协助患者进行的最重要练习是(   )。
  A.床上大小便　　　　B.上下肢功能锻炼方法　　　C.手术体位训练
  D.推移气管　　　　　E.深呼吸、有效咳嗽、排痰
57.腰椎间盘突出症局部注射药物治疗的目的,不包括(   )。
  A.预防感染　　　　　B.减轻炎症和粘连　　　　　C.减轻水肿
  D.减轻肌肉痉挛　　　E.减轻疼痛
58.患者,男,55岁,长期伏案工作。近期自觉颈肩疼痛及僵硬,上肢麻木、无力,感觉过敏和放电样串痛;咳嗽、打喷嚏,颈部活动时加重。查体:肌力下降,腱反射减弱,臂丛神经牵拉试验阳性,压痛试验阳性。其颈椎病的类型是(   )。
  A.神经根型　　　B.交感神经型　　　C.脊髓型　　　D.椎动脉型　　　E.混合型
59.患者,女,46岁,诊断为脊髓型颈椎病1年,近2个月症状进行性加重,应选择的治疗方法是(   )。
  A.枕颌带牵引　　B.卧床休息　　　C.最大活动强度　　　D.热敷　　　E.手术治疗
60.患者,女,40岁。2天前腰部扭伤后疼痛加重并向右下肢放射。直腿抬高试验阳性。首选的处理方法是(   )。
  A.手术　　　B.加强活动锻炼　　　C.热敷　　　D.卧硬板床　　　E.使用止痛药

二、名词解释
1.骨折 2.复位 3.关节脱位 4.弹性固定

三、填空题
1.骨折的治疗原则包括(   )、(   )、(   )
2.骨折的专有体征有(   )、(   )、(   ),是诊断骨折的重要依据。
3.关节脱位的专有体征有(   )、(   )、(   ),其中与骨折共有的体征是(   )。
4.关节脱位的治疗原则包括(   )、(   )、(   )三大原则。
5.急性血源性骨髓炎最多见的致病菌是(   )。
6.急性血源性骨髓炎早期病理特点是(   )、(   ),晚期病理特点是(   )、(   )。
7.腰椎间盘突出症非手术治疗需要绝对卧硬板床休息(   )周,卧床后,可以带上腰围下床活动。
8.椎间盘突出症术后平卧(   )h,禁止翻身,持续卧床(   )。
9.颈椎病前路手术最严重的并发症是(   )。

四、简答题
1.如何对骨折患者进行急救处理?
2.简述石膏绷带固定后患者的护理。
3.简述牵引术后患者的护理。
4.简述急性血源性骨髓炎的主要临床表现。

复习思考题参考答案

项目1

一、单项选择题

1—5	BEDDE	6—10	CCDDA	11—15	DDDEA	16—20	BCABD
21—25	ABCCB	26—30	CEBDE	31—35	DECDB	36—40	ABADE
41—45	DABED	46—50	ABEBE	51—55	CEDBC	56—60	DDCEC
61—65	ABDAB	66—70	BCABE	71—75	CBCED	76—80	DBADC
81—85	CEDAA	86—90	ECCAD	91—95	CACCC	96—100	DCEAE
101—105	DECCC	106—110	AACCA	111—115	CBDCB	116—120	CADEA
121—125	CDBBC	126—130	DBBBE	131—135	ADBCA	136—140	BBCED
141—145	DEAAE	146—150	CEDBB	151—155	DBAEC	156—160	DEDCD
161—162	EA						

二、填空题

1. 5～12 cmH$_2$O　血容量不足　心功能不全

2. 足够的血容量　有效的心排出量　良好的血管张力

3. 特异性感染　非特异性感染

4. 炎症消退　炎症局限　转为慢性感染　炎症扩散

5. 寒战　高热

6. 脓血症

7. 面积　深度

8. 火焰　热液　蒸汽　高温固体

9. 休克期　感染期　修复期

10. 组织结构破坏　功能障碍　机械性损伤

11. 闭合伤　开放伤

12. 一期愈合　二期愈合

13. 救命

14. 神经毒　血液毒　混合毒

15. 竹叶青　五步蛇　蝰蛇

16. 绑扎　冲洗　排毒

17. 能阻断静脉血和淋巴回流

18. 一对较粗大而深　全身中毒

三、简答题

1. 答：损伤；感染；肿瘤；畸形；其他疾病，如梗阻疾病、结石病、内分泌疾病、移植、寄生虫等。

2. 答：高度的责任心、扎实的业务、良好的身体素质、知识更新能力。

3. 答：正常人动脉血液 pH 值为 7.35～7.45。临床上，根据血液 pH 值，可作出以下判断：①可以判断机体是酸中毒还是碱中毒，pH＜7.35 为酸中毒，pH＞7.45 则为碱中毒；②血液 pH 值正常，可提示没有发生任何酸碱平衡紊乱；③血液 pH 值正常，可提示代偿性酸中毒或代偿性碱中毒；④血液 pH 值正常，可提示混合型酸碱平衡紊乱，如代谢性酸中毒合并呼吸性碱中毒，呼吸性酸中毒合并代谢性碱中毒等。

4.答：①首先治疗原发病,除去病因；②保持静脉通畅,纠正水、电解质紊乱,恢复有效循环血量,改善肾功能；③是否需补碱或补酸以及补充的剂量和方法应根据酸碱平衡紊乱的类型和严重程度区别对待；④密切观察、预防和处理因治疗引起的合并症；⑤对症处理。

5.答：①保持疖或痈周围皮肤清洁,以防止感染扩散。②避免挤压未成熟的疖（痈）或感染灶,尤其是"危险三角区",避免感染扩散引起颅内化脓性感染。③伴有全身反应的患者,注意休息,加强营养,摄入含丰富蛋白质、能量及维生素的饮食,以提高人体抵抗力,促进愈合。④严格执行无菌操作,痈的创面应及时更换敷料、清除坏死组织和脓液,可敷生肌散,促进肉芽生长。⑤脓肿切开引流者,应及时更换敷料、换药,促进切口愈合。

6.答：(1)一般护理：保持病房内安静,空气新鲜,温度适宜。患者卧床休息,尽量少活动。衣服要宽松、干净。鼓励患者进高蛋白、高维生素、高热量、易消化的食物,无法进食者可给予肠内、肠外营养支持。

(2)密切观察病情：观察生命体征的变化,观察术后切口敷料有无渗出物等变化。及时发现感染性休克的征兆。高热患者应遵医嘱给予药物及物理降温,神志不清者由专人护理。

(3)用药护理：遵医嘱合理使用抗生素。

(4)局部护理：注意切口有无渗出,保持引流通畅,经常更换敷料。注意无菌操作,避免交叉感染。

(5)心理护理：消除患者焦虑、恐惧的情绪。

7.答：①及早处理原发感染灶。②应早期、大剂量地使用抗生素。③提高全身抵抗力。严重患者应反复、多次输鲜血,每日或隔日200 mL；纠正水和电解质紊乱；给予高热量和易消化的饮食；适当补充维生素C和B族维生素。④对症处理。高热者用药物或物理降温,严重患者可用人工冬眠或肾上腺皮质激素,以减轻中毒症状。

8.答：(1)保持呼吸道通畅：对抽搐频繁、药物不易控制的严重患者,应尽早行气管切开,以便改善通气；及时清除呼吸道分泌物,必要时进行人工辅助呼吸。紧急状态下,在气管切开前,可行环甲膜粗针头穿刺,并给予吸氧,保证通气。

(2)在痉挛发作控制后的一段时间内,协助患者翻身、叩背,以利于排痰；必要时吸痰,防止痰液堵塞；给予雾化吸入,稀释痰液,便于痰咳出或吸出。气管切开患者应给予气道湿化。

(3)患者进食时注意避免呛咳、误吸。

9.答：①早期患者自觉患部沉重,有包扎过紧感。以后,突然出现患部"胀裂样"剧痛,不能用一般止痛剂缓解。②患部肿胀明显,压痛剧烈。③伤口周围皮肤红肿、紧张、苍白、发亮,很快变为紫红色,进而变为紫黑色,并出现大小不等的水疱。可触及捻发感。④伤口内肌肉由于坏死,呈暗红色或土灰色,失去弹性,刀割时不收缩,也不出血,犹如煮熟的肉。⑤轻压伤口周围皮肤,可有捻发音,表示组织间有气体存在。同时气泡从伤口逸出,并有稀薄、恶臭的浆液样血性分泌物流出。

10.答：如一人需给多种伤口换药或操作,顺序为伤口拆线→清洁伤口→污染伤口→感染伤口,如为破伤风、气性坏疽等特异感染伤口换药,应安排专人进行。

11.答：(1)浅Ⅱ度(大水疱)：水疱较大,去疱皮后创底潮红、剧痛、感觉过敏、水肿明显。

(2)深Ⅱ度(小水疱)：水疱较小,基底苍白或红白相间,痛觉迟钝,仅拔毛痛。

12.答：(1)消除致伤原因：火焰烧伤应立即脱掉燃烧的衣服或用物品覆盖灭火,也可迅速卧倒自行滚动压灭火焰,切勿奔跑、喊叫和用双手扑打火焰。强酸、强碱或其他化学品烧伤者,应立即脱去衣服,用大量流动清水冲洗创面。

(2)保持呼吸道通畅：如患者出现呼吸困难,应立即行气管切开术。

(3)预防休克：一般伤员可口服含盐饮料,大面积严重烧伤患者均应及早静脉补液。

(4)保护创面：创面一般不涂任何药物,可用消毒敷料或干净的被单包扎、覆盖以减少污染。

(5)安全转送：待伤员呼吸道通畅、休克基本控制、无活动性出血、情绪稳定时转送,途中继续输液。

13. 答：①神志：患者清醒、安静。②血压：收缩压在 90～100 mmHg 及以上。③脉搏：成人脉搏在 100～120 次/分（小儿 140 次/分）及以下。④尿量：判断血容量是否充足的简便而可靠的指标，成人尿量维持在 30～70 mL/h 及以上。⑤中心静脉压和肺毛细血管楔压：中心静脉压维持在正常范围，肺毛细血管楔压<18 mmHg。⑥血电解质：维持在正常范围。

14. 答：患者保持镇静，咬伤肢体限制活动，咬伤部位置于低位，切勿惊慌、奔跑。

(1) 绑扎：立即就地取材或用绷带、布条、止血带等在伤口近心端 5～10 cm 处加以绑扎，松紧以能阻止静脉血和淋巴回流为宜。

(2) 冲洗：现场用大量清水冲洗伤口及周围皮肤，以冲去伤口内残余蛇毒；有条件后再用 1：5000 高锰酸钾溶液、3% 过氧化氢液或生理盐水反复冲洗伤口，去除毒牙与污物，以破坏蛇毒和防止破伤风感染。

(3) 排毒：用吸乳器、注射器或火罐在伤口处反复吸出毒液；紧急时也可直接用口吸吮伤口处，但必须注意吸吮者口腔应无破损，毒液不能咽下，吸一口吐一口，边吸边漱口，反复进行；还可将伤肢下垂，或将伤口置入冷盐水或凉水中，或用小尖刀挑破局部皮肤，或用消毒的刀片将伤口做类"十"字形切开，再用手自上而下或自四周向伤口中心挤压，以促使毒液从伤口排出。

15. 答：(1) 自体移植术：献出和接受器官的供、受者是同一个体，移植后不会引起排斥反应。

(2) 同质移植术：供者和受者虽非同一人，但供、受者有完全相同的遗传基因，移植后不会发生排斥反应。如同卵双生同胞之间的器官移植。

(3) 同种异体移植术：供、受者属于同一种族但遗传基因不同的个体间的移植，如人与人之间的器官移植，是目前临床应用最广泛的移植方法。

(4) 异种移植术：不同种族之间的组织或器官移植，移植后可引起强烈的排斥反应。目前处于动物实验研究阶段。

16. 答：突然发生寒战、高热、全身不适，移植物肿大、局部胀痛，同时伴有移植器官功能减退。如肾移植时的少尿或无尿、血肌酐及尿素氮增高；肝移植时的胆汁减少，黄疸加深，血清转氨酶及胆红素迅速升高；心脏移植时发生心律失常，并出现右心衰竭的症状。

四、病案分析题

1. 答：连续服用泻药引起大量等渗性小肠液丢失，实验室检查血清钠 140 mmol/L，血浆渗透压 295 mmol/L，尿比重 1.038，患者出现了等渗性缺水。

2. 答：治疗前发生了高渗性缺水（呕吐、腹泻引起等渗液丢失，发热引起水分丢失）；治疗后只补 5% 葡萄糖溶液而未补盐，转化为低渗性缺水。

3. 答：严重烧伤合并感染性休克，引起急性肾功能衰竭，排钾障碍，导致高钾血症；严重代谢性酸中毒，使 K^+ 从细胞内移出；高钾血症引起心室纤颤和心脏停搏死亡。

4. 答：(1) 去枕平卧，头偏向一侧。

(2) 保持静脉通道通畅；观察有无术后出血；密切观察脉搏、血压、血氧饱和度变化，监测心电图，如有心律失常，及时报告医生，遵医嘱处理。

项目 2

一、单项选择题

1. A	2. E	3. B	4. E	5. D	6. B	7. C	8. B	9. E	10. A
11. D	12. D	13. E	14. D	15. C	16. D	17. C	18. C	19. C	20. E
21. D	22. C	23. B	24. B	25. C	26. D	27. A	28. D	29. C	30. B
31. E	32. D	33. E	34. C	35. C	36. A	37. D	38. B	39. B	40. A
41. D	42. D	43. D	44. D	45. A	46. C	47. D	48. C	49. C	50. D
51. D	52. D	53. A	54. D	55. D	56. D	57. C	58. C	59. E	60. B

| 61. D | 62. B | 63. E | 64. A | 65. A | 66. B | 67. A | 68. C | 69. B | 70. A |
| 71. A | 72. D | 73. C | 74. A | 75. E | 76. B | | | | |

项目3

一、单项选择题

1. A	2. C	3. D	4. B	5. B	6. A	7. B	8. D	9. B	10. E
11. D	12. C	13. A	14. B	15. C	16. D	17. E	18. A	19. E	20. D
21. B	22. E	23. E	24. E	25. E	26. C	27. E	28. B	29. D	30. D
31. D									

项目4

一、单项选择题

1. D	2. A	3. D	4. D	5. C	6. A	7. B	8. E	9. B	10. E
11. D	12. B	13. D	14. B	15. E	16. E	17. C	18. E	19. B	20. B
21. D	22. C	23. A							

二、名词解释

1. 纵隔扑动:胸部损伤致双侧胸膜腔压力不平衡,患侧胸内压显著高于健侧时,可致纵隔向健侧移位,进一步使健侧肺扩张受限,表现为吸气时纵隔向健侧移位,呼气时又向患侧移位,导致其位置随呼吸而左右摆动。

2. 连枷胸:多根、多处肋骨骨折使局部胸壁失去完整肋骨的支撑而软化,可出现反常呼吸运动,即吸气时软化区胸壁内陷,呼气时外凸。

三、填空题

1. 刺激性咳嗽

2. 眼睑下垂 瞳孔缩小 眼球内陷 额部、胸壁少汗或无汗

四、简答题

答:(1)体位:取半坐卧位,有利于呼吸和引流。

(2)吸氧:酌情给氧。

(3)保持呼吸道通畅:痰液较多者,合理使用抗生素,协助患者取合适体位引流。

(4)协助医生进行治疗。

(5)呼吸功能训练:鼓励患者有效咳嗽、排痰,促进肺充分膨胀。

(6)保证有效引流:及时彻底排除脓液,促进肺扩张。

五、病案分析题

答:(1)最可能出现的并发症:出血、肺部感染与肺不张、心律失常、支气管胸膜瘘等。

(2)引流管护理:

①胸腔闭式引流管呈钳闭状态。

②随时观察患者的气管是否居中,有无呼吸或循环障碍。

③若气管明显向健侧移位,应立即听诊肺呼吸音,在排除肺不张后,可酌情放出适量的气体或引流液。

④每次放液量不宜超过 100 mL,速度宜慢,避免快速放液引起纵隔突然移位,导致心跳骤停。

项目5

任务15

一、单项选择题

| 1. D | 2. D | 3. D | 4. B | 5. A | 6. B | 7. E | 8. D | 9. D | 10. D |

| 11. D | 12. D | 13. D | 14. E | 15. A | 16. A | 17. C | 18. C | 19. C | 20. A |
| 21. B | 22. B | 23. D | 24. D | 25. D | 26. B | 27. E | 28. D | 29. B | 30. A |

任务16

一、单项选择题

1. B	2. D	3. C	4. A	5. D	6. B	7. D	8. A	9. B	10. E
11. B	12. A	13. B	14. E	15. E	16. B	17. A	18. C	19. D	20. B
21. D	22. C	23. A	24. E	25. C	26. A	27. C	28. E	29. C	30. D
31. B	32. A	33. B	34. C	35. E	36. B	37. E	38. A	39. C	40. B
41. A	42. E	43. D	44. D	45. C	46. C	47. C	48. B	49. B	50. D
51. D	52. E	53. C	54. B	55. C	56. C	57. E	58. B	59. E	60. D
61. D	62. B	63. D	64. D	65. D					

二、填空题

1. 腹壁强度下降　腹内压增高
2. 疝环　疝囊　疝内容物　疝外被盖
3. 易复性疝　难复性疝　嵌顿性疝　绞窄性疝
4. 胃小弯　十二指肠球部　胃窦部
5. 腹痛　呕吐　腹胀　停止排便排气
6. 出血　切口感染　粘连性肠梗阻　阑尾残株炎　粪瘘
7. 阑尾切除术
8. 右下腹固定压痛
9. 阑尾管腔阻塞　细菌入侵

三、简答题

1. 答：

腹股沟斜疝、直疝的评估要点

比较项目	斜疝	直疝
好发人群	儿童和青壮年男性	老年男性
突出途径	经内环、腹股沟管、外环突出,可降入阴囊	经直疝三角突出,不经内环,不降入阴囊
疝块位置	内环斜至阴囊的区域	腹股沟韧带上内方
疝块外形	椭圆形或梨形,上部呈蒂柄状	半球形,基底较宽
压迫内环试验	疝块不再突出	疝块仍可突出
疝囊颈位置	在腹壁下动脉的外侧	在腹壁下动脉的内侧
嵌顿机会	较多	极少

2. 答：(1)溃疡急性穿孔：禁食、禁饮,胃肠减压,补液及使用抗生素,做好急诊手术术前准备。

(2)溃疡大出血：严密观察病情,禁食,止血、输液、输血,做好急诊手术术前准备。

(3)幽门梗阻：完全性幽门梗阻患者应禁食,不完全性幽门梗阻患者给予无渣饮食,输液,改善营养,每晚用300～500 mL温盐水洗胃,以改善胃壁水肿情况。

3. 答：(1)饮食：禁饮食,如梗阻解除、症状消失可采取过渡饮食。

(2)胃肠减压：保持通畅,观察引流液的性状及量。

(3)纠正水、电解质紊乱及酸碱平衡失调,准确记录出入液量。

(4)防治感染和毒血症,常规使用抗生素。

(5)解痉和镇痛：在确定无绞窄后,可用解痉药物如阿托品,但禁止随意使用吗啡类镇痛剂。

(6)观察病情变化,严密观察腹痛、腹胀、呕吐及腹部体征情况。

(7)非手术治疗无效及绞窄性肠梗阻者,做好手术治疗准备。

4. 答：(1)对于非手术治疗的患者,应向其解释禁食的目的,教会患者自我观察腹部症状和体征变化的方法。

(2)注意饮食卫生,避免暴饮暴食,忌酒,忌辛辣、生冷、刺激性的食物,忌生活不规律、过度疲劳和腹部受凉等。

(3)术后切口疼痛、咳嗽者,要避免呻吟,减少空气吞入胃肠道引起术后腹胀。要尽量将痰咳出,避免发生肺部感染。术后鼓励患者尽早下床活动,促使胃肠蠕动功能恢复,防止术后肠粘连。

(4)阑尾周围脓肿患者出院时,应嘱患者3个月后再次住院做阑尾切除术。

(5)发生急、慢性腹痛及恶心、呕吐等症状,应及早就诊。发生急性胃肠炎等疾病应及时治疗,避免慢性阑尾炎的急性发作或防止手术后粘连性肠梗阻。

任务 17

一、单项选择题

1. D 2. C 3. E 4. B 5. C 6. E 7. D 8. B 9. A 10. C
11. B 12. C 3. C 14. D 15. D 16. E 17. E 18. D 19. A 20. C
21. E 22. A 23. C 24. C 25. B 26. B 27. C 28. C 29. B 30. A
31. E 32. D 33. E 34. D 35. B 36. A 37. C 38. B 39. A 40. D
41. C 42. A 43. C

二、填空题

1. 肝炎后肝硬化
2. 脾大　脾功能亢进　呕血和黑便　腹腔积液
3. 1

项目 6

一、单项选择题

1. E 2. D 3. E 4. D 5. E 6. D 7. B 8. E 9. D 10. A
11. C 12. A 13. E

二、简答题

1. 答:(1)出院后仍需穿弹力袜或弹力绷带1~3个月,晚上睡觉时将患肢抬高30°。

(2)平时应注意体位,勿长时间站立或久坐,坐位时双腿不要交叉,以防静脉回流障碍发生足背、足趾水肿和小动脉闭塞。

(3)禁烟,保持大便通畅,避免穿过紧衣裤,避免腰带过紧。

(4)坚持适量活动,增加静脉壁弹性。

(5)定期门诊随访。

2. 答:血栓闭塞性脉管炎患者由于下肢血管闭塞性改变,导致下肢供血不足,当行走时局部耗氧量增加,休息后供血不足和局部耗氧问题缓解,再行走时症状又发生。因此,局部供血不足和代谢产物积聚是产生疼痛、导致间歇性跛行的主要原因。

项目 7

一、单项选择题

1. A 2. C 3. E 4. C 5. C 6. D 7. D 8. E 9. C 10. C
11. B 12. B 13. E 14. A 15. C 16. C 17. B 18. B 19. D 20. D
21. B 22. E 23. A

二、填空题

1. 2~3天　2~4周
2. 男性尿道　肾脏和膀胱
3. 肺
4. 尿频

5. 移行上皮细胞乳头状癌

6. 膀胱癌

7. 与活动有关的疼痛和血尿

8. 7天

9. 尿频

10. 进行性排尿困难

三、简答题

1. 答：(1)绝对卧床休息2~4周,过早活动有可能再度出血。

(2)严重休克的患者需迅速进行抗休克治疗,输血、输液,遵医嘱使用止血剂等,积极做好手术探查的准备。

(3)遵医嘱使用抗生素,预防感染。

(4)密切观察病情,定时监测生命体征,观察排尿情况和患侧腰腹部情况,定期检查尿常规。

2. 答：(1)坚持用药：术后继续抗结核治疗6个月以上,以防结核病复发。

(2)规范用药：坚持联合、规律、全程用药,不可随意间断或减量,不规则用药可产生耐药性而影响治疗效果。

(3)用药观察：注意药物副作用,定期复查肝肾功能,测听力、视力等。

(4)保护肾脏：勿用和慎用对肾有害的药物,如氨基糖苷类、磺胺类抗菌药物等。

3. 答：(1)时间：病情允许,对膀胱保留术后患者在术后半个月行膀胱灌注化疗。每周1次,共6次,以后每月1次,持续2年。

(2)方法：灌注前嘱患者排空膀胱。插入导尿管再排空膀胱,用蒸馏水、等渗盐水稀释的药液灌入膀胱后,嘱患者取平卧位、俯卧位、左侧卧位、右侧卧位,每15 min轮换体位1次,每次灌注的药液在膀胱内保留1~2 h后排出。

(3)用药观察：注意药物副作用,定期复查肝肾功能等。

(4)定期复查。

4. 答：血尿、肾绞痛、发热、"石街"形成。

5. 答：(1)向患者介绍该病的一般知识,避免因久坐、劳累、受凉、饮酒等引起急性尿潴留。

(2)嘱患者出院后加强营养,多进食含粗纤维多、易消化的食物,多饮水、勤排尿,禁忌烟酒、辛辣等不良刺激。

(3)适度活动,术后1~2个月内避免剧烈活动和性生活,防止继发出血。

(4)指导有尿失禁现象的患者进行肛门括约肌舒缩活动。

(5)定期随访。

项目8

一、单项选择题

1.A	2.E	3.E	4.D	5.B	6.D	7.E	8.A	9.D	10.A
11.C	12.B	13.C	14.B	15.B	16.D	17.D	18.C	19.C	20.A
21.D	22.E	23.C	24.D	25.B	26.A	27.A	28.C	29.D	30.B
31.C	32.C	33.A	34.D	35.C	36.D	37.B	38.E	39.D	40.A
41.B	42.D	43.E	44.A	45.D	46.B	47.C	48.E	49.E	50.C
51.C	52.D	53.E	54.A	55.D	56.D	57.A	58.A	59.E	60.D

二、名词解释

1. 骨折：骨的完整性和(或)连续性发生部分或完全性中断。

2. 复位：将移位的骨折断端通过手法或手术恢复到正常或接近正常的解剖关系。

3. 关节脱位：骨的关节面失去正常的对合关系。

4.弹性固定:脱位关节周围肌肉痉挛,关节囊和韧带牵拉,将患肢保持在异常位置,被动活动时可感到弹性阻力。

三、填空题

1.复位　固定　康复治疗
2.畸形　异常活动　骨擦音和骨擦感
3.畸形　弹性固定　关节盂空虚　畸形
4.复位　固定　功能锻炼
5.溶血性金黄色葡萄球菌
6.骨质破坏　死骨形成　新骨形成　骨性死腔
7.3
8.24　1～3周
9.呼吸困难

四、简答题

1.答:(1)首先抢救生命:检查患者全身情况,确定有无颅脑、胸、腹部合并伤及休克,优先处理危及患者生命的情况。

(2)包扎伤口:应用无菌敷料或清洁布类包扎伤口,以免继续污染。如有伤口大出血可进行加压包扎止血。如遇骨折断端外露,一般不进行现场复位,以免将污染物带到深处。

(3)使用小夹板或支具等固定骨折部位。

(4)迅速转送,注意采取正确的搬运方法,以免加重损伤。

2.答:(1)对新上石膏者应进行床头交接班。石膏未干前不宜搬动患者,必须搬动时,应使用双手掌平托。可使用吹风机、烤灯、电风扇等促进石膏尽快干固。

(2)抬高患肢,减轻肿胀。

(3)注意重点观察肢端的血液循环及感觉、运动情况。

(4)保持石膏清洁、干燥,避免受潮变形,观察石膏表面有无渗血、渗液。

(5)做好并发症的观察及护理:①压疮:协助患者翻身,更换体位。嘱患者及家属勿向石膏内塞垫。局部如有固定的疼痛点,应及时检查并处理。②肌肉萎缩和关节僵硬:指导患者行石膏内肌肉的舒缩活动,加强功能锻炼。③骨筋膜室综合征:一旦发生应及时去除石膏绷带固定,放平肢体,做好切开减压的准备。④石膏综合征:躯干石膏包扎时不宜过紧,进食勿过多,上腹部开窗等,必要时重新更换石膏。⑤化脓性皮炎:观察有无皮肤破损感染的情况,及时处理。

(6)拆除石膏后,温水清洗皮肤,涂擦保护霜,指导患者加强功能锻炼。

3.答:(1)设置对抗牵引:牵引时,一般将床头或床尾抬高15～30 cm。

(2)保持有效牵引:牵引绳应在滑轮的滑槽内,被服等重物勿压在牵引绳上,牵引肢体不能抵住床栏,牵引物应悬垂而不能触地或中途受阻,牵引重量不能随意增减,肢体纵轴应与牵引力平行。皮肤牵引时注意胶布或牵引带有无松脱。

(3)观察肢端的血液循环及感觉、运动情况。

(4)防止过度牵引:每日测量患肢的长度并与健肢进行比较。

(5)做好牵引针孔的护理:为预防牵引针孔处感染,每日用70%乙醇消毒针孔1～2次,定期更换敷料,避免钢针左右移动,针孔局部血痂不能随意清除。

(6)做好皮肤护理:注意肢体保暖,定时改变体位预防压疮。钢针两端应套上胶盖小瓶以防刺伤皮肤。

(7)指导患者功能锻炼。

4.答:①起病急,出现寒战、高热、全身中毒症状,患处持续性剧痛及深压痛,患肢活动受限,可出现红、肿、热、痛或波动感。②X线片最少2周后才有所表现。

参考文献

[1] 姚文山,周剑忠,张维杰.外科护理技术[M].武汉:华中科技大学出版社,2012.
[2] 李乐之,路潜.外科护理学[M].5版.北京:人民卫生出版社,2013.
[3] 桑未心,钱晓路.临床护理技术操作规程(下)[M].北京:人民卫生出版社,2011.
[4] 李小妹.护理教育学[M].北京:人民卫生出版社,2005.
[5] 姜安丽.护理教育学[M].北京:人民卫生出版社,2006.
[6] 庄一平,杨玉南.外科护理学[M].北京:科学出版社,2013.
[7] 全国执业护士资格考试用书编书专家委员会.全国护士执业考试指导要点精编[M].北京:人民卫生出版社,2014.
[8] 叶国英,胡建伟.内外科护理[M].杭州:浙江大学出版社,2011.
[9] 熊云新,叶国英.外科护理学[M].3版.北京:人民卫生出版社,2014.
[10] 张振香,蔡小红.成人护理学[M].2版.北京:人民卫生出版社,2014.
[11] 陈孝平,汪建平.外科学[M].8版.北京:人民卫生出版社,2013.
[12] 郭桂芳,姚兰.外科护理学[M].北京:北京大学医学出版社,2000.
[13] 周建忠.外科护理学[M].郑州:河南科学技术出版社,2008.
[14] 李军改,杨玉南.外科护理学[M].北京:科学出版社,2010.
[15] 梁力建.外科学.[M].6版.北京:人民卫生出版社,2009.
[16] 党世民.外科护理学[M].北京:人民卫生出版社,2004.
[17] 王前新.外科护理学[M].北京:高等教育出版社,2004.
[18] 王平,梅碧琪,高钰琳.全国执业护士资格考试用书护考急救包[M].北京:人民军医出版社,2010.
[19] 吴在德,吴肇汉.外科学[M].7版.北京:人民卫生出版社,2009.
[20] 贺银成.外科学[M].北京:北京航空航天大学出版社,2014.
[21] 王平.护士执业资格考试同步练习及解析[M].5版.北京:人民军医出版社,2013.
[22] 王建荣,周玉虹.外科疾病护理指导[M].北京:人民军医出版社,2012.
[23] 朱桂彩.颅脑损伤现代护理学[M].上海:上海交通大学出版社,2010.